U0188656

主译

冯 林

# 脑瘫步态异常的评估与治疗

The Identification and Treatment of
Gait Problems in Cerebral Palsy

## 2nd Edition

主编

James R. Gage     Michael H. Schwartz
Steven E. Koop     Tom F. Novacheck

上海科学技术出版社

**图书在版编目（ＣＩＰ）数据**

脑瘫步态异常的评估与治疗 / （美）詹姆斯·R.盖奇
等主编 ； 冯林主译. -- 上海 ： 上海科学技术出版社，
2024.7
书名原文: The Identification and Treatment of
Gait Problems in Cerebral Palsy
ISBN 978-7-5478-6335-0

Ⅰ. ①脑… Ⅱ. ①詹… ②冯… Ⅲ. ①小儿疾病－脑
瘫－步态－评估②小儿疾病－脑瘫－治疗 Ⅳ. ①R748

中国国家版本馆CIP数据核字(2023)第185514号

Original title：The Identification and Treatment of Gait Problems in Cerebral Palsy，2nd
Edition，edited by James R. Gage，Michael H. Schwartz，Steven E. Koop and Tom F.
Novacheck，ISBN：978－1－898683－65－0
© 2009 Mac Keith Press
First published in 2004 as *The Treatment of Gait Problems in Cerebral Palsy*.
Second edition 2009
All Rights Reserved. Authorised translation from the English language edition published by
Mac Keith Press Ltd. Responsibility for the accuracy of the translation rests solely with
Shanghai Scientific & Technical Publishers and is not the responsibility of John Wiley & Sons
Limited or Mac Keith Press. No part of this book may be reproduced in any form without the
written permission of John Wiley & Sons Limited.

上海市版权局著作权合同登记号 图字:09-2021-0710号

**脑瘫步态异常的评估与治疗**

主编 James R. Gage  Michael H. Schwartz
  Steven E. Koop  Tom F. Novacheck
主译 冯 林

上海世纪出版(集团)有限公司
上 海 科 学 技 术 出 版 社 出版、发行
(上海市闵行区号景路 159 弄 A 座 9F－10F)
邮政编码 201101  www.sstp.cn
徐州绪权印刷有限公司印刷
开本 787×1092  1/16  印张 35
字数：620 千字
2024 年 7 月第 1 版  2024 年 7 月第 1 次印刷
ISBN 978－7－5478－6335－0/R·2846
定价：298.00 元

---

本书如有缺页、错装或坏损等严重质量问题，请向工厂联系调换

# 内容提要

本书原著由脑瘫儿童步态分析先驱 James R. Gage 教授主编，是美国脑瘫相关从业者几乎人手一册的参考书。全书结合图片和视频，介绍了两个部分内容，即如何理解并评估脑瘫及怎样治疗脑瘫。第一部分包括了经典的神经控制、肌肉骨骼系统的发育、正常步态，以及脑瘫的病因、临床表现及评估。第二部分着重阐述了治疗的几个非常重要的基础理念：优先处理神经系统异常，而后再治疗由其导致的肌肉骨骼系统的继发畸形。

本书可帮助国内相关专业医护人员更好地理解脑瘫发病原理和机制、进行正确的评估、制订适宜的手术计划和康复计划、选择恰当的矫形器，从而使针对脑瘫患儿的治疗能够达到更理想的结果。

# 译者名单

— 主　译 —

冯　林　香港大学深圳医院

— 副主译 —

沈　敏　上海市特殊儿童康复中心

马丙祥　河南中医药大学第一附属医院

肖　波　上海交通大学医学院附属上海儿童医学中心

李连永　中国医科大学附属盛京医院

— 译　者 —

（按姓氏笔画排序）

孔亚敏　河南中医药大学第一附属医院

任　婕　上海市特殊儿童康复中心

刘天婧　中国医科大学附属盛京医院

李　森　上海交通大学医学院附属儿童医院

张雪原　河南中医药大学第一附属医院

陆洋阳　上海市特殊儿童康复中心

陈　岑　九州大学

陈善本　汕头大学附属广州华新骨科医院

徐纯鑫　上海市特殊儿童康复中心

唐宜莘　厦门市妇幼保健院

蒋文彬　上海交通大学医学院附属儿童医院

程　慧　上海市特殊儿童康复中心

詹琪佳　上海交通大学医学院附属儿童医院

魏　民　上海交通大学医学院附属儿童医院

# 编者名单

## 主编

James R. Gage    Michael H. Schwartz
Steven E. Koop    Tom F. Novacheck

## 编者

**A. Leland Albright, MD**
Professor of Neurosurgery and Pediatrics at the University of Wisconsin Health Center. Department of Neurosurgery, University of Wisconsin, Madison, Wisconsin, USA

**Camilla Beattie, PT**
Level III Physical Therapist, Center for Gait and Motion Analysis, Gillette Children's Specialty Healthcare, St Paul, Minnesota, USA

**Henry G. Chambers, MD**
David H Sutherland Director of Cerebral Palsy Studies; Medical Director, Motion Analysis Laboratory, Rady Children's Hospital, San Diego; Clinical Professor, Department of Orthopedic Surgery, University of California at San Diego, San Diego, California, USA

**Jon R. Davids, MD**
Chief of Staff, Medical Director Motional Analysis Laboratory, Shriner's Hospital for Children, Greenville South Carolina; GHS Clinical Professor of Orthopaedic Surgery at the University of South Carolina School of Medicine, Columbia, South Carolina, USA

**Scott L. Delp, PhD**
Professor, Bioengineering Department, Stanford University, Stanford, California, USA

**Kaat Desloovere, PhD**
Clinical Motion Analysis Service and Research Manager, Laboratory for Clinical Motion Analysis, University Hospital of Pellenberg (Leuven, Belgium), Professor at the Faculty of Kinesiology and Rehabilitation Sciences, Department of Rehabilitation Sciences, Katholieke Universiteit Leuven, Leuven, Belgium

**Adré J. du Plessis, MD**
Director of Fetal-Neonatal Neurology, Senior Associate in Neurology, Children's Hospital Boston,

Massachusetts; Associate Professor in Neurology, Harvard Medical School, Boston, Massachusetts, USA

**Mary Beth Dunn, MD**

Neurosurgery United Neurosurgery Associates, 225 North Smith Avenue, Suite 200, St Paul, Minnesota; Director of Neuro-oncology United Hospital, 333 North Smith Avenue, St Paul, Minnesota, USA

**Nichola R. Fry, PhD**

Research Clinical Scientist, One Small Step Gait Laboratory, Guy's & St Thomas' Foundation Hospital Trust, London, UK

**James R. Gage, MD**

Medical Director Emeritus, Gillette Children's Specialty Healthcare, St Paul, Minnesota; Professor of Orthopaedics Emeritus, University of Minnesota, Minneapolis, Minnesota, USA

**George Gent, CO**

Certified Orthotist, Gillette Children's Specialty Healthcare, St Paul, Minnesota, USA

**Martin Gough, FRCSI (Orth)**

Consultant Pediatric Orthopaedic Surgeon, One Small Step Gait Laboratory, Guy's & St Thomas' Foundation Hospital Trust, London, UK

**H. Kerr Graham, MD, FRCS (Ed) FRACS**

Professor of Orthopaedic Surgery, The University of Melbourne, Murdoch Children's Research Institute, The Royal Children's Hospital, Melbourne, Australia

**Adrienne Harvey, PhD**

Senior Physiotherapist, Hugh Williamson Gait Laboratory, McMaster Child Health Research Institute Postdoctoral Fellow, The Royal Children's Hospital, Melbourne, Australia

**Jennifer L. Hicks, MS**

Doctoral Student, Mechanical Engineering Department, Stanford University, Stanford, California, USA

**Steven E. Koop, MD**

Medical Director, Gillette Children's Specialty Healthcare, St Paul, Minnesota; Associate Professor of Orthopaedics, University of Minnesota, Minneapolis, Minnesota, USA

**Linda E. Krach, MD**

Director, Research Administration, Gillette Children's Specialty Healthcare, St Paul, Minnesota; Clinical Associate Professor, Department of Physical Medicine and Rehabilitation, University of Minnesota, Minneapolis, Minnesota, USA

**Gary J. Kroll, CO**

Manager, Assistive Technology, Gillette Children's Specialty Healthcare, St Paul, Minnesota,

USA

**Nelleke G. Langerak, MSc**

Doctoral Student Biomedical Engineering, Faculty of Health Sciences, Department of Human Biology, University of Cape Town, South Africa

**Anne E. McNee, MPthy**

Research Clinical Scientist, One Small Step Gait Laboratory, Guy's & St Thomas' Foundation Hospital Trust, London, UK

**Guy Molenaers, MD, PhD**

Medical Director of the Cerebral Palsy Reference Centre, Laboratory for Clinical Motion Analysis, University Hospital of Pellenberg (Leuven, Belgium), Professor at the Faculty of Medicine, Department of Musculoskeletal Sciences, Katholieke Universiteit Leuven, Leuven, Belgium

**Sue Murr, DPT, PCS**

Manager of Neurosciences Programs, Gillette Children's Specialty Healthcare, St Paul, Minnesota, USA

**Tom F. Novacheck, MD**

Director, Center for Gait and Motion Analysis, Gillette Children's Specialty Healthcare, St Paul, Minnesota; Associate Professor of Orthopaedics, University of Minnesota, Minneapolis, Minnesota, USA

**Sylvia Ōunpuu, MSc**

Director/Kinesiologist, Center for Motion Analysis, Connecticut Children's Medical Center, Farmington, Connecticut; Assistant Professor, School of Medicine, University of Connecticut, USA

**Warwick J. Peacock, MD**

Professor Emeritus, Department of Neurological Surgery, University of California, San Francisco, USA

**Adam Rozumalski, MS**

Research Engineer, Center for Gait and Motion Analysis, Gillette Children's Specialty Healthcare, St Paul, Minnesota, USA

**Michael Schwartz, PhD**

Director of Bioengineering Research, Gillette Children's Specialty Healthcare, St Paul, Minnesota; Associate Professor, Orthopaedic Surgery Graduate Faculty, Biomedical Engineering, University of Minnesota, Minneapolis, Minnesota, USA

**Adam P. Shortland, PhD**

Consultant Clinical Scientist, One Small Step Gait Laboratory, Guy's & St Thomas' Foundation Hospital Trust, London, UK

**Sue Sohrweide, PT**

Level II Physical Therapist, Center for Gait and Motion Analysis, Gillette Children's Specialty Healthcare, St Paul, Minnesota, USA

**Jean L. Stout, MS, PT**

Research Physical Therapist, Center for Gait and Motion Analysis, Gillette Children's Specialty Healthcare, St Paul, Minnesota, USA

**Pam Thomason, BPhty, MPhysio**

Senior Physiotherapist, Service Manager, Hugh Williamson Gait Laboratory, The Royal Children's Hospital, Melbourne, Australia

**Joyce Trost, PT**

Research Administration Manager, Gillette Children's Specialty Healthcare, St Paul, Minnesota, US

**Kevin Walker, MD**

Pediatric Orthopaedic Surgeon, Gillette Children's Specialty Healthcare, St Paul, Minnesota; Assistant Professor of Orthopaedics, University of Minnesota, Minneapolis, Minnesota, USA

**Kathryn J. Walt, PT**

Physical Therapist and Rehabilitation Supervisor, Gillette Children's Specialty Healthcare, St Paul, Minnesota USA

**Marcie Ward, MD**

Pediatric Physical Medicine and Rehabilitation, Gillette Children's Specialty Healthcare, St Paul, Minnesota; Adjunct Instructor of Physical Medicine and Rehabilitation, University of Minnesota, Minneapolis, Minnesota, USA

**Beverly Wical, MD**

Director, Pediatric Neurology and Sleep Medicine Services; Medical Director, Epilepsy Program; Gillette Children's Specialty Healthcare, St Paul, Minnesota; Adjunct Assistant Professor of Pediatrics, University of Minnesota, Minneapolis, Minnesota, USA

# 中文版前言

　　与脑瘫或者说神经肌肉系统疾病结缘起于 2007 年，时任上海儿童医学中心骨科主任的陈博昌教授，组织了第一次与美国 POSNA 联合举办的儿童骨科会议，我有幸在会议上为 Dr. Michael Sussman 担任全程翻译，这也是我第一次如此系统地接触脑瘫这种疾病，对我而言可以说是一场头脑风暴。当时国内对于脑瘫的外科治疗尚处于"哪里紧松哪里"，神经内科、神经外科、康复科、骨科"各自为政"的阶段，步态分析更是从未接触过。通过与 Dr. Sussman 的沟通，感觉打开了让我了解脑瘫的一扇门；随后的 2008 年，更是由于这个契机，我获得了到美国 Shriner Hospital for Children 做 Clinical Fellow 的机会。在 Shriner Hospital for Children 学习期间，我对神经肌肉疾病尤其是脑瘫的治疗产生了浓厚的兴趣并进行了系统的学习，很幸运地认识了很多国际上治疗儿童脑瘫的各个学科的专家，除了知识，也学习到了他们救治患者的态度，充分体会到了一切为了孩子的理念！后续，我又在加拿大 Hospital for Sick Children 进行了 1 年 Clinical Fellow 的工作，跟随 Dr. Benjamin Alman 和 Dr. Unni G Narayanan 学习。

　　回国后，我开始将在美国及加拿大的治疗方法用在工作中。虽然我们缺乏三维步态分析系统，但是有了三维步态分析的基础，观察性步态分析也已能够完成相对准确的评估。评估理念的引入，多学科的协作及共同参与、围绕患儿为中心的治疗模式，功能优先的治疗策略，这几年在国内已经有了很大的进展。2017 年，在美国脑瘫与发育性疾病学会（American Academy of Cerebral Palsy and Developmental Medicine）的支持下，我作为主要组织者之一，参与举办了国内第一届全国脑瘫多学科评估与治疗会议，会上邀请了国外脑瘫方面的著名专家进行交流授课，国内与脑瘫治疗相关的各个专业人员都对国外脑瘫的评估和治疗产生了浓厚的兴趣。但是国内缺乏相关的专业资料。本书（*The Identification and Treatment of Gait Problems in Cerebral Palsy*，2nd edition）原著出版于 2009 年，在那一年的美国脑瘫年会上第一次发布，当时在会场一抢而空。这本书的作者，Gage 教授，建立了全世界第一间步态分析实验室，也是他将步态分析应用于对脑瘫患者的评估当中，从而提高了治疗的效果。该书内容涵盖了脑瘫的病理机制、对于发育的影响、患者的评估与治疗、多学科合作、疗效评估等各方面，被业内称为脑瘫治疗的"红宝书"，在国外脑瘫治疗的专业领域具有很高的指导和学习价值。同时，书中在相应节段配有患者评估和治疗的视频，以及手术演示视频，临床医生更可从中获益。

2年前，在基本完成了 *The Help Guide for Cerebral Palsy* 的中文版（《脑瘫帮助指南》）之后，我产生了翻译这本书的想法，同时本书原著作者之一的 Dr. Tom Novacheck 也是我的朋友，跟他发邮件沟通之后，他非常支持出版中文版。上海市特殊儿童康复中心的沈敏主任和她的团队也给予了非常大的支持。在各位专家和团队的参与下，本书的中文版得以出版，希望能够对国内从事脑瘫相关专业的人员有所助益，而受益最大的，就是我们的脑瘫孩子！

最后，我想感谢我的家人，没有他们的支持，本书的出版是不可能完成的！谢谢我的导师陈博昌教授！感谢所有参与本书翻译工作的朋友！翻译不足之处，也希望各位同行批评指正。

冯林

2024 年 5 月

# 英文版前言

Gillette Children's Specialty Healthcare 是 1897 年由明尼苏达州议会批准的美国第一家为残疾儿童建立的公立医院。Arthur Gillette 医生是这所医院的主要发起人，在他去世以后，以他的名字命名了这所医院。建院之后多年，Arthur Gillette 医生在被问到建立这所医院遇到的最大障碍是什么时，他说：我们对这些孩子无能为力。

一个世纪过去了，虽然对治疗的价值始终存在疑惑，但事实证明这个想法是错误的。我想，如果 Jim Gage 医生被问到当提出一种新的改善脑瘫患儿功能方法面临的最大障碍是什么时，他可能会说：我们所做的都是无用功。

事出有因。这些孩子经历了多次痛苦的手术，长时间的住院，以及漫长的康复训练，但结果却令人失望，这是 Gage 医生在 1976 年离开明尼苏达，到 Newington Children's Hospital 担任一名小儿骨科医生并负责脑瘫治疗时面临的状况。对于现状的不满更坚定他要改变的决心。Gage 医生对使用计算机技术评估步态非常感兴趣，通过与 San Diego Children's Hospital 的 David Sutherland 医生的合作，Gage 医生推动 United Technologies Research Center 在 Newington Children's Hospital 建立了全世界第一个全自动化步态实验室。1987 年，在 Gillette Children's Specialty Healthcare 建立了第二个。1990 年，Gage 医生回到 Gillette Children's Specialty Healthcare 担任医疗负责人直至 2001 年。

Gage 医生的不甘平庸和不懈努力彻底地改变了脑瘫患儿的治疗。他坚持认为，复杂的痉挛性步态能够通过应用一些基础工具来进行分析：包括认真的体检、步态分析、建立治疗目标、单次手术解决多水平问题、康复的配合，以及细心的测量和疗效评估。Gage 医生组织多学科的医生共同参与治疗，包括神经内科、神经外科、康复科的医生，以及康复治疗师、工程师及矫形器师。

这一版 *The Identification and Treatment of Gait Problems in Cerebral Palsy* 包括了最新的多学科合作成果。本书分为两个部分：怎样评估和理解脑瘫及如何治疗脑瘫。本书第 1 部分的前面章节介绍了运动的神经控制、肌肉骨骼系统的生长和发育、正常步态；随后介绍了脑瘫的病因、临床表现和评估方法。第 2 部分的重点在于治疗的基础理念：首先处理神经系统异常，而后再治疗由于神经系统异常导致的骨骼肌肉系统的继发性畸形。许多治疗相关章节都是以标准化的形式呈现,最后阐述治疗结果的评价。

　　人类的运动是难以用语言、图表、绘画和照片来描述的,因此我们为本书配了视频(译者注:中文版可扫码观看),视频内容主要讲述了正常的步态(使读者能够获得有关步态的基本知识),以及病例和手术操作等内容。

　　我们感谢所有参与编写的作者,这本书是大家合作的结果。同时,非常感谢他们为了使本书更具有逻辑性而进行的修正工作。

　　在 Ivan Turgenev 的 *Fathers and Sons* 这本书中,Bazarov 在与 Anna Sergeyevan 讨论时说道:"The drawing shows me at one glance what might be spread over ten pages in a book(这些绘画可以让我管中窥豹)。"而本书,如果没有照片、图表和视频,即便是冗长的语言,也无法清晰完整地对步态进行描述。Tim Trost(绘图)、Anna Bittner 和 Paul De Marchi(摄影师)、Roy Wervey(视频编辑和步态数据分析师)、Brian Hagen、Chad Halvorson、Diana Cimino 和 Meditech Communications Inc 的 Joe Du Bord(制作 DVD 和 CD)为本书做出了重要的贡献,再次表示诚挚的感谢!

　　非常荣幸成为 Gage 医生的学生和同事。我们希望本书能够对您的工作有所助益。

Seven E. Koop,MD
Medical Director
Gillette Children's Specialty Healthcare

# 目录

## 第 1 部分
# 脑瘫儿童的异常步态
## GAIT PROBLEMS IN CEREBRAL PALSY

第 *2* 部分

治　疗

TREATMENT

# 视频目录

# 第 **1** 部分
## 脑瘫儿童的异常步态

GAIT PROBLEMS IN
CEREBRAL PALSY

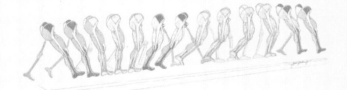

# 第 **1** 章　运动的神经控制

## THE NEUROAL CONTROL OF MOVEMENT

Warwick J. Peacock

陈　岑　译，沈　敏　审校

　　人体唯一能产生的行为是肌肉收缩，它可以触发运动，继而出现步行、书写或言语。然而，任何行为都必须从意念开始。意念产生于大脑的特定区域，之后通过区域之间的连接刺激皮质运动中心。它的启动位于运动带前方的辅助运动区，并以"准备电位"的形式记录下来（Deecke et al. 1969）。无论是手、脚趾、嘴、舌头还是眼睛的运动，抑或是复杂程序化（如言语）或简单的运动（Brinkman and Porter 1979，1983；Schreiber et al.1983；Kornhuber and Deecke 1985），"预备电位"都在运动开始前 1 秒发生。皮质中 Betz 细胞的大型快速放电神经元提供了运动束的轴突，从皮质下行至脑干（皮质延髓束）和脊髓（皮质脊髓束），与支配肌肉的运动神经相连。当肌肉受到这些运动束的刺激时就会出现收缩，产生有目的的运动和动作。

　　神经系统的结构单位是神经细胞或神经元，由一个神经细胞体和多个传导神经冲动的突触组成（图 1-1-1）。神经细胞体组成灰质，神经突触组成白质。在解剖过程中，通过对大脑不同断面的切片检查，可以看到中枢神经系统的不同部位仅由灰质和白质组成（图 1-1-2）。灰质和白质的区域互不相连，很容易区分。大脑半球的灰质形成大脑外层皮质和基底神经节的深部核团。脑干的核团由灰质组成，小脑的皮质和深齿状核也由灰质组成。脊髓中央有 H 形灰质。

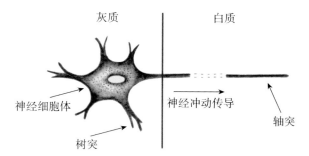

图 1-1-1　神经元：中枢神经系统的基本单位是神经元。神经冲动通过树突传入神经细胞，通过轴突传出。灰质由神经细胞体组成，而白质由神经突触组成

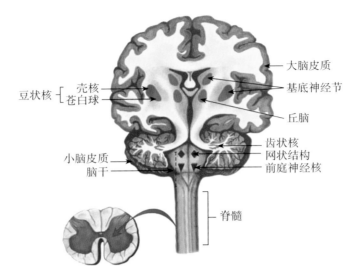

图 1-1-2 大脑和脊髓冠状切面图显示了部分主要的控制中心

由神经突触组成的白质呈束状排列，与位于皮质、深部核团或脊髓运动神经元灰质中的神经细胞体相连。这些白质根据其方向及终末点可分为三类。第一类，联络束，向后或是向前连接同侧的结构，如连接同侧额叶和枕叶的额枕束。第二类，如胼胝体类的联合束，穿过中线连接两个半球的相应区域。第三类，包括可能交叉或不交叉的上行或下行投射纤维，连接大脑半球和较低水平的大脑和脊髓。如锥体束（外侧皮质脊髓束），连接运动皮质和脊髓对侧运动神经元；或是上行的脊髓小脑束，将收缩肌肉的本体感觉信息传递到小脑皮质。

新鲜的脑组织切片中，肉眼可以看到数量惊人的灰质和白质结构。

## 一、运动系统

运动系统由一连串指挥中心组成，从大脑皮质中枢到与肌肉相连的运动神经逐级传递（图 1-1-3）。上运动神经元从运动皮质下行至延髓或脊髓的下运动神经元，然后离开中枢神经系统，通过周围神经支配肌肉。运动系统的各个组成部分如下所示。

（1）皮质运动控制中心（图 1-1-3）是运动活动的最高指挥。

（2）运动模式的预览和规划受大脑皮质驱动，大量深部灰质核团，包括壳核、苍白球和带有黑质和丘脑核的尾状核（包括纹状体）组成的基底神经节（图 1-1-4）在其中发挥重要作用。所有这些结构都直接或间接地与丘脑相连，而丘脑又返回并连接于额叶皮质。

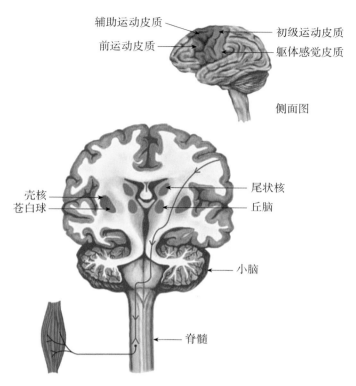

**图 1-1-3**　大脑的冠状面和侧面图显示初级、前运动和辅助运动皮质的相对位置。来自锥体系神经元的轴突不间断地从运动皮质下行至下运动神经元的突触。皮质中的锥体神经元直接与下运动神经元形成突触，可以启动肌肉运动。然而，协调运动的发生需要运动皮质和其他大脑中心之间的许多其他回路参与

（3）小脑（图 1-1-5）参与评估运动的过程，以及皮质运动中心所发出的指令与运动匹配的程度。通过将该指令与从周围感觉器官传入的肌肉长度、收缩速度（肌梭）以及收缩力变化率（高尔基腱器官）的信息进行比较来完成。

（4）脑干运动（图 1-1-11）核团为特定自主运动的实行提供了所需的姿势和肌张力。

（5）脊髓（图 1-1-6）存在与肌肉相连的运动神经元，从而实现肌肉收缩和运动。典型的运动反射也是脊髓的特征。

感觉系统在运动的成功执行过程中起着重要的作用（Rossignol et al. 2006）。首先，神经系统需要身体各部分之间和周围环境的位置信息。其次，在整个运动过程中需要输入关于其变化的信息，以便快速纠正在执行过程中的任何错误。视觉（Saitoh et al. 2007）、听觉、前庭、触觉和本体感受的信息是必不可少的。

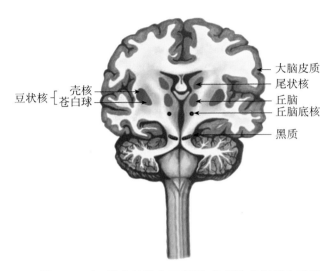

图 1‑1‑4　基底神经节示意图:包括许多深部灰质核团,如壳核、苍白球和尾状核(包括纹状体)以及黑质和丘脑底核。所有这些结构都通过丘脑直接或间接与大脑皮质相连

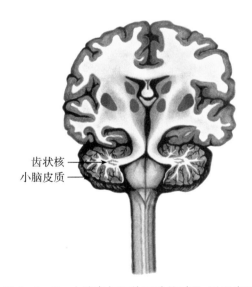

图 1‑1‑5　小脑参与评估运动的过程,以及皮质运动中心所发出的指令与运动匹配的程度。小脑通过小脑脚途经中脑、脑桥和延髓与大脑的其他部分相连

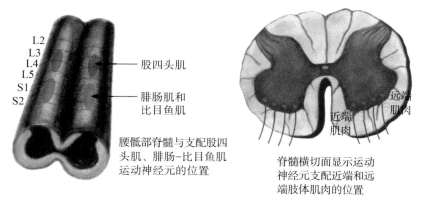

图 1 - 1 - 6　腰骶脊髓的纵切面和横切面。纵切面显示支配股四头肌和腓肠肌运动神经元的位置。横切面显示支配近端和远端肢体肌肉运动神经元的相对位置

## 二、 概述

### 1. 大脑皮质运动控制中心

意念能触发运动,它可能出现在大脑皮质的任何部分,而后神经冲动被传递到额叶前部的辅助运动区(图 1 - 1 - 3)。动态研究表明,若个体仅是简单地思考预期的运动,辅助运动区也会变得活跃(Deecke et al. 1969；Roland et al. 1980)。据报道,如果在觉醒状态接受神经外科手术,术中刺激辅助运动区,患者会有运动冲动或感觉到运动即将发生(Fried et al. 1991)。该指令随后被传递到参与运动准备的前运动皮质,继而下行至中央前回的初级运动皮质(图 1 - 1 - 3),皮质脊髓束或锥体束从这里发出。在穿过内囊的 3 000 万纤维中,皮质脊髓纤维仅占 100 万,位于内囊后支的后1/3(Brodal 1981),这些纤维形成延髓的锥体束。对侧躯体位于中央前回,如同倒置的侏儒(homunculus,源自拉丁语,是“homo ‘man’”的缩略语),下肢位于上端,靠近中线,躯干、上肢和颜面分别位于下端和外侧(图 1 - 1 - 7)。

皮质脊髓束是脑深部白质的一部分,形成大脑脚前向下穿过内囊进入脑干(图 1 - 1 - 7)。在延髓水平,皮质脊髓束进入“锥体”,这是位于延髓前部的纵向隆起,然后交叉下行至对侧的低位延髓和脊髓,形成皮质脊髓侧束沿着脊髓下行,与前脚的运动神经元(下运动神经元)形成突触(图 1 - 1 - 7)。位于前脚外侧的运动神经元控制肢体远端肌肉,而位于内侧的运动神经元受不同的上肢运动神经元影响,控制肢体近端和躯干肌肉。下运动神经元的轴突从脊髓传出,成为外周神经到达所支配的特定肌肉,收缩引发预期的运动。初级运动皮质或下行皮质脊髓纤维的损伤可在不出现痉挛的情况下,导致对侧优势手功能的丧失。

初级运动皮质
（中央前回）

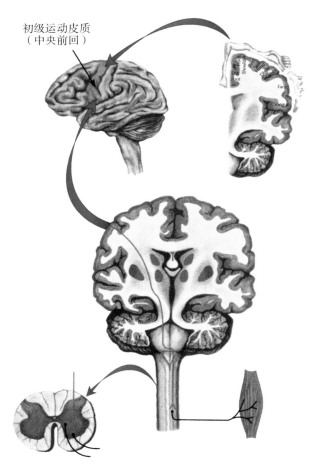

**图 1-1-7**　中央前回的冠状面和侧面。对侧肢体在中央前回像倒置的侏儒（"小人物"的图解）。起源于中央前回的皮质脊髓束，在延髓水平交叉至对侧，然后下行至脊髓，与运动神经元形成突触

#### 2. 基底神经节

基底神经节由大脑半球和中脑基底部的大型灰质核团组成，参与了随意运动的规划和启动（Grillner et al. 2005）。它们接收大量的皮质传入信息，在处理完所有相关信息后，传导至运动皮质。基底神经节与大脑皮质形成闭合的回路，以实现预期的运动，但与连接肌肉的下运动神经元没有直接联系。

尾状核和壳核被称为纹状体，与苍白球共同作用（图 1-1-8）。基底神经节还包括丘脑底核和黑质，储存了既往相关的运动信息。当大脑皮质准备产生有目的的运动时，基底神经节提供了与身体当时的姿势和空间位置相关的特定运动记忆。整合运动目的和顺序的信息返回皮质，而后合适的指令可以从上运动神经元传递到下运

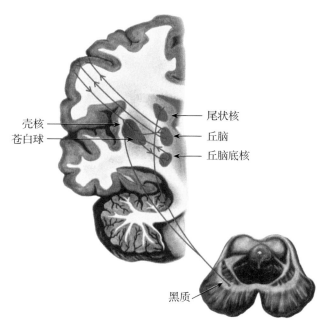

壳核
苍白球

尾状核
丘脑
丘脑底核

黑质

**图 1-1-8**　基底神经节的解剖和连接示意图。基底神
经节与大脑皮质形成环路,参与随意运动的计划和启动。基
底神经节储存运动记忆,当大脑皮质决定哪种运动将最有效
地达到预期目标时,它就会利用这些记忆。神经元从皮质向
下与壳核和尾状核中的神经元相连。然后,该环路在通过丘
脑返回大脑皮质之前途经苍白球、丘脑底核和黑质。大脑皮
质会选择最适合的运动记忆来完成预期运动

动神经元,最后到达执行运动的肌肉群,完成预期的目标。

　　几乎所有的皮质区域都投射到尾状核和壳核,继而投射到苍白球,最后通过丘
脑,完成回到皮质的环路。黑质和丘脑底核也被纳入该环路。基底神经节的主要功
能是随意运动的启动和顺利执行。

　　由基底神经节病变所导致的两种常见神经疾病是帕金森病(黑质被破坏)和亨廷
顿病(尾状核和壳核明显萎缩)。帕金森病患者运动启动困难,随意运动减少。亨廷
顿病的整个运动程序紊乱,表现为快速、随意和重复的抽动动作,也被称为舞蹈病或
手足徐动症。

　　3. 小脑

　　小脑由两侧半球和中线蚓部组成(图 1-1-9)。带有深部核团的中央白质上方
有褶皱状的皮质,主要为齿状核。小脑通过小脑脚广泛地与中枢神经系统的其他部
分相连,参与执行和完成运动以及躯干平衡。根据小脑的进化阶段,有三个广义解剖
和生理组成部分(Brodal 1981)。

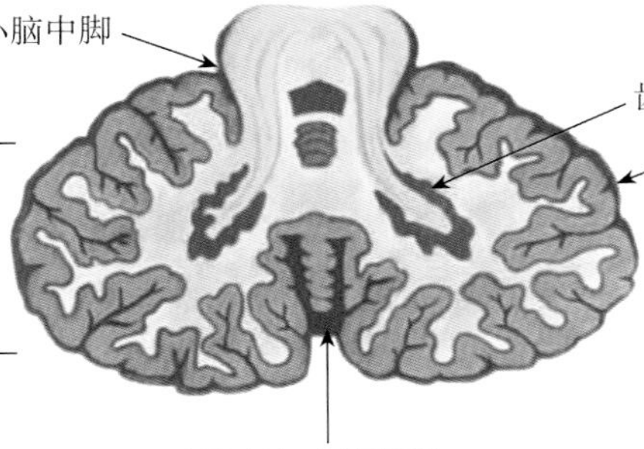

**图 1 - 1 - 9** 小脑横切面显示:通过小脑脚中部与脑桥相连接。可见皮质的灰质和齿状核,与动作的顺利执行及完成和躯干平衡相关

（1）"前庭小脑"也就是绒球小结叶,是小脑最古老的部分,或称为"古小脑"。它通过小脑下脚接收同侧前庭输入,对平衡感至关重要。

（2）中线小脑蚓部,也被称为"脊髓小脑"或"旧小脑",通过小脑下脚接受来自肌梭(感受肌肉收缩的长度和速度)和肌腱牵张感受器(感受肌腱力量的变化)的感觉输入,在脊髓小脑束中沿脊髓上行。

（3）小脑的外侧部分称为小脑半球,是最晚进化出现的,称为新小脑或桥小脑。因为大量信息经小脑中脚从桥核输入。大约有 2 000 万传入纤维从桥核经小脑中脚传入小脑半球。

小脑下脚包含来自下橄榄核(大约 50 万)和其他重要外周感觉器官的传入纤维。小脑上脚包含约 80 万传出纤维,将信息从小脑核传递至脑干、红核和丘脑。

小脑在运动中的功能是什么呢? 简而言之,在皮质运动中心向一组肌肉发出有目的运动指令的同时,也向小脑(通过皮质桥脑束和脑桥小脑束)发送信息,告诉小脑所需的运动模式(图 1 - 1 - 10a)。随着肌肉收缩的开始,有关收缩模式的信息通过脊髓小脑束从肌肉传递回小脑(图 1 - 1 - 10b)。小脑皮质计算所传递的指令和所执行状况之间的误差,此信息被传入小脑半球深处的齿状核。必要的修正信息随后传递回皮质运动中心(图 1 - 1 - 10c),而后对肌肉发出调整指令(图 1 - 1 - 10d),使得运动按照最初的预期进行。监测和修正贯穿于运动的每一个微小部分,直至达成目标。

小脑损伤会导致同侧的运动协调性丧失等症状。辨距不良是小脑病变的常见问题,表现为患者捡笔困难。手往往会超过铅笔,然后又会回缩得太多,只有在一些小幅度的运动调整后,才能触及目标物。

**4. 脑干运动核团**

除了脑神经运动核团,脑干中还有许多其他核团参与控制躯干和近端肢体的

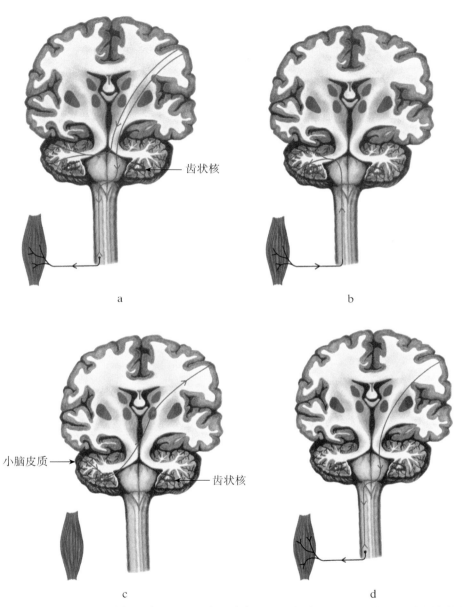

图 1-1-10　小脑运动控制步骤。a. 当皮质决定执行一个动作时,神经冲动通过锥体束发送到脊髓运动神经元,但同时将这个指令也发送到小脑。b. 运动开始时,相关肌肉和关节的感受器将有关运动速度和方向的信息传回小脑。c. 小脑皮质首先计算指令和在运动的最初几毫秒内接收到的信息之间的误差,而后将修正后的指令通过小脑齿状核和丘脑传回皮质。d. 修正后的指令从运动皮质沿锥体束下行至脊髓的运动神经元。这种监测和修正贯穿于运动的每一个微小部分,直至目标完成

姿势和肌张力,方便肢体远端的精细运动,比如手可以有效地执行任务。前庭核和网状结构(图1-1-11)通过皮质延髓束受皮质运动中心的调控。前庭核也与内耳的前庭器官相连,参与平衡控制。网状结构是分布在脑干的一簇灰质,它与节律性活动有关,如心跳、呼吸和睡眠-觉醒周期。锥体束(皮质脊髓束)和锥体外束(前庭脊髓束和网状脊髓束)是控制肌肉活动的上运动神经元。锥体束(皮质脊髓束)与前脚外侧的运动神经元形成突触,支配远端肢体肌肉用于调整精细运动。前庭脊髓束和网状脊髓束都与位于脊髓前角内侧的运动神经元形成突触,支配躯干和近肢端肌肉。

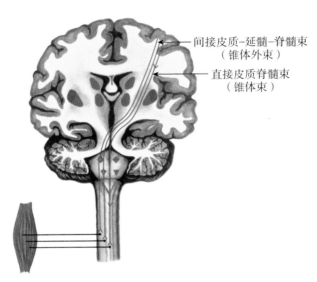

间接皮质-延髓-脊髓束
（锥体外束）

直接皮质脊髓束
（锥体束）

图1-1-11　脑干运动核团。锥体束(直接皮质脊髓束)不间断地到达脊髓运动神经元,而锥体外束(间接皮质-延髓脊髓束)在脑干的网状核和前庭核中中继。接着,前庭和网状束下行至脊髓运动神经元,并控制姿势和肌张力,在此情况下执行特定的随意运动

### 5. 脊髓运动控制

控制身体骨骼肌的大部分神经元位于脊髓前角。脑神经核团中支配头部和颈部肌肉的运动神经元在此不做论述。来自脊髓的纤维(下运动神经元)离开脊髓支配肌肉,被称为最后共路。其中每一个运动神经元都支配同一块肌肉中的一个或多个肌肉纤维。特定神经元和它所支配的一组肌肉纤维统称为运动单位。所有支配特定肌肉的运动神经元都位于前脚的纵柱内,通常跨越一个以上的脊髓节段。例如,支配股四头肌的纵柱运动神经元穿过 L3 和 L4 脊髓节段,腓肠肌的运动神经元位于 L5 和 S1 节段。内侧组支配轴线和近肢端肌肉,外侧组支配远肢端肌肉。

脊髓反射弧(也称为牵张反射)是脊髓存在内在回路的最好证明(图1-1-12)。

此类反射将肌肉维持在特定长度。肌肉长度是为特定功能而设置的,任何牵伸都会引起反射,使肌肉恢复到所需的长度。骨骼肌内的肌梭可感受到牵伸并产生神经冲动,该神经冲动在传入神经或神经根后部传入脊髓,与运动神经元形成突触。然后输出或传出冲动从脊髓通过运动根或前根和脊神经传入肌肉。肌肉发生收缩,恢复到适当的长度。因此,肌梭传入冲动可以兴奋运动神经元。尽管这种牵张反射有一定自主性,但它受到上运动神经元的抑制。正常的肌张力是通过兴奋性肌梭传入和下行锥体外束抑制作用之间的相互平衡来维持的。如果上运动神经元的抑制减少(上运动神经元损伤),牵张反射的速度依赖性就会增加,从而产生痉挛和异常的姿势。姿势的变化也与肌张力的增加有关,如果随着时间的推移而持续存在,可能是出现固定挛缩的前奏。

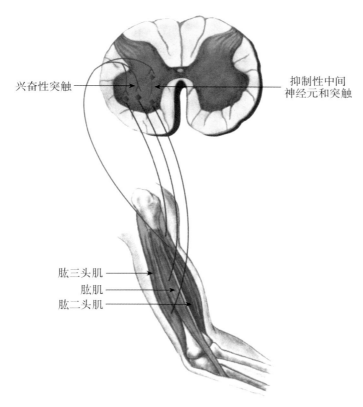

**图 1 - 1 - 12** 脊髓反射的兴奋和抑制。此类反射的目的是维持肌肉的精确长度。兴奋性突触使两组主动肌(肱二头肌和肱肌)收缩,而抑制性突触使拮抗肌(肱三头肌)松弛

一组或多组主动肌产生关节运动,而另外一组或多组拮抗肌则进行抑制。例如,肘关节屈曲时,肱二头肌是主动肌,肱肌是辅助肱二头肌的主动肌,而肱三头肌是拮

抗肌。肌梭传入神经(从肌肉返回的神经元)与支配主动肌和拮抗肌的运动神经元均存在。拮抗肌因此而被抑制,称为交互抑制,而主动肌作为交互兴奋的一部分受到刺激。

除了上述的脊髓反射是基于来自肌梭的传入输入,还有来自皮肤的传入输入。发生屈曲或退缩反应是由疼痛的皮肤刺激引起。当伸肌被抑制时,屈肌被激活以产生退缩。若足部受疼痛刺激,股四头肌放松,受累侧下肢的腘绳肌收缩,膝关节得以屈曲,使足部远离刺激物。与此同时,对侧肢体发生相反的反应以保持直立姿势。

脊髓还包含某些内在运动模式的回路(Pearson 1976,2000)。在行走和跑步过程中,单侧肢体经过两个阶段:一是支撑相,身体被支撑和向前推进;二是摆动相,向前推进肢体得以重复循环的推进部分(参见第 3 篇第 3 章)。下肢移动越快,支撑相的时间就越少。若猫的脊髓在胸椎区域被横切,在没有皮质脊髓影响的情况下,会引起节律性的后肢运动。如果动物被放在运行的跑步机上,后肢将开始以特有的行走模式移动,还可以通过提高跑步机的速度来加速。表明脊髓中存在中心模式启动装置来控制这些基本的运动(Grillner 1996)。

## 三、 小结

综上所述,有目的的运动是按照神经通路的步骤序贯进行的。当你准备拿起一杯咖啡喝一小口时,无意识中,大脑会迅速评估杯子的尺寸和咖啡有多满,杯子有手柄吗? 手柄或者杯子的尺寸将决定肌肉收缩的强度。如果杯子装得很满,为了避免咖啡洒出,拿起的动作必须平稳。如果杯子没有手柄,其外部温度将影响初次接触时的小心程度。杯子离我们有多远? 角度是什么? 视觉、嗅觉、味觉、温度和重量评估对实现你的目标很重要。所有这些对任务性质的潜意识评估都有助于所谓的"前馈控制"。研究表明:偏瘫儿童使用"健侧手"可以对受损大脑半球提供前馈控制的相关信息,然后影响患侧手。在这个程度上,用"好"手练习有助于改善患侧手的使用(Gordon et al. 1999;Gordon and Duff 1999a,b)。

喝咖啡的想法会首先出现在你的额叶和顶叶,然后传入辅助运动区,将拿起杯子喝咖啡的整体想法转化为运动方案。策划在额叶的前运动区执行,最后中央前回初级运动区中的特定运动神经元将被激活。在运动准备过程中,基底神经节被启动。基于预期目标,它会参考之前类似行动的记忆。同时考虑时间和空间因素,例如躯干和手臂的位置,以及杯子的确切位置;你是否需要转身,考量杯子的方向,你的肩膀需要多大的支撑? 一旦所有这些信息都被计算完成,运动皮质就会被告知实现目标最有效的运动模式。皮质运动控制中心将首先向脑干运动核团(前庭和网状结构)发出指令,设定躯干和近肢端肌肉的姿势和肌张力。这将通过皮质延髓束、前庭脊髓束和网状脊髓束(锥体外束)到达脊髓运动神经元(内侧前角细胞)。下一步是通过皮质脊髓束(锥体束)向脊髓运动神经元(外侧前角细胞)发送指令。同时,这一套精确的指令被传入仔细监测肌肉表现的小脑。一旦肌肉开始收缩,信息就会被发传回小脑,将正在进行的运动与预期的运动进行比较。计算误差,并将提出的修正方法发送给皮质运动控制中心,继而修正的指令通过上下运动神经元发送到肌肉。这种计划、命令、纠正和修正指令会循环往复,直到目标达成。运动体验产生的运动记忆能适应大多数的环境,只有当运动任务执行得不理想、看起来很笨拙时,才需要有意识地纠正这些动作。

## 参考文献

[ 1 ] Brinkman C, Porter R (1979) Supplementary motor area in the monkey: activity of neurons during performance of a learned motor task. *J Neurophysiol* **42**:681 - 709.

[ 2 ] Brinkman C, Porter R (1983) Supplementary motor area and premotor area of monkey cerebral cortex: functional organization and activities of single neurons during performance of a learned movement. *Adv Neurol* **39**:393 - 420.

[ 3 ] Brodal A (1981) *Neurological Anatomy in Relation to Clinical Medicine*. New York: Oxford University Press. p 294 - 317.

[ 4 ] Deecke L, Scheid P, Kornhuber HH (1969) Distribution of readiness potential, pre-motion positivity, and motor potential of the human cerebral cortex preceding voluntary finger movements. *Exp Brain Res* **7**:158 - 68.

[ 5 ] Fried IKA, McCarthy G, Sass KJ, Williamson P (1991) Functional organization of human supplementary cortex studied by electrical stimulation. *J Neurosci* **11**:3656 - 66.

[ 6 ] Gordon AM, Charles J, Duff SV (1999) Fingertip forces during object manipulation in children with hemiplegic cerebral palsy. II: bilateral coordination. *Dev Med Child Neurol* **41**:176 - 85.

[ 7 ] Gordon AM, Duff SV (1999a) Fingertip forces during object manipulation in children with hemiplegic cerebral palsy. I: anticipatory scaling. *Dev Med Child Neurol* **41**:166 - 75.

[ 8 ] Gordon AM, Duff SV (1999b) Relation between clinical measures and fine manipulative control in children with hemiplegic cerebral palsy. *Dev Med Child Neurol* **41**:586 - 91.

[ 9 ] Grillner S (1996) Neural networks for vertebrate locomotion. *Scientific American* **247**:64 - 9.

[10] Grillner S, Hellgren J, Menard A, Saitoh K, Wikstrom MA (2005) Mechanisms for selection of basic motor programs — roles for the striatum and pallidum. *Trends Neurosci* **28**:364 - 70.

[11] Kornhuber HH, Deecke L (1985) The starting function of the supplementary motor area. *Behav Brain Sci* **8**:591 - 2.

[12] Lawrence DG, Kuypers HG (1968) The functional organization of the motor system in the monkey: 1. The effects of bilateral pyramidal lesions. *Brain* **91**:1 - 14.

[13] Pearson K (1976) The control of walking. *Sci Am* **235**:72 - 86.

[14] Pearson K (2000) Motor systems. *Curr Opin Neurobiol* **10**:649 - 54.

[15] Roland P, Lassen N, Skinhof E (1980) Supplementary motor area and other cortical areas in organization of voluntary movements in man. *Neurophysiol* **43**:118 - 36.

[16] Rossignol S, Dubuc R, Gossard JP (2006) Dynamic sensorimotor interactions in locomotion. *Physiol Rev* **86**:89 - 154.

[17] Saitoh K, Menard A, Grillner S (2007) Tectal control of locomotion, steering and eye movements in lamprey. *J Neurophysiol* **97**:3093 - 108.

[18] Schreiber H, Lang M, Lang W, Kornhuber A, Heise B, Keidel M, Deecke L, Kornhuber HH (1983) Frontal hemispheric differences in the Bereitschaftspotential associated with writing and drawing. *Hum Neurobiol* **2**:197 - 202.

# 第 2 章

# 肌肉骨骼系统的生长和发育

## MUSCULOSKELETAL GROWTH AND DEVELOPMENT

Steven E. Koop

冯 林 陈善本 译.冯 林 审校

　　脑瘫儿童在出生时,其骨骼肌肉组织的构成与正常儿童并无差异。他们大脑功能损伤的特点包括丧失选择性运动控制、肌张力异常、主动肌和拮抗肌之间的肌力不平衡以及机体平衡能力受损。当肌张力、肌肉力量及肌肉控制所发生的变化,施加在生长发育期儿童的骨骼肌肉组织上时,将会导致肌肉的延展性降低,关节活动范围减小并且影响到骨关节的发育。在前文中已经叙述了大脑的基本特征以及它是如何控制运动的。在本章将对肌肉和骨骼发育的基本特征进行回顾,同时重点叙述脑瘫儿童的相关特点。我们在后文中讨论神经肌肉系统控制的病理学特点的时候,会提到一个基本概念:大脑功能的变化导致肌肉活动以及运动功能的改变,而这些改变,反过来影响了骨骼的生长和发育(图1-2-1)。

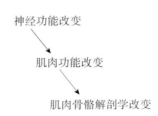

神经功能改变

肌肉功能改变

肌肉骨骼解剖学改变

**图 1‐2‐1　脑瘫患者脑功能受损后产生的序贯变化**

## 一、肌肉

　　骨骼肌的基本构成单位是肌纤维。每一根肌纤维都是由一团细胞质组成,里面包含多个细胞核,共同被包裹在一个细胞膜内,之间没有细胞间隔。肌内膜或者纤维支撑组织构成了肌纤维的骨架结构。多组或者多束肌纤维构成了肌束,每一束都被肌外膜所包裹。而一块完整的肌肉,则是由被外肌束膜包裹的多个肌束组成(图1‐2‐2)。肌束的几何排列是肌肉收缩能力(即肌肉功能)的关键。肌束的排列在不同类型的肌肉中可以是平行的,斜形的(互相交叉),或者是末端逐渐变窄(纺锤形或者轴形)的结构。

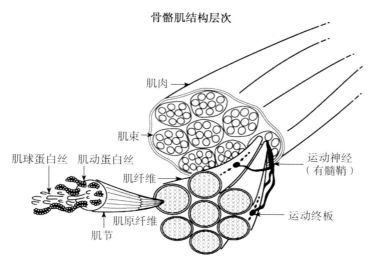

**图 1-2-2**　骨骼肌结构层次。肌纤维构成肌束。运动单位由运动神经元、运动终板和运动神经元支配的肌纤维组成。每一条肌纤维都由相互交错的收缩蛋白、肌动蛋白和肌球蛋白组成,构成序列排列的肌节

　　一块骨骼肌可以由一根或者多根运动神经进行控制。最终,每一根肌纤维都能在同一时间点接收到激活信号。一个运动单位包括一个独立的 α 运动神经元轴突和它所激活的肌纤维。运动单位所控制的肌纤维可以是不相邻的,并且一个运动单位所包含的肌纤维的数量以及一块肌肉内运动单位的数量相差巨大。运动单位被源自前角细胞的电脉冲激活(或刺激收缩)并沿轴突到达运动终板或与肌纤维的最终接触点。施万细胞特异性刺激诱发存储在轴突末端神经终板囊泡中乙酰胆碱的释放。交界区域由多个紧密交叉重叠的轴突和肌纤维膜组成。当电刺激到达轴突末端后,使得钙离子流入神经细胞,钙离子浓度的突然升高促进囊泡与末端的细胞膜融合,释放乙酰胆碱进入突触间隙。乙酰胆碱与肌膜结合同时触发细胞膜去极化,作用于肌纤维,使其产生延展(或者称为动作电位)(图 1-2-3)。

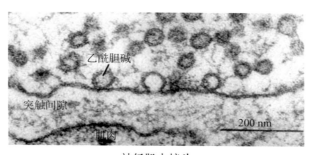

神经肌肉接头

**图 1-2-3**　电镜下运动终板和神经肌肉连接处的乙酰胆碱(Ach)小泡与突触前膜融合

肌膜去极化通过肌内膜系统到达肌纤维内部。钙离子沿着液囊（肌浆网）膜贮存。去极化导致钙离子释放进入肌纤维胞质并触发结构蛋白之间的化学反应，使肌肉缩短产生能量。结构蛋白又称作肌节，是由明带和暗带交替重复构成。明带或者 I 带，主要成分是肌球蛋白，暗带又称 A 带，主要成分是肌动蛋白。结构蛋白之间的化学反应（有其他蛋白质参与）作用于肌球蛋白和肌动蛋白之间的横桥，暗带中的粗肌丝滑过明带中的细肌丝。肌肉激活的顺序为张力增加的儿童提供了许多干预的节点，尤其是针对疼挛状态。这些干预点我们会在后面的章节中详述。

肌肉收缩的直接能量来源是 ATP 的水化作用。虽然 ATP 的补充可以通过多种途径，但是最有效的是三羧酸循环。通过这一途径，一个葡萄糖分子可以提供 38 个 ATP。如果活动的强度和间隔时间允许机体进行氧化或者有氧代谢，那么达到肌肉活动所需要满足的能量活动后疲劳的产生会延迟。但是，当运动强度大且时间较长时，肌则需要通过无氧代谢来提供活动所需要的 ATP。例如，葡萄糖能够转化为乳酸同时提供少量的能量（1 个葡萄糖分子能够提供 2 个 ATP）。在运动结束后乳酸作为能量来源需要被完全代谢掉并重新补充。对于乳酸在持续运动中作为肌肉的刺激物导致酸痛的现象仍存在争论。肌肉的活动过程可以简单地理解为：首先利用现存的 ATP 供能，随后有氧代谢，最后无氧代谢。类似于我们在家庭开支方面通常会先使用现金，而后储蓄，最后是短期或者长期借贷，肌肉活动耗能的过程就是根据环境因素利用所有可以利用的途径。

不恰当的肌肉活动会导致能量消耗增加，衡量耗能最常用的方法是耗氧量。不恰当的肌肉活动的例子包括肌张力增高疼挛（或者其他的肌张力异常）以及与之相关的骨骼发育异常（例如关节挛缩、骨旋转畸形及足畸形）。耗氧量可以作为衡量干预效果是否有效的指标。

虽然纤维类型不同，但是在同一个运动单位内的所有纤维均为同一类型。纤维的类型根据功能区分为结构性和生理性。一块肌肉内不同纤维类型的比例与肌肉的功能有关。中枢神经系统根据运动幅度负责募集运动单位和纤维类型，通常最先动员最小的运动单位。

肌张力可以是被动产生的或者是肌肉主动活动的结果。当一块肌肉受到牵拉时，肌张力被动出现。牵拉的初始阶段只产生很小的肌张力，但是随着时间持续，肌张力以指数形式增加，有时可以多倍于肌肉主动活动产生的张力。过度牵拉产生肌肉疲劳。每一块肌肉都有一个理想的长度，在这一长度，神经信号刺激能够使肌肉产生最大的主动肌张力。当达到理想长度后，肌张力或者由于肌肉主动活动产生的力量出现迅速增加而后消失。张力或者作用力施加在肌肉位于骨骼上的附着部位，而肌肉跨过一个或多个关节，从而产生人类肢体的运动。力矩＝力×力臂（力臂为关节旋转点中心至作用力方向的垂直距离）。力矩的变化与肌力的大小（力的大小、持续时间等）、力臂的长短密切相关。

生长期间肌肉长度的增加来源于肌腱和肌纤维长度的增长。肌肉内不存在类似于发育期长骨生长板这样精细和特异调控结构，肌肉生长是通过肌性和腱性结合处肌小节数量的增加来实现的。骨骼的生长以及儿童的日常活动对肌肉产生牵拉效应，刺激肌小节的增加和肌肉长度的增长。表现为纤维内细胞核的增加，以及周边星形细胞数量的增加，婴儿及幼儿时期肌纤维细胞出现肥大均与一系列分子信号传导产生的压力有关。IGF Ⅰ 和 Ⅱ 是其中两种重要的信号调节分子（Christ and Brand-Saberi 2002；Grefte et al. 2007）。

## 二、骨骼

骨骼的基本构成是 65% 的矿物质和 35% 有机成分。有机成分包括 95% 的胶原（干重比例）和 5% 的其他蛋白质和糖蛋白。虽然胶原类型有多种，但是最常见的是 Ⅰ 型胶原。它在纤维丝内按照 1/4 交错的方式，每 64 nm 周期性排列。交界区的特征是羟基磷灰石晶体沉积。骨细胞包括成骨细胞、骨细胞和破骨细胞。成骨细胞是间充质来源，主要负责骨形成。骨细胞沉积于骨陷窝内，承担维持矿物质平衡的作用。破骨细胞是多核巨细胞，特异性破坏矿化的组织。

骨骼承担了重要的代谢及支撑的功能。它作为钙库，对维持体内矿物质平衡非常关键。同时，造血细胞也留于骨骼内。骨骼系统除了为机体提供支撑，也供给体内易损伤组织所需要的蛋白质（如大脑、心脏和肺脏）。另外，骨骼作为机体活动的杠杆，提供肌肉附着点。在本书后文中会详述骨骼的这一功能。

骨骼的形成和生长起始于胚胎发生早期并一直持续至骨骼发育成熟。在骨骼发育成熟后，骨形成过程继续存在，作为骨折愈合过程或者骨再塑形的一部分。膜内成骨是原始的骨形成模式：骨小梁的形成是由间充质干细胞直接沉积而来。例如，颅骨、上颌骨、下颌骨、锁骨及肩胛骨都是以这种方式形成。软骨内成骨是在生长和发育时期最重要的成骨方式。

间充质干细胞沉积形成骨骼初始形态，而后被软骨细胞替代。软骨细胞逐渐老化并发生血管化及初始的矿化。成骨细胞沿着矿化的软骨形成骨细胞（未矿化的骨基质）。骨细胞矿化后早期生成编织骨，不成熟的骨骼尚未按照应力的方向进行排列。板层骨是成熟骨，按照应力反应方向进行层状排列而形成。

骨皮质是板层骨，它构成骨单位，围绕中央管形成层状的圆柱形结构。外观上类似于树形仙人掌。骨皮质组成了长骨及其他类型骨的外层结构，大约占骨质量的 80%。骨松质或骨小梁，则是以脚手架的格栅式结构构成。主要位于长骨末端和大多数扁平骨及方形骨的内部。通常以层状排列，但中间的脚手架结构可以由不成熟的编织骨构成。影响骨骼机械力学的因素包括骨的几何形态（管状、扁平、方形）、骨的类型（编织骨或板层骨，皮质骨或松质骨，儿童或成人），以及矿化的状态。其他因素包括负重的方式和大小（压力、张力、弯曲和扭转应力）。

骨持续生长是通过儿童骨骼软骨内化骨作用来实现的，称为骨化中心，位于长骨末端的盘状软骨结构（又称为骨骺或"骺板"），而扁平骨则位于边缘部位（如髂骨骨骺）。儿童的关节软骨也被认为是"生长板"类型的一种。通过在这些位置持续不断的软骨内化骨，以及骨表面的膜内化骨过程，儿童的骨骼会增长并增粗。

图表反映了身体发育过程中，身高和体重稳步增长的过程。应力与骨骼生长密切相关，并决定了生长速度。图 1-2-4 显示了在特定年龄的生长速度和生长潜能（以骨骼发育成熟前曲线下方的面积代表）。生长发生在三个阶段，出生后至 3 岁前，生长速度极快，而后稳定降低。从 3 岁到青春前期，生长缓慢呈线性减速。而在青春期（一般男性较女性迟 18 个月），生长加速并持续 18～24 个月，达到最大生长速度后，逐渐降低直至骨骼发育成熟（图 1-2-4）。

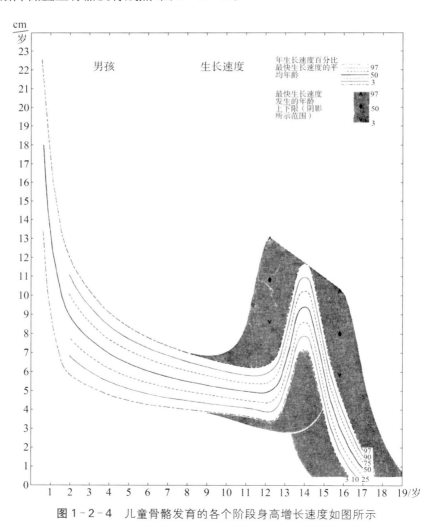

图 1-2-4　儿童骨骼发育的各个阶段身高增长速度如图所示

　　骨生长受到周围机械环境的影响，包括主动及被动肌肉收缩、承重，以及其他应力。成熟的骨骼则是遵循 Wolff 原则，也就是骨形态的改变与机械应力相关（Wolff 1896）。Wolff 原则在分子和细胞学水平的作用原理尚不清楚。未发育成熟的骨骼对于应力的反应更加复杂，却是理解脑瘫儿童骨骼问题的关键。它的三个特点包括：骨内生长软骨的出现，骨骺及关节周围区域（如髋臼）内相对大量的软骨组织，以及其不成熟骨组织的结构特征非常重要。这些特点很大程度上影响了儿童的生长潜能。例如，未罹患脑瘫儿童骨折后的愈合模式（隆起骨折和青枝骨折以及生长板损伤）就是这些因素共同作用的结果，以及其他的问题，如婴儿髋关节不稳定导致的继发性发育不良。

　　Heuter-Volkmann 原则阐述了（在生理性范围内）压应力刺激关节、骨骺和（或）骺板软骨的生长（Heuter 1862；Volkmann 1862）。不同的应力产生不同的效果，如过度的压应力抑制生长软骨的活动。常规压应力的减少则效果相反。Arkin 和 Katz（1956）提出幼兔长骨在弯曲和旋转应力的作用下会发生成角或旋转畸形。这些观察的结果是理解运动发育延迟或者肌张力增高和不平衡对生长期儿童骨骼影响的关键。James Gage 医生对在 Gillette 工作的骨科住院医生解释这些骨生长原则时，通常这样讲："如果在生长期骨骼上施加扭转应力，它会发生相应改变。就如星际大战中常说的一句话：'愿力量与你同在！'但是，如果更喜欢用传统方式表达，可以引用 Alexander Pope 的诗：树曲枝必弯。"

　　胎儿股骨前倾角的改变就是一个未成熟骨对于正常应力反应的例子。前倾角是指股骨在冠状面的形态。如果一个股骨解剖学标本放在桌子上，股骨大转子和股骨髁后方内外侧三点支撑情况下，股骨前倾角是股骨颈轴线与桌面所呈的角度。出生时婴儿股骨前倾角大约为 45°。随着中枢神经系统发育成熟，儿童大运动逐渐发育，经历爬行、站立和行走阶段。股骨近端生长受到作用于髋关节前方的应力，身体重力以及在行走过程中肌肉活动的影响。前倾角在出生后 3~4 年内迅速降低，而后缓慢下降持续至青春期。这种骨骼扭转解决的模式遵循了儿童肌肉活动和骨骼生长潜能之间的规律，在脑瘫儿童的骨骼肌肉问题中也得到了充分体现。中枢神经系统功能的改变，通常导致肌张力的增高和肌力不平衡，触发了骨骼和肌肉的一系列反应。痉挛导致异常肌肉作用，从而进一步改变了肌肉结构。脑瘫儿童的肌细胞表现为肌节长度缩短，同时与正常儿童相比，弹性模量几乎是其两倍。导致肌肉延展性丢失或者"僵硬"，同时自发性肢体运动发生改变（运动发育延迟）、肌肉长度缩短和关节活动受限（挛缩）（Lieber and Friden 2000；Christ and Brand-Saberi 2002；Friden and Lieber 2003；Tidball 2005）。骨骼受到附着其上肌肉的影响，生长发生改变。而婴儿骨骼的形态，原则上应当随着正常大运动发育而逐渐出现的改变则无法实现。股骨就是一个很好的例子。婴儿股骨前倾角持续存在并且可能促进髋关节内旋持续增加。在这种持续高肌张力或者扭转应力的影响下，骨骼出现旋转变形。胫骨就是这样一个很好的例子,通常表现为内旋或外旋(参见第5篇第6章)。其他的例子包括足跗骨,尤其是跟骨(参见第3篇第2章)。最后,跨关节肌肉对关节产生作用。肌肉活动不平衡的持续存在导致骨发育不良、半脱位及脱位。改变的骨形态进一步影响肌肉活动,导致力臂功能异常,这一部分会在第2篇第3章里面详细讨论(图1-2-5)。

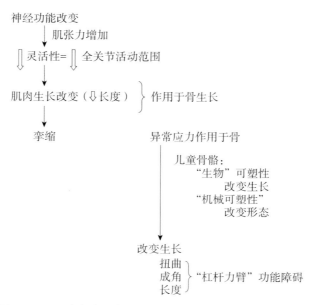

图1-2-5 脑瘫患者大脑功能改变后肌肉和骨骼的级联效应

由于髋关节(股骨、骨盆以及附着肌肉)在脑瘫儿童骨骼肌肉问题里影响显著,因此在这里进行详细的论述。婴儿出生时髋关节的活动范围反映了在母亲子宫内的位置。髋关节表现为屈曲、外展和外旋。股骨前倾角大约40°。随着婴儿大脑功能逐渐发育,大运动一步步发展反映了越来越熟练的肌肉控制能力。爬行和行走动作促进了髋关节的伸展和内旋,肌肉活动所产生的压力以及自身重力作用于股骨。婴儿出生时所表现的髋关节屈曲挛缩消失,内旋增加。在伸髋动作时,髋关节囊前方的压力作用于股骨近端,导致股骨前倾角下降(Somerville 1957)。肌肉、韧带、地反力以及肢体本身重量联合产生了净关节反应力,在生长发育期间,这一反应力是髋关节最终结构形成的关键因素。

脑瘫儿童运动功能发育落后对髋关节的发育产生了完全不同的结果。肌张力增高和大运动发育延迟导致肌肉延展性下降,肌肉生长受限引起肌肉长度缩短,出生时的髋关节屈曲挛缩持续存在。由于痉挛对于髋关节内收肌和屈肌的影响远大于外展肌和伸肌,因此脑瘫儿童的股骨头和髋臼承受了不正常和不平衡的应力。结果是婴儿时期增大的前倾角持续存在,后期出现髋外翻,进一步降低了髋外展肌的机械应力作用。而同时髋臼外侧缘压应力增加产生生长抑制(放射线上表现为髋臼指数增加)。同时,股骨头内侧压应力增大,抑制了局部的生长,导致股骨头半球形形态的丢失。股骨头内侧变形,与髋臼内侧壁的接触减少,髋臼内侧壁由于丧失来源于股骨头的压应力,导致其增厚。最终股骨头出现脱位以及关节面软骨变形(图 1-2-6、图 1-2-7)。

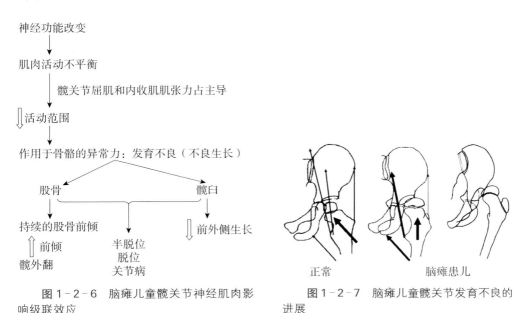

图 1-2-6　脑瘫儿童髋关节神经肌肉影响级联效应

图 1-2-7　脑瘫儿童髋关节发育不良的进展

　　理解这一系列变化能够准确地判断脑瘫儿童位于病变的哪个阶段,从而制订相应的治疗计划。由于高肌张力(尤其是痉挛)对于生长期骨骼的持续影响,因此减张治疗在所有的治疗策略中是首要考虑的。减张的治疗方法多样,根据脑瘫儿童中枢神经系统的病变以及年龄进行选择。系统性药物、肌内以及鞘内药物治疗,选择性脊神经后根离断术,所有这些方法都有其各自的适应证。早期减张治疗能够预防后面由肌张力增高引起的骨骼和关节问题。而在青少年时期,则需要在纠正骨和关节畸形的同时解决肌张力的问题(这个时候的骨和关节的畸形是由于生长潜能的降低,不会随着肌张力的降低而改善,因此需要治疗介入)。骨性手术矫正关节和骨骼的力臂是获得良好功能效果的关键。然而,我们知道肌张力在生长期间是持续存在的,因此可能导致骨性畸形的复发,这会使得骨性手术后获得的早期功能改善丢失,有时需要二次手术矫正。

# 参考文献

[ 1 ] Arkin AM，Katz JF（1956）The effects of pressure on epiphyseal growth：the mechanism of plasticity of growing bone. *J Bone Joint Surg* **38A**：1056 - 76.

[ 2 ] Christ B，Brand-Saberi B（2002）Limb muscle development. *Int J Dev Biol* **46**：905 - 14.

[ 3 ] Friden J，Lieber RL（2003）Spastic muscle cells are shorter and stiffer than normal cells. *Muscle Nerve* **27**：157 - 64.

[ 4 ] Grefte S，Kuijpers-Jagtman MM，Torensma R，Von den Hoff JW（2007）Skeletal muscle development and regeneration. *Stem Cells Dev* **16**：857 - 68.

[ 5 ] Heuter C（1862）Anatomische Studien an den extremitatengelenken Neugeborener und Erwachsener. *Virchows Archiv* **25**：572 - 99.

[ 6 ] Lieber RL，Friden J（2000）Functional and clinical significance of skeletal muscle Architecture. *Muscle Nerve* **23**：1647 - 66.

[ 7 ] Somerville EW（1957）Persistent foetal alignment of the hip. *J Bone Joint Surg* **39B**：106 - 13.

[ 8 ] Tidball JG（2005）Mechanical signal transduction in skeletal muscle growth and adaptation. *J App Physiol* **98**：1900 - 8.

[ 9 ] Volkmann R（1862）Chirurgische Erfahrungen uber Knochenverbiegungen und Knochenwachsthum. *Arch Pathol Anat* **24**：512 - 40.

[10] Wolff J（1896）*The Law of Bone Remodeling*. Berlin，Heidelberg，New York：Springer.（Translation of 1892 German edn.）

# 第**3**章　正常步态

NORMAL GAIT

James R. Gage，Michael H. Schwartz

徐纯鑫　译，沈　敏　审校

　　移动是动物的一种重要特征。四足动物天生又快又稳。这是因为它们的重心位于身体躯干以下，支撑基底的内部。由于躯干位于前肢和后肢之间，所以一步可以跨出很长。在美洲豹等快速奔跑的动物中，脊柱的屈肌和伸肌实际上是用来增加步幅和力量的。因此，动物在奔跑时，当其后肢超过固定的前肢时，背部会弯曲。一旦重量转移到后肢，随着肩部逐渐弯曲，脊柱和臀部将会有力地伸展，前肢向前摆动，为接触地面做好准备(图 1-3-1)。

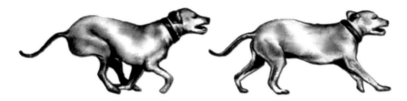

图 1-3-1　狗在跑步时使用脊柱伸肌的力量，它的重心位于支撑基底的内部

　　人类采用两足步态，其效率和稳定性都不如四足步态，这是由于他们的身体重心位于支撑的基底部以上。在人体，重心恰好位于 S2 椎体之前。而为了保持直立，重心必须在支撑的基础上保持平衡。相较于两足动物，四足动物更容易获得身体的平衡，因此四足动物出生后开始行走的时间较两足动物要早很多。此外，在行进过程中，两足动物的躯干与在四足动物中不同，位于肢体的上方而不是肢体之间，另外躯干部肌肉也并未广泛参与活动，因此两足动物的步速和步幅都受到很大的限制。两足步态的显著优势在于可以解放上肢以进行其他活动(图 1-3-2)。

　　行走是一项复杂的活动。它需要：①一个控制系统；②一个能量源；③提供运动的杠杆；④推动杠杆的力量。

## 一、控制系统

　　中枢神经系统对运动的控制已在第1篇第1章中详细介绍。运动控制开始于运动皮质的锥体区域，需要有完整感觉和运动功能的整合才能正常运作。此外，中枢运

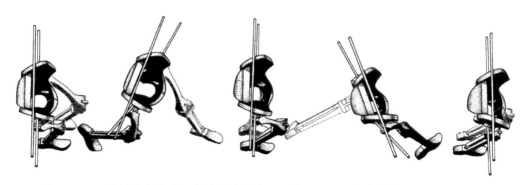

图 1-3-2　人体在行走过程中的骨盆旋转。虽然不如四足步态有效，但两足步态有一个显著的优势，那就是可以解放上肢做其他用途。图为骨盆、下肢和双足在横断面旋转的图示。棍形附着在骨盆和股骨上，实际旋转被放大了 3 倍，以强调下肢的旋转范围大于骨盆。注意骨盆的旋转和运动，使摆动肢体长度增加，从而允许其产生更长的步幅（经允许引自 Inman et al. 1981）

动控制系统的复杂性多表现为各个大脑区域与脊髓之间的相互作用，类似于金字塔式的层次结构。这种分级运动控制系统始于大脑皮质，结束于最终的共同通路（运动神经元）（图 1-3-3）。该系统的组成部分包括：①运动皮质；②基底神经节；③丘脑和下丘脑；④中脑；⑤小脑；⑥脑干和脊髓。

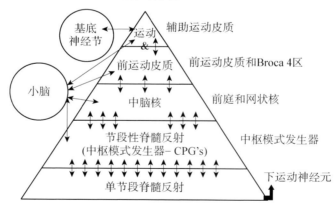

图 1-3-3　运动控制的分级系统。运动控制极其复杂。运动是在辅助运动皮质开始的，但为了协调运动的发生，基底神经节、小脑和脊髓的许多其他回路都需要参与（第 1 篇第 1 章）

## 二、能量来源

走路需要能量。但能量的生产和利用是有限的，这取决于心血管系统向肌肉输送代谢产物和氧气的能力,以及这些代谢产物在肌肉中的氧化能力。我们用最大摄氧量($VO_2$ max),即最大有氧代谢下的耗氧量(L/min)这个参数来测量。短期的代谢能量不足,身体可以依赖无氧糖酵解,但对于持续活动,必须进行有氧运动,即有氧代谢。因此,节能对于身体的正常功能而言至关重要。移动的速度和距离主要取决于:①能量产生和输送到肌肉的速率($VO_2$ max);②能量守恒的程度。其中,能量守恒是患有神经肌肉疾病(如脑瘫)的患者面临的主要问题。

## 三、杠杆

身体的运动是由力矩产生的。力矩是一个力偶,它被定义为作用在杠杆上的力围绕一个旋转轴,产生一个围绕该轴的角加速度。力矩产生于两个分量的作用:①一个力;②一个杠杆。当我们讲到病理步态时,将详细讨论这些力矩(参见第 2 篇第 2 章)。

## 四、力

肌肉是产生力量并让我们运动的生理马达,它们会在关节中心周围产生内部力矩。然而,当站立或进行身体活动时,我们的肌肉需要抵抗重力,地面反作用力和惯性力。这些力位于身体外部,也作用于骨骼杠杆,产生外部关节力矩。因此,行走是由肌肉产生的内部力矩和由地面反作用力和惯性力产生的外部力矩之间相互作用的结果(图 1-3-4)。

肌肉及其功能在第 1 篇第 2 章中讨论。它们的外形、内部结构、力量、耐力、速度和收缩类型都是根据功能而精心设计的。

肌肉力量主要与其横截面积有关,其次与羽状结构、纤维类型和疲劳程度等因素有关。肌肉力量是用力乘以收缩速度来计算的,当肌肉以最大速度的 1/3 速度收缩时,产生最佳的作用力(Lieber 1986)。

肌肉的羽状结构也决定了它的力量和作用范围,因为羽状结构在肌肉中起着内部杠杆的作用。等长稳定肌,如臀中肌,在其结构中有相对水平的羽状结构,它的作用是以牺牲速度和活动范围为代价,最大限度产生肌肉力量(Rab 1994)。

随着孩子的成长,肌肉力量和体重都会增加。由于肌肉力量与横截面积有关,可以通过乘以肌肉半径的平方来估算。等于 $16\sim30\,N/cm^2$ 的横截面积。然

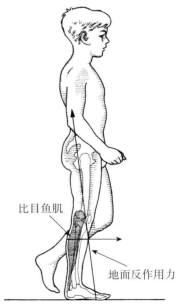

比目鱼肌

地面反作用力

图 1-3-4  支撑相中期。比目鱼肌收缩来减缓小腿的前进趋势,地面反作用力(GRF)的向量位于膝关节前方,同时产生一个作用于足的杠杆臂,从而在膝关节上产生一个伸展力矩,无须其肌肉活动即能提供所需的稳定性。这种伸展力矩通常被称为"跖屈/伸膝耦联"

而，重量或质量是体积的函数，体积是立方的。例如，1 个边长为 2 cm 的水立方体的质量是 2 cm×2 cm×2 cm＝8 cm³ 再乘以水的密度。这意味着，随着孩子的成长，他的质量随着立方的函数而增加，但力量只随着平方的函数而增加。换句话说，儿童的体重相对来说是很"重"的，也就是说，他们的功率质量比相较于成年人而言要大很多。

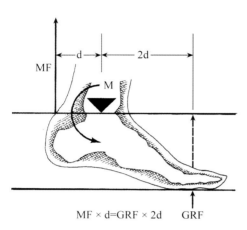

**图 1-3-5** 地面反作用力（GRF）产生的外力矩与肌肉产生的内力矩（MF＝肌肉力）的关系。在这种情况下，它们都作用于骨骼杠杆（d 和 2d），支点是关节中心。由于 GRF 的杠杆臂是肌肉（MF）的 2 倍长，它的大小只有一半：d（MF）＝2d（GRF）并除以 d：MF ＝2（GRF），其中 d 是 MF 的力臂

肌肉的张力也会影响它的力量。研究表明，如果肌肉在收缩前处于被动拉伸状态，它将以更大的力量收缩（Cavagna et al. 1968；Vredenbregt and Rau 1973；Mc Clay et al. 1990）。有趣的是，在正常步态周期，惯性或地面反作用力会在下肢肌肉开始收缩之前拉伸大部分主要肌肉群。摆动末期中的腘绳肌就是其中的一个例子。

如果我们把肌力想象成力矩发生器，就可以更容易地理解它们。如前所述，肌肉产生抵抗外部地面反作用力和（或）惯性力的内部力矩。在各种情况下，肌肉作用的杠杆臂是骨骼，其作用的轴是关节中心。如果肌肉垂直于旋转轴发生作用，产生的力矩总是等于肌肉力乘以它与关节旋转轴之间的距离（图 1-3-5）。

举一个力矩的简单例子，两个坐在跷跷板上的孩子。每个孩子都围绕着跷跷板所连接的轴产生力矩，由于力矩方向相反，他们倾向于相互平衡（图 1-3-6）。一个较轻的孩子可以平衡较重的孩子，只要她坐得离跷跷板的中心更远，因为她有"机械优

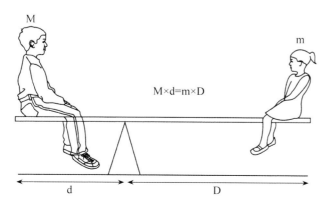

**图 1-3-6** 坐在跷跷板两端的一个大男孩和一个小女孩，维持平衡的状态与地面反作用力对下肢各关节和肌肉的作用和关系完全相同。枢轴点或支点总是关节中心。M，男孩的重量，单位是牛顿；d，他的力臂（即他到支点的距离），单位为米；m，女孩的重量，单位是牛顿；D，她的力臂（即她到支点的距离），单位为米

势"。同样,肌肉所作用的杠杆臂的长度经常被称为它的"机械优势"。Inman 等(1981)指出,在日常活动中会假设特定的关节位置,肌肉能够在这个位置产生最大力矩。由于肌肉只能在固定的肌纤维长度上发挥最大的力量,所以骨骼提供了某些代偿机制:

（1）随着肌肉变短变弱,肌肉的有效杠杆臂变长。由于力矩＝力×距离,结果是产生具有相对恒定大小的力矩。膝部股四头肌的活动就是一个例子,股四头肌强大的机械优势使得髌骨在伸膝活动中段放大了膝关节的功能,但在接近伸膝终末期时则不然（图 1 - 3 - 7）。

（2）跨双关节的肌肉,可以在对一个关节产生运动的同时保持另一个关节的相对稳定状态,即在一个关节进行等长收缩,而另一个关节产生等张收缩。例如,坐位时腘绳肌的长度几乎没有变化,因为此时髋关节和膝关节同时位于屈曲状态,髋关节处腘绳肌被拉长而在膝关节处则缩短,因此腘绳肌长度保持相对不变。

## 五、 肌肉收缩的类型

肌肉的收缩有三种模式。

（1）向心收缩（缩短收缩）,肌肉做正功。所有加速运动都是这种模式。摆动前和摆动初期的髂腰肌就是这种收缩模式的一个例子。

（2）离心或等张收缩,肌肉做负功。所有减速运动和（或）震荡吸收都以此模式进行工作。Alexander（1992）引用的研究表明,肌肉做负功的效率高于做正功的效率（Rab 1994）。这或许可以部分解释为什么它是正常步态中最常见的肌肉收缩类型。支撑相中期比目鱼肌的收缩即是这样的一个例子。

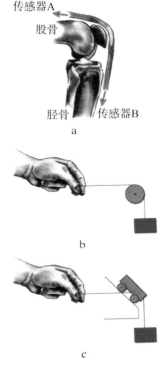

图 1 - 3 - 7 显示髌骨运动如何影响膝关节的运动。a. 膝关节示意图。b. 在固定滑轮上运行的物体。在 b 中,手每移动 1 cm,重物将移动 1 cm,而在 c 中,手每移动 1 cm,重物将移动 2 倍,因为在拉动绳索时,小车沿倾斜的坡度上移,手施加的力必须是重物的 2 倍,因为对重物所做的功（力乘以距离）不能大于手所做的功（经由 R. McNeill Alexander 教授允许,改编自 Alexander 1992）

（3）等长收缩,其中肌肉长度是不变的。维持姿势以及抗重力的肌肉均以此模式进行工作,起到稳定关节的作用。单肢支撑相的臀中肌就是这种收缩的一个例子。

## 六、 肌电图评估肌肉功能

动态肌电图（EMG）在步态分析中的应用有着悠久的历史。作为通过皮肤表面或内置细丝电极测量的肌电活动,它体现了运动单元激活的情况以及间接的肌肉功能。在临床步态分析中对肌电图的解读因实验室而异，但均起着重要作用。步态分析解读的目标通常集中在确定的几个点：①肌肉工作的时间（包括与运动力学图表的一致性）；②痉挛和其他类型的张力增高的证据；③选择性运动控制和肌肉协调性的证据；④通过细针电极技术获得关于单个肌肉的信息，以评估肌肉是否适合手术转位。EMG 还可用于评估肌肉的疲劳程度（通过频率分析和确定维持募集的能力）和通过肌电图幅度变化而不是实际力量的变化来评估相对强度。

肌电信号表示在一个电极的检测区域内多个运动单元的共同活动。每个信号包含两种对步态很重要的信息：肌肉工作的时间和相对强度。信号的幅度反映了运动单元激发的总数和速率。单个肌肉内的振幅差异代表运动单位募集的数量、速度、运动单位激发的速度和（或）募集的运动单位类型的变化。因为肌肉力量与运动单位的数量和放电的速度成正比，肌肉产生的力量增加可能表现为肌电图幅度的增加。然而，如前所述，肌肉收缩的类型和速度以及由关节位置决定的肌纤维长度也直接决定了肌肉纤维所产生的力的大小。这些变化可以在不改变主动运动单元（肌电信号的内容）数量或速率的情况下发生。此外，作用于特定扭矩的肌力随每个关节位置可用的杠杆臂的长短而变化。因此，动态肌电图可以确定肌肉力量的大小，但不能表明与肌力相关的实际力量大小（Perry 1992，第 381～411 页）。

个体肌群之间或者个体之间的比较需要对数据进行标准化和量化。标准化能够对一些相关的变量如时间或收缩的力量提供一个参考，并且能够去除一些电极采样的偏差。量化能够将幅度大小转换为数字，容易进行比较。步态周期中，EMG 的标准化可能是最简单和常用的。可以用其他的量化和标准化体系将原始信号进行校正或整合后进行个体之间的比较，通常包括动态最大值的标准化（图 1-3-8）（Winter 1984；Yang and Winter 1984；den Otter et al. 2004；Schwartz et al. 2008）。对于个体患者 EMG 的解读，重要的一点是理解收集和处理数据的技术（电极的类型、标准化和量化的方法）。

### 七、 正常步态的先决条件

正常步态有五个特征或先决条件，而这些特征或先决条件在病理步态中通常是缺失的（Perry 1985）。它们是：①稳定的站姿；②摆动相的足廓清；③摆动相足部的预置位；④足够的步长；⑤能量守恒。

站姿稳定性受到两个主要因素的影响：①身体头重脚轻，重心位于支撑基础之上，恰好在 S2 椎体的前方；②连续行走会改变人体各个节段之间的对线。身体重心（CoM）在站立时位于支撑基础内，当一个人行走时，每一步都从一个支撑肢体移动到另一个支撑肢体。这意味着身体必须不断地改变躯干在空间中的位置，以便在支撑的基础上和（或）在移动时维持平衡。

因此，站姿的稳定不仅仅需要一只稳定的脚。除了保持站立时足稳定于地板上，

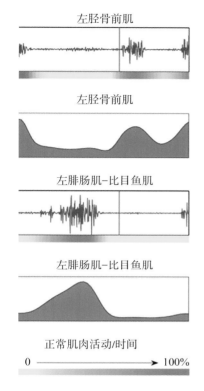

左胫骨前肌

左胫骨前肌

左腓肠肌-比目鱼肌

左腓肠肌-比目鱼肌

正常肌肉活动/时间

0 ———————→ 100%

图 1-3-8　肌肉活动。表面肌电信号：一个患者的胫骨前肌和腓肠肌的动态肌电图。在这张图中，患者的肌电信号以原始肌电信号的形式呈现，下面显示的是该特定肌肉的正常肌电（或典型肌电）的校正平滑肌电图。在 Gillette 步态实验室，患者的肌电图是以原始的形式呈现的，在它的下方，是"正常"或大多数步行者的典型肌电图，以控制条的形式呈现。底部的条形图显示了控制激活时间点，黄色表示没有活动，红色表示肌肉有强烈活动。为了解释单个患者的肌电图，了解用于数据收集和处理的技术（电极类型、标准化和量化的方法）是很重要的

下肢的主要关节必须能够完成以下功能：①允许摆动相肢体前移；②保持平衡；③提供推进力；④维持骨盆、躯干以及上肢的适当位置。

足廓清需要：①站立侧肢体的踝关节、膝关节和髋关节位于适当的位置和足够的肌力；②摆动相充分的踝背屈、屈膝和屈髋；③支撑相足的稳定性；④足够的身体平衡。

摆动相末期足的预置位需要：①适当的身体平衡；②支撑相支撑侧的稳定性、肌力以及适合的位置；③适度的踝背屈，足内翻和外翻之间的平衡，适当的膝关节位置以及足的位置。

足够的步长要求：①维持身体平衡；②稳定且适当的站姿；③摆动相充分屈髋和伸膝；④摆动侧足背屈中立位、内翻和外翻。

最后，能量守恒要求在可能的情况下：①关节稳定性由地面反作用力（GRF）与韧带共同作用而不需要肌肉参与；②身体质量中心的偏移在所有平面上都最小；③肌肉力量尽可能优化，包括：

- 在步态过程中最大限度地使用离心性收缩（而不是向心性收缩）。
- 在正常步态中，肌肉在向心性收缩启动之前往往会"预拉伸"，肌腱和肌肉中的"拉伸能量"可以返回作为动能。
- 跨双关节肌肉能够将能量从一个节段传递到另一个节段。

- 步行以最大限度地减少肌肉做功的方式完成(Alexander 1992)。

## 八、正常步态的发育

对于蹒跚学步的孩子,这些先决条件尚未满足。最初,膝关节相对僵硬,孩子表现为较宽的基底部支撑步态。渐渐地,随着幼儿平衡能力的改善,步态向成人模式发展。Sutherland 等(1980,1988)指出,虽然步行通常从 1 岁左右开始,但儿童至少要到 3 岁半才能形成成人的跟形步态。问题是,随着孩子的成长,中枢神经系统的发育和肌肉骨骼的生长是同步进行的;那么你如何区分它们的影响呢? 将步长、步频、步宽和单支撑相时间缩放为无因次量解决了这个问题(Hof 1996)。Hof(1996)和Vaughan(2003)都得出结论,这些无因次步态参数在 80 月龄之后相对稳定。

许多学者对将能量消耗作为反映步态过程中与步速相关的功能指标进行了研究,发现如果将能量消耗作为纵坐标,速度作为横坐标绘制的曲线是抛物线。因此,在特定的速度下值最小(图 1-3-9)(Rose et al. 1994)。Ralston(1958)提出了一个假设:如果允许一个人以他的自然速度行走,他会选择一个能量消耗最小的速度。Corcoran 和 Brengelmann(1970)后来证实了这一点。Winter(1991)指出,随着线速度的增加,髋关节、膝关节和踝关节角速度增加的比例几乎相同。此外,他还指出,步

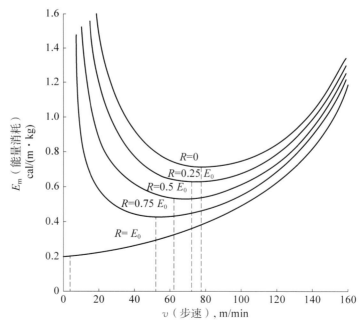

**图 1-3-9** 正常发育个体自然状态下以不同速度行走时,每米的耗能可以反映其行走能力($v$)。曲线的低谷代表耗能增加($R$),理想的步速对应最小耗能 $E_m$(经允许引自 Rose et al. 1991)

态周期中做功的时机在所有行走速度下都是相同的，只有增益随步频的增加而增加。这两种观察都证明了本体感觉反馈系统的良好协调功能。从 Ralston（1958）的假说中可以得出的另一个结论是，任何一种偏离常态的步态都会干扰这一机制，从而增加能量消耗。

## 九、步态周期

一个完整的步态周期或步幅从一侧足触地开始，并在同一侧足再次触地时结束。

### （一）步态时空参数

步态周期更多的特征可以通过时间参数来描述，如步速、步频、步长和步幅。步长定义为两足之间的纵向距离。因此，右步长是位于前方的右足与后方的左足足迹对应点之间的纵向长度。步幅是在一个完整的步态周期中走过的距离，代表左右步长的总和。也就是说，步幅是从一侧足触地至同一侧足再次触地。步行速度＝步长×步频。

### （二）步态周期的要素

#### 1. 支撑相

步态周期可以根据时相、任务和周期来描述（Perry 1992，第 1～19 页）。周期分为两个主要阶段，支撑相和摆动相。在这些时相中，可以进一步将支撑相细分为初触地（initial contact，IC），而后是承重期（loading response，LR）、支撑相中期（mid stance，MSt）、支撑相末期（terminal stance，TSt）、摆动相前期（pre-swing，PSw），并以足离地（foot off，FO）的瞬间结束（图 1 - 3 - 10）。类似地，摆动相可以细分为摆动相初期（initial swing，ISw）、摆动相中期（mid swing，MSw）和摆动相末期（terminal swing，TSw）。一个完整的步态周期，必须完成的三项任务是承接体重、单肢支撑和

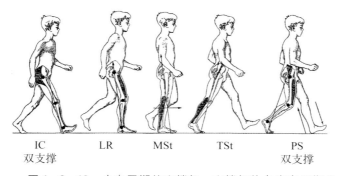

| IC | LR | MSt | TSt | PS |
| 双支撑 | | | | 双支撑 |

图 1 - 3 - 10　步态周期的支撑相。支撑相约占步态周期的60％，分为五个时相：初触地（IC）、承重期（LR）、支撑相中期（MSt）、支撑相末期（TSt）和摆动相前期（PS）

肢体前进。IC 和 LR 为承重期，MSt 和 TSt 主要为单肢支撑，PSw、ISw、MSw 和 TSw 期间完成肢体前进(图 1-3-11)。

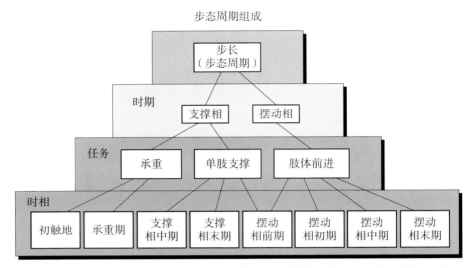

图 1-3-11 步态周期由一个步幅组成，分为支撑相和摆动相两个时期。一个步态周期内必须完成的任务包括承接体重、单肢支撑和肢体前进。这些均显示在最末行(经允许引自 Perry 1992)

在正常步行过程中，足离地大约发生在步态周期的 60%。因此，支撑相约占步态周期的 60%，摆动相约占 40%。对侧肢体的 FO 和 IC 大约分别发生在步态周期的 10% 和 50%。这意味着在步行过程中，有两个时相为双足触地，称为"双支撑"期，每个时相约占步态周期的 10%。第一个双支撑相在初触地后立即发生，第二个在足离地之前发生。承重期是吸收震荡后的一段减速期。最初的双支撑相之后是单支撑相，约占步态周期的 40%。在此期间，对侧肢体正在经历其摆动阶段。因此在行走时，站立侧的单支撑相与对侧肢体摆动相的时间相同。在支撑相末期，有第二个双支撑相，称为摆动相前期，从步态周期大约 50% 开始，一直持续到支撑侧的足离地。因此，承重期发生在对侧的摆动前期，时长是相等的。

由于正常步态是对称的，因此记住这些关系非常重要，能够在大脑中出现对侧肢体的位置。单支撑相可细分为支撑相中期和支撑相末期。在支撑相中期，身体的重心上升到其顶点，并越过支撑的基底部。在支撑相末期，质心已经通过支撑基底部的前方，并且随着它向前方摆动相一侧加速。在此加速期间，如果要维持稳态，则必须将相当于步态周期早期损失的能量重新添加回周期中。需要注意的是，在步行时，肌肉的活动往往集中在摆动相和支撑相开始和结束时。这时处于步态周期的双支撑相，需要重新定位身体的重心(图 1-3-12)(Vaughan 2003；Kuo 2007)。

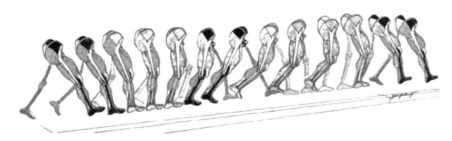

图 1-3-12　完整的步态周期示意图。肌肉活动用颜色的深浅来表示。请注意，大部分肌肉在摆动和支撑相的开始和结束时都是活跃的(经允许引自 Inman et al. 1981)

### 2. 摆动相

摆动相约占步态周期的 40%。摆动相的目的是：①推进肢体；②提供足廓清；③允许步频变化；④保存能量。

在摆动相，肢体就像一个钟摆。因此，我们行走的速度和节奏很大程度上取决于小腿的质量分布(Hicks et al. 1985；Tashman et al. 1985)(图 1-3-13)。也就是说，我们倾向于选择一种步行速度，在这个速度下，我们仅需要少量额外的肌肉活动。如果摆动期的时长不变，改变步频是不可能的。为了加快步频，摆动侧肢体必须在摆动初期加速，摆动后期减速。因此，摆动相也包括三个时期：一个是摆动速率增加的时期(摆动相初期)，一个是过渡时期(摆动相中期)，一个是摆动速率降低时期(摆动相末期)(图 1-3-14)。

图 1-3-13　肢体的钟摆作用可以通过一个简单的单轴膝上假肢实验来说明。下肢就像一个钟摆，它的摆动周期由它的惯性质量矩决定。由于下肢在步态中起到复合钟摆的作用，而钟摆的周期(在这种情况下是小腿)将等于它所属个体的步频。鉴于在这些实验中发现摆动相的步频通常比正常情况低得多，因此可以得出强有力的论据，即通过将远端的重量最小化或增加近端的重量来使惯性质量矩更接近支点

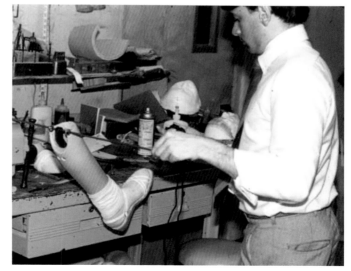

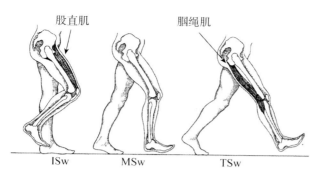

股直肌　　　　　腘绳肌

ISw　　　MSw　　　TSw

图 1-3-14　摆动相包括三个步态时相：摆动相初期(ISw)、摆动相中期(MSw)、摆动相末期(TSw)。摆动相中期是一个无肌肉激活的转换期。在跑或快走的时候，股直肌在摆动相早期加速小腿伸膝，腘绳肌在摆动相末期使伸膝减速，防止膝过伸

　　跑步和步行的区别在于，步态周期中的两个"双支撑相"被两个"双浮动相"所取代，这个时候，双足均离开地面。为了适应跑步过程中的"双浮动相"，停留在支撑相的时间必须总是短于停留在摆动相的时间(图 1-3-15)。

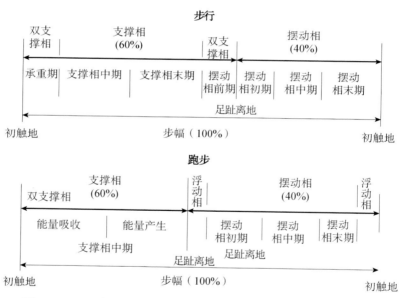

图 1-3-15　步行(上图)和跑步(下图)的对比。步行以两个双支撑相为特色(double support，DS)，即双足都在地面上。在跑步过程中双支撑相被浮动相取代(double float，DF)，即双足腾空。因此，在步行过程中，支撑相总是占步态周期的 50% 以上，然而在跑步过程中支撑相占比总是小于 50%

## （三）步态周期的组成

　　如前所述，支撑相可分为五个独立部分(IC、LR、MSt、TSt、PSw)，摆动相可分为三个独立部分(ISw、MSw、TSw)。每个时相都有其特定的目的，并以步态周期中的特定事件作为标志。因此，我们需要理解每个时相的目的和机制。

　　在正常步态周期中的支撑相和摆动相,肌肉活动协调并且流畅,通常从近端肌肉开始,而后是远端肌肉(图 1-3-16)。在行走过程中,肌肉被依次激活,并对肢体的要求产生适当的反应。因此,将肌肉活动简单地分类为髋部、膝部、踝部或足部是不够的,这是由于在行走过程中,整个肢体的肌肉功能会有少量的重叠。

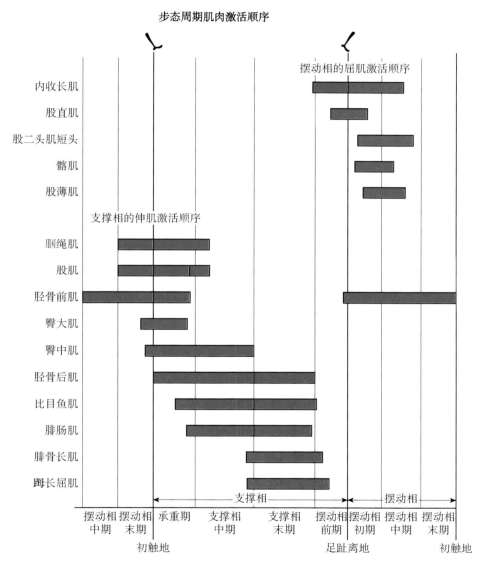

图 1-3-16　Perry 关于肌肉激活顺序的学说。根据 Perry(1988)提出的学说,当这种有顺序的肌肉激活发起时,有两个过渡阶段,即摆动相末期和摆动相前期。前者是摆动相到支撑相的过渡,后者是支撑相到摆动相的过渡

下方的图表提供了不同步态时相的功能概要,并描述了各时相中关节运动学(位置和运动)、关节动力学(力矩和功率)和肌肉活动(图1-3-17~图1-3-21)。

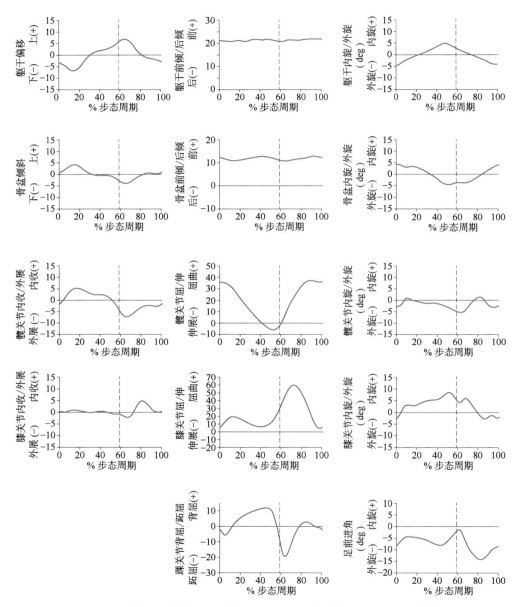

图1-3-17　关节运动学图表。正常速度步行时的关节活动(左栏=冠状面,中栏=矢状面,右栏=横断面)

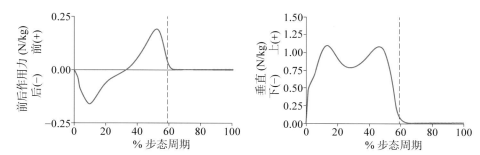

图 1-3-18　地面反作用力。正常速度步行时地面反作用力的前/后和垂直载荷。每条线表示相关组内试验的平均值

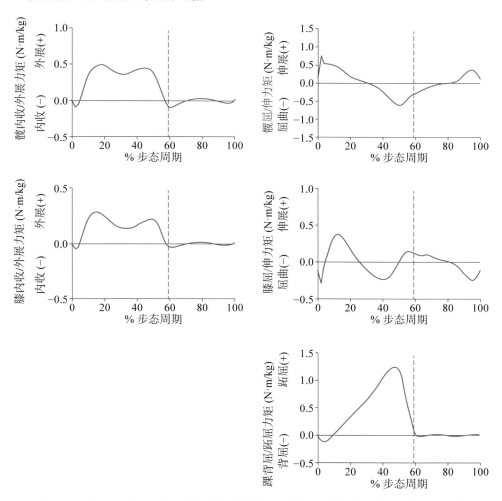

图 1-3-19　力矩。正常速度步行时冠状面(左栏)和矢状面(右栏)的关节内力矩。每条线表示相关组内试验的平均值

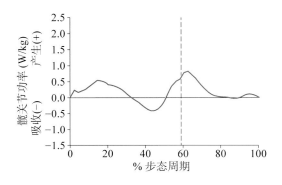

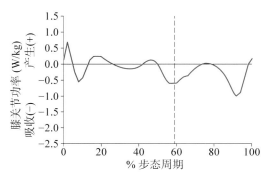

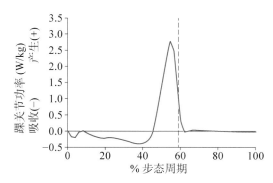

图 1‑3‑20 功率。正常速度步行时髋、膝和踝关节产生/吸收的总功率

　　关节运动学和动力学的定义以及更多的相关细节,可以在本章影像资料中找到。本文中,肌肉的激活和功能部分来源于 Perry 的数据,并根据我们和其他人的工作做了一些修改(Anderson and Pandy 2003;Schwartz et al. 2008)。

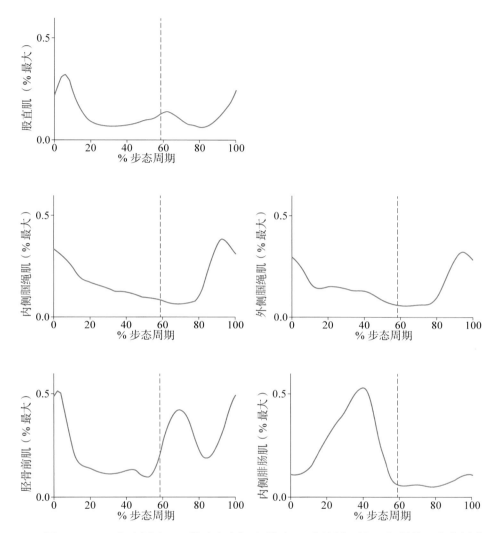

图 1-3-21　肌肉活动。正常速度步行时,股直肌、内外侧腘绳肌、胫骨前肌和内侧腓肠肌修正并整合表面肌电信号的示例

1. 摆动相末期(图 1-3-22)

在摆动相末期,摆动侧下肢减速,为触地和支撑相做准备。骨盆在冠状面水平内旋以提供足够的步长。足也从它的最大外旋角度开始内旋,以便准确地定位触地。

腘绳肌离心收缩产生伸髋和屈膝力矩,后者消耗能量使伸膝减速。摆动相早期胫骨前肌收缩足背屈远离地面完成足廓清,摆动相末期再次收缩,以稳定前足,防止前足拍击地面。

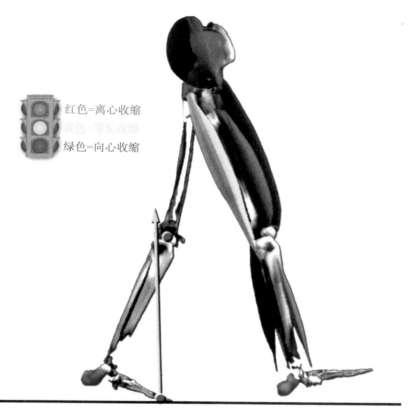

红色=离心收缩

黄色=等长收缩

绿色=向心收缩

**图1-3-22**　摆动相末期。肌肉的颜色表示运动的模式(绿色,向心收缩;红色,离心收缩;黄色,等长收缩)。图示说明了快速行走时的肌肉活动。腘绳肌呈黄色(等长收缩),它的作用像松紧带,在减缓伸膝的速度同时加快伸髋的速度。也就是说,吸收或利用小腿的动能并将其转移到髋部。这是机体能量守恒的方法之一

2. **初触地**(图1-3-23)

指足跟接触地面的瞬间。因为后足还在地面上,即双支撑相。在正常步行过程中,初触地是由足跟触地引发的,地面反作用力通过踝关节和膝关节后方,接近髋关节。

因为人体控制系统预测了地面反作用力的方向,所以伸髋肌、股肌、踝背屈肌和伸趾肌都处于激活状态,准备好吸收震荡。臀大肌提供由地面反作用力在髋部产生的屈曲力矩,而腘绳肌抑制膝过伸并协助控制作用于髋关节的屈曲力矩。

3. **承重期——第1滚轴**(图1-3-24)

这个阶段开始于足跟触地,一直持续到单肢支撑相开始(对侧足趾离地)。在承重期,对侧下肢处于摆动相前期,正在快速将身体重心进行转移。

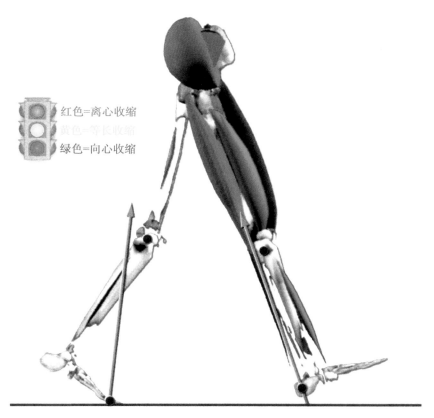

红色=离心收缩
黄色=等长收缩
绿色=向心收缩

图 1‑3‑23　初触地。不同颜色代表的肌肉运动模式与前相同（绿色,向心收缩;红色,离心收缩;黄色,等长收缩）。股四头肌和胫骨前肌分别离心收缩以限制(减速)膝关节屈曲和踝关节跖屈。腘绳肌作为伸髋肌向心收缩。虽然腘绳肌是跨双关节肌肉,但由于股肌阻止了腘绳肌在膝关节的活动,使它可以在髋关节作为下肢活动的加速装置

　　承重期的目的是震荡吸收或承接体重。当身体重心从支撑相中期的最高点下降到承重期的最低点的时候,已经受到重力加速的作用。结果是,当肢体冲击地面时,其所受的总力约为身体重量的 120%。踝关节和膝关节在这个过程中起着至关重要的作用。

　　在承重期、支撑相中期和支撑相末期,踝关节和足被描述为三个滚轴,它们在足底产生轮状滚动运动的效果(图 1‑3‑25)(Perry 1992,第 19~47 页)。第 1 滚轴(足跟轴)从初触地开始,保持到承重期结束。在正常步态中,这个轴的支点(或轴点)是足跟。足跟后突形成的杠杆相当于脚总长度的 25%。因为作用在杠杆上的地面反作用力通过足跟,它的直接效果是使足触地。当轻微跖屈(≈3°)时,踝关节外力矩被前方的胫骨前肌(趾长伸肌和第三腓骨肌)控制的离心收缩所抵抗。这个离心收缩可以产生适度的踝关节能量吸收(图 1‑3‑20)。

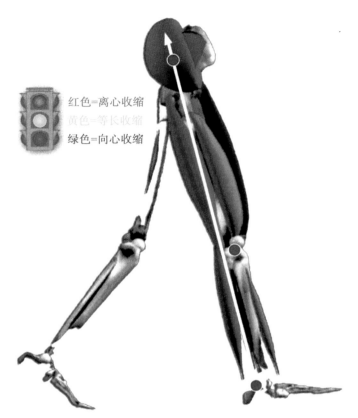

红色=离心收缩
黄色=等长收缩
绿色=向心收缩

图 1-3-24　承重期。承重期的目的是吸收震荡。股肌和胫骨前肌在第 1 滚轴时期通过离心收缩为膝关节和踝关节减震。臀大肌和腘绳肌继续作为髋部的加速器工作(绿色,向心收缩;红色,离心收缩;黄色,等长收缩)

在膝关节,股内侧肌、外侧肌和中间肌也做离心收缩,在大部分承重期中产生膝关节内部的伸展力矩和吸收能量。值得注意的是,此时股直肌并没有激活(Nene et al. 1999,2004；Arnold et al. 2005)。

在承重期,髋关节在矢状面和冠状面上都有较大的稳定性。这与臀大肌和臀中肌的激活有关。在矢状面,髋关节在此作用下开始伸展。在冠状面,外展肌将骨盆升高至承重末期的最高点。

4. 支撑相中期——第 2 滚轴(图 1-3-26)

这个时期构成了单肢支撑相的前半部分。它起始于对侧肢体的足趾离地,结束于同侧肢体的足跟离地。在支撑相中期,对侧肢体处于摆动相中期。支持侧肢体的肌肉活动允许对侧肢体平稳地向前摆动。同时,控制作用于髋和膝关节的地面反作用力以维持关节的相对位置,从而有助于能量守恒。

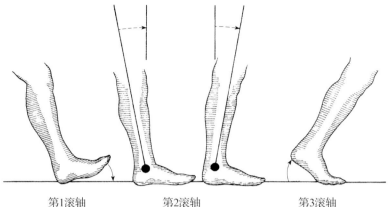

第1滚轴　　　　　第2滚轴　　　　　　第3滚轴

**图 1-3-25**　支撑相足和踝：足部的三个滚轴。前两个轴是减速轴,相关的肌肉做离心收缩,即被动延长同时吸收能量(负功)。第三个轴是加速轴,因此跖屈肌必须做向心收缩,即做正功。值得注意的是,地面反作用力的作用点与每个连续的滚轴一起向前移动,从而允许身体重心与它一起向前移动

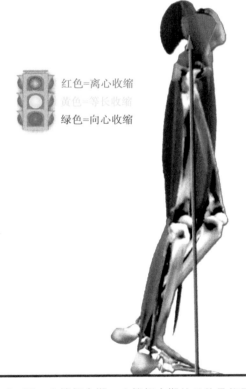

红色=离心收缩
黄色=等长收缩
绿色=向心收缩

**图 1-3-26**　支撑相中期。支撑相中期的目的是能量守恒。由于地面反作用力(GRF)作用于膝关节前方,前足就像一个杠杆,将膝关节向后推至伸展状态,使膝关节通过后方关节囊稳定下来,从而不需要股肌的活动。完成这个动作仅需要比目鱼肌的离心收缩

　　支撑相中期对应第2滚轴(踝关节轴),在此期间,足固定于地面上,胫骨与足通过踝关节作为铰链连接,当胫骨向前越过固定足时,轴的支点从足跟移动到踝关节中心。这是通过跖屈肌的离心收缩来完成的(主要是比目鱼肌)。

　　比目鱼肌的作用是阻止胫骨的过度前移。这反过来又允许地面反作用力通过膝关节前方,从而产生一个外部伸膝力矩。一旦膝关节被地面反作用力稳定下来,股四头肌的活动就不再需要了。因此,股肌在支撑相中期处于静止状态。

　　当身体向前移动越过支持侧足时,地面反作用力移动到髋关节后方。这时,髋关节也变得稳定,因为前方关节囊(髂股韧带)被动地限制了髋关节的进一步伸展。因此,伸髋在支撑相中期的后半段中止。通过控制支撑相中期地面反作用力作用于近端关节的相对方向和位置,有助于节能。

　　5. 支撑相末期——第3滚轴(图1-3-27)

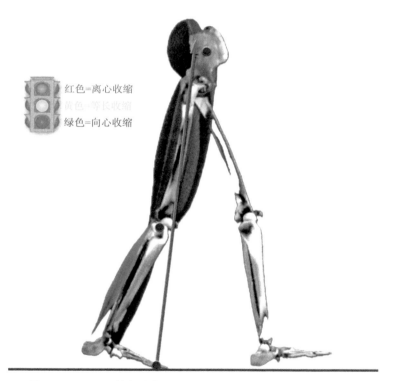

红色=离心收缩
黄色=等长收缩
绿色=向心收缩

图1-3-27　支撑相末期。小腿肌肉的颜色由红变绿(绿色,向心收缩;红色,离心收缩;黄色,等长收缩)。由于腓肠肌联合比目鱼肌的合力足以驱使踝关节跖屈,行走时由小腿股三头肌产生的力量约占行走总推进力的50%。还需要注意的是,地面反作用力的方向已经移动到髋关节后方,从而产生伸髋力矩,使关节相对于髂股韧带保持稳定,而不再需要臀大肌的活动

支撑相末期的目的是推动身体前进。在支撑相中期结束时,跖屈肌的联合作用阻止胫骨过度向前移动。腓肠肌和趾长屈肌联合比目鱼肌,产生足够的力量来阻止踝关节背屈,随后开始主动踝关节跖屈。这时支点向前移动至跖骨头,当足跟离开地面时——标志着支撑相末期的开始。这也开始了第 3 滚轴(前足轴)。杠杆的支点现在已经从踝关节移动到跖骨头,跖屈肌的动作也从离心收缩变为向心收缩。在支撑相末期结束时,达到了跖屈力矩的峰值,踝关节做功。与此同时,膝关节也达到了屈膝力矩的峰值,由于此时膝关节位于完全伸展位,因此无须做功。

伸髋仍在继续,但速度变慢,髋关节动力学图表上显示为对应的能量吸收。骨盆达到最大外旋值。

值得注意的是,在支撑相末期,对侧肢体处于摆动相末期。在双支撑相,支撑相末期一侧肢体的推进作用和摆动相末期侧足预置之间的协调对于身体中心有效的再次定向至关重要。

胫骨后肌和腓骨肌群的作用是稳定足部以抵抗内外翻。由于负重主要发生在前足,趾长屈肌起到稳定跖趾关节的作用,并通过增加足趾部分的支撑来增大前足的支撑面积。

前两个滚轴的减速必须与第三个滚轴产生的加速度相平衡。小腿后部肌群的联合做功产生行走所需的总推进力(Neptune et al. 2001,2004)。特别是腓肠肌,它主要是由快速收缩肌纤维组成,作为一个加速器,主动跖屈踝关节,提供推进肢体和屈膝的必要力量。第 3 滚轴的加速度在支撑相末期结束时达到峰值,而后在摆动相前期结束时迅速降为零(Õunpuu et al. 1991)。

6. 摆动相前期(图 1 - 3 - 28)

当摆动侧足触地时,支撑侧下肢进入摆动相前期,并再次进入双支撑相。摆动相前期的目的是通过将身体重心从后侧的下肢转移到前侧的下肢,为支撑侧下肢进入摆动相做准备。身体的重量已经从后侧的肢体转移到前侧肢体,地面反作用力现在位于膝关节后方,因此产生了一个强大的屈膝力矩。

小腿三头肌的收缩推动后侧下肢前进。发生快速踝关节跖屈,而后跖屈力矩迅速消失,踝关节能量爆发即将结束。同时胫骨前肌开始活动,这在摆动相早期非常重要。而腓肠肌除了使踝关节跖屈,还可以屈曲膝关节。

在股骨近端,屈髋肌和浅层内收肌(内收长肌、内收短肌和股薄肌)使髋关节屈曲,屈髋肌力矩和髋关节力量随之增加。值得注意的是,在正常步态中,股直肌在这个时候无(或至多是最低限度)活动。屈髋肌除了直接作用于髋部,还通过诱导加速度产生屈膝的效果(Perry 1992,第 116～122 页;Neptune et al. 2001;Kimmel and Schwartz 2006)。

因此,在踝关节和髋关节的驱动下,膝关节开始迅速屈曲。在正常速度和节奏

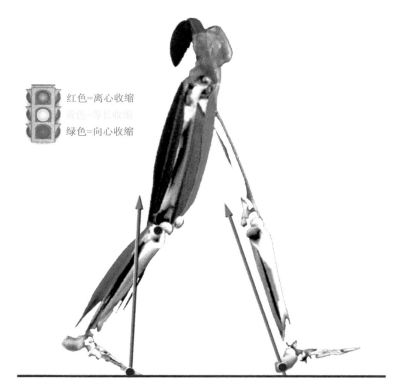

红色=离心收缩
黄色=等长收缩
绿色=向心收缩

图 1‑3‑28 摆动相前期。肌肉活动取决于步行的速率。在慢速行走时屈膝增强,而在快速行走时则须加以抑制。增强是通过缝匠肌、股薄肌和(或)股二头肌短头的向心收缩实现的。抑制是通过股直肌的等长收缩来完成的,它像一条固定长度的带子来减速膝关节,并将小腿的动能转移到近端以增加髋关节屈曲。图示快速行走步态(绿色,向心收缩;红色,离心收缩;黄色,等长收缩)

下,由这些力产生的摆动相膝关节屈曲大约 60°,刚好能完成足廓清。

**7. 摆动相初期**(图 1 ‑ 3 ‑ 29)

这个阶段从足趾离开地面开始,摆动侧下肢越过支撑侧下肢时结束。在正常的步行速度下,下肢主要以被动活动的方式摆动,除胫骨前肌外,几乎没有肌肉活动,胫骨前肌作为加速器,产生踝关节背屈。当步速快于或慢于正常速度时,需要更多的肌肉活动参与来调整节奏。

**8. 摆动相中期**(图 1 ‑ 3 ‑ 30)

摆动相中期位于摆动相初期和摆动相末期之间,属于肌肉活动的转换期,所以肌肉活动有限,而此时相肌肉活动的主要目的是帮助摆动侧下肢平稳触地。胫骨前肌抗重力收缩,使足保持在中立位。

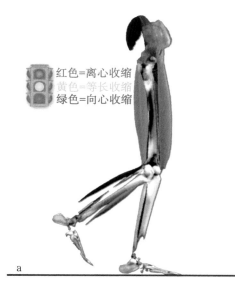

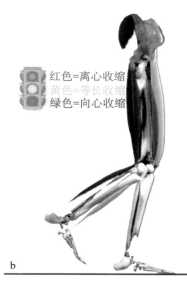

图 1-3-29　a.摆动相初期(慢速步态)。通过缝匠肌和股薄肌的向心收缩,增强膝关节和髋关节的屈曲。股二头肌的短头收缩,以增加膝关节在慢速步态中的屈曲(绿色,向心收缩;红色,离心收缩;黄色,等长收缩)。b.摆动相初期(快速步态)。股直肌作为一个等长带,抑制膝关节屈曲和增加髋关节屈曲。在短跑运动员中,腓肠肌和股直肌的活动周期可能小于 0.1s,这就要求控制系统具有很高的精度;因此,在痉挛性双瘫中,跨双关节的肌肉几乎总是功能异常,这一点并不奇怪

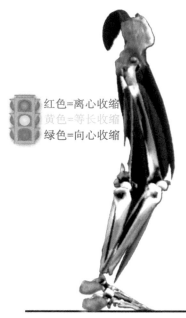

图 1-3-30　摆动相中期是加速和减速或减速和加速之间的转换时期。惯性力推动着肢体,因此很少需要肌肉活动参与

## 十、小结

行走是一种优雅而复杂的活动,对人体的功能至关重要。在这一章中,我们描述了正常的步态模式,以及神经控制和肌肉活动。更多的细节,包括大量的视频和动画示例,可以在本章影像资料中找到。在深入研究脑瘫中发生的无数病理变化之前,对正常步态的透彻了解是必不可少的。过去,对正常步态原则的认识不足往往导致治疗策略的无效,甚至会导致病理性步态加重。

## 参考文献

[ 1 ] Alexander RM (1992) *Walking. The Human Machine*. London: Natural History Museum Publications. p 59 - 73.

[ 2 ] Anderson FC, Pandy MG (2003) Individual muscle contributions to support in normal walking. *Gait Posture* **17**: 159 - 69.

[ 3 ] Arnold AS, Anderson FC, Pandy MG, Delp SL (2005) Muscular contributions to hip and knee extension during the single limb stance phase of normal gait: a framework for investigating the causes of crouch gait. *J Biomech* **38**: 2181 - 9.

[ 4 ] Cavagna GA, Dusman B, Margaria R (1968) Positive work done by a previously stretched muscle. *J Appl Physiol* **24**: 21 - 32.

[ 5 ] Corcoran PJ, Brengelmann GL (1970) Oxygen uptake in normal and handicapped subjects, in relation to speed of walking beside velocity-controlled cart. *Arch Phys Med Rehabil* **51**: 78 - 87.

[ 6 ] den Otter AR, Geurts ACH, Mulder T, Duysens (2004) Speed related changes in muscle activity from normal to very slow speeds. *Gait Posture* **19**: 270 - 8.

[ 7 ] Hicks R, Tashman S, Cary JM, Altman RF, Gage JR (1985) Swing phase control with knee friction in juvenile amputees. *J Orthop Res* **3**: 198 - 201.

[ 8 ] Hof AL (1996) Scaling gait data to body size. *Gait Posture* **4**: 222 - 3.

[ 9 ] Inman VT, Ralston HJ, Todd F (1981) Muscle. In: Lieberman JC, editor. *Human Walking*. Baltimore, MD: Williams and Wilkins. p 93.

[10] Kimmel SA, Schwartz MH (2006) A baseline of dynamic muscle function during gait. *Gait Posture* **23**: 211 - 21.

[11] Kuo AD (2007) The six determinants of gait and the inverted pendulum analogy: a dynamic walking perspective. *Hum Move Sci* **26**: 617 - 56.

[12] Lieber RL (1986) Skeletal muscle adaptability. I: Review of basic properties. *Dev Med Child Neurol* **28**: 390 - 7.

[13] McClay IS, Lake MJ, Cavanagh PR (1990) Muscle activity in running. In: Cavanagh PR, editor. *Biomechanics of Distance Running*. Champaign, IL: Human Kinetics Books. p 177 - 8.

[14] Nene A, Mayagoitia R, Veltink P (1999) Assessment of rectus femoris function during initial swing phase. *Gait Posture* **9**: 1 - 9.

[15] Nene A, Byrne C, Hermens H (2004) Is rectus femoris really a part of quadriceps? Assessment of rectus femoris function during gait in able-bodied adults. *Gait Posture* **20**: 1 - 13.

[16] Neptune RR, Kautz SA, Zajac FE (2001) Contributions of the individual ankle plantar flexors to support, forward progression and swing initiation during walking. *J Biomech* **34**: 1387 - 98.

[17] Neptune RR, Zajac FE, Kautz SA (2004) Muscle force redistributes segmental power for body progression during walking. *Gait Posture* **19**: 194 - 205.

[18] Õunpuu S, Gage JR, Davis RB (1991) Three-dimensional lower extremity joint kinetics in normal pediatric gait. *J Pediatr Orthop* **11**: 341 - 9.

[19] Perry J (1985) Normal and pathologic gait. In: Bunch WH, editor. *Atlas of Orthotics*, 2nd edn. St Louis, MI: C. V. Mosby. p 76 - 111.

[20] Perry J (1988) *Gait analysis instructional course: normal muscle control sequence during walking*. Paper presented at the Annual Meeting of the American Academy of Cerebral Palsy and Developmental Medicine, Toronto, Canada.

[21] Perry J (1992) *Gait Analysis: Normal and Pathological Function*. Thorofare, NJ: Slack.

[22] Rab GT (1994) Muscle. In: Rose J, Gamble JG, editors. *Human Walking*. Baltimore, MD: Williams and Wilkins. p 101 – 22.

[23] Ralston HJ (1958) Energy-speed relation and optimal speed during level walking. *Int Zeitsch Angewand Physiol Einschliess Arbeitsphysiol* **17**:277 – 83.

[24] Rose J, Ralston HJ, Gamble JG (1994) Energetics of walking. In: Rose J, Gamble JG, editors. *Human Walking*, 2nd edn. Baltimore, MD: Williams and Wilkins. p 45 – 72.

[25] Schwartz MH, Rozumalski A, Trost JP (2008) The effect of walking speed on the gait of typically developing children. *J Biomech* **41**:1639 – 50.

[26] Sutherland DH, Olshen R, Cooper L, Woo SL (1980) The development of mature gait. *J Bone Joint Surg Am* **62**:336 – 53.

[27] Sutherland DH, Olshen RA, Biden EN, Wyatt MP (1988) *The Development of Mature Walking*. Philadelphia: J. B. Lippincott.

[28] Tashman S, Hicks R, Jendrejczyk D (1985) Evaluation of a prosthetic shank with variable inertial properties. *Clin Prosthet Orthot* **9**:23 – 5.

[29] Vaughan CL (2003) Theories of bipedal walking: an odyssey. *J Biomech* **36**:513 – 23.

[30] Vredenbregt J, Rau G (1973) Surface electromyography in relation to force, muscle length and endurance. In: Desmedt JE, editor. *Electromyography and Clinical Neurophysiology*. Basel: Karger. p 607 – 22.

[31] Winter DA (1984) Biomechanics of human movement with applications to the study of human locomotion. *Crit Rev Biomed Eng* **9**:287 – 314.

[32] Winter DA (1991) *Kinematics. The Biomechanics and Motor Control of Human Gait: Normal, Elderly, and Pathological*, 2nd edn. Waterloo, Ontario: University of Waterloo Press. p 17 – 31.

[33] Yang JF, Winter DA (1984) Electromyographic amplitude normalization methods: improving their sensitivity as diagnostic tools in gait analysis. *Arch Phys Med Rehabil* **65**:517 – 21.

# 第 4 章　正常步态（视频）

NORMAL GAIT（ELECTRONIC）

请扫描二维码观看视频。

视频 1-4-1　正常步态

# 介绍和概述
## INTRODUCTION AND OVERVIEW

James R. Gage
沈　敏　译，冯　林　审校

在了解了正常的功能和发育过程后，现在我们的关注重点转移到脑瘫患者所出现的步态异常及相关问题。正常运动控制以及肌肉和骨骼发育的复杂性，使得许多可预期的情况脱离了既定的轨道。脑瘫的病理改变正是如此。

脑瘫是未成熟的大脑受到损伤所导致的运动功能障碍。根据定义，这是一种静止的脑损伤，但这种损伤的临床表现绝不是静止的。而且，脑损伤（程度和区域）也是不同的。

正如我在本书第一版的前言中所说，运动始于大脑对肢体位置的重新定义，即从一个地方移动到另一个地方。所以我们研究脑瘫的步态必须先从脑瘫患者的大脑开始，因为首先是大脑出了问题。脑损伤的位置和程度决定了张力的类型，选择性运动控制和平衡功能受损的程度，以及由此导致的生长畸形。du Plessis、Peacock 博士和 Albright 博士详尽论述了理解脑瘫自然发育史和脑损伤影响所必需的背景信息。由此，我们再去讨论脑损伤如何去影响成长中儿童的肌肉骨骼系统。尤其是与步态异常有关的问题，包括肌肉骨骼畸形、异常的肌张力、平衡能力不足、运动控制受损。在掌握了步态异常的因果关系后，我们可以继续讨论步态异常的分类和自然史。

# 第 1 章　新生儿脑损伤的机制和表现

## MECHANISMS AND MANIFESTATIONS OF NEONATAL BRAIN INJURY

Adre J. du Plessis

徐纯鑫　译，沈　敏　审校

　　脑瘫是由广泛的发育障碍和不成熟大脑的获得性异常所引起的。早年，约半数脑瘫的发病原因不明（Hagberg et al. 1989a）。1862 年，William Little 将脑瘫与"分娩异常"和"难产"联系在一起。随后，流行病学的研究结果质疑了产时窒息在脑瘫总体患病率中的重要性（Nelson and Ellenberg 1986；Blair and Stanley 1988），转而强调了产前因素的影响。在这些报道中，围产期因素如产时窒息的婴儿在脑瘫病例中仅占 8%～30%（Blair and Stanley 1988；Hagberg et al. 1989a，1996，2001）。即便在如此低的概率下，受影响儿童的绝对人数仍然很高，而且这种影响是终生的。

　　近年来，基础神经科学、医疗保健和神经诊断技术的重大发展，促进了我们对早期脑损伤机制及其临床表现的认识。复杂的神经成像技术，如具有超高组织分辨率的磁共振成像（MRI），有助于早期准确诊断脑瘫的病因、机制和脑功能异常开始的时间（Huppi and Barnes 1997；Inder et al. 1999a、c；Rutherford et al. 2006）。产科和新生儿护理的进步影响了脑瘫的发生率、病因谱、临床亚型等。或许由于高危新生儿的死亡率下降，脑瘫的发病率总体没有改变，甚至近十年还有所增长（Hagberg et al. 1989a、b）。由于早产儿罹患脑瘫的风险是足月儿的 30 倍（Stanley 1992；Pharoah et al. 1996），因此，早产儿活产率的提升导致了脑瘫临床亚型的增多，特别是超早期早产儿，如痉挛性双下肢瘫（Dale and Stanley 1980；Volpe 1994）。本章重点在新生儿脑损伤后的运动表现，尤其是与步态的关系。不过也要考虑那些非运动功能方面的后遗症，如认知、行为、癫痫和视力障碍，也在儿童功能水平中发挥重要作用，从而影响对运动功能障碍的管理。近年来，通过更多、更精准的评定和定量以及定性的影像学检查，我们对这些非运动功能方面的后遗症有了更深入的理解。

　　实验神经科学已经阐明了围产期和新生儿脑损伤的许多基本机制，并因此促进了动物模型中预防或阻止脑损伤的实验制剂的发展。这些进展激发了人们对未来有患脑瘫风险的人类新生儿进行有效神经保护的愿望。因此，对分娩期和新生儿期脑瘫病因研究的重要性远远超出了医学法律上的问题，而在于另一种令人兴奋的可能性——其中一些伤害在未来可能可以预防。

　　早产儿和足月儿的脑损伤的病因谱非常广泛。但是，这里重点讨论的是最常见的原因,即脑血管损伤的机制和表现。其他病因如创伤、感染和代谢功能障碍在其他地方也有详细讨论。尽管在胎龄早期和末期,均存在脑血管损伤的因素,但是产生的原因和后果不同,因此需要分开讨论。

## 一、早产儿脑损伤

早产儿大脑内在的脆弱性导致其容易发生缺血性和出血性损伤,这也与脑血管解剖结构和功能的不成熟有关。

### (一)早产儿脑血管系统的脆弱性

图2-1-1显示了早产儿大脑动脉和静脉系统的解剖发育不全。在妊娠中期和足月之间,表面血管的动脉分支穿透脑壁并向脑室生长。由于动脉进入白质的程度与胎龄成正比,早产儿的室周白质处于动脉血供相对不足的终末区。未成熟的血管在某些区域(如内胚层生发基质)可能非常薄,很容易破裂。因此,生发基质出血(GMH,以前称为Ⅰ级脑室出血)在早产儿中很常见。由于该结构位于侧脑室附近,出血通过室管膜扩张导致脑室内出血(intraventricular hemorrhage,IVH)。GMH-IVH分为两级,取决于脑室内血液(不是脑脊液)是否引起脑室膨胀(Ⅲ级),或者没有膨胀(Ⅱ级)。终末静脉是引流大脑半球大片区域的主要静脉导管。这条血管沿着侧脑室的外侧边缘并穿过生发基质,这种解剖关系容易导致静脉引流阻塞。当终末静脉因生发基质或侧脑室的出血性扩张而受压时,大脑半球可发生广泛性静脉缺血。

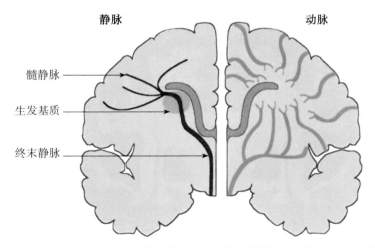

图2-1-1　早产儿大脑动脉和静脉系统的解剖结构发育不全。发育不全的动脉长入侧脑室旁的白质内,导致终末区域动脉供血不足,易形成局部缺血。内胚层不成熟的血管极其脆弱,易破裂并进入侧脑室。终末静脉通过生发基质和沿侧脑室外侧边缘的过程使其容易在生发基质脑室出血后阻塞,随后产生静脉缺血和出血性梗死

早产儿脑血管的生理性不成熟表现为脑血流内在调节的缺陷,其中微弱的压力-流量的自动调节尤为重要。在成熟脑中,压力-流量自动调节在大范围的血压变化中维持稳定的脑血流量,即自动调节平台(图 2 - 1 - 2)。早产儿的自我调节平台较窄,并向左偏移。此外,正常的血压对于早产儿来说可能已经非常接近这个自我调节平台的下限。最后,本已狭窄的自我调节平台尤其容易受到缺氧-缺血等损伤,这使大脑血管压力呈被动状态。在这种情况下,全身血压的波动直接传递到未成熟的大脑微血管系统。最近的研究表明,在患病的早产儿中,被动性脑压波动的发生率很高(Soul et al. 2007)。

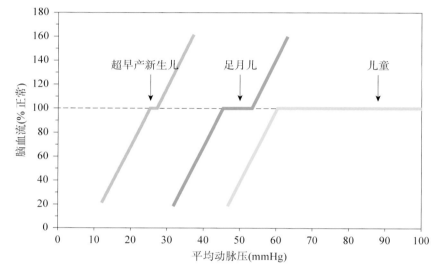

图 2 - 1 - 2　不同年龄的压力-流量自动调节。与足月婴儿和成人相比,早产儿的自我调节平台较窄,并向左侧偏移。正常的早产儿血压(箭头)接近自我调节平台的下限

### (二) 未成熟少突胶质细胞的脆弱性

在血管易损伤的基础上,还存在未成熟少突胶质细胞的发育脆弱性(Back et al. 1998,2001;Kadhim et al. 2001)。少突胶质细胞承担的是发育中中枢神经系统的髓鞘化。而发育中少突胶质细胞特别容易受到氧化应激(Oka et al. 1993;Yonezawa et al. 1996),在这一关键时期,不成熟的白质容易发生损伤(如妊娠 24～32 周)。这个缺陷在一定程度上是由于关键的抗氧化剂酶(如过氧化氢酶、超氧化物歧化酶和谷胱甘肽过氧化物酶)和促氧化途径(如为促进少突胶质细胞分化积累的铁)(Ozawa et al. 1994;Iida et al. 1995;Back and Volpe 1997)不匹配。在发育的这个阶段,不成熟的白质倾向于缺氧缺血,强有力地触发了特别有害的自由基的产生。尽管大多数少突胶质细胞在妊娠 24～32 周处于髓鞘发育前期阶段,但在这个阶段的损伤将破坏随后的髓鞘形成,导致白质发育异常和不完全。

（三）早产儿心肺系统的脆弱性

在患病的早产儿中，心肺系统的不稳定不成熟常见，导致全身血压和循环氧合的波动。心血管功能障碍来源于多种因素的发育不成熟，包括心肌功能低下、自主反射不成熟和早产后心脏负荷的改变（Friedman and Fahey 1993；Evans 2006）。出生后正常胎儿循环通路（如动脉导管未闭和卵圆孔未闭）的延迟关闭进一步损害了患病早产儿出生后早期的血流动力学。即使是常规护理（如换尿布或接受X线检查）也可能导致血压的急剧波动。如果脑循环是压力被动的，压力的增加可能会使小血管破裂，其中最脆弱的是生发基质。相反，灌注压力的波动可能导致脑室周围白质动脉端区反复缺血。而这些区域未成熟的少突胶质细胞缺乏处理缺血再灌注产生自由基的能力。综上所述，这些特征，如不成熟的全身和大脑血管系统以及不成熟的大脑实质，是早产儿脑损伤出现和发生的基础。

（四）早产儿脑血管损伤

1. 原发性动脉缺血性白质损伤（脑室周围白质软化）

低血压发作时，动脉末端区的缺氧缺血性损伤可能导致未成熟白质的典型病变，即脑室周围白质软化（periventricular leukomalucia，PVL）。病变的病理表现为梗死，包括与脑室相邻区域的轴突通路和所有类型的细胞坏死。梗死灶通常为双侧，位于侧脑室外角的背外侧（Banker and Larroche，1962）。PVL最常见于沿脑室长轴的两个位置（图2-1-3）：①顶叶白质周围区域；②额叶角（frontal horns）附近的白

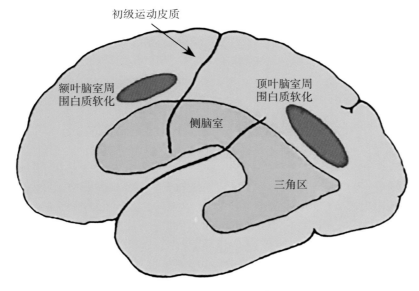

图2-1-3 早产儿脑室周围白质软化（PVL）在顶叶和额叶白质常见。这些部位的病变有不同的临床后遗症。在严重的病例中，这些病变沿脑室周围白质汇合。脑超声波检查表现为最初的回声密集期和后来的囊性期

质。这两种病灶有不同的临床表现(参见下文),但在严重的病例中可能同时发生。如果损伤足够大,PVL的超声表现为局灶性回声稠密期和后期囊性期(图2-1-4)。在局灶性梗死区域周围,发生更弥漫和相对选择性的少突胶质细胞丢失。近年来,这种最终转化为囊性变的全细胞型梗死模式已经很少见(Khwaja and Volpe,2008),而由于未成熟的少突胶质细胞的选择性缺失,白质通路无法髓鞘化,弥漫性白质损伤出现得越来越多。与PVL导致的局灶性(梗死)不同,患病早产儿常规头颅超声筛查通常无法发现弥漫性白质损伤(Inder et al. 1999c,2005)。因此,弥漫性白质损伤的诊断往往要等到后续脑成像显示白质体积减小、弥漫性髓鞘淡化和萎缩(空泡)的脑室肿大时才能获得。

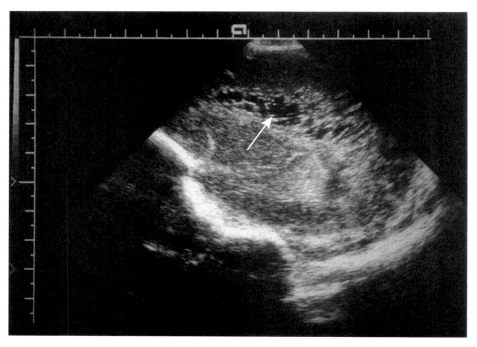

图2-1-4 囊性脑室周围白质软化。头颅超声显示矢状旁脑室周围白质广泛的多囊损伤(箭头)

尽管白质损伤一直被公认为是早产婴儿脑实质损伤的主要形式,但最近开始强调幸存早产儿损伤的神经元结构和功能的重要性,以及其影响(下面讨论)(Inder et al. 1999b,2005;Counsell et al. 2007;Srinivasan et al. 2007)。

2. 脑室出血的脑实质并发症

当GMH-IVH破坏末端静脉的引流,导致静脉淤滞和脑半球大面积缺血时,会发生脑室周围出血性梗死。该病变以静脉缺血为特征,通常发生出血性转化。脑灌注研究表明(Volpe et al. 1983)，缺血区域可能远比超声所见的病变广泛。脑室周围出血性梗死倾向于单侧或明显不对称，这影响了其临床表现。这种病变的发生率和死亡率随着时间的推移略有下降，除外极低体重早产儿，他们中的大多数现在能够存活(Bassan et al. 2006)。

当溢出的血液阻塞了脑脊液通路时，出血后的脑积水是 IVH 另外一种主要并发症。出血性脑积水通常发生在出生后一周或数周，晚期脑室扩张可能是由后颅窝的炎症性蛛网膜反应介导的。在进行性脑室扩张时，会出现脑室周围白质结构的扭曲和压缩(Quinn et al. 1992；Guzzetta et al. 1995；Del Bigio et al. 1997)。除了沿着扩张脑室的轴突束的损伤，未成熟的动脉和静脉结构的压迫（参见上图）也可能导致白质的缺血性损伤（图 2 - 1 - 5）(Shiane et al. 1992；Chumas 1994；Da Silva et al. 1994，1995)。

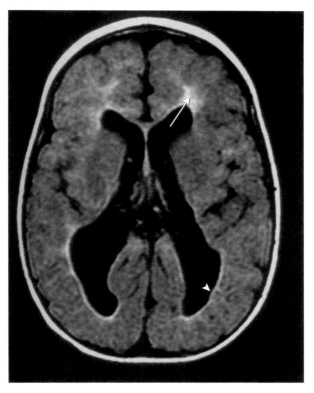

图 2 - 1 - 5　弥漫性(非囊性)脑室周围白质软化。轴位 T1 加权 MRI 显示萎缩的脑室肿大，胶质细胞增生(箭头)，严重的白质缺失，尤其是在顶枕部(箭头)

### 3. 早产儿小脑损伤

早产儿小脑损伤直到最近才被人们所认识(Johnsen et al. 2005；Messerchmidt et al. 2005)。这种倾向在极低出生体重的婴儿(<750 g)中尤其明显，通过颅脑超声发现在这些婴儿中的发生率可能接近 20%(Limperopoulos et al. 2005)。通过前囟的前颅超声对小脑损伤不敏感；在通过乳突孔的后颅窝超声成像入路应用之前(图 2-1-6)，新生儿期小脑损伤很少能被诊断出来。这些病变有显著的出血性成分，可能是未成熟小脑生发基质出血的一种形式；也有人认为这些病变是原发性梗死伴继发性出血转化而来(Johnsen et al. 2005)。大多数小脑损伤与新生儿幕上损伤有关，其中 1/4 是孤立的(Limperopoulos et al. 2005)。由于小脑的发育会延长至幼儿时期，因此在影像学随访中，这些早期出血性病变可能与明显的小脑发育不全相关，这也就不足为奇了(图 2-1-7)。

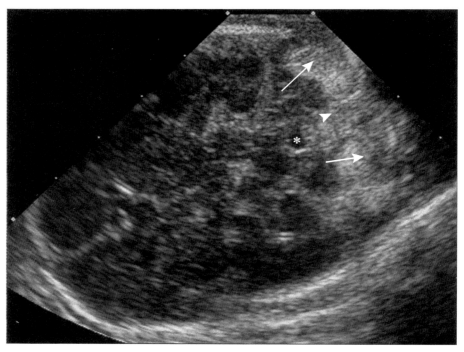

图 2-1-6 双侧小脑出血。头颅乳突超声图显示双侧小脑半球(箭头)和蚓部(箭头)有出血损伤。星号表示第四脑室

炎症细胞因子和未成熟大脑的损伤。虽然这一讨论几乎只集中在新生儿脑损伤的脑血管机制，但最近的研究数据表明促炎物质的作用值得关注。近年来的流行病学(Alexander et al. 1998；Nelson et al. 1998；Grether et al. 1999)和动物研究(Yoon et al. 1996,1997,2000；Cai et al. 2000)显示了母体、胎儿、新生儿感染(Yoon

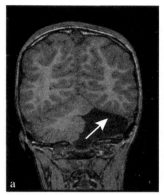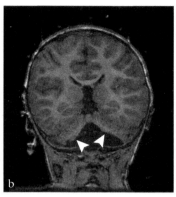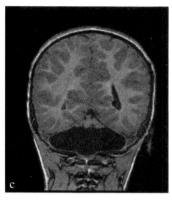

图 2-1-7　不同严重程度早产儿小脑出血的长期结果。冠状位 T1 加权研究。a. 明显单侧半球萎缩（箭头）。b. 双侧下内侧半球和蚓部损伤（箭头）。c. 小脑几乎完全破坏

et al. 1996,1997,2000；Dammann and Leviton 1997；Baud et al. 1999）和未成熟脑损伤（Martinez et al. 1998）之间的关系。一种可能的损伤机制是炎性细胞因子对未成熟少突胶质细胞的毒性作用（Selmaj and Raine 1988）。不过，循环细胞因子也可能对易发生脑缺血的全身和脑循环有重要影响。此外，作为级联损伤的一部分，脑缺血可能触发某些类型的细胞因子释放。总之，新生儿感染、细胞因子、缺血和脑损伤之间的确切关系或因果通路是极其复杂的，需要进一步研究（Stanley et al. 2000）。

（五）早产儿脑损伤的临床病理

早产儿各种脑损伤的部位与长期临床后遗症的关系如图 2-1-8 和图 2-1-9 所示。图 2-1-8 中叠加的侏儒卡通图显示了运动纤维到面部、躯干和四肢的皮质起源和白质通路。脑室周围白质软化是典型的双侧病变，最常发生在脑室后部周围的白质部分，以及侧脑室额角附近的白质（图 2-1-3，图 2-1-8）。在严重受伤的情况下，这些区域可能会融合。由于向下肢传导输入信号的轴突经过额叶区域，因此该部位的损伤会产生典型痉挛性双瘫的临床表现，其中最显著的运动损伤发生在下肢，但也可能涉及躯干、上肢和面部，但程度较轻。局限于顶叶白质的 PVL 与认知和视觉缺陷相关（参见下文），但往往导致较轻的运动功能障碍。

脑室周围出血性梗死（periventricular hemorrhagic infarction，PVHI）通常是单侧的，但可累及半球的广泛区域。这种病变预后不良，以前的数据显示与 90% 的长期严重神经运动发育损害相关。尽管 2/3 的幸存者仍表现出长期的运动和（或）认知障碍，但最近的数据显示功能预后有一定程度的改善（Bassan et al. 2007）。基于新生儿超声研究的评分可能有助于预测其长期损伤的严重程度（Bassan et al. 2007）。脑室周围出血性梗死弥漫性病变影响支配上肢和下肢的纤维，也可能影响面部。存活的早产儿典型损伤表现为偏瘫，即上肢和下肢的受累程度相似。超早产儿偏瘫的临

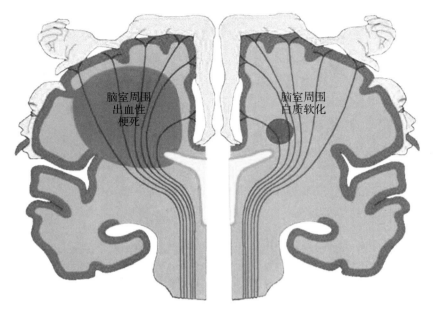

**图 2 - 1 - 8**    早产儿常见脑损伤的位置及其运动后遗症。大脑半球(冠状面)与重叠的侏儒图,显示运动纤维的皮质起源和至面部、躯干和四肢的白质通路。如图所示,额叶区脑室周围白质软化(典型的双侧)累及下肢的通路,导致典型的痉挛性双下肢瘫临床表现。脑室周围出血性梗死(通常是单侧的)会影响到手臂、腿部甚至面部的通路,表现为典型偏瘫(与足月婴儿的动脉性卒中相比,图 2 - 1 - 11),常见于存活早产儿

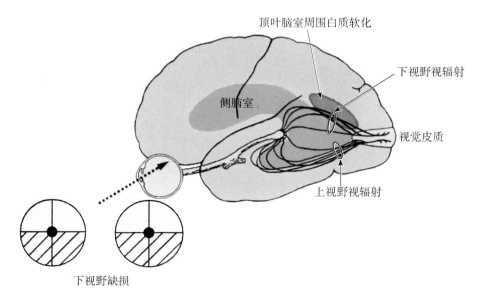

**图 2 - 1 - 9**    早产儿视野缺损。大脑半球(矢状面)显示视辐射在侧脑室枕角的上外侧,通过白质进入下视野的过程。如图 2 - 1 - 3 所示,这是脑室周围白质软化(PVL)的高危区域,可能导致下视野缺损

床表现不同于中脑动脉卒中的婴儿（通常是足月）（参见下文）。出血性脑积水表现为进行性脑室扩张，可直接扭曲或压迫邻近的轴突束，或引起局部室周缺血和继发性损伤。与 PVL 的原发性动脉缺血性损伤类似，尽管在中远期也可能影响上肢和面部，但这种损伤往往更早、更严重地影响到下肢的通路。

早产儿小脑损伤与广泛性神经发育后遗症的高发病率相关（Limperopoulos et al. 2007）。这些婴儿中严重的运动功能发育障碍高达 50%，最常见的是张力减退和共济失调，主要影响躯干和步态。

这些早产儿大脑的不同病变与临床相关性已分别讨论。然而，临床表现往往难以单独归咎于一种机制，在这些病例中可能存在多种病变类型。例如，PVL（通常为双侧）和脑室周围出血性梗死（通常为单侧）并存，可导致偏瘫和痉挛性双瘫，有时称为痉挛性三肢瘫。

早产儿脑损伤的一些其他非运动表现可能间接影响运动功能和治疗策略。25%～50% 的超早产儿在入学后出现明显的认知和学习障碍（Msall et al. 1991；McCormick et al. 1993；Robertson et al. 1994；Botting et al. 1998；Saigal et al. 2000），在严重双侧损伤的儿童中更为普遍。这种情况下，上肢通常也存在明显的运动功能损伤。认知和学习障碍可能与顶叶白质中视觉和听觉关联通路的损伤有关。如上所述，PVL 和出血性脑积水特别容易损伤这些区域。此外，智力障碍以及继发癫痫也可能是早期白质受损（Inder et al. 1999b，2005）后皮质发育障碍的表现。幸运的是，获得性癫痫在这一人群中并不常见（Amess et al. 1998），而且总体上比较容易控制（Kwong et al. 1998）。

对患有小脑损伤的超早产儿随访显示，显著的语言（表达和接受）、认知和行为障碍的发生率出乎意料地高（Limperopoulos et al. 2007）。在这些患儿中，几乎 40% 出现孤独症谱系特征，特别是那些小脑蚓部受伤的婴儿（Limperopoulos et al. 2007）。非运动障碍表明了一种发育性的"小脑认知—情感障碍"，在年长受试者中有描述（Schmahmann and Caplan 2006），可能也是早产存活者中长期认知、学习和行为障碍发生率高的原因（Tyson and Saigal 2005）。

早产儿的视力缺陷可能由多种原因引起（如早产儿视网膜病变）。我们认为中枢性视觉障碍是由后视觉通路损伤（Cioni et al. 1996；Jacobson et al. 1996），特别是视神经辐射所致。如图 2-1-9 所示，下视野的视辐射通过侧脑室枕角上外侧周围的白质。这是 PVL 的高危区域，而这些区域的损伤可能导致大脑视觉功能障碍，特别是在下视野。由于痉挛性双下肢瘫是 PVL 早产儿最常见的运动异常，这种下视野缺损可能会加重已经受损的步态。由于运动功能障碍通常在临床表现中占主导地位，大脑视力损害可能无法识别，除非进行特定的测试。而早产儿的视觉功能与足月婴儿不同，下面会详细论述。

## 二、足月婴儿脑损伤

### (一) 足月婴儿大脑的脆弱性

经过足月妊娠,胎儿脑血管系统的解剖学成熟程度接近成人。在患有全身性低血压的足月婴儿中,大脑最易缺血的区域是位于三个主要大脑动脉(前、中、后)的分水岭区域。最显著的分水岭区域(图 2‑1‑10)位于沿大脑半球上凸的矢状皮质和皮质下白质。矢状旁脑损伤通常是双侧的,最严重的是顶枕区,即所有三条主要大脑动脉的端区。

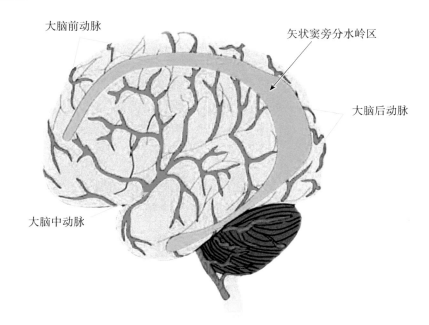

图 2‑1‑10　大脑半球(矢状位)图显示大脑前、中、后动脉血供区域之间的分水岭

随着脑血管功能的成熟,脑压力‑流量自动调节的有效性和稳定性得到提高。与早产儿的狭窄平台相比,自调节平台更宽,并向右偏移。然而,尽管足月婴儿的自调节功能已得到改善,但是中度缺氧缺血性损伤,其脑血管仍可能处于压力被动状态。在发生窒息的足月婴儿中,自身调节功能的丧失加上心肌功能受损容易导致脑损伤(参见下文)。

发育中神经元的脆弱性到足月妊娠时,少突胶质细胞网络已经过了最脆弱的发育阶段。在足月婴儿时期,大脑中最重要的细胞和区域的发育成熟影响了发育中的神经元。突触的发生和组织活动在皮质、深灰质和脑干的特定区域最快(参见下文)。这些区域的快速发育活动需要持续的葡萄糖和氧气供应;如果供应不足,这些部位特别容易受到局部缺血的影响,从而无法满足发育的需求。而在细胞水平上,这些快速发展区域神经元脆弱性的一个关键特征是神经元谷氨酸受体密度的增高,特别是NMDA 受体(Johnston 1995)。当被谷氨酸激活时,这些 NMDA 离子载体允许钙离子流入细胞质,从而激活对神经元发育至关重要的酶。NMDA 受体的活动受到高度调控,非常依赖于稳定的能量供应。在脑缺血缺氧期间,通过这些受体的钙流入失去了控制,从而允许神经元胞浆中持续的钙流入达到毒性水平。此过程中,脑缺氧—缺血将谷氨酸受体从正常大脑发育的重要介质转变为可能致命的神经元细胞毒性介质,在谷氨酸受体密度最大的区域表达最多,如基底节区(特别是尾状核和壳核)、丘脑、脑干核,以及大脑皮质特异性强的区域(如海马体、感觉运动皮质)。综上所述,足月儿脑损伤的严重程度和分布是由上述血管、细胞和损伤部位三个因素共同决定的。

### (二)足月婴儿脑血管损伤

足月婴儿的主要脑血管病变是由全脑缺氧-低灌注损伤整个大脑(如围产期窒息)和脑动脉栓塞后的局灶性梗死造成的。

#### 1. 全脑缺氧缺血性损伤

在宫内窒息的发展过程中,氧气和葡萄糖供应受损触发胎儿全身和大脑循环的代偿性血流动力学反应。这些反应旨在进行所谓的"大脑保护"。具体来说,这些适应性机制以牺牲肾脏、肝脏和心脏等器官血供为代价,将胎儿的血液供应重新定向至大脑。而在大脑内部,血液供应则被重新定向到最活跃的发展区域,包括基底神经节-丘脑、脑干和感觉运动皮质。这些适应机制的失代偿可能以两种方式广泛的发生,每一种都有其损伤的特征性表现。如果胎儿氧合损伤是短暂的,这些适应性反应可以有效地保护大脑的完整性,对其他器官的损害很小。然而,如果缺氧时间太长或太严重,这些内在的大脑保护机制就会失效。长时间但不完全窒息时,肝脏、肾脏和心脏会发生末端器官损伤,而在大脑中,受影响最严重的区域是矢状窦旁皮质(图 2-1-10)和白质的分水岭区。相反,当窒息很严重(如胎盘早剥、母亲心搏骤停或子宫破裂)但迅速逆转时,血流动力学代偿机制从一开始就会失效。在这些情况下,大脑氧气和能量供应的突然中断所导致的损伤在代谢需求最大的区域尤为明显,如基底神经节-丘脑、脑干(图 2-1-11 左)和初级感觉运动皮质。随着快速分娩和有效的复苏,其他末端器官和需求较低的大脑区域的损伤可能很小。

#### 2. 足月新生儿动脉闭塞性卒中

由一个或多个脑动脉栓塞引起的脑梗死或卒中是围产期或新生儿早期发生脑瘫的另一个重要原因(图 2-1-11 右)。目前尚不清楚确切的病因,一般认为,由胎盘或胎儿血管缠绕而产生的栓子,在胎儿早期血管关闭之前,通过卵圆孔和动脉导管等胎儿血管通路进入大脑循环。而在高凝状态或先天性心脏缺陷中很少见。局灶性卒中也可能并发围产期窒息和双胎输血综合征。

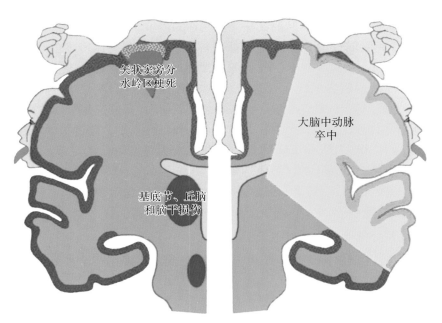

图 2‑1‑11　足月婴儿脑损伤部位及运动后遗症。大脑半球（冠状面）与重叠的侏儒图，显示运动纤维的皮质起源到面部、躯干和四肢。左侧：为全脑缺血后的损伤区域，在躯干和上肢近端分布有矢状分水岭损伤（图 2‑1‑7），基底节和丘脑有选择性神经元坏死。右侧：最常见的血管闭塞病变即大脑中动脉卒中的损伤分布

**（三）足月儿脑损伤的临床病理相关性**

在本讨论中，长期的临床相关性是在上述损伤的不同机制和区域的背景下考虑的。

由大脑前动脉和中动脉之间的分水岭缺血引起的矢状旁脑损伤影响运动皮质，特别是支配上肢（特别是近端肌肉）和躯干的区域（图 2‑1‑10、图 2‑1‑11 左），通常较少累及骨盆带和下肢肌肉。表现为典型的痉挛性四肢瘫，上肢累及多于下肢，与早产儿痉挛性四肢瘫的累及方式正好相反（参见上文）。受损的程度（即上肢多于下肢）类似于大脑中动脉卒中后的偏瘫，因此将术语"双侧偏瘫"，用于矢状窦旁损伤后的运动缺陷，容易混淆且并不恰当。由于在顶叶皮质的重要关联区域中，矢状旁分水岭区域特别宽，认知/智力缺陷在这种损伤类型中常见，通常伴有显著的学习障碍（Yokochi 1998）。婴儿旁矢状窦脑损伤后的视觉功能研究不多。然而，在成人中，该区域的分水岭损伤会导致视觉忽略、追踪障碍和对复杂图表的解释困难（巴林特 Balint 综合征）。由于皮质受累，癫痫在这种脑损伤后特别常见。

基底神经节‑丘脑损伤（图 2‑1‑11 左）通常严重且短暂（参见上文），并可能延伸到被盖脑干核（tegmental brainstem nuclei）。典型的长期临床表现为肌张力波动但

以僵硬为主，并伴有不同程度的潜在痉挛。在这种波动的肌张力基础上叠加不同类型的不自主运动，可能反映了在不同病例中损伤的优势基底神经节核群不同（Rutherford et al. 1992）。由于目前原因尚不清楚，以痉挛为主的表现在多年以后可能会转变为越来越多的僵硬和运动障碍（Burke et al. 1980；Saint Hilaire et al. 1991）。这种形式的损伤与显著的运动功能障碍相关，特别是当脑干核也受到损害时。因此，言语方面通常表现为构音障碍，且进食困难常见，通常需要放置胃造瘘管（Roland et al. 1988；Pasternak et al. 1991）。这些儿童之间的认知功能差异很大（Kyllerman et al. 1982；Rosenbloom 1994），但与运动功能障碍相比，许多儿童的认知功能可以相对保留（Lou et al. 1989）。也许会出现特殊的学习障碍。在认知障碍的病例中，这些缺陷可能是由丘脑损伤所致。

锥体外系脑瘫的另一个原因是新生儿严重黄疸时出现的急性胆红素毒性（或核黄疸）（Connolly and Volpe 1990）。发病率在几十年间稳步下降后，核黄疸似乎又重新出现（Ebbesen 2000）。在这种情况下，神经元损伤广泛，但在基底节区、脑干和小脑尤为突出（Ahdab-Barmada and Moossy 1984；Connolly and Volpe 1990）。慢性胆红素脑病的长期特征通常包括严重的颈部后仰和角弓反张、手足徐动和凝视异常（Connolly and Volpe 1990）。手足徐动症的症状通常是波动的（Hayashi et al. 1991），可能由熟练动作触发。此外，耳蜗核和听神经的神经元损伤导致高频听力丢失（Byers et al. 1955）。超过 50% 的受累儿童其认知功能处于正常范围（Byers et al. 1955）。

局灶性动脉闭塞性损伤或卒中受到累及动脉的特定分布区域影响，可以存在长期的后遗症。绝大多数卒中的急性表现是在出生后的最初几天出现的局限性新生儿癫痫发作（Clancy et al. 1985；Levy et al. 1985），而在最初 6 个月或更早的时候，运动障碍可能仍然相对较轻微。事实上，影像学研究表明，只有 1/4 患有单侧卒中的婴儿会出现偏瘫（Bouza et al. 1994a，b；Dall'Oglio et al. 1994；de Vries et al. 1997，Estan and Hope 1997；Rutherford et al. 1998；Mercuri et al. 1999）。由于卒中多累及左大脑中动脉，右侧偏瘫更为常见（Volpe 2001）。与早产婴儿 PVHI 后偏瘫不同，足月婴儿偏瘫倾向于影响上肢和面部多于下肢（图 2 - 1 - 11 右）；与矢状旁窦损伤中上肢无力主要发生在近端不同，局灶性卒中上肢远端受损更严重。当大脑中动脉近端段闭塞导致包括基底神经节、白质、内囊后肢和皮质（de Vries et al. 1997）在内的整个区域损伤时，几乎确定可以导致偏瘫。相反，当损伤局限于近端穿通支或远端分支时，严重功能性偏瘫很少见（de Vries et al. 1997）。即使当运动缺陷明显，其功能受损的严重程度往往低于影像学研究中与脑损伤体积相关的预期。这被归因于尚未完全理解不成熟大脑的"可塑性"现象（Stiles 2000）。50% 的新生儿卒中幸存者的认知功能正常，18% 的人智商超过 100（Fennell and Dikel 2001）。任何一个半球的损伤都可能损害非语言功能，通常伴有语言和表现智商分离（Fennell and Dikel

2001）。患有左半球损伤的儿童句法意识和句子重复障碍的风险更大（Fennell and Dikel 2001），而接受性词汇似乎完好无损。相反，右半球损伤与数学能力下降有关，可能是由于相关的视觉空间功能障碍。据报道，新生儿单侧卒中后 10%～60% 的儿童出现癫痫（Sran and Baumann 1988；Wulfeck et al. 1991；Koelfen et al. 1995；Sreenan et al. 2000）。癫痫的出现与病变侧别相比，能更有力地预测认知功能受损的程度。

单侧病变的视觉功能障碍，如脑室周围出血性梗死和单侧卒中，可能导致对侧同侧偏盲，从而影响孩子的学习以及处理障碍的能力。幸运的是，这种并发症似乎相对少见（Black 1980，1982）。

## 三、小结

本章旨在讨论导致脑瘫的脑损伤机制和临床表现，但是并不完善。通常情况下，在一个因果途径中，可能有多种机制产生不同程度的作用（Stanley et al. 2000）。同样，未成熟脑损伤的长期表现可能也反映了多种损伤的联合作用。此外，尽管每种损伤类型的最终表现通常与上述讨论相同，但需要注意的是，虽然脑瘫的损伤是静态的，但其表现可能会随着时间的推移而演变。例如，最终发展为痉挛性双下肢瘫的婴儿最初可能会经历肌张力减退和肌张力障碍阶段（Bax 1992）。同样地，锥体外系型脑瘫的婴儿在出现锥体外系特征之前，早期可能会经历低张或痉挛期（Burke et al. 1980；Saint Hilaire et al. 1991）。静态功能受损后临床表现发生变化的原因尚不清楚，但提出了有关脑损伤与发育之间相互作用的问题，以及未来潜在的可干预途径。

· **参考文献** ·

[ 1 ] Ahdab-Barmada M, Moossy J（1984）The neuropathology of kernicterus in the premature neonate: diagnostic problems. *J Neuropathol Exp Neurol* **43**:45 - 56.

[ 2 ] Alexander JM, Gilstrap LC, Cox SM, McIntire DM, Leveno KJ（1998）Clinical chorioamnionitis and the prognosis for very low birth weight infants. *Obstet Gynecol* **91**:725 - 9.

[ 3 ] Amess PN, Baudin J, Townsend J, Meek J, Roth SC, Neville BG, Wyatt JS, Stewart A（1998）Epilepsy in very preterm infants: neonatal cranial ultrasound reveals a high-risk subcategory. *Dev Med Child Neurol* **40**:724 - 30.

[ 4 ] Back S, Volpe J（1997）Cellular and molecular pathogenesis of periventricular white matter injury. *MRDD Res Rev* **3**:96 - 107.

[ 5 ] Back SA, Gan X, Li Y, Rosenberg PA, Volpe JJ（1998）Maturation-dependent vulnerability of oligodendrocytes to oxidative stress-induced death caused by glutathione depletion. *J Neurosci* **18**:6241 - 53.

[ 6 ] Back SA, Luo NL, Borenstein NS, Levine JM, Volpe JJ, Kinney HC（2001）Late oligodendrocyte progenitors coincide with the developmental window of vulnerability for human perinatal white matter injury. *J Neurosci* **21**: 1302 - 12.

[ 7 ] Banker B, Larroche J（1962）Periventricular leukomalacia in infancy. *Arch Neurol* **7**:386 - 410.

[ 8 ] Bassan H, Feldman HA, Limperopoulos C, Benson CB, Ringer SA, Veracruz E, Soul JS, Volpe JJ, du Plessis AJ（2006）Periventricular hemorrhagic infarction: risk factors and neonatal outcome. *Pediatr Neurol*, 35:

85－92.

[ 9 ] Bassan H, Limperopoulos C, Visconti K, Mayer DL, Feldman HA, Avery L, Benson CB, Stewart J, Ringer SA, Soul JS, Volpe JJ, du Plessis AJ (2007) Neurodevelopmental outcome in survivors of periventricular hemorrhagic infarction. *Pediatrics* **120**:785－92.

[10] Baud O, Emilie D, Pelletier E, Lacaze-Masmonteil T, Zupan V, Fernandez H, Dehan M, Frydman R, Ville Y (1999) Amniotic fluid concentrations of interleukin-1beta, interleukin-6 and TNF-alpha in chorioamnionitis before 32 weeks of gestation: histological associations and neonatal outcome. *Br J Obstet Gynaecol* **106**:72－7.

[11] Bax M (1992) Cerebral palsy. In: Aicardi J, editor. *Diseases of the Nervous System in Childhood*. London: Mac Keith Press. p 330－74.

[12] Black PD (1980) Ocular defects in children with cerebral palsy. *Br Med J* **281**:487－8.

[13] Black P (1982) Visual disorders associated with cerebral palsy. *Br J Ophthalmol* **66**:46－52.

[14] Blair E, Stanley FJ (1988) Intrapartum asphyxia: a rare cause of cerebral palsy. *J Pediatr* **112**:515－9.

[15] Botting N, Powls A, Cooke RW, Marlow N (1998) Cognitive and educational outcome of very-low-birthweight children in early adolescence. *Dev Med Child Neurol* **40**:652－60.

[16] Bouza H, Dubowitz LM, Rutherford M, Pennock JM (1994a) Prediction of outcome in children with congenital hemiplegia: a magnetic resonance imaging study. *Neuropediatrics* **25**:60－6.

[17] Bouza H, Rutherford M, Acolet D, Pennock JM, Dubowitz LM (1994b) Evolution of early hemiplegic signs in full-term infants with unilateral brain lesions in the neonatal period: a prospective study. *Neuropediatrics* **25**:201－7.

[18] Burke RE, Fahn S, Gold AP (1980) Delayed-onset dystonia in patients with 'static' encephalopathy. *J Neurol Neurosurg Psychiatry* **43**:789－97.

[19] Byers R, Payne R, Crothers B (1955) Extrapyramidal cerebral palsy with hearing loss following erythroblastosis. *Pediatrics* **15**:248.

[20] Cai Z, Pan ZL, Pang Y, Evans OB, Rhodes PG (2000) Cytokine induction in fetal rat brains and brain injury in neonatal rats after maternal lipopolysaccharide administration. *Pediatr Res* **47**:64－72.

[21] Chumas P, Drake J, Del Bigio M, da Silva M, Tuor U (1994) Anaerobic glycolysis preceding white-matter destruction in experimental neonatal hydrocephalus. *J Neurosurg* **80**:491－501.

[22] Cioni G, Fazzi B, Ipata AE, Canapicchi R, van Hof-van Duin J (1996) Correlation between cerebral visual impairment and magnetic resonance imaging in children with neonatal encephalopathy. *Dev Med Child Neurol* **38**:120－32.

[23] Clancy R, Malin S, Laraque D, Baumgart S, Younkin D (1985) Focal motor seizures heralding stroke in full-term neonates. *Am J Dis Child* **139**:601－6.

[24] Connolly AM, Volpe JJ (1990) Clinical features of bilirubin encephalopathy. *Clin Perinatol* **17**:371－9.

[25] Counsell SJ, Dyet LE, Larkman DJ, Nunes RG, Boardman JP, Allsop JM, Fitzpatrick J, Srinivasan L, Cowan FM, Hajnal JV, Rutherford MA, Edwards AD (2007) Thalamo-cortical connectivity in children born preterm mapped using probabilistic magnetic resonance tractography. *Neuroimage* **34**:896－904.

[26] Dale A, Stanley FJ (1980) An epidemiological study of cerebral palsy in Western Australia, 1956－1975. II: Spastic cerebral palsy and perinatal factors. *Dev Med Child Neurol* **22**:13－25.

[27] Dall'Oglio AM, Bates E, Volterra V, Di Capua M, Pezzini G (1994) Early cognition, communication and language in children with focal brain injury. *Dev Med Child Neurol* **36**:1076－98.

[28] Dammann O, Leviton A (1997) Maternal intrauterine infection, cytokines, and brain damage in the preterm newborn. *Pediatr Neurol* **42**:1－8.

[29] Da Silva MC, Drake JM, Lemaire C, Cross A, Tuor UI (1994) High-energy phosphate metabolism in a neonatal model of hydrocephalus before and after shunting. *J Neurosurg* **81**:544－53.

[30] Da Silva MC, Michowicz S, Drake JM, Chumas PD, Tuor UI (1995) Reduced local cerebral blood flow in periventricular white matter in experimental neonatal hydrocephalus: restoration with CSF shunting. *J Cereb Blood Flow Metab* **15**:1057－65.

[31] de Vries LS, Groenendaal F, Eken P, van Haastert IC, Rademaker KJ, Meiners LC (1997) Infarcts in the vascular distribution of the middle cerebral artery in preterm and fullterm infants. *Neuropediatrics* **28**:88－96.

[32] Del Bigio MR, Kanfer JN (1996) Oligodendrocyte-related enzymes in hydrocephalic rat brains. *Soc Neurosci* **22**:482.

[33] Del Bigio MR, Kanfer JN, Zhang YW (1997) Myelination delay in the cerebral white matter of immature rats with kaolin-induced hydrocephalus is reversible. *J Neuropath Exp Neurol* **56**:1053－66.

[34] Ebbesen F (2000) Recurrence of kernicterus in term and near-term infants in Denmark. *Acta Paediatr* **89**:1213 - 7.

[35] Estan J, Hope P (1997) Unilateral neonatal cerebral infarction in full term infants. *Arch Dis Child Fetal Neonatal Ed* **76**:F88 - 93.

[36] Evans N (2006) Assessment and support of the preterm circulation. *Early Hum Dev* **82**:803 - 10.

[37] Fennell EB, Dikel TN (2001) Cognitive and neuropsychological functioning in children with cerebral palsy. *J Child Neurol* **16**:58 - 63.

[38] Friedman AH, Fahey JT (1993) The transition from fetal to neonatal circulation: normal responses and implications for infants with heart disease. *Semin Perinatol* **17**:106 - 21.

[39] Grether JK, Nelson KB, Dambrosia JM, Phillips TM (1999) Interferons and cerebral palsy. *J Pediatr* **134**:324 - 32.

[40] Guzzetta F, Mercuri E, Spano M (1995) Mechanisms and evolution of the brain damage in neonatal post-hemorrhagic hydrocephalus. *Childs Nerv Syst* **11**:293 - 6.

[41] Hagberg B, Hagberg G, Olow I, von Wendt L (1989a) The changing panorama of cerebral palsy in Sweden. V. The birth year period 1979 - 82. *Acta Paediatr Scand* **78**:283 - 90.

[42] Hagberg B, Hagberg G, Zetterstrom R (1989b) Decreasing perinatal mortality-increase in cerebral palsy morbidity. *Acta Paediatr Scand* **78**:664 - 70.

[43] Hagberg B, Hagberg G, Olow I, van Wendt L (1996) The changing panorama of cerebral palsy in Sweden. VII. Prevalence and origin in the birth year period 1987 - 90. *Acta Paediatr* **85**:954 - 60.

[44] Hagberg B, Hagberg G, Beckung E, Uvebrant P (2001) Changing panorama of cerebral palsy in Sweden. VIII. Prevalence and origin in the birth year period 1991 - 94. *Acta Paediatr* **90**:271 - 7.

[45] Hayashi M, Satoh J, Sakamoto K, Morimatsu Y (1991) Clinical and neuropathological findings in severe athetoid cerebral palsy: A comparative study of globo-luysian and thalamo-putaminal groups. *Brain Dev* **13**:47 - 51.

[46] Huppi PS, Barnes PD (1997) Magnetic resonance techniques in the evaluation of the newborn brain. *Clin Perinatol* **24**:693 - 723.

[47] Iida K, Takashima S, Ueda K (1995) Immunohistochemical study of myelination and oligodendrocyte in infants with periventricular leukomalacia. *Pediatr Neurol* **13**:296 - 304.

[48] Inder TE, Huppi PS, Warfield S, Kikinis R, Zientara GP, Barnes PD, Jolesz F, Volpe JJ (1999a) Periventricular white matter injury in the premature infant is followed by reduced cerebral cortical gray matter volume at term. *Ann Neurol* **46**:755 - 60.

[49] Inder TE, Huppi PS, Zientara GP, Jolesz FA, Holling EE, Robertson R, Barnes PD, Volpe JJ (1999b) The postmigrational development of polymicrogyria documented by magnetic resonance imaging from 31 weeks postconceptional age. *Ann Neurol* **45**:798 - 801.

[50] Inder T, Huppi PS, Zientara GP, Maier SE, Jolesz FA, di Salvo D, Robertson R, Barnes PD, Volpe JJ (1999c) Early detection of periventricular leukomalacia by diffusion-weighted magnetic resonance imaging techniques. *J Pediatr* **134**:631 - 4.

[51] Inder TE, Warfield SK, Wang H, Huppi PS, Volpe JJ (2005) Abnormal cerebral structure is present at term in premature infants. *Pediatr* **115**:286 - 94.

[52] Jacobson L, Ek U, Fernell E, Flodmark O, Broberger U (1996) Visual impairment in preterm children with periventricular leukomalacia — visual, cognitive and neuropaediatric characteristics related to cerebral imaging. *Dev Med Child Neurol* **38**:724 - 35.

[53] Johnsen SD, Bodensteiner JB, Lotze TE (2005) Frequency and nature of cerebellar injury in the extremely premature survivor with cerebral palsy. *J Child Neurology* **20**:60 - 4.

[54] Johnston M (1995) Developmental aspects of NMDA receptor agonists and antagonists in the central nervous system *Psychopharmacol Bull* **30**:567 - 75.

[55] Kadhim H, Tabarki B, Verellen G, De Prez C, Rona AM, Sebire G (2001) Inflammatory cytokines in the pathogenesis of periventricular leukomalacia. *Neurology* **56**:1278 - 84.

[56] Khwaja O, Volpe JJ (2008) Pathogenesis of cerebral white matter injury of prematurity. *Arch Dis Child Fetal Neonatal Ed* **93**:F153 - 61.

[57] Koelfen W, Freund M, Varnholt V (1995) Neonatal stroke involving the middle cerebral artery in term infants: clinical presentation, EEG and imaging studies, and outcome. *Dev Med Child Neurol* **37**:204 - 12.

[58] Kwong KL, Wong SN, So KT (1998) Epilepsy in children with cerebral palsy. *Pediatr Neurol* **19**:31 - 6.

[59] Kyllerman M, Bager B, Bensch J, Bille B, Olow I, Voss H (1982) Dyskinetic cerebral palsy. I. Clinical categories, associated neurological abnormalities and incidences. *Acta Paediatr Scand* **71**:543 - 50.

[60] Levy SR, Abroms IF, Marshall PC, Rosquete EE (1985) Seizures and cerebral infarction in the full-term newborn. *Ann Neurol* **17**:366 - 70.

[61] Limperopoulos C, Benson CB, Bassan H, Disalvo DN, Kinnamon DD, Moore M, Ringer SA, Volpe JJ, du Plessis AJ (2005) Cerebellar hemorrhage in the preterm infant: ultrasonographic findings and risk factors. *Pediatrics* **116**:717 - 24.

[62] Limperopoulos C, Bassan H, Gauvreau K, Robertson RL Jr., Sullivan NR, Benson CB, Avery L, Stewart J, Soul JS, Ringer SA, Volpe JJ, duPlessis AJ (2007) Does cerebellar injury in premature infants contribute to the high prevalence of long-term cognitive, learning, and behavioral disability in survivors? *Pediatrics* **120**:584 - 93.

[63] Little W (1862) On the influence of abnormal parturition, difficult labour, premature birth and asphyxia neonatorum on mental and physical conditions of the child, especially in relation to deformities. *Trans Obstet Soc Lond* **3**:293 - 344.

[64] Lou HC, Henriksen L, Bruhn P, Borner H, Nielsen JB (1989) Striatal dysfunction in attention deficit and hyperkinetic disorder. *Arch Neurol* **46**:48 - 52.

[65] Martinez E, Figueroa R, Garry D, Visintainer P, Patel K, Verma U, Sehgal PB, Tejani N (1998) Elevated amniotic fluid interleukin-6 as a predictor of neonatal periventricular leukomalacia and intraventricular hemorrhage. *J Matern Fetal Investig* **8**:101 - 7.

[66] McCormick MC, McCarton C, Tonascia J, Brooks-Gunn J (1993) Early educational intervention for very low birth weight infants: results from the Infant Health and Development Program. *J Pediatr* **123**:527 - 33.

[67] Mercuri E, Rutherford M, Cowan F, Pennock J, Counsell S, Papadimitriou M, Azzopardi D, Bydder G, Dubowitz L (1999) Early prognostic indicators of outcome in infants with neonatal cerebral infarction: a clinical, electroencephalogram, and magnetic resonance imaging study. *Pediatr* **103**:39 - 46.

[68] Messerschmidt A, Brugger PC, Boltshauser E, Zoder G, Sterniste W, Birnbacher R, Prayer D (2005) Disruption of cerebellar development: potential complication of extreme prematurity. *Am J Neuroradiol* **26**: 1659 - 67.

[69] Msall ME, Buck GM, Rogers BT, Merke D, Catanzaro NL, Zorn WA (1991) Risk factors for major neurodevelopmental impairments and need for special education resources in extremely premature infants. *J Pediatr* **119**:606 - 14.

[70] Nelson KB, Ellenberg JH (1986) Antecedents of cerebral palsy. Multivariate analysis of risk. *N Engl J Med* **315**:81 - 6.

[71] Nelson KB, Dambrosia JM, Grether JK, Phillips TM (1998) Neonatal cytokines and coagulation factors in children with cerebral palsy. *Ann Neurol* **44**:665 - 75.

[72] Oka A, Belliveau MJ, Rosenberg PA, Volpe JJ (1993) Vulnerability of oligodendroglia to glutamate: pharmacology, mechanisms, and prevention. *J Neurosci* **13**:1441 - 53.

[73] Ozawa H, Nishida A, Mito T, Takashima S (1994) Development of ferritin-positive cells in cerebrum of human brain. *Pediatr Neurol* **10**:44 - 8.

[74] Pasternak JF, Predey TA, Mikhael MA (1991) Neonatal asphyxia: vulnerability of basal ganglia, thalamus, and brainstem. *Pediatr Neurol* **7**:147 - 9.

[75] Pharoah PO, Platt MJ, Cooke T (1996) The changing epidemiology of cerebral palsy. *Arch Dis Child Fetal Neonatal Ed* **75**:F169 - 73.

[76] Quinn M, Ando Y, Levene M (1992) Cerebral arterial and venous flow-velocity measurements in post-hemorrhagic ventricular dilation and hydrocephalus. *Dev Med Child Neurol* **34**:863 - 9.

[77] Robertson C, Sauve RS, Christianson HE (1994) Province-based study of neurologic disability among survivors weighing 500 through 1249 grams at birth. *Pediatr* **93**:636 - 40.

[78] Roland E, Hill A, Norman M, Flodmark O, MacNab A (1988) Selective brainstem injury in an asphyxiated newborn. *Ann Neurol* **23**:89 - 92.

[79] Rosenbloom L (1994) Dyskinetic cerebral palsy and birth asphyxia. *Dev Med Child Neurol* **36**:285 - 9.

[80] Rutherford MA, Pennock JM, Murdoch-Eaton DM, Cowan FM, Dubowitz LM (1992) Athetoid cerebral palsy with cysts in the putamen after hypoxic-ischaemic encephalopathy. *Arch Dis Child* **67**:846 - 50.

[81] Rutherford MA, Pennock JM, Counsell SJ, Mercuri E, Cowan FM, Dubowitz LMS, Edwards AD (1998) Abnormal magnetic resonance signal in the internal capsule predicts poor neurodevelopmental outcome in infants with hypoxic-ischemic encephalopathy. *Pediatrics* **102**:323 - 8.

[ 82 ] Rutherford M, Srinivasan L, Dyet L, Ward P, Allsop J, Counsell S, Cowan F (2006) Magnetic resonance imaging in perinatal brain injury: clinical presentation, lesions and outcome. *Pediatr Radiol* **36**:582 – 92.

[ 83 ] Saigal S, Burrows E, Stoskopf BL, Rosenbaum PL, Streiner D (2000) Impact of extreme prematurity on families of adolescent children. *J Pediatr* **137**:701 – 6.

[ 84 ] Saint Hilaire MH, Burke RE, Bressman SB, Brin MF, Fahn S (1991) Delayed-onset dystonia due to perinatal or early childhood asphyxia. *Neurology*, 41:216 – 22.

[ 85 ] Schmahmann JD, Caplan D (2006) Cognition, emotion and the cerebellum. *Brain* **129**:290 – 2.

[ 86 ] Selmaj KW, Raine CS (1988) Tumor necrosis factor mediates myelin and oligodendrocyte damage in vitro. *Ann Neurol* **23**:339 – 46.

[ 87 ] Shirane R, Sato S, Sato K, Kameyama M, Ogawa A, Yoshimoto T, Hatazawa J, Ito M (1992) Cerebral blood flow and oxygen metabolism in infants with hydrocephalus. *Childs Nerv Syst* **8**:118 – 23.

[ 88 ] Soul JS, Hammer PE, Tsuji M, Saul JP, Bassan H, Limperopoulos C, DiSalvo DN, Moore M, Akins P, Ringer SA, Volpe JJ, Trachtenberg F, du Plessis AJ (2007) Fluctuating pressure-passivity is common in the cerebral circulation of sick premature infants. *Pediatr Res* **61**:467 – 73.

[ 89 ] Sran SK, Baumann RJ (1988) Outcome of neonatal strokes. *Am J Dis Child* **142**:1086 – 8.

[ 90 ] Sreenan C, Bhargava R, Robertson CM (2000) Cerebral infarction in the term newborn: clinical presentation and long-term outcome. *J Pediatr* **137**:351 – 5.

[ 91 ] Srinivasan L, Dutta R, Counsell SJ, Allsop JM, Boardman JP, Rutherford MA, Edwards AD (2007) Quantification of deep gray matter in preterm infants at term-equivalent age using manual volumetry of 3-tesla magnetic resonance images. *Pediatr* 119:759 – 65.

[ 92 ] Stanley FJ (1992) Survival and cerebral palsy in low birthweight infants: implications for perinatal care. *Paediatr Perinat Epidemiol* **6**:298 – 310.

[ 93 ] Stanley F, Blair E, Alberman E (2000) *Cerebral Palsies: Epidemiology and Causal Pathways*. London: Mac Keith Press.

[ 94 ] Stiles J (2000) Neural plasticity and cognitive development. *Dev Neuropsychol* **18**:237 – 72.

[ 95 ] Tyson JE, Saigal S (2005) Outcomes for extremely low-birth-weight infants: disappointing news. *J Am Med Assoc* **294**:371 – 3.

[ 96 ] Volpe JJ (1994) Brain injury in the premature infant — current concepts. *Prev Med* **23**:638 – 45.

[ 97 ] Volpe J (2001) *Neurology of the Newborn* 4th edn. Philadelphia: W. B. Saunders. p 217 – 76.

[ 98 ] Volpe JJ (2008) *Neurology of the Newborn* 5th edn. Philadelphia: Saunders Elsevier.

[ 99 ] Volpe JJ, Herscovitch P, Perlman JM, Raichle ME (1983) Positron emission tomography in the newborn: extensive impairment of regional cerebral blood flow with intraventricular hemorrhage and hemorrhagic intracerebral involvement. *Pediatrics* **72**:589 – 601.

[100] Wulfeck BB, Trauner DA, Tallal PA (1991) Neurologic, cognitive, and linguistic features of infants after early stroke. *Pediatr Neurol* **7**:266 – 9.

[101] Yokochi K (1998) Clinical profiles of subjects with subcortical leukomalacia and border-zone infarction revealed by MR. *Acta Paediatr* **87**:879 – 83.

[102] Yonezawa M, Back S, Gan X, Rosenberg P, Volpe J (1996) Cystine deprivation induces oligodendroglial death: rescue by free radical scavengers and by a diffusible glial factor. *J Neurochem* **67**:566 – 73.

[103] Yoon BH, Romero R, Yang SH, Jun JK, Kim IO, Choi JH, Syn HC (1996) Interleukin-6 concentrations in umbilical cord plasma are elevated in neonates with white matter lesions associated with periventricular leukomalacia. *Am J Obstet Gynecol* **174**:1433 – 40.

[104] Yoon BH, Jun JK, Romero R, Park KH, Gomez R, Choi JH, Kim IO (1997) Amniotic fluid inflammatory cytokines (interleukin-6, interleukin-1beta, and tumor necrosis factor-alpha), neonatal brain white matter lesions, and cerebral palsy. *Am J Obstet Gynecol* **177**:19 – 26.

[105] Yoon B, Romero R, Park J, Kim C, Kim S, Choi J, Han T (2000) Fetal exposure to an intra-amniotic inflammation and the development of cerebral palsy at the age of three years. *Am J Obstet Gynecol* **182**:675 – 81.

# 第2章 痉挛的病理生理学

## THE PATHOPHYSIOLOGY OF SPASTICITY

Warwick J. Peacock

沈 敏 译,冯 林 审校

痉挛是大脑或脊髓上运动神经元损伤患者的主要问题之一。神经系统的病理改变产生一些负面的表现,如力量丧失、精细运动控制能力下降或感觉缺陷,但也有正面的表现。这些正面或缓释效应表现为痉挛、不自主运动或癫痫发作。病变的部位而不是病理决定了正面和负面的不同组合,从而产生了特征性的临床表现。例如,在颈脊髓损伤时,肌力和精细运动控制能力下降为负面表现的特点,但四肢常表现为肌张力增高的正面特征(痉挛状态)。而左侧大脑半球病变会导致成年人出现右脸、右侧肢体肌力下降、失语(负面表现)。但是,右侧肢体的肌力下降与痉挛相关(正面表现)。这种痉挛不伴有肌肉痉挛,并且可能在一段时间后出现右侧肢体局灶性运动痉挛(也是正面表现)。

痉挛的临床特征是肌张力升高,表现为被动抗阻运动中的速度依赖性张力增加。评估者检查时会有折刀感。也可出现活跃的肌腱反射和阵挛。

Lance(1980)为我们提供了痉挛的定义:"痉挛是一种运动障碍,其特征是紧张性反射中肌张力呈速度依赖性增加,牵张反射的过度兴奋导致过度的肌腱痉挛,这是上运动神经元综合征的一个组成部分。"

一个健康的人在休息时,"背景肌张力"是静默的,即静止肌张力。然而,在与痉挛相关的上运动神经元障碍的受试者中,可以观察到过度活动的"背景肌张力"所产生的"电活动"。

可以将痉挛看作对于肌力低下的一种代偿,但它所产生的肌张力增加可能会对运动过程中的运动模式带来干扰。

肌张力增加除表现为牵张反射亢进外,有证据表明,肌肉细胞内也会发生结构变化导致内在肌肉僵硬(Olsson et al. 2006)。众所周知,痉挛通常会导致一个生长中的孩子发生畸形,如肌肉挛缩和关节脱位。

神经系统中任何部位的损伤都会导致痉挛吗?抑或是某些特定部位的损伤?为了回答这个问题,我们回顾一下中枢神经系统中参与运动的五个不同区域,看其中哪一个区域受损会导致痉挛状态:①锥体系和锥体外系;②纹状体;③小脑;④脑干运动核;⑤脊髓。

### 一、锥体系和锥体外系

　　所有的运动均始于大脑皮质的某个区域,而后辅助运动区和其他皮质控制中心共同参与(Olsson et al. 2006)。运动皮质通过上运动神经元(锥体和锥体外系)发出指令,启动适当的肌肉收缩,达到预期的目标(图 2 - 2 - 1)。锥体束中的纤维通过内囊向下穿过大脑半球并进入脑干,聚集在延髓前部的锥体上形成锥体束,在这一水平,大部分纤维交叉至对侧,而后作为交叉的侧皮质脊髓束或较小的未交叉的前皮质脊髓束继续沿着脊髓下行。锥体外束包括下行至脑干核的皮质纤维,其不通过髓质锥体,如前庭核和网状核。前庭脊髓束和网状脊髓束从这两个核团中产生,它们沿脊髓下行,影响下级运动神经元的活动。

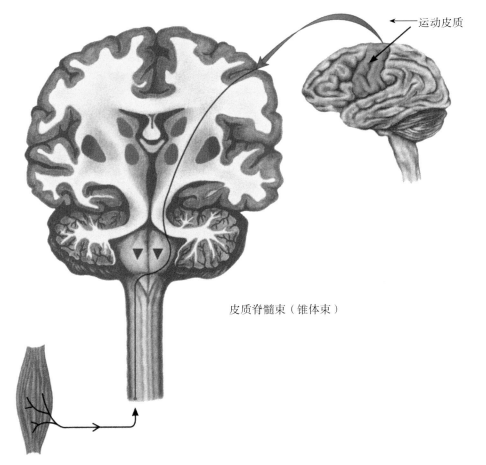

运动皮质

皮质脊髓束（锥体束）

图 2 - 2 - 1　皮质脊髓束(锥体系)。大脑的冠状面和矢状面图示显示皮质脊髓束到下运动神经元的连续过程

首先到达基底神经节，根据对以前类似动作的记忆和当时身体的位置，在基底神经节获得实现这一目标的最佳策略(图 2-2-2)。小脑获得运动计划，并在整个过程中监测运动执行情况(图 2-2-3)。脑干运动核收到指令提供正确的背景姿势和张力使运动得以进行(图 2-2-4)。然后皮质运动控制中心通过锥体束向脊髓中的运动神经元发出指令。通过下级运动神经元，肌肉会依序产生适当的收缩。最后的指令通过皮质脊髓束(锥体束)进行传递。

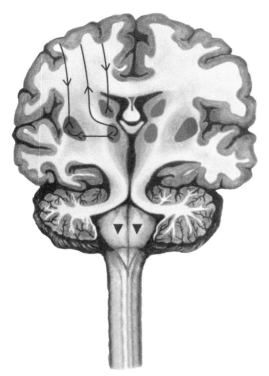

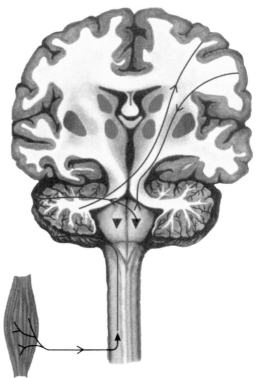

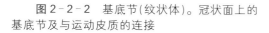

图 2-2-2　基底节(纹状体)。冠状面上的基底节及与运动皮质的连接　　图 2-2-3　小脑系统。小脑冠状面显示了它与肌肉的传入连接以及与运动皮质的传入和传出连接

通常认为卒中与脑瘫患者的痉挛都是由皮质脊髓束或锥体束损伤所致，这并不准确。两者的临床表现相近，都是主要影响掌管肢体远端肌肉高度分化的神经束受累，影响诸如书写、使用刀叉和说话等离散型运动。单纯的皮质脊髓束损伤只是导致肢体远端精细运动功能控制的下降而无痉挛产生(Hepp-Reymond et al. 1974；Kuypers 1981)。然而，单独损伤皮质脊髓束并不多见。许多其他的运动束，如皮质-球脊髓束(锥体外束)，沿着其路径环绕锥体束，也会受到破坏。正是这些神经束的损

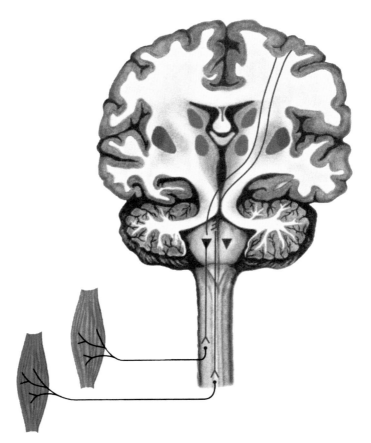

图 2-2-4　皮质脊髓(锥体外系)束。脑和脊髓的冠状面图,显示皮质脊髓束的走行。值得注意的是,与皮质脊髓前束不同,间接锥体外束(皮质球脊髓束)突触位于前庭和脑干网状核中,并继续向下延伸为前庭脊髓束和网状脊髓束

伤导致了肌张力的增加。精确定位哪些区域受损,需要通过详细的体格检查去推断。我们可以肯定地说,单纯皮质脊髓束或锥体束的损伤不会产生痉挛。

在讨论皮质脊髓束之前,我们首先分析一下其他可能的原因。

## 二、纹状体

纹状体是由位于大脑半球深处的大量灰质核团组成。在大脑半球的横截面上,肉眼可以看到尾状核、壳核和苍白球,而在中脑切片,同样可以看到灰质。这些结构在任何运动的计划和开始中都起着作用。当纹状体结构受损时,如亨廷顿病或帕金森病,肌肉张力会发生什么变化?

亨廷顿病为常染色体显性遗传,病理基础为尾状核和壳核萎缩(图 2-2-5)。典

型的临床特征表现为无目的、不自主和抽动的类舞蹈动作。一开始几乎难以察觉,但症状会慢慢加重直到患者丧失基本生活能力。可能是由于储存在纹状体中的运动模式丧失了自主运动的控制,从而出现了不自主的动作。就肌张力而言,呈波动性,但无痉挛的特征。

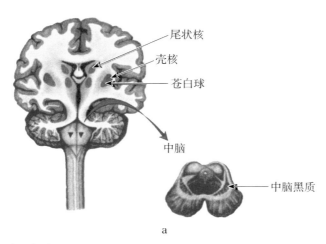

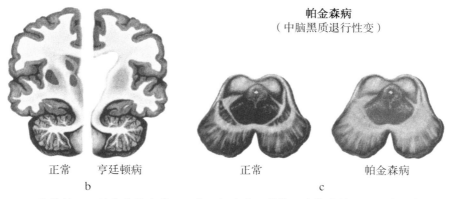

图 2-2-5　纹状体。a.健康的基底节。b.亨廷顿病的尾状核和壳核萎缩。c.帕金森病的灰质变性

帕金森病中脑灰质神经元缺失。患者表现为休息时震颤,并且运动启动困难。他们面部表情僵硬,行走呈现慌张步态。四肢呈现铅管样强直,常认为与痉挛相同。实则不然。肌强直是由肌张力增高所致,但是没有折刀样表现。而当被动活动关节时,会受到强直肌肉的抵抗,累及全关节的活动范围,感觉就像弯曲一根铅管。肌强直与肌梭的活动无关,因此不能通过离断脊神经后根降低肌梭的兴奋性来缓解痉挛。

亨廷顿病所表现的失控的不随意运动模式,抑或是帕金森病中不随意运动的丧失，都与痉挛无关。因此，我们可以推断痉挛不是纹状体受损的病理性表现。

### 三、 小脑

小脑由两侧小脑半球和中间的小脑蚓部组成。小脑通过两侧的三个小脑脚与脑干相连。它具有高度折叠的皮质和深层的神经核，其中齿状核是最重要的。

当中线蚓部受损时，主要临床特征是失平衡的共济失调步态。如果侧叶受到影响，患者将丧失在同侧肢体快速重复交替运动的能力。累及蚓部或侧叶时，肌张力没有增加；相反，可能会出现肌张力减退。因此，痉挛不是由小脑损伤引起的。

### 四、 脊髓

虽然脊髓损伤会产生痉挛，但这是因为脊髓运动神经元与大脑的高级中枢的连接断开所致。脊髓灰质炎（指脊髓的脊髓炎）的特征是前角细胞（脊髓运动神经元的神经细胞体）被破坏，并不会产生痉挛。相反，它会导致受影响肌肉的松弛性麻痹，引起明显的肌肉萎缩。因此，尽管脊髓损伤会引起痉挛，但造成这种痉挛的真正原因是大脑和脊髓之间的连接被切断。然而，正是这种脊髓损伤导致了最棘手的、致残性以及疼痛性的痉挛。

### 五、 脑干运动核

肌张力，尤其是下肢，是由脑干核，特别是网状核和前庭核控制的（尽管脑干中这些核团的分支和其他中心也参与姿势的维持和肌张力保持，但本章仅讨论与这两个核团相关的主要部分）。网状脊髓束起源于脑干的网状核，向下延伸至脊髓，其运动神经元纤维与支配的肌肉通过突触连接。它的作用是抑制肌张力（Houk and Rymer 1981）。此外，大脑皮质通过一束纤维与网状脊髓核相连，激活脊髓核，增强其对脊髓运动神经元的抑制作用。当网状核或网状脊髓束被破坏时，抑制作用就消失了，肌张力升高，导致我们所说的痉挛。前庭核，通过前庭脊髓束连接并刺激脊髓中的运动神经元，参与平衡和抗重力，引发下肢肌肉抗重力或下肢伸肌的收缩。与前庭核相连的皮层抑制其活动，从而减少下肢的抗重力或伸肌活动。

脊髓或下脑干损伤时，脊髓网状核团和前庭脊髓核团均与脊髓运动神经元断开（病变 A，图 2-2-6）。网状脊髓抑制的丧失导致脊髓运动神经元的放电增加，从而肌张力或痉挛增加。前庭脊髓兴奋性丧失导致负责下肢伸肌收缩的运动神经元放电减少，因此患者倾向于形成屈曲姿势和产生屈肌痉挛。

当大脑半球受损时（病变 B，图 2-2-6），大脑皮质失去了网状核的兴奋性，从而降低了其对脊髓运动神经元的抑制作用。网状核活动减弱引起肌肉紧张度上升，同时，皮质对前庭核的抑制作用丧失，前庭核过度放电，导致下肢抗重力或伸肌活动增加。

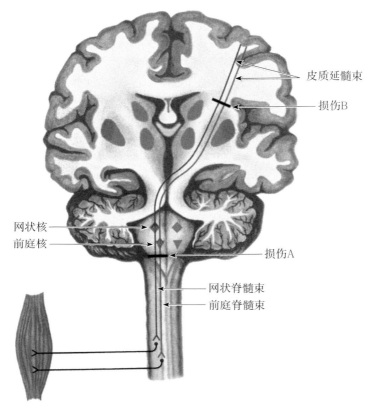

**图 2‐2‐6**　冠状面图。显示两个不同的病变产生不同类型的痉挛。脑干或脊髓损伤 A 位于脑干核的远端,大脑半球损伤 B 位于脑干核的近端(参见正文解释)

## 六、痉挛的自然史

急性脑损伤初期通常表现为肌肉无力,随后出现反射兴奋性增加,在几个月内达到最高峰。在接下来的几年内,这种反射兴奋性可能会随着肌肉本身的变化(如肌肉萎缩和挛缩)而消退。美国内科医生/生理学家 Richard Herman(1970)和 Thilmann 等(1991)在成人卒中患者的详细研究中仔细记录了这些特征。Hufschmidt 和 Mauritz(1985)随后证明,随着卒中后时间的推移,被动肌肉拉伸的"黏弹性"阻力会增加。这伴随着增加了被动拉伸肌肉所做的工作量。重要的是,这种黏性阻力与速度相关,但在肌电图上无异常表现。Dietz、Quintern 和 Berger 首先报道了儿童这种黏弹性增加的病例,这种机械阻力的增加很少或几乎没有肌电活动伴随(Dietz et al. 1981;Dietz and Berger 1995)。

协同收缩

当处理痉挛性步态时,重要的是需要了解是否由病理性异常所致,抑或是由于发育迟缓,或者仅仅是生理性原因。Leonard 等(1991)的一项有趣的研究比较了患和不患有脑瘫的婴幼儿的肌电图(EMG)和关节节段性运动模式。起初,两组患者在支撑步行过程中有相似的共同收缩模式,伴有关节协同活动(如髋关节、膝关节和踝关节同时屈曲)。未患脑瘫的儿童最终发展为无支撑行走的流体模式(特征是较少的共同收缩,以及生理性的关节非同步性,如髋关节屈曲、膝关节伸展、踝关节背屈),这是典型的成熟步态模式,而脑瘫患儿则维持无支撑行走的协同收缩模式。

另一个问题是,一个人走得越快,支撑相和摆动相的肌电图显示肌肉收缩持续时间越长(Detrembleur et al. 1997);也就是说,走得越快,肌电图活动的生理"环绕(wrap-around)"程度就越大。由于步态通常是根据自己选择的速度来评估的,因此必须注意确保基于基本行走速度的 EMG 模式不会被认为是病理状态。许多双下肢瘫患儿在预备行走时倾向于往前冲或奔跑,这有利于肌电图放电的"环绕"模式。这种现象可以被称为"任务依赖的协同收缩"。"快速行走的一个基本刺激因素是站立肢体的肌力不足和不稳定"。然而,很明显的是,双下肢瘫患儿在仰卧位和直立位,甚至在从睡梦中醒来时,腿部肌肉都会出现积极的协同收缩。换句话说,在迈出第一步之前,痉挛就已经存在了。

因此,肌电图所表现出的肌肉过度活动与共同收缩有关,可能的原因有:①健康儿童发育迟缓(Sutherland et al. 1988);②步行速度增加所致,由于增加的步行速度,肌电图的"环绕"和协同收缩(Sutherland et al. 1988);③病理性协同收缩是运动计划异常的特征(Leonard et al. 1991)。

## 七、 小结

痉挛来源于脑干网状核和前庭核的病变。①如果损伤在这些核团水平以下,当网状脊髓束的影响消失时,由于脊髓运动神经元失去抑制,肌张力、快速牵张反射和阵挛状态增加。前庭脊髓束(通常引起伸肌或抗重力肌肉的收缩)作用的丧失将导致屈曲姿势和屈肌痉挛。②网状核和前庭核团水平以上的损伤减少了皮质对这两个核的影响。因此,完整网状核的皮质兴奋性丧失,脊髓运动神经元仍有一些抑制,但较少。其痉挛程度小于脊髓损伤时所见。抑制皮质对完整的前庭核的影响(导致抗重力肌肉收缩)消失,出现下肢过度伸展。

●  **参考文献**  ●

[ 1 ] Deecke L, Scheid P, Kornhuber HH (1969) Distribution of readiness potential, promotion positivity, and motor potential of the human cerebral cortex preceding voluntary finger movements. *Exp Brain Res* 7:158-68.

[ 2 ] Detrembleur C, Willems P, Plaghki L (1997) Does walking speed influence the time pattern of muscle activation in normal children? *Dev Med Child Neurol* **39**:803 – 7.

[ 3 ] Dietz V, Berger W (1995) Cerebral palsy and muscle transformation. *Dev Med Child Neurol* **37**:180 – 4.

[ 4 ] Dietz V, Quintern J, Berger W (1981) Electrophysiological studies of gait in spasticity and rigidity. Evidence that altered mechanical properties of muscle contribute to hypertonia. *Brain* **104**:431 – 49.

[ 5 ] Hepp-Reymond M, Trouche E, Wiesendanger M (1974) Effects of unilateral and bilateral pyramidotomy on a conditioned rapid precision grip in monkeys (Macaca fascicularis). *Exp Brain Res* **21**:519 – 27.

[ 6 ] Herman R (1970) The myotatic reflex. Clinico-physiological aspects of spasticity and contracture. *Brain* **93**:273 – 312.

[ 7 ] Houk J, Rymer JC (1981) Neural control of muscle length and tension. In: Brookhart JM, Mountcastle VB, Brooks VB, Geiger SR, editors. *The Nervous System*, vol. II. Bethesda, MD: Williams and Wilkins. p 257 – 323.

[ 8 ] Hufschmidt A, Mauritz KH (1985) Chronic transformation of muscle in spasticity: a peripheral contribution to increased tone. *J Neurol Neurosurg Psychiatry* **48**:676 – 85.

[ 9 ] Kuypers H (1981) Anatomy of the descending pathways. In: Brookhart JM, Mountcastle VB, Brooks VB, Geiger SR, editors. *The Nervous System*, vol. II. Bethesda, MD: Williams and Wilkins. p 597 – 666.

[10] Lance JW (1980) Pathophysiology of spasticity and clinical experience with baclofen. In: Feldman RG, Young RR, Koella WP, editors. *Spasticity: Disordered Motor Control*. Chicago, London: Year Book Medical. p 185 – 203.

[11] Leonard CT, Hirschfeld H, Forssberg H (1991) The development of independent walking in children with cerebral palsy. *Dev Med Child Neurol* **33**:567 – 77.

[12] Olsson MC, Kruger M, Meyer LH, Ahnlund L, Gransberg L, Linke WA, Larsson L (2006) Fibre type-specific increase in passive muscle tension in spinal-cord injured subjects with spasticity. *J Physiol* 577:339 – 52.

[13] Sutherland D, Olshen R, Biden EN, Wyatt MP, editors (1988) *The Development of Mature Walking*. London: Mac Keith Press. p 153 – 62.

[14] Thilmann AF, Fellows SJ, Garms E (1991) The mechanism of spastic muscle hypertonus. Variation in reflex gain over the time course of spasticity. *Brain* **114**:233 – 44.

# 第 3 章

# 与基底神经节损伤相关的运动障碍

## BASAL GANGLIA INJURY AND RESULTING MOVEMENT DISORDERS

Leland Albright

沈 敏 译·冯 林 审校

## 一、基底神经节

### （一）解剖结构和生理学

基底神经节参与运动控制，由大脑半球深部的五个核团组成，尾状核和壳核（统称为纹状体或简称纹状体）、苍白球、丘脑底核（STN）和黑质部（SNpc）组成（图 2-3-1）。尾状核和壳核来源于相同的胚胎组织（端脑），其细胞组成几乎相同。苍白球有外侧部（GPe）和内侧部（GPi）。GPi 和 SNpc 本质上是同一细胞核的一部分。虽然丘脑在解剖学上毗邻基底神经节，但并不被认为它也是其组成部分。

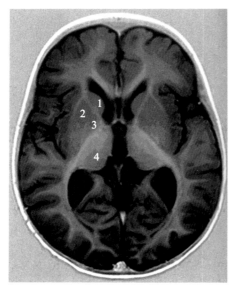
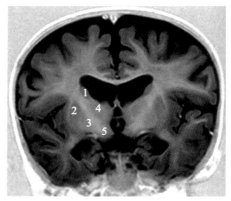

a                                          b

图 2-3-1　a.轴向快速自旋回波反转恢复 MRI 显示正常基底神经节。1.尾状核；2.壳核；3.苍白球；4.丘脑。b.冠状面快速自旋回波反转恢复 MRI 显示正常基底神经节。1.尾状核；2.壳核；3.内部苍白球（内部苍白球外侧可见的层状膜将其与苍白球外部分开）；4.丘脑；5.丘脑底核

过去,人们认为运动是由平行且独立的锥体系和锥体外系来进行调节的。锥体系病变导致无力和痉挛;锥体外系损伤产生运动迟缓、震颤、舞蹈病和肌张力障碍。然而,"锥体外系"这一术语并不准确,因为:①其他脑结构(如小脑)也参与运动调节;②基底神经节并不独立于锥体系,而是与之广泛相关;③基底神经节除运动外还影响认知和行为。虽然基底神经节会影响运动,但它们的输入和输出并没有直接与脊髓相连。基底神经节接收几乎所有来自皮质区域的信号传入,并传出至额叶和脑干。

大脑皮质和基底神经节之间的连接是按照局部解剖和躯体特定区域进行排列的。大脑皮质和基底神经节由两个神经环路连接,直接环路和间接环路(图 2-3-2)。皮质输出到基底神经节向下进入纹状体,兴奋性神经递质谷氨酸在那里被释放。同时纹状体中的神经元也接收释放乙酰胆碱和黑质中释放多巴胺的神经元的输入。一些多巴胺能通路终止于兴奋性 D1 受体,一些终止于抑制性 D2 受体。两种通路均从壳核出发,在返回皮质之前到达丘脑,有 2 条通路:①从壳核通过内部苍白球到达丘脑的直接环路;②从壳核通过外部苍白球-丘脑下核-内部苍白球,然后到达丘脑的间接环路。直接环路共有两种抑制性突触,并且在丘脑具有相对的兴奋性。间接环路共有三种抑制性突触,其对丘脑的整体作用是抑制的。如果这两个环路的输出是同步和正常的,可抑制丘脑兴奋皮质,由此产生的运动是正常的。

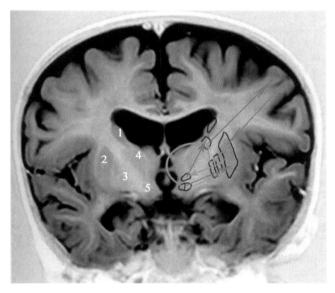

图 2-3-2　大脑皮质和基底神经节的功能联系。图示中大脑半球的核团数与对侧半球相一致,除了位于丘脑底核上部的小内侧底核和黑质(SN)(数字 5)。SN 由腹侧网状部和背侧致密部组成。兴奋性冲动自大脑皮质下行到壳核和尾状核,然后通过直接或间接通路到丘脑,返回到大脑皮质。绿色表示兴奋性冲动,代表谷氨酸释放通路。蓝色表示抑制性冲动,代表 GABA 释放通路。这两条通路从 SN 致密部将多巴胺传递到壳核并止于抑制性 D2 受体和兴奋性 D1 受体

　　基底神经节与小脑协同调节运动,因此,当想要移动的想法到达运动皮质时,由此产生的运动是相匹配的。所有通路相互调节运动的作用方式尚不清楚。一种假设是:它们根据预期的运动、先前运动的经验和当前的感觉输入来选择一种运动模式,然后将该模式反馈到运动皮质,并抑制其他潜在的运动(Mink 1996)。其他的假设包括通过改变 GPi 的刺激或抑制程度来"缩放"运动,以及阶段性调整 GPi 的输出(Montgomery 2007)。

### (二) 病理生理学

　　皮质-基底神经节-皮质环路的异常会导致运动减退和运动亢奋,这取决于损伤的部位和由此产生的神经递质紊乱程度。如果损伤是双侧的(脑瘫通常是这种情况),累及壳核的病变通常会引起全身性肌张力障碍;如果继发于单侧损伤,如卒中或外伤,通常会导致偏侧肌张力障碍。壳核的输出,无论是直接还是间接途径,都会释放出抑制性神经递质 GABA,所以出现运动过度和运动障碍并不奇怪。虽然临床上肌张力障碍是一类运动过度的运动障碍,但肌张力障碍患者的微电极记录显示 GPi 中神经元的平均放电率下降,这在患者之间有相当大的差异(Vitek 2002)。放电率的降低与 GPi 中神经元群同步的变化不受控制有关,可导致皮质兴奋性增高。然而,肌张力障碍并不仅仅是由放电速率的改变引起的:肌张力障碍中的 GPi 神经元以不规则的脉冲放电,其间间断放电。神经生理学研究表明,原发性和继发性肌张力障碍的病理生理学有所不同。原发性肌张力障碍像是由从纹状体到 GPi 和 GPe 的抑制性输出的增加所致;而继发性肌张力障碍中,壳核通常是异常的,不能增加其输出。为什么有些肌张力障碍是短暂的,而有些是持续的,原因尚不清楚。

　　亨廷顿病中尾状核细胞的异常会导致乙酰胆碱转移酶、谷氨酸和 GABA 减少,引起舞蹈病。黑质致密部的病变可减少多巴胺、血清素和去甲肾上腺素的释放,引发帕金森病。目前发现 GPi 神经元平均放电率的增加与运动减退相关,如帕金森病。

## 二、 基底神经节相关的运动障碍

### (一) 肌张力障碍

　　肌张力障碍(仅次于痉挛和抽动)是儿童第三大最常见的运动障碍。它是以运动过度为主要表现,其特征是间歇性或持续性的不随意肌肉收缩,导致扭转和异常的姿势或重复的运动(Sanger et al. 2007)。肌张力障碍时,主动肌和拮抗肌同时收缩,肌电图上有典型的表现。由于主动肌和拮抗肌同时收缩会妨碍评估在不同速度下对肌肉被动拉伸的阻力,因此在肌张力障碍肌肉收缩期间,无法准确评估痉挛。

　　肌张力障碍的运动方式可以是模式化,如持续的肌肉收缩导致重复、相似的肌肉姿势(如同侧斜颈),或随机的短暂肌肉收缩,从身体的一个部位转移到另一部位。当这种模式化收缩固定并持续几个月或几年,就可能导致肌肉挛缩。随意性肌张力运动障碍更为常见,而挛缩在肌张力障碍中相对少见。

肌张力障碍时肌张力变化很大,尤其是肌张力障碍型脑瘫。患儿有时被描述为"像面条一样松软",有时又"像木板一样僵硬"。当患有肌张力障碍的儿童试图移动病变的肢体时,肌张力障碍通常会泛化,导致其他肢体的肌肉同时收缩。肌张力障碍常被误诊为手足徐动症,而两者实际上可能共存,但区别很重要,主要是因为治疗,无论是口服药物还是神经外科手术,以及对这些治疗的反应是不同的(视频2-3-1)。

视频 2-3-1
儿童和成人
肌张力障碍

肌张力障碍可根据发病时的年龄(儿童或成人)、受累部位和病因进行分类。累及的部位范围从局灶性(只累及身体的某一部位,如斜颈或书写痉挛)到节段性(累及相邻身体部位,如颈部和上肢)、从偏侧肌张力障碍(累及身体的一侧)到全身性(最常见于儿童)。肌张力障碍型脑瘫也可能影响双下肢,但在其他部位有轻微或无张力障碍(图2-3-3),但这种情况很少见。

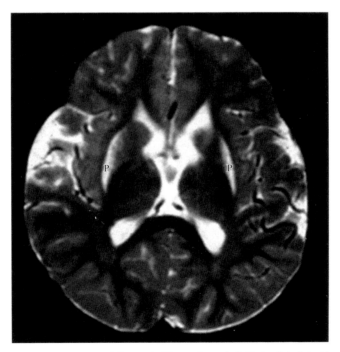

图 2-3-3　轴位 MR 扫描显示与肌张力障碍型脑瘫相关的壳核(P)改变

肌张力障碍按病因至少分为两类:原发性和继发性。原发性肌张力障碍没有明显的结构性或疾病相关原因。它可能与 DYT 基因的 GAG 缺失有关(Klein and

Ozelius 2002）。原发性肌张力障碍最常见的形式是早期出现肢体活动异常，与
*DYT-1* 基因有关。混合型早发肌张力障碍与 *DYT-6* 基因有关。原发性肌张力障
碍在传统的 1.5T 磁共振（MR）扫描中是正常的，但最近 3T 磁共振（MR）扫描显示了
细微的白质改变（Garraux et al. 2004）。原发性肌张力障碍的儿童在妊娠期以及出
生后早期发育正常。儿童时期，通常是在 5～10 岁，偶尔在 5 岁之前，肌张力障碍开
始在身体的某个部位（通常是足部或踝关节）出现，并在之后几年缓慢进展，累及更多
的身体部位，最终 60％的病例会发展成为全身性。原发性肌张力障碍可能与阳性家
族史有关，如父母有斜颈、姑妈有书写痉挛。

　　一种罕见的原发性肌张力障碍与脑性瘫痪表现类似：多巴反应性肌张力障碍
（dopa-responsive dystonia，DRD，Segawa 病）（Mink 2003）。这类与 *DYT-5* 基因
相关的疾病可能始于儿童早期（1～2 岁），表现为下肢肌张力障碍和痉挛，并快速累
及全身。然而，这类疾病极其罕见，常常持续数年未能确诊。磁共振扫描正常。左旋
多巴（如西尼美特）治疗可完全改善 DRD 肌张力障碍，任何尚未确诊或无脑瘫病史
（早产、脑室出血、低出生体重等）的患儿，应给予 2～3 个月的左旋多巴进行试验性治
疗，以排除此类可治疗的疾病。

　　一些作者认为遗传性退行性肌张力障碍是肌张力障碍的一个单独类别，而另一
些则认为它属于继发性肌张力障碍类别。遗传性退行性肌张力障碍与遗传性疾病
（如 Wilson 病或戊二酸尿症）有关，并与诸如泛酸激酶缺乏（PKAN，Hallervorden-
Spatz 病）的退行性疾病有关。MR 扫描通常显示与各种疾病相关的异常表现。遗传
性退行性肌张力障碍通常不是体位性/模式化的，而是不同肌群的几乎连续收缩。此
病通常是进行性的，理想的治疗方法是手术，如鞘内巴氯芬或脑深部刺激，可随着疾
病/肌张力障碍的进展进行调整。

　　继发性肌张力障碍是迄今为止肌张力障碍最常见的形式，大约占所有儿童病例
的 90％，继发于结构性脑损伤，最为常见的是与脑瘫相关。病变位于基底神经节区，
累及壳核多见，而苍白球和丘脑受影响的较少（参见视频 2-3-1）。累及全身的肌张
力障碍型脑瘫比节段性或偏侧性更常见，最少见的是局灶性。肌张力障碍型脑瘫始
于婴儿期或整个童年期，很少在 18 岁后起病。在发作时通常有其最终肌肉分布，虽
然在分布区域内肌肉痉挛严重程度在几年里可能出现恶化（与在儿童期保持稳定或
改善的痉挛相比）。继发于外伤或卒中的肌张力障碍更有可能是偏侧性的，在损伤后
数月至数年发病，某实验发现其平均间隔为 4.1 年（Chuang et al. 2002）。

　　肌张力障碍的严重程度通常采用两种有效的量表进行分级，即伯克-法恩-马斯
登（BFM）量表和巴里-奥尔布莱特肌张力障碍（BAD）量表（Burke et al. 1985；Barry
et al. 1999）。此外，还有肌张力障碍评定量表（unified dystonia rating scale）和总体
肌张力障碍评定量表（global dystonia rating scale）。BFM 量表用于成人原发性肌张
力障碍分级，BAD 量表则用于儿童继发性肌张力障碍分级。BFM 量表根据 0～4 的

"刺激因子"对 9 个身体部位(眼睛、嘴巴、语言/吞咽、颈部、右上肢、左上肢、躯干、右下肢、左下肢)的肌张力障碍进行分级。BAD 量表在 8 个身体部位(眼睛、颜面、颈部、躯干、上肢、下肢)进行 0~4 级评分。

### (二) 手足徐动症

手足徐动症是一种不随意的过度运动障碍,其特征为远端肌肉(口周肌肉、手/手指、常见足部和脚趾)的扭动,但它可以泛化并累及全身。智力通常是正常的。如今,手足徐动症远不如 40 年前常见,当时多见于患有严重 ABO 溶血未经治疗的婴儿。严重的 ABO 溶血可导致红细胞溶解和高胆红素血症,胆红素淤积在基底神经节内,导致典型的大理石样外观,称大理石样病变。对于手足徐动症并没有有效的分类量表或分级量表,异常不随意运动量表(abnormal involuntary movement scale,AIMS)可以用来评估。手足徐动症患者的 MR 扫描可能是正常的,也可能会在尾状核和丘脑显示异常。一些神经学家认为,手足徐动症是肌张力障碍的变体,但这两种是截然不同的运动障碍——涉及的肌肉分布不同,MR 扫描特征不同,对鞘内巴氯芬的反应明显不同(图 2-3-2;视频 2-3-2)。

视频 2-3-2
女性手足徐动症

### (三) 舞蹈病

舞蹈病是一种以短暂不规则的肌肉突然收缩为特征的过度运动障碍,休息时表现更明显。舞蹈病可能在随意运动时减弱,并且像所有其他运动障碍一样,在睡眠时消失。收缩持续时间从 200 到 1 000 毫秒不等。收缩的幅度也各不相同,从手或手指的轻微抽搐到更近端肌肉的大幅度运动。舞蹈病最常累及上肢,可为局灶性或全身性。舞蹈病偶尔是脑瘫患者唯一的运动障碍,但更常见的是与手足徐动症或肌张力障碍有关。亨廷顿舞蹈病是全身性舞蹈病的典型形式,与尾状核萎缩有关。投掷症是指过度的大肌肉收缩导致抽搐和挥动,尤其是上肢近端,被认为是舞蹈病的一种严重形式。这种挥动动作可能会伤害到个体或照顾者(图 2-3-3;视频 2-3-3)。

视频 2-3-3
舞蹈病患者

### (四) 肌阵挛

肌阵挛用来描述短暂、不规则、如同闪电样的肌肉收缩(类似于舞蹈病的定义),但肌阵挛收缩的持续时间较短:肌阵挛肌肉抽搐的持续时间小于 10~30 毫秒(太短而不能随意进行),而舞蹈病的运动则大于 200 毫秒。与肌张力障碍一样,肌阵挛可能是局灶性、节段性或全身性的。它可能发生在休息时,或仅在随意运动时。肌阵挛在脑瘫患者中相对少见。

### (五) 强直

强直是用来描述主动肌和拮抗肌对被动牵拉产生持续的、非速度依赖性的阻力增加。强直与多动不相关,典型表现见于帕金森病,常有齿轮样感觉。强直作为一种运动障碍不会发生在儿童时期,除非是非常罕见的儿童帕金森病。继发于肌肉骨骼挛缩的强直是慢性痉挛发展的后果,但这显然不是一种运动障碍。

### (六) 其他类型的运动障碍

混合型运动障碍在脑瘫儿童中很普遍,最常见的是肌张力障碍伴痉挛,舞蹈病伴手足徐动症。部分脑瘫儿童伴有痉挛、肌张力障碍、舞蹈病和手足徐动症。他们的治疗更加复杂,其预后也比单独发生的疾病更难预测。共济失调(步态不协调)与小脑或小脑传出通道(齿状核-红核-小脑)病变有关,作为孤立的运动障碍,与基底神经节病变或强直无关。抽动是一种类似闪电样的肌肉收缩,与抽动秽语综合征有关,与基底神经节病变或脑瘫无关。

● 参考文献 ●

[ 1 ] Barry MJ, Van Swearingen JM, Albright AL (1999) Reliability and responsiveness of the Barry-Albright Dystonia Scale. *Dev Med Child Neurol* **41**:404 – 12.

[ 2 ] Burke RE, Fahn S, Marsden CD, Bressman SB, Moskowitz C, Friedman J (1985) Validity and reliability of a rating scale for the primary torsion dystonias. *Neurology* **35**:73 – 7.

[ 3 ] Chuang C, Fahn S, Frucht S (2002) The natural history and treatment of acquired hemidystonia: review of 33 cases and review of the literature. *J Neurol Neurosurg Psychiatry* **72**:59 – 67.

[ 4 ] Garraux G, Bauer A, Hanakawa T, Wu T, Kansaku K, Hallett M (2004) Changes in brain anatomy in focal hand dystonia. *Ann Neurol* **55**:736 – 9.

[ 5 ] Klein C, Ozelius LJ (2002) Dystonia: clinical features, genetics and treatment. *Curr Opin Neurol* **15**:491 – 7.

[ 6 ] Mink JW (1996) The basal ganglia: focused selection and inhibition of competing motor programs. *Prog Neurobiol* **50**:381 – 425.

[ 7 ] Mink JW (2003) Dopa-responsive dystonia in children. *Curr Treat Options Neurol* 5:279 – 82.

[ 8 ] Montgomery EB Jr (2007) Basal ganglia physiology and pathophysiology: a reappraisal. *Parkinson Rel Dis* **13**:45 – 65.

[ 9 ] Sanger TD, Delgado MR, Gaebler-Spira D, Hallett M, Mink JW (2007) Classicfiation and definition of disorders causing hypertonia in childhood. *Pediatrics* **111**:89 – 97.

[10] Vitek JL (2002) Pathophysiology of dystonia: a neuronal model. *Mov Disord* **17**:S49 – 62.

# 第4章　脑损伤对肌肉骨骼系统发育的影响

## CONSEQUENCES OF BRAIN INJURY ON MUSCULOSKELETAL DEVELOPMENT

Jaes R. Gage，Michael H. Schwartz
冯　林　陈善本　译，冯　林　审校

在本书的第一部分，我们讨论了神经控制系统，它是引导肌肉骨骼生长和发育以及正常步态形成的重要机制。自本章开始，我们将介绍脑损伤的机制及其所导致的后果。如果我们的目的是衍生出治疗脑瘫儿童异常步态的合理方法，那就需要花时间理解脑损伤的类型与不同病理性步态之间的关系。

发生在出生早期的脑损伤对于肌肉骨骼的生长和发育影响深远，当然，也会影响到步态。正常步态的形成需要几个必备条件（参见第 1 篇第 3 章）。由于脑瘫儿童的神经肌肉问题，所有这些必备条件出现了不同程度的缺失。当我们观察病理性步态时，非常重要的一点是要理解我们正在观察的是由多种因果关系导致的复杂现象。如在第 2 篇第 1 章中所阐述的（图 2－1－8），典型的如继发于早产的脑室周围白质软化。这种类型的脑损伤通过几种方式影响步态发育：①丧失肌肉的选择性控制；②平衡能力差；③肌张力异常（通常是痉挛）。我们把这种步态异常称为脑损伤的原发性影响。原发性影响在脑损伤时即出现，是损伤的直接后果。一般来说是永远存在，并且在很大程度上是不能够被治愈的。

对于正常肌肉骨骼系统的生长和发育，我们在第 1 篇第 2 章和第 3 章进行了阐述，生长期儿童正常的日常活动中，骨骼受到的适当的应力，很大程度上影响着骨骼的生长。脑损伤的原发性影响将不适当的应力施加于骨骼，导致骨骼及肌肉的异常生长。这些变化，我们称之为脑损伤的继发性影响，这种影响并不是即刻出现的，而是随着肌肉和骨骼的缓慢生长逐渐发生。结果是，肌肉骨骼系统随生长逐渐出现畸形，并与骨骼生长的速度直接相关。

动力和骨骼肌肉系统的结构性畸形共同作用，导致运动控制受损的孩子学习走路困难，他必须要学习怎样克服这些困难。例如，偏瘫的患儿，受累侧股直肌痉挛，导致该侧膝关节屈曲困难，结果可能表现为受累侧摆动相足廓清障碍。患儿可以通过以下几种方式进行代偿：①躯干向支撑侧倾斜，协助足廓清；②摆动相下肢划圈步态；③摆动相髋关节过度屈曲。而这些用来解决问题的代偿性机制，临床表现为步态异常。我们把这种代偿机制称为脑损伤的第三级影响。

然而，最终形成的病理性步态是原发性、继发性以及第三级影响的混合作用所致。非常重要的一点是区分不同的影响类型，正如我们前面所述，原发性的步态异常通常是永久存在的，继发性的通常能够被矫正，而第三级影响是代偿性的，一旦不需要其进行代偿的时候会自发消失。正是这一事实给我们提供了治疗脑瘫儿童步态异常的理论基础，或者我们可以用 Reinhold Niebuhr 的一句话来概括："愿上帝赐我平静，去忍受我必须忍受的事；愿上帝赐我勇气，去改变我可以改变的事。请上帝赐我智慧，让我分辨两者之间的不同*。"

因此，我们的任务是区分原发性、继发性及第三级影响所表现出的步态异常，决定哪些是我们可以通过治疗矫正的，同时判断哪些病理性变化是我们无法改善的。这本书余下的部分会围绕这一中心展开。

## 步态异常

### （一）原发性步态异常

正如在第 2 篇第 1 章所述，大脑特定部位的损伤会产生相应的功能丢失。例如，小脑损伤会产生特异性步态异常，称为共济失调步态。尽管大脑不同部位的损伤会产生不同类型的功能丢失，但结果是他们通过不同途径共同作用产生三种原发性异常步态：①选择性运动控制的丢失；②协调能力受损；③肌张力异常。

#### 1. 选择性运动控制

选择性运动控制受损的情况大多取决于大脑损伤的位置和程度。例如，混合型肌张力异常的患儿通常有基底节或者与皮质连接处受损。正如第 1 篇第 1 章和第 2 篇第 3 章指出的，基底节内存储相似运动模式的"运动记忆"。而基底节的损伤通常导致选择性运动控制的严重丢失，不同程度上影响患儿四肢的运动。因此，我们也可以认为所有混合型肌张力异常的患儿都表现为四肢均累及。

典型的痉挛性双下肢瘫的患儿通常患有脑室周围白质软化。这种损伤发生于大脑辐射冠的降束，同时影响到锥体束和锥体外束纤维，而这些纤维从受损区域穿过后支配下肢。典型神经损伤为双侧并且通常发生在与侧脑室前脚细胞相邻的白质，和脑室后方邻近的穹窿周围白质，这种损伤不涉及基底节区。因此，这些儿童表现为纯粹的痉挛，原因已在前面解释过（参见第 2 篇第 1 章和第 2 章）。

由于锥体束主要支配肢体的远端，因此选择性运动控制的丢失在肢体远端较之近端更为严重。典型的痉挛性双下肢瘫表现为近端髋关节的选择性运动控制相对较好，其次是膝关节，而踝关节和足的控制最差。除了控制的角度，跨双关节的肌肉较之单关节的，受影响更严重。确切的原因尚不清楚，但是可能与肌肉的组成和功能有关。因此，在治疗脑瘫的时候，需要牢记的一个原则是远端、跨双关节的肌肉较之单关节肌肉和（或）肢体近端肌肉相比受影响最早也相对严重。在这个前提下建立了偏

---

\* Simpson's Contemporary Quotations. Complied by James B. Simpson. 1988.

瘫的分型系统(参见第 2 篇第 6 章)(Winter et al. 1987),同时,这一准则对于脑瘫治疗同样适用。以小腿三头肌为例,它是由单关节的肌肉(比目鱼肌)和一对跨关节的肌肉(内侧和外侧腓肠肌)组成。根据原则,跨关节的腓肠肌受到累及的程度远大于单关节的比目鱼肌,并且已经得到了证实(Rose et al. 1993;Delp et al. 1995)。然而,跟腱延长,这个通常用来矫正肌肉挛缩的手术,同时延长了腓肠肌和比目鱼肌——通常给患者带来更大的损害。相似的情况也存在于髋关节的髂腰肌。腰肌是跨关节肌肉而髂肌是单关节肌肉,过去通常在小转子部位松解髂腰肌肌腱以矫正屈髋挛缩(Bleck 1971)。但是,这与跟腱延长手术解决踝关节问题类似,因为髂肌通常并未发生挛缩,也被和腰肌一起进行延长。因此,我们认为仅做腰肌的肌内延长是首选的方法(Novacheck et al. 2002)。

2. 平衡

失平衡是脑瘫的另一个原发性问题。脑瘫儿童的协调和平衡异常,矢状面表现最为显著。Winter(1991)认为人体就是一个不稳定的钟摆,头、躯干和上肢(head,arms and trunk,HAT)占身高和体重的 2/3。由于下肢的长度和重量都小于 HAT,因此为了维持 HAT 节段在下肢上方的平衡,需要一定的应力和(或)姿势的代偿。以髋关节作为平衡控制的中心,较之更远部位的下肢更为合理(图 2 - 4 - 1)。这种情况类似于海豹用鼻子顶球,球代表了人体躯干,海豹和鼻子分别代表下肢和髋关节(图 2 - 4 - 2)。我们会发现,鼻尖顶球对于海豹是项相当复杂的任务,它需要在爬行的同时维持平衡,避免球掉落。一个酒醉的人,由于酒精诱发的共济失调,尽管困难,但是仍然能够维持身体平衡和行走,但是一头酒醉的海豹是否仍然能够完成用鼻尖顶球的任务呢? 强调这一点是因为如果一个个体能够在不使用辅助工具(如拐杖或助行器)的情况下维持平衡,那么精确的选择性运动控制以及正常的肌肉功能是必需的。这也可能正是脑瘫儿童的问题所在。从这一点,我们可以推论,能够独立行走不需借助辅具的痉挛性双下肢瘫患儿,他的髋关节具有相对正常的肌肉功能和较好的选择性运动控制,而与之相反,需要辅具辅助的患儿则不具备。

Hagberg 等(1972)将平衡反应异常的患儿跌倒的过程比作"砍伐的松树"。尽管几乎所有双下肢瘫及四肢瘫的患儿均有显著的平衡问题,但是他们中只有一些需要使用辅具如助行器或拐杖帮助行走。例如,我们经常会看到,大多数偏瘫的患儿能够骑自行车,但是双下肢瘫和四肢瘫的患儿通常不行。正如 Horstmann 和 Bleck(2007)指出的那样,由于患儿侧方稳定性差,在步态周期的单肢支撑相,当患儿试图单足站立时,身体通常会向支持侧偏斜,通常认为这是由髋关节外展肌肌力不足所致(Trendelenburg 征阳性)。因此他们建议,大于 6 岁的患儿,可以通过单足跳跃实验快速检测其平衡能力,如果患儿能够完成,那么他的平衡反应接近正常。但是如果患儿不能单足跳跃,可以要求他单足站立,最少 10 秒。一个正常发育的儿童,5 岁或

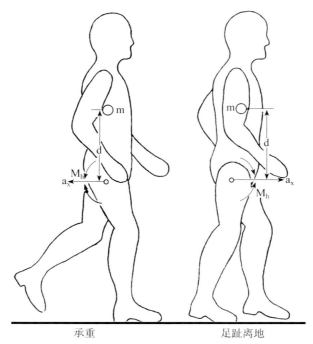

承重 足趾离地

a. 平衡控制

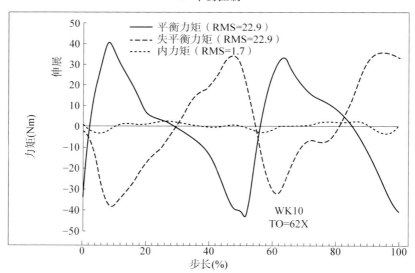

b. 髋关节的支持力矩（$n=9$）

图 2-4-1 支撑髋关节的力矩。a. 为保持直立姿势，上半身（头、臂、躯干，HAT）必须借助下肢的步态周期维持平衡。b. Winter（1991）认为外部不平衡力矩[地面反作用力和（或）惯性]总是被同等大小的内部平衡力矩抵消。因此，HAT 的总惯性矩总是接近于零（经 D. Winter 医生和 Waterloo Biomechanics 允许，复制于 Winter 1991，第 79 页，图 6.12）

5 岁后即能完成。痉挛性双下肢瘫的患儿尽管能够独立行走,受累轻微,但是仍然不能完成单侧或双侧的平衡能力测试,表明在一定程度上存在平衡反应不足。这一点通常在强调平衡的情况下表现得非常显著,例如,当躲避一个物体和(或)快速改变方向的时候。Liao 等(1997)将一组 8 个脑瘫儿童作为研究对象,同时用 16 个性别和年龄匹配的正常儿童作为对照组。他们的结论是,脑瘫儿童步速较慢,同时较正常儿童生理耗能更高。动力性平衡与行走能力显著相关。在最近一项大样本研究中,他们测试了脑瘫儿童与正常儿童的平衡可靠性并进行比较,使用的方法包括智能平衡系统(smart balance system)测量姿势偏移和布氏动作熟练度测试(Bruininks-Oseretsky test of motor proficiency,BOTMP)(Liao et al. 2001)。他们的结论是中心目标条件(center-target condition)中的姿势稳定性和单腿站立实验在脑瘫儿童中的可靠性高,但需要进一步研究,以建立更可靠的普通儿童整体平衡试验。尽管现在测试平衡的成熟的力学平台已经投入使用,但是 Bleck(1987,第32~33 页)指出,临床上可以通过轻柔的侧方和

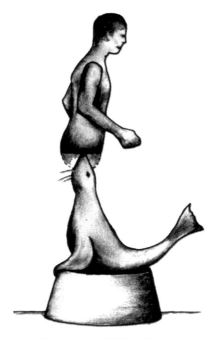

图 2-4-2　平衡头部和躯干的海豹。如果将头部和躯干比作海豹顶的球,海豹的鼻子类似髋关节,海豹就像人类的下肢,那么这一行为与我们日常的站立和(或)行走并无不同

前后方推动患儿来简单地测试平衡反应。平衡能力正常的儿童可以很容易地维持平衡,必要的话,甚至可以通过跨步以重新获得平衡。然而平衡受损的患儿则会丧失反应能力而跌倒(图 2-4-3)。Bleck 认为,如果患儿有足够的侧方平衡能力但是前后平衡能力不足,拐杖可以用作辅具支持。如果前后以及侧方平衡能力均有受损,助行器更为合适。但是,他也争论说,即使是独立行走的痉挛性双下肢瘫患儿,其后方的平衡能力通常较差,因此轻微的推力就容易跌倒。

　　有一点在文献报道中存在争论,即平衡反应的缺陷能否通过训练和(或)康复治疗得到改善(Liao et al. 1997;Shumway-Cook et al. 2003;Woollacott et al. 2005)。手术后,肢体的力线得以纠正,肌张力降低和(或)支撑相稳定性重建,当患儿重新适应了他肢体的姿势后,通常我们可以看到他们能够独立行走而不需要拐杖或辅具。但是,这并不意味着患儿潜在的平衡机制同时也获得了改善。矫正的力线给予患儿更稳定的支撑,这对于平衡的改进是非常有帮助的,尤其是与支具使用相关的部分(Butler et al. 1992;Burtner et al. 1999)。但是,Bleck 强调:"在脑瘫儿童所有的运动相关问题里面,平衡反应的缺陷是对于功能性行走影响最大的一个"(Bleck 1987,第

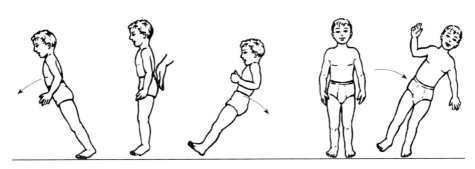

图2-4-3 静态平衡反应。通过向前、向后和(或)从一侧到另一侧推动,很容易证明是否缺乏正常平衡能力。孩子会摔倒,而不是表现出正常的跨步反应(摘自 Bleck 和 Horstmann 2007,经 Mac Keith 出版社允许)

124~125 页)。本书年资最长的作者回顾了自己 30 余年脑瘫儿童的工作经验后,赞同这一观点,并且认为神经系统的损伤,也就是导致平衡反应异常的病因,是持续存在的。

3. 肌张力异常

肌张力异常在脑瘫儿童中普遍存在。手足徐动症仅代表了一种肌张力异常,其来源于基底节的损伤。而肌张力障碍、舞蹈症和(或)肌强直,也都是肌张力异常的表现,可能也来自基底节损伤。为了更好地理解这些异常肌张力产生的机制,可以阅读第 2 篇第 1~3 章。目前已经比较明确的是肌张力增高是由锥体外系损伤引起[耳前庭和(或)脑干网状核之间的皮质连接、网状核本身和(或)发自他们的传导束]。锥体系损伤[Broca4 区和(或)锥体束]一度被认为能够产生痉挛。但是,现在发现,这些结构的独立损伤仅仅作用于肢体远端肌肉,导致其对于精细运动控制的丢失,但是并不产生痉挛(Hepp-Raymond et al. 1974;Kuypers 1981)。

脑瘫儿童所表现的肌张力异常中,痉挛是最常见的。正如在第 2 篇第 2 章中所讲述的,痉挛是由于中枢神经系统的抑制机制丧失而产生的。它的"标志性特征"是速度依赖性的:也就是说,牵拉肌肉的速度越快,所触发的对于运动的抵抗越强。

痉挛通过几种不同的方式干扰脑瘫儿童的功能:①作用于运动系统,类似于"刹车",增加运动耗能;②抑制运动的自主控制;③正常活动过程中产生的对肌肉的牵拉,受到痉挛的抑制,从而影响肌肉生长;④在步态过程中,对长骨产生过度的力矩,从而使生长中的骨骼发生畸形;⑤抑制活动过程中肌肉的牵拉,而这正是肌肉生长的原发动力,从而使肌肉出现挛缩。

尽管有时我们也会争论,痉挛可以作为脑瘫儿童肌力降低的代偿,但是肌张力增高所诱发的异常运动模式通常会导致一些畸形比如肌肉挛缩和关节脱位。目前认为,痉挛是仅有的一种肌张力异常的类型,或者是唯一的原发性异常,可以通过手术明显改善。Albright 和同事报道了使用鞘内巴氯芬泵治疗肌张力障碍的效果,在第 5 篇第 3 章里面会详细讨论(Albright 1996,2007;Albright et al. 1996,2001)。改善肌张力的方法,尤其是降低痉挛性张力,代表了脑瘫治疗方面主要的进步。事实上,在本书最年长的作者30多年的临床经验中,对于痉挛性肌张力的控制也是脑瘫治疗中最突出的进展。

肌张力异常来源于基底节的损伤[手足徐动症、肌张力不全、舞蹈症(和)或肌强直],并且总是与选择性运动控制的严重丧失相关。正因为如此,很难判断由基底节损伤导致的异常肌张力即是问题本身,抑或仅仅是代表了这个问题所导致的一个症状,比如基底节内潜在的控制系统损伤。

### (二)继发性步态异常

如前所述,原发性脑损伤导致肌张力异常,其作用于骨骼上产生继发性步态异常。因此,按照定义,继发性步态异常是肌肉和(或)骨生长的异常。

这些骨骼异常是随着时间逐渐出现的,并且与骨骼的生长速度直接相关。有两种不同类型的继发性异常:肌肉挛缩和骨生长异常,而他们可以以多种形式呈现。与脑瘫的原发病变不同,继发问题通常是能够矫正的,而原发的则是永久存在的。但是,为了更好地理解为什么和怎样出现的,我们需要先了解正常的生长过程,这一部分在第1篇第2章中有叙述。

#### 1. 肌肉生长

在前面的章节中我们讨论了肌肉的正常生长(参见第1篇第2章)。如果我们接受这个事实,也就是正常儿童肌肉的生长是通过在日常活动中对肌肉的牵拉实现的,那么脑瘫儿童肌肉生长则会受到以下因素的显著影响:

(1)脑瘫的原发问题(丧失选择性运动控制、平衡能力损伤及肌张力异常)抑制了正常的活动。

(2)在活动中,痉挛性的肌肉不能像正常肌肉一样产生相同程度的牵拉长度。因此,继发于痉挛自身所产生的动力性挛缩最终发展成为真正的挛缩,肌肉的生长无法与骨骼生长相匹配。

(3)从运动控制和痉挛的角度,远端跨关节肌肉是最容易受累及的。因此,假设这些肌肉最容易产生挛缩也是非常合理的。

#### 2. 骨骼生长

长骨生长发生于干骺端生长板,或者在软骨性骨,是通过骨膜化骨实现的。骨骼生长在第1篇第3章中有详细论述,我们在此不再重复讨论。但是,需要强调的是,在生长过程中作用于骨骼上的力,决定了它的最终形态。Heuter-Volkmann 原理(Heuter 1862)以及 Arkin 和 Katz(1956)的推论在第1篇第2章中讨论过,简单地告诉我们干骺端的生长是如何受到外界力量影响的。通俗地说,如果在生长期的骨骼上施加扭转外力,那么骨骼会在这个力的作用下产生相应的变形。或者,如英国讽刺诗人 Alexander Pope 所述"苗曲树不直"(Epistle to Cobham,1,149)。

对于已确诊为脑瘫的儿童的潜在影响在于他们将来的骨骼生长可能是异常的。

但是，有时候在我们发现脑瘫的原发病变之前，它对于骨骼形态的影响就已经以两种形式呈现了：一种是骨骼在形成阶段即受到影响或者在生长期间受到干扰；另一种是无法正常再塑形。最好的例子就是股骨前倾角。Somerville（1997）描述了胎儿时期前倾角的大小以及出生后再塑形的机制，这些在第 1 篇第 2 章中有详细描述。但是在脑瘫儿童，以下几种因素干扰了股骨近端再塑形，从而使其前倾角维持在出生时较大的状态。

（1）脑瘫儿童通常站立/行走的年龄延迟，在这个时候股骨近端大部分已经骨化，因此延展性降低，很难再塑形。

（2）再塑形的能力与生长速度直接相关，而生长速度在出生后第 1 年内是最快的，之后稳步下降。因此，在患儿开始行走时，生长速度和再塑形的能力均已经明显减慢。

（3）股骨近端的再塑形依赖于股骨头和股骨颈前方韧带（Bigalow's ligament）产生的压力，这种压力在伸髋时处于最大值。然而，脑瘫儿童站立和行走时，典型的姿势是屈髋和屈膝，从而无法产生再塑形所需的压力。

综上所述，脑瘫儿童的股骨前倾角会持续维持在出生时的水平，也就是Somerville（1957）所说的持续胎儿排列。

但是由于在行走过程中异常应力施加于骨骼上，下肢长骨在生长过程中的再塑形仍然是异常的。例如，Arnold 等（1997，1999）指出内旋步态的产生可能与髋关节外展肌的作用方向发生变化有关；Delp 等（1999）也提出，在屈髋状态下，臀小肌有很强的内旋髋关节的作用。据此推断，当患儿以屈髋步态行走时，臀小肌在股骨近段施加了相对较强的内旋力矩，随时间发展和生长，这个力矩可以使股骨前倾角增大。而事实上，Fabry 等（1973）也证实了这一推论。

3. 力臂功能异常

在第 1 篇第 3 章和本书附录的视频资料，对于正常步态进行了描述，并且引入了力臂、作用力和力矩的概念。力矩作用产生关节的活动。作用力作用于骨骼力臂产生力矩。我们创造了力臂功能异常这个概念，它是指正常步态所需要的力臂产生了变化，从而导致功能异常，尤其是由骨骼或位置畸形所导致的内旋和（或）外旋力臂发生变化出现的一系列问题。在本章，我们会重点讨论与力臂功能异常相关的在儿童和成年脑瘫患者中常见的下肢畸形。包括长骨［股骨和（或）胫骨］旋转畸形、髋关节半脱位或者脱位，足部畸形以及姿势异常如蹲伏步态。

步态分析领域的医生和工程师未能灵敏地认识到力臂功能异常的作用和重要性。肌肉是产生作用力的器官，但是，现代科学对于肌肉组织功能性微观和宏观解剖研究清楚发现，肌肉是高度优化的旋转发生装置（Zajac and Gordon 1989；Lieber 1997）。通常认为肌肉所产生功率的能力与肌力直接相关。但是，要记得，功率是力和运动的结果，一块肌肉不能够在没有关节运动的情况下产生或者吸收功率。为了能够深入理解脑瘫常见步态异常的病理基础和治疗,非常必要的一点是把肌肉看作是产生旋转的动力装置。这会让我们在分析肌肉力矩的时候,很自然地并且直接发现力臂功能异常的问题。

一旦认识到力臂功能异常,通常其能够被矫正。本书后面的章节中详细论述了如何矫正,在随书附录的视频资料中,也有手术矫正的病例。举例来说,严重的足外翻所产生的弹性力臂功能异常,可以通过穿戴适合的支具和(或)手术稳定足部进行矫正(参见第 5 篇第 8 章)。长骨旋转畸形的矫正也并不困难(参见第 5 篇第 6 章)。髋关节半脱位和脱位也有多种治疗的途径(参见第 5 篇第 7 章)。蹲伏步态的治疗可以用单次多水平手术或者股骨远端伸展截骨联合髌腱止点下移(参见第 5 篇第 11章)。换句话讲,一旦明确了力臂功能异常,那么通常矫正并不困难。但是,往往是发现/理解力臂的问题是一个严峻的挑战。为了理解力臂功能异常,需要首先学习力臂和力矩的机械力学原理。

(三) 力臂

我们可以认为力臂是一种"简单的机械装置",用来控制作用力产生旋转。对所有力臂而言,其基本要素是力臂本身(刚性构件)、支点或旋转轴,以及施加的外在作用力——有时可以区分为荷载(移动物体或者克服自重所需的作用力)和作用力(移动或者克服自重的力的大小)(图 2 - 4 - 4)。这些基本要素通过不同的组合产生多种机械力学装置。人体内的骨骼构成了力臂,而关节一般作为支点。尽管荷载和作用力之间的差别有时候不那么严格,通常很自然地将体重(如重力)、地反力和运动惯性力作为荷载,而肌肉需要产生作用力来克服这些荷载。

力臂的目的是产生克服荷载的机械增益或者荷载的快速运动。力臂机械增益是荷载与作用力的比值:

机械增益＝荷载/作用力

反过来,这个比值也能够用荷载和作用力的力臂长度的关系来表示:

机械增益＝$d_{作用力}/d_{荷载}$

机械增益和快速运动之间存在一种内在的折中机制,也就是说,为了达到机械增益,必然涉及丧失快速运动的能力。与之相对应地,荷载的快速运动要求作用力超过载荷。

一类杠杆,作用力和荷载位于支点的两侧(图 2 - 4 - 4a)。这种类型的杠杆可以用跷跷板的原理来解释。一个处于平衡状态的跷跷板,一端个体的重量(荷载)与他支点的距离(力臂)的乘积等于另一端个体的重量(作用力)与他与支点距离(力臂)的乘积。1 级力臂的机械增益可以大于 1 或者小于 1,取决于力臂的比值。生物力学中1 级力臂的例子是在单肢支撑相的骨盆。体重是荷载;髋外展肌肌力,主要由臀中肌产生,是作用力;髋关节作为支点(图 2 - 4 - 4a)。

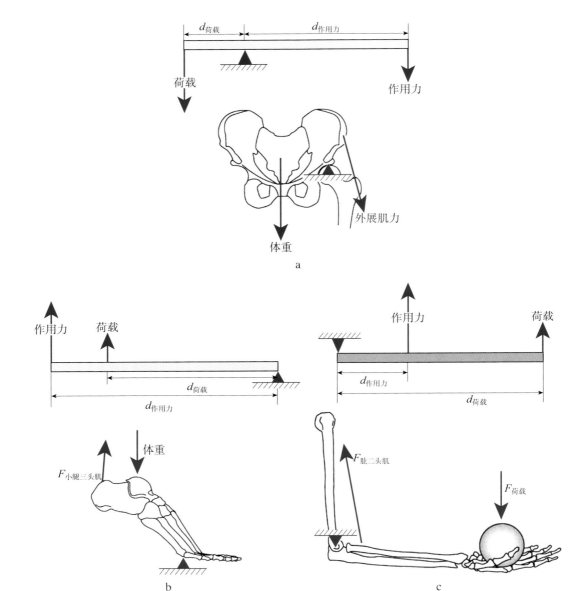

图 2-4-4 三类杠杆。a.一类杠杆支点在中部,荷载及作用力在两端。常见的一类杠杆模型是跷跷板,生物机械模型见于单肢支撑相的骨盆。荷载为体重,作用力为髋外展肌力,支点为髋关节。一类杠杆的机械优势取决于两个杠杆臂的相对长度。b.二类杠杆的支点在一端,荷载在中部,作用力在另一端。常见的二类杠杆模型为独轮车,生物机械模型为蹬离时期的足。支点为跖骨头,载荷为作用于踝关节的体重,作用力为踝跖屈肌力。二类杠杆系统的机械优势为可用较小的作用力支撑较大的载荷。c.三类杠杆的支点在一端,力在中间,负荷在另一端。虽然现在通常只能在图片上看到,中世纪的弹弓是一个很好的例子。身体方面,最好的例子是投球时的前臂。在这种情况下,球就是负荷,力就是肘关节屈肌的力,支点就是肘关节。三类杠杆系统的优点是速度快。然而,这种速度是以付出相对较大的力为代价的(经允许引自 Paley 2002)

　　二类杠杆可以用来缓慢移动巨大荷载（机械增益＞1.0）。一个常见的例子是手推车，支点位于轮子部位，荷载在车厢部位，方向向下，而作用力则位于手推车一端的手柄处，方向向上。生物力学中二类杠杆的例子是在支撑相末期的足。在这一时相，荷载即体重作用于踝关节，小腿三头肌产生作用力，而足则作为力臂（图2－4－4b）。

　　三类杠杆，支点位于一端，作用力与支点接近，而荷载位于力臂的另一端（图2－4－4c）。中世纪的投石机是利用了3级力臂的原理。而在人体，三类杠杆的充分应用可以在前臂的运动中体现。以肘关节为支点，附着于桡骨上方的肱二头肌做功，支撑手持重物的状态即是三类杠杆。这种类型的力臂能够产生非常快速的运动（如棒球投球），但是需要大量耗能。一般情况下，骨、关节、韧带和肌肉构成的骨骼系统代表了这三种力臂形式的混合。

　　正如我们学习把人体看成是力臂系统，很自然会把肌肉作为产生力矩的动力而不是作用力，而力矩使关节发生旋转。因此，理解一些关于什么是力矩，尤其是力矩的大小和方向是怎样从骨骼和肌肉系统产生的就显得很重要。力矩是由力的大小和方向组成。方向取决于力作用的方向和旋转中心。而大小则是作用力和力臂的产物，力臂是旋转中心至作用力方向的垂直距离。

　　力矩＝力×距离（$M = Fd$）

　　为了更好地理解这个方程，我们可以参考一下用扳手拧紧螺帽的过程。这个时候我们的力作用在扳手的末端，使螺帽产生旋转。旋转的方向是由施加力量的方向决定的。力的大小则取决于施加于扳手上的力的大小、扳手手柄的长度以及施加力的角度（图2－4－5）。

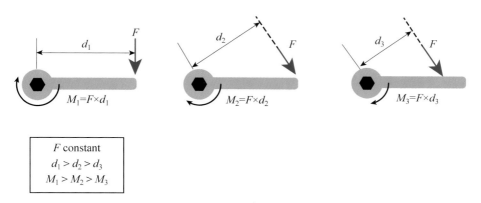

图2－4－5　力矩和力臂。力矩的大小（$M$）等于力（$F$）×力臂的长度（$d$）。力臂的定义是力和旋转中心的垂直距离。作用力的位置和方向的变化引起力矩大小的变化，为达到最大力矩，作用力必须垂直杠杆（经允许引自 Paley 2002）

为了更好地理解在正常步态过程中肌肉和力臂是怎样工作的,我们可以从研究足踝的正常功能开始。支撑相踝关节的活动可以分为三个时相,在第1篇第3章里面有详细叙述(图1-3-25)。想象一下,在正常步态周期内,足在第1滚轴时相是以第二类杠杆做功。这个时候,足跟是支点而足是杠杆。荷载是个体自重作用于踝关节,而作用力是由胫骨前方肌肉产生的对足向上的拉力,从而防止前足和中足直接撞击至地面。足跟后方凸出的部分,大约占全足长度的25%,是个体自重的力臂长度。荷载(自重)的即刻效应是在足跟(支点)处产生一个力矩,使足趾向地面方向产生旋转。

第2滚轴时相是全足触地也就是足的跖侧面完全与地面接触。在这一时相,足以第一类杠杆做功,支点从足跟移至踝关节。地反力在这个时相以荷载形式作用于前足而比目鱼肌作用于足跟提供作用力。这是一个第一类杠杆作用的例子(图2-4-4a)。

在第3滚轴时相,腓肠肌和其他的跖屈肌协同比目鱼肌共同创作一个前推力。足杠杆的支点前移至跖骨头水平,而足跟上抬离开地面。作为结果,足再次以第二类杠杆形式做功,作用力来源于跖屈肌作用在足跟处,荷载(体重)作用于踝关节,而跖骨头作为支点(图2-4-4b)。

在神经肌肉性疾病中,如脑瘫,机体的杠杆系统组成成分多样;杠杆、支点、作用力均产生变形。我们把这种情况称为"力臂功能异常"。存在5种不同的功能异常类型:①短力臂;②弹性力臂;③力臂异常旋转;④支点或作用点异常;⑤姿势性力臂功能异常。

1. 短力臂

一些短力臂的例子包括髋内翻和髋外翻。在髋内翻的情况下,可以直接观察到力臂缩短。为了更好地理解髋外翻是如何导致力臂功能异常的,需要再次强调一下力臂的概念,也就是从旋转中心(髋关节)至肌肉作用方向的垂直距离(图2-4-6)。因此,即使股骨颈的长度在正常的范围内,但是作用方向的改变也会导致有效外展肌力臂减小。因为外展力矩等于外展肌作用力×力臂,力臂缩短导致个体内部外展肌产生的力矩(作用力)对应力臂短缩的程度相应减小。如果不产生姿势代偿,由于外部个体自重(荷载)产生的力矩不变,那么对髋外展肌肌力要求增加。通常情况下,髋外展肌是无法满足的。所以,常见的是姿势代偿,例如,躯干部位向支撑相一侧肢体倾斜,这种代偿姿势会将身体重心向支点移动,通过缩短力臂减少荷载所产生的力矩(图2-4-7)。如果躯干的倾斜不足以代偿,那么支撑相一侧骨盆出现下降,也就是我们常说的川德伦堡征(Trendlenburg sign)。这个例子也提示了在肌力正常和选择性肌肉控制正常的儿童产生川德伦堡征,可能是由力臂的问题而不是髋外展肌功能不良所致。

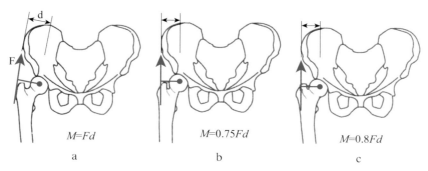

图 2 - 4 - 6　髋外展力矩。a.正常髋关节的外展力矩。力臂"d"是髋关节中心到外展肌的垂直距离。髋关节力矩等于肌力乘以力臂（$M = Fd$）。b.过度外翻的髋关节。因为外翻作用使臀中肌被拉向髋关节中心致力臂短缩 25％，结果导致即使肌力不变，但力矩的大小减少 25％。c.髋内翻可继发于成人骨折或儿童股骨头缺血性坏死。同样地，短缩的股骨颈牵拉臀中肌向髋关节中心靠拢，力臂短缩 20％，结果是力矩大小减少至正常值的 80％（经允许引自 Paley 2002）

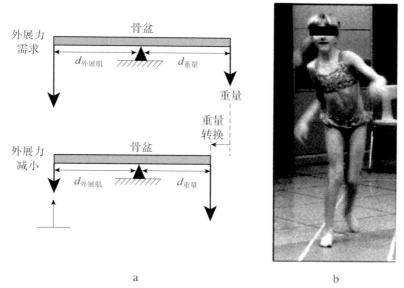

图 2 - 4 - 7　短髋畸形外展力臂的步态代偿。a.如果体重（荷载）的位置不变，髋外展肌将需要更大的力量，如果不能提供该作用力，则会出现代偿性姿势以减少髋外展肌的力臂。Trendelenburg 步态即是这种步态的例子。b.图片中的女孩在单肢站立时出现上半身倾斜和骨盆下降（Trendelenburg 征）（经允许引自 Paley 2002）

2. 弹性力臂

弹性力臂功能不良类似于使用橡胶撬棒来撬起一块石头。这样的做功仅仅会产生撬棒的弯曲形变，而无法撬动石头。痉挛性双下肢瘫的患儿，经典的例子就是柔韧性足外翻（图 2 - 4 - 8、图 2 - 4 - 9）。跖屈／伸膝耦联为保持身体直立姿势所必需，而

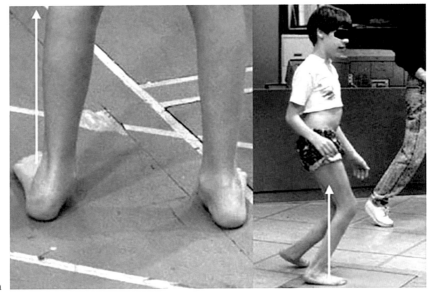

a
b

图2-4-8 弹性力臂功能异常。a.在支撑相末期,足跟通常相对内翻,足弓随跖筋膜牵拉距骨头抬起,这些动作使足变得坚固,从而成为蹬离的绝佳杠杆。扁平外翻足时,后足保持外翻,前足处于外展和旋后位,致使足相对于膝关节轴外旋,且中足过度活动,意味着不仅力臂方向错误(不在行进平面上);而且足弓弹性较大不坚固,像是用橡胶制成的撬棍。b.患有痉挛性双下肢瘫和严重扁平外翻足的男孩,很明显,由于地反力始终位于膝关节轴后方,因此不会产生跖屈/伸膝耦联,这意味着维持下肢伸展的全部任务落在了髋膝关节的伸肌上,不幸的是即使在成人,这两个肌肉群也没有足够的力量来承担这个任务,因此蹲伏步态总是会发生(经允许引自 Paley 2002)

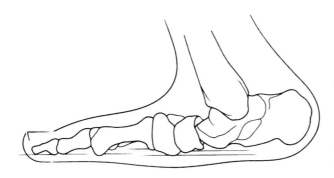

图2-4-9 "中足"塌陷示意图。过于强大的小腿三头肌力使包括距骨在内的后足处于跖屈位,同时过大的地反力将前足推向相对后足的背屈、外展和旋后体位,在这些力的作用下,胫骨后韧带和跟舟足底韧带无法支撑纵弓,导致舟骨在距骨背外侧半脱位

柔韧性足外翻导致这一重要耦联功能丢失,因此认为是导致蹲伏步态的一个重要的因素。这些患儿通常表现为"中足塌陷",在支撑相中期产生中足过度背屈。同时存在的小腿三头肌的挛缩也在第2滚轴时相给中足施加了额外的应力。由于这些儿童通常存在胫骨后肌无力,而胫骨后肌是构成足纵弓的重要部分,纵弓塌陷以及由此产

生舟状骨相对于距骨向背侧−外侧半脱位。作为结果，足无法作为刚性力臂传递作用力，因此，当荷载作用时，产生弯曲形变。前足的外展也很常见，这也进一步降低了足杠杆的有效性，我们将在下面力臂异常旋转的部分讨论。对于弹性力臂治疗的选择以及其他足病理性畸形将在第 5 篇第 8 章里面讨论。

3. 力臂异常旋转

人体最常见的力臂异常旋转的例子是过大的股骨前倾角（未发育的股骨前倾角）以及胫骨过度旋转。在脑瘫患者中，如前所述，它的发生部分是因为出生后的前倾角未获得再塑形。通常股骨前倾角增大和胫骨外旋同时存在，称为"恶性力线异常综合征"（图 2 − 4 − 10）。为了更好地理解这种类型的力臂功能异常所导致的结果，直观地观察其对步态在矢状面和横断面的影响非常必要。

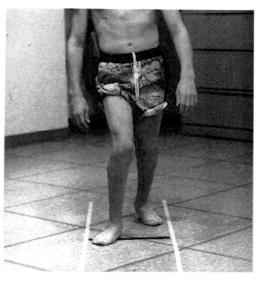

图 2 − 4 − 10　患有"恶性力线异常综合征"的年轻人。以股骨内旋扭转（股骨前倾）和胫骨外旋扭转和（或）扁平外翻足为特征。结果是足和膝关节方向与前进方向发生偏移，正常的跖屈/伸膝耦联不能发生

首先讨论胫骨扭转（暂时不考虑股骨前倾）。在矢状面，地反力所产生的伸膝力臂长度缩短。在横断面，由胫骨旋转所导致的足部旋转可以观察到（图 2 − 4 − 11）。同时，也可以发现这样的姿势在踝关节/膝关节也诱发外翻和外旋的力矩。因此，力臂异常旋转产生两个结果：①原本作用方向上的力矩减小；②产生继发性力矩。胫骨扭转可以通过建模的方法确定，并且已经显示出肌肉伸膝和伸髋的能力显著降低。更多详细内容在第 5 篇第 6 章里面进行讨论。

力臂功能异常是由于重力和地反力所形成的外部力矩和肌肉所形成的内部力矩共同作用。在股骨前倾角增大的情况下，对于步态的影响依赖于髋关节和膝关节的相对位置。例如，如果患儿股骨前倾角为 45°，膝关节指向前进方向的情况下，臀小肌的止点相对于髋关节中心同样外旋 45°。髋关节外展力矩由于外展肌力臂长度的减小呈现相应减小，除此之外，同时诱发了几乎相同的伸髋力矩（图 2 − 4 − 12）。

需要注意的是，继发性力矩的出现和原发力矩的减少不需要改变肌肉的作用力大小。因此，即使力臂长度适合，如果仅作用方向异常，也能够导致病理性结果。从前面关于骨生长机制的学习中，认识到生长期骨骼容易在外力的作用下发生形变和再塑形。因此，力臂旋转功能异常长期作用于生长期儿童的结果是在长骨和足部产生更多的畸形。

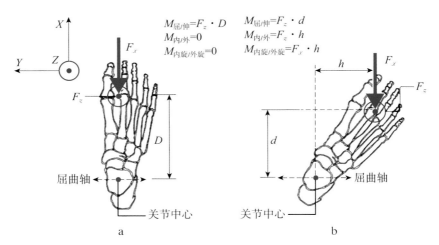

　　**图 2‑4‑11**　力臂旋转不良,胫骨外旋扭转。力臂旋转不良常发生于下肢长骨(股骨前倾,胫骨旋转)。a. 正常解剖和对位。注意伸展力矩 $F_z \cdot D$ 的相对长度,内外翻及旋转力矩为 0。b. 胫骨外旋引起地面反作用力移向后外侧,导致伸展力矩的力臂短缩。意味着伸膝力矩减少,此外,出现的外翻和外旋力矩将在足、小腿和膝关节产生外翻和外旋力。这些异常的力作用于生长中的儿童,随着时间推移将产生扁平外翻足,胫骨外旋和膝外翻。M,力矩;F,力;D/d/h 表示不同的力臂(经允许引自 Paley 2002)

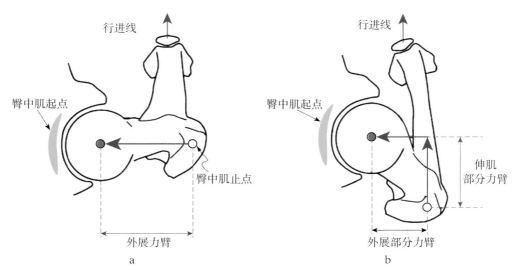

　　**图 2‑4‑12**　力臂旋转不良,股骨前倾。a. 与胫骨旋转在足部产生功能障碍的力臂一样,股骨前倾将在髋关节产生功能异常的力臂。这幅图描述了横断面正常髋关节解剖。臀中肌止点附着在髋关节外侧,产生的力矩只能外展,伸肌力矩和外旋力矩的乘积为 0。b. 所示为严重髋关节前倾。通过内旋下肢可中和部分前倾,但是不能中和的部分具有使臀中肌止点后移的作用,结果是臀中肌外展力矩减小,出现正常情况下不会出现的髋关节伸展和内旋力矩(经允许引自 Paley 2002)

对于力臂旋转功能异常的治疗非常明确。手术矫正异常的旋转，或者通过精确的截骨一次性矫正抑或是 Ilizarov 外固定支架缓慢矫正均可。更多的关于如何判断股骨前倾角和胫骨旋转畸形以及治疗的细节在本书后面具体讨论（参见第 5 篇第 6 章）。

4. 支点不稳定

髋关节半脱位或脱位是支点不稳定很好的例子（图 2-4-13）。在这种情况下，即使作用力和力臂是正常的，也无法产生有效的力矩。由于髋关节半脱位，支点不稳定。结果是正常的髋关节外展肌无法使髋关节外展，而是作用于股骨头，使其继续向上方产生半脱位。在弹性力臂和支点不稳定这两种情况下，产生的效果类似，但是潜在的原因是根本不同的。

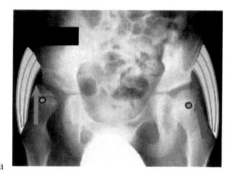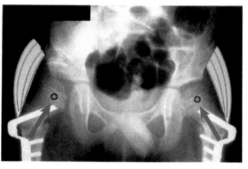

图 2-4-13　a. 不稳定的支点，髋关节半脱位。髋关节半脱位或全脱位为不稳定支点的作用提供了一个极好的例子。这幅图可见右侧髋关节严重半脱位和不稳定，因此，髋外展肌的收缩不能产生外展，而是将股骨头颈向上平移。另一侧，股骨头在髋臼中是稳定的，但是严重的髋外翻会缩短外展力臂（短力臂功能障碍）。b. 双侧股骨内翻去旋转截骨＋右侧髋臼成形术后，双侧髋关节稳定，正常的髋外展力臂得以重建。图示的点表示旋转中心，箭头表示承重矢量（经允许引自 Paley 2002）

治疗计划的制订要根据关节是否在位和脱位发生时间的长短来决定。例如，脑瘫儿童半脱位和脱位通常可以切开复位，同时进行股骨和骨盆周围截骨手术矫正。但是，成年脑瘫患者通常伴发退行性关节病变，可能需要髋关节置换。

5. 姿势性力臂功能异常

姿势性力臂功能异常会有些难以理解。一个最好的例子是观察蹲伏步态中姿势性力臂功能异常所产生的影响。正如我们在第 1 篇第 4 章里面所讨论的，在正常直立步行状态，腘绳肌在支撑相前半段是主要作为伸髋肌工作的。尽管腘绳肌是跨双关节肌肉，但是由于远端关节（膝关节）处于锁定状态（初期是由股外侧肌而后期通过踝关节跖屈/伸膝耦联作用），腘绳肌在这一时段的作用为伸髋。因此，腘绳肌的向心性收缩在不屈曲膝关节的情况下参与了伸髋动作。Perry 和同事发现了腘绳肌作为伸髋肌的效用（Waters et al. 1974）。他们也阐述了腘绳肌在脑瘫患者中的功能变化

（Perry and Newsam 1992）。但是，这些知识大部分未能被绝大多数的骨科医生们透彻理解。而且，现在更多来源于模型构建方面的证据显示，在站立相，腘绳肌是作为伸膝肌做功的（Arnold 1999）。这是耦合闭环运动链产生诱导加速的结果。

但是，在蹲伏步态中，这种情况发生戏剧性变化。在这个姿势中，大量的因素发生改变，包括与膝关节和髋关节相关的地反力和重力的位置，这两个作用力在这两个关节诱发了显著的外旋和屈曲力矩。由于屈髋屈膝姿势，肌肉内部经过髋关节和膝关节的力臂也发生变化。最终，下肢耦合动力系统由于关节和身体部位相对应的姿势和作用力方向发生改变。这些变化所导致的结果是双重的：①髌骨-股骨压力增大；②股四头肌（包括股直肌）和腘绳肌更多的作用是协助抵抗外部屈曲力矩。除了作为伸膝装置，跨关节的股直肌也是一个屈髋装置。而腘绳肌，除了作为伸髋肌，同时有屈膝作用。因此，股直肌和腘绳肌的作用下，髋关节和膝关节需要更大的伸展力矩抵抗屈曲的势头。这构成了一个恶性循环，其中髋关节和膝关节的屈曲力矩不断增长，而伸膝力矩逐渐不足。这种情况可以采用高级建模来分析（Hicks et al. 2008）。Hicks 和同事的发现能够量化蹲伏状态对肌肉群动力功能影响的程度。更多与蹲伏步态治疗相关的细节在第 5 篇第 11 章内讨论。

导致这个问题的原因有很多，对于姿势性力臂功能异常的治疗也相对复杂。相比之下，神经肌肉性疾病比如脑瘫，蹲伏步态是继发于平衡不良、选择性运动控制丢失、肌张力异常、肌力降低和（或）我们前面讨论过的其他类型的力臂功能异常。与之相对，在瘫痪性疾病如脊髓脊膜膨出和脊髓灰质炎，这个问题通常来源于小腿三头肌无力，反过来导致支撑相中期踝关节跖屈/伸膝耦联不足。重要的一点是，要记得这种特殊类型的力臂功能异常，一部分是由我们前面所讨论的那些其他类型的力臂功能异常所致。由于姿势性力臂功能异常的治疗相对复杂，并且与蹲伏步态的治疗直接相关，我们将在本书的治疗章节中的蹲伏步态部分详细讨论。

综上所述，病理性步态是复杂的，即使仅仅是痉挛性双下肢瘫这一种情况，也可以有多种的病因作用产生。这些包括原发性异常（选择性运动控制不足、平衡功能异常和痉挛），继发性畸形（肌肉挛缩和力臂功能异常），甚至个体为了规避这些功能异常所产生的影响而发生的耦合反应。由此产生的脑瘫异常步态的治疗也变得复杂，医生首先需要精确地罗列出问题，然后才能决定怎样更好地用手头的工具去逐个解决。但是，据我们所知，这里不存在捷径，除非对每一个有疑问的病例都能够常规进行检查分析，否则很难获得一致且满意的结果。

## 参考文献

[ 1 ] Albright AL（1996）Intrathecal baclofen in cerebral palsy movement disorders. *J Child Neurol* **11**（Suppl 1）: S29 - 35.

[ 2 ] Albright AL（2007）Intrathecal baclofen for childhood hypertonia. *Childs Nerv Syst* **23**:971 - 9.

[ 3 ] Albright AL, Barry MJ, Fasick P, Barron W, Shultz B (1996) Continuous intrathecal baclofen infusion for symptomatic generalized dystonia. *Neurosurgery* **38**:934 – 9.

[ 4 ] Albright AL, Barry MJ, Shafton DH, Ferson SS (2001) Intrathecal baclofen for generalized dystonia. *Dev Med Child Neurol* **43**:652 – 7.

[ 5 ] Arkin AM, Katz JF (1956) The effects of pressure on epiphyseal growth. *J Bone Joint Surg Am* **38**:1056 – 76.

[ 6 ] Arnold AS (1999) *Quantitative descriptions of musculoskeletal geometry in persons with cerebral palsy: guidelines for the evaluation and treatment of crouch gait.* (D. Phil. Dissertation.) Department of Biomedical Engineering, Northwestern University, Evanston, IL.

[ 7 ] Arnold AS, Komattu AV, Delp SL (1997) Internal rotation gait: a compensatory mechanism to restore abduction capacity decreased by bone deformity. *Dev Med Child Neurol* **39**:40 – 4.

[ 8 ] Bleck E (1971) Postural and gait abnormalities caused by hip-flexion deformity in spastic cerebral palsy. Treatment by iliopsoas recession. *J Bone Joint Surg Am* **53**:1468 – 88.

[ 9 ] Bleck EE (1987) *Orthopaedic Management in Cerebral Palsy.* London: Mac Keith Press.

[10] Burtner PA, Woollacott MH, Qualls C (1999) Stance balance control with orthoses in a group of children with spastic cerebral palsy. *Dev Med Child Neurol* **41**:748 – 57.

[11] Butler PB, Thompson N, Major RE (1992) Improvement in walking performance of children with cerebral palsy: preliminary results. *Dev Med Child Neurol* **34**:567 – 76.

[12] Delp SL, Statler K, Carroll NC (1995) Preserving plantar eflxion strength after surgical treatment for contracture of the triceps surae: a computer simulation study. *J Orthop Res.* **13**:96 – 104.

[13] Delp SL, Hess WE, Hungerford DS, Jones LC (1999) Variation of rotation moment arms with hip flexion. *J Biomechan* **32**:493 – 501.

[14] Fabry G, MacEwen GD, Shands AR (1973) Torsion of the femur. A follow-up study in normal and abnormal conditions. *J Bone Joint Surg Am* **55**:1726 – 38.

[15] Hagberg B, Sanner G, Steen M (1972) The dysequilibrium syndrome in cerebral palsy. Clinical aspects and treatment. *Acta Paediatr Scand Suppl,* **226**:1 – 63.

[16] Hepp-Reymond M, Trouche E, Wiesendanger M (1974) Effects of unilateral and bilateral pyramidotomy on a conditioned rapid precision grip in monkeys (Macaca fascicularis). *Exp Brain Res* **21**:519 – 27.

[17] Heuter C (1862) Anatomische Studien an den Extremitatengelenken Neugeborener und Erwachsener. *Virchows Arch* **25**:572 – 99.

[18] Hicks JL, Schwartz MH, Arnold AS, Delp S (2008) Crouched postures reduce the capacity of muscles to extend the hip and knee during the single-limb stance phase of gait. *J Biomechan* **41**:960 – 7.

[19] Horstmann HM, Bleck EE (2007) *Orthopaedic Management in Cerebral Palsy.* London: Mac Keith Press. p 26 – 7.

[20] Kuypers H (1981) Anatomy of the descending pathways. In: Brookhart JM, Mountcastle VB, Brooks VB, Geiger SR, editors. *The Nervous System,* vol. II. Bethesda, MD: Williams and Wilkins. p 597 – 666.

[21] Liao HF, Jeng SF, Lai JS, Cheng CK, Hu MH (1997) The relation between standing balance and walking function in children with spastic diplegic cerebral palsy. *Dev Med Child Neurol* **39**:106 – 12.

[22] Liao HF, Mao PJ, Hwang AW (2001) Test-retest reliability of balance tests in children with cerebral palsy. *Dev Med Child Neurol* **43**:180 – 6.

[23] Lieber RL (1997) Muscle fiber length and moment arm coordination during dorsi- and plantarflexion in the mouse hindlimb. *Acta Anat (Basel)* **159**:84 – 9.

[24] Novacheck T, Trost J, Schwartz M (2002) Intramuscular psoas lengthening improves dynamic hip function in children with cerebral palsy. *J Pediatr Orthop* **22**:158 – 64.

[25] Paley D (2002) *Principles of Deformity Correction.* Berlin, Heidelberg, New York: Springer.

[26] Perry J, Newsam C (1992) Function of the hamstrings in cerebral palsy. In: Sussman M, editor. *The Diplegic Child: Evaluation and Management.* Rosemont, IL: American Academy of Orthopaedic Surgeons. p 299 – 307.

[27] Rose SA, DeLuca PA, Davis RB 3rd, Õunpuu S, Gage JR (1993) Kinematic and kinetic evaluation of the ankle after lengthening of the gastrocnemius fascia in children with cerebral palsy. *J Pediatr Orthop* **13**:727 – 32.

[28] Somerville EW (1957) Persistent foetal alignment of the hip. *J Bone Joint Surg Br* **39**:106.

[29] Shumway-Cook AS, Hutchinson S, Kartin D, Price R, Woollacott M (2003) Effect of balance training on recovery of stability in children with cerebral palsy. *Dev Med Child Neurol* **45**:591 – 602.

[30] Waters RL, Perry J, McDaniels JM, House K (1974) The relative strength of the hamstrings during hip extension. *J Bone Joint Surg Am* **56**:1592 – 7.

[31] Winter DA (1991) *The Biomechanics and Motor Control of Human Gait: Normal, Elderly, and Pathological*, 2nd edn. Waterloo, Ontario: University of Waterloo Press. p 35 – 52,75 – 85.

[32] Winters TF, Jr., Gage JR, Hicks R (1987) Gait patterns in spastic hemiplegia in children and young adults. *J Bone Joint Surg Am* **69**:437 – 41.

[33] Woollacott M, Shumway-Cook A, Hutchinson S, Ciol M, Price R, Kartin D (2005) Effect of balance training on muscle activity used in recovery of stability in children with cerebral palsy: a pilot study. *Dev Med Child Neurol* **47**:455 – 61.

[34] Zajac FE, Gordon ME (1989) Determining muscle's force and action in multi-articular movement. *Exerc Sport Sci Rev* **17**:187 – 230.

# 第 5 章　脑瘫患者肌肉的结构和功能

## MUSCLE STRUCTURE AND FUNCTION IN CEREBRAL PALSY

Adam P. Shorthand，Nicola R. Fry，Anne E. McNee，Martin Gough

冯　林　陈善本　译，冯　林　审校

目前，对于痉挛性双下肢瘫（spastic cerebral palsy，SCP）肌肉畸形和肌肉无力的认识很大程度上建立在我们对这些患儿生长过程中的临床观察上面。通常认为，患儿年龄越小，肌肉畸形程度越轻，但是，如果肌性和腱性结合处无法和相邻长骨的生长速率匹配，就会出现肌肉挛缩。关于肌肉畸形产生的推断也是我们在临床检查和评估的过程中，通过对被动关节活动范围的检查得出的。但是，肌性和腱性结合处的多种组织成分：肌纤维、肌腹及肌腱，都与肌肉的长度密切相关（图 2 - 5 - 1）。在临床检查中，我们无法常规评估这些成分对于肌性和腱性结合处长度的影响。

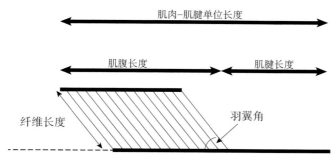

图 2 - 5 - 1　单羽状肌大体结构的简单图解

一般认为，畸形不仅仅与长度相关，也意味着有肌肉形态改变和结构的异常。肌肉形态、内部结构及构成成分的改变，导致了主动及被动肌肉活动的变化，尤其是在产生动力和做功方面。上运动神经元综合征一个很重要的特点就是肌肉无力，但是在痉挛性双下肢瘫中，肌肉无力的原因和肌肉结构改变所产生的影响尚未完全理解。

肌肉是一种具有高度延展性的组织。它对于机械应力、激素激活，以及活动强度和量的改变反应迅速。肌肉这种潜在的适应能力来源于肌肉细胞蛋白质的快速更新。

在本章中，我们讨论 SCP 儿童和青少年肌肉形态和结构方面的异常、肌肉性质和表现的影像学特点以及改善这类患者肌肉功能的潜能。

## 一、 肌肉形态，结构和功能

正常下肢绝大部分肌肉呈现羽状，也就是肌腹中的肌纤维是以一定的角度（羽化角）附着于腱膜（内部的腱性结构）上的（图 2-5-2）。因此，肌纤维的长度比实际的肌腹长度短很多，尤其是在伸肌。这就意味着肌纤维长度对于肌性和腱性结合处长度的影响很小。但是为什么短的肌纤维构成对于肢体的伸肌更有利呢？

任何关于肌肉结构的讨论都要从论述肌节的动力学开始。肌节是肌肉收缩的基本结构单位。在肌节内部，蛋白纤维相互重叠（交叉）。这些蛋白纤维之间通过特殊的结构（横桥）连接，在 ATP 功能和活动蛋白的调节下，肌丝之间相互滑行，引起肌节长度的变化和肌肉收缩。沿着肌丝蛋白排列的横桥位点的数量和位点之间的距离决定了肌节长度的变化。在人体，肌节的延展长度大约是 2 μm。

肌纤维剧烈收缩时，长度会显著缩短，这种情况下需要肌节的排列是平行和连续的。

图 2-5-2 中的肌肉 a 和 b 都是由 12 个肌节组成的。肌肉 a 平行排列的肌节数量比肌肉 b 少，所能产生的主动作用力仅有肌肉 b 的 75%。与之相反，肌肉 b 每列的肌节数量较少，因此其作用范围较小。因此，肌肉 b 产生的肌肉收缩的速度较肌肉 a 低。简单地讲，肌肉内肌节的排列对其主动收缩和被动拉伸的性能有关键的影响，每列肌节的数量影响到肌肉收缩的速度和作用范围，而平行排列的肌节数量则影响到肌肉动力产生的能力。

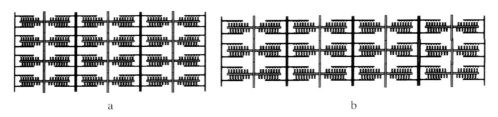

a            b

图 2-5-2 两种肌肉有相同数量的肌节、不同的排列

对于较大体积的肌肉，我们用来观察平行排列的肌节数量可以通过生理横截面积（physiological cross sectional are，PCSA）表示。下面的方程是一个相对简单的表达方式，但是应用过程中可能会引起一些混淆，因为在肌肉中肌纤维比肌腹短的情况下，"横截面积"未必能够直接进行测量。

$$PCSA = \frac{V \cdot \cos(\theta)}{f_i}$$

这里 $V$ 指的是肌肉的体积，$f_i$ 代表纤维的长度，而 $\theta$ 代表羽化角。

但是，我们仅能构建简单的图解说明。暂且认为羽状的肌肉是由 3 条纤维构成的，每 1 条包含 3 个平行的肌节和 4 个垂直的肌节（图 2-5-3）。

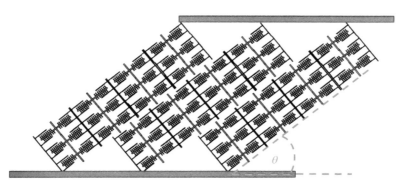

图 2 - 5 - 3　羽状肌肌节排列表征

肌节的横断面在肌腱方向的作用＝3×3cosθ(3 条纤维中每 1 条都是由 3 个平行的肌节以 θ 角附着于肌腱上)。肌肉的体积(36 个肌节)乘以羽化角($f_i$)的余弦然后除以纤维的长度(每条纤维 4 个肌节)。在特定的病例中,羽化角是 0°(长纤维型肌肉),生理横截面积方程变为 $V/f_i$。

Powell 和他的同事(1984)提出 PCSA 的结果和预估的特定肌张力(作用力的大小是由每一块肌肉的每个单位面积决定的)能够预测豚鼠后肢一定数量的肌肉所产生的最大肌力。假设肌节静息长度在不同肌肉之间是近似的。肌肉体积减小导致作用力减小,肌纤维长度缩短使得延展性降低及收缩的速度减小。

肌肉特定的张力依赖于很多因素,包括纤维类型(慢纤维或快纤维)和结缔组织所占的比重。慢纤维的氧化能力更强,但是张力偏低及收缩速度较快纤维慢,多存在于维持人体姿势的肌肉中(如比目鱼肌、股内侧肌)。在正常发育的肌肉中,结缔组织的比重非常小,因此它对于张力的直接作用也很小。但是,在特殊条件下,结缔组织所占比重增加(如下)。

## 二、肌力的调节

α 运动神经元(α‐MN)位于脊索的腹侧,主要活动受到来源于运动皮质和脑干下行信号的调节。α‐MN 的轴突从脊索延伸至特定的骨骼肌并且激活在肌肉内分布广泛的大量肌纤维。一个独立的 α‐MN 和它所激活的纤维,称为一个运动单位(motor unit,MU)。在下肢伸肌,一个 MU 可以由超过 2 000 条纤维构成。

α‐MN 触发的一个单独的动作电位在目标肌纤维产生一个单独的机械性收缩。重复动作电位引发机械性收缩的叠加和力量增大。高频的刺激产生肌强直或者是 MU 刺激最大化的结果。这种调节肌肉力量的方法称为频率调节(rate coding)。由于收缩‐强直的比例是 1：4,所以由这种方法所产生的肌力幅度存在局限。

骨骼肌及其神经支配是由成千上万个运动单位组成。肌肉所产生的作用力与激活(或募集)的运动单位数量成正比。在主动运动中,通常先募集的是较小的、慢速且阈值低的运动单位,而后才是较大的、快速且高阈值的运动单位。这称为 Henneman 定律(Henneman 等,1965),它能允许骨骼肌更好地控制所产生的作用力。

### 三、正常肌肉发育

在讨论 SCP 肌肉的适应性变化之前,需要了解肌肉的正常发育。在正常情况下,肌纤维的数量在出生时是固定的。而在出生后肌肉体积的增大是通过肌细胞肥大获得的,如肌纤维直径的增加。在 5 岁之前,快收缩纤维和慢收缩纤维逐渐分化并在固定区域生长至成年。大约 25 岁,MU(和肌纤维)的数量开始减少同时肌纤维开始发生萎缩。交界区域的 II 型纤维最先出现。80 岁以后,肌纤维丢失和萎缩导致大约 50% 的肌肉体积丢失(Lexell et al. 1988)。这对于肌肉影响巨大,年长的人可能会丧失相当多的肌力,甚至其关键肌群没有足够的力量来完成日常活动,如从坐到站的动作(Hughes et al. 1996)。在典型发育的成年人中,骨骼肌减少的自然史对那些因预先存在神经系统疾病而导致肌肉力量受损患者的活动能力,可能同样有影响。

### 四、脑瘫患者肌肉适应性改变

肌肉是一种具有快速适应能力的器官,它可以随着外力发生变化,无论这种变化是对于神经刺激的反应抑或是外界条件的改变,如固定或失用。正是由于这种应变能力,肌肉被认为非常"聪明",但是这种拟人的描述并不恰当。相反,肌肉其实是愚笨的,它们内部复杂的分子机制传递来自外界的信号,调节蛋白质合成和降解的活动。这种精确的调控机制是很多实验室的主要研究内容,但是还不能够被完全解释清楚。但是,目前已经明确了大量的与肌肉生长、肌肉的硬度和肌纤维长度相关的重要因素。研究结果显示,在婴儿和儿童时期,肌纤维内细胞核数量、邻近肌纤维星形细胞数量的增加,以及肌纤维的肥大受到外界压力的影响,而压力信号的传导是由大量的信号分子组成,包括胰岛素样生长因子(IGF)I 和 II。

在写作本书的时候,我们还没有发现有关痉挛性脑瘫蛋白调控变化的研究,但非常明确的是,对肌肉产生和萎缩活动变化了解越深入,越有利于研发新一代治疗儿童神经肌肉性疾病的药物。

分子生物学研究可能揭示这种适应性机制的原理,但是依然要通过生理学和组织学的研究才能够阐明这种机制在细胞水平产生的生理学变化、器官结构以及功能的改变。

文献中有关儿童或者成年痉挛性脑瘫肌肉组织学的研究非常少。这方面工作做的最多的是 Castle 团队(1979)。这个团队研究发现,在脑瘫患者不同的肌肉中,萎缩和肥大的 I 型肌纤维(慢纤维)和 II 型肌纤维(快纤维)的混合同时伴有脂肪的渗入是其典型的组织学表现。但运动功能如何未清晰阐明。Castle 的研究结果与 Rose 等(1994)和 Ito 等(1996)正好相反。Castle 等(1979)报道了 21 例腓肠肌肌肉活检的结果，显示肌纤维类型分布和大小的轻度变化，而 Rose 和 Ito 在他们的肌肉活检样本中发现 I 型肌纤维细胞占优势。组织形态学的发现与同一个体肌肉样本选取的部位有关。Romanini 和同事（1989）描述了儿童脑瘫患者 I 型肌纤维数量增加以及体积增大的多样性，II 型肌纤维萎缩，多边形纤维出现"痉挛性"短缩的内收肌，而在半膜肌，仅出现了 I 型和 II 型肌纤维的轻度萎缩。股薄肌的变化介于短缩的内收肌和半膜肌之间。在痉挛性三肢瘫患者的受累上肢，肌球蛋白重链 II X（IIb 型肌纤维的快速肌球蛋白）上调（Pontenet et al. 2008）。这个研究结果提示纤维类型的分布和直径的大小在痉挛性脑瘫中变化并不一致，与个体受累及的程度和严重性有关，同时也与肌肉部位相关。研究之间结果一致性缺乏也说明纤维类型和结构的变化与多种因素有关（上运动神经元损伤的严重性、失用、运动模式的改变以及肌肉骨骼的作用力线）。

　　痉挛性脑瘫一个常见的特征是肌纤维体积变化的增大。Rose 等（1994）研究显示，肌纤维直径的变化与行走过程中能量需求的增加和肌肉活动时间延长相关。这些变量之间的关系揭示了痉挛性脑瘫神经病理学、继发性肌肉结构损伤以及功能缺陷之间的因果关系。Romanini 等（1989）认为同一块肌肉内的慢纤维肥大和发育不良可能是过度使用的结果，初期表现为肌纤维增大，随后由于失用逐渐减小。肌纤维直径的增加可能提示了一个慢性的去纤维化/再纤维化的过程。在对儿童 SCP 的神经肌肉连接处的研究中，肯定有神经和肌肉相互作用异常的证据（Theroux et al. 2005）。

　　结缔组织的增加和脂肪渗入在纤维大小变化非常大的肌肉中可以见到（Rose et al. 1994；Ito et al. 1996）。Booth 和同事（2001）用免疫组化的方法发现痉挛性脑瘫儿童股外侧肌结缔组织增加。他们也发现了总胶原成分和改良 Ashworth 评分之间的关系。在严重的患者中，肌纤维直径非常小，细胞外基质增多。这与 Lieber 及其同事的发现类似（2003）。在预备行上肢肌腱转位的痉挛性脑瘫儿童上肢屈肌的研究中发现了不完整的细胞外基质屏障以及小而僵硬的肌纤维。细胞外基质的增生和这种极小纤维的出现是一种肌肉变化的终末期现象，不仅影响到肌肉张力，同时也会降低力量在相邻纤维和纤维束之间的侧方传导（Huijing 1999）。力量的侧方传导是一种重要的分散张力的方法，激活一个独立的肌肉单位而后传导到整个肌肉。如果这种传导缺失，单个的肌纤维可能需要承受巨大的压力，同时造成弹性应变力的损伤。

　　我们认为通过研究多种条件下动物模型的肌纤维长度，痉挛性脑瘫肌肉的适应性已经有了突破性研究进展（Tabary et al. 1972；Goldspink et al. 1974；Williams and Goldspink 1978）。最与临床相关的发现是肌纤维对于外力牵拉和肌肉收缩的反应。临床医生认为肌肉的形变（肌肉长度减少）是由序列排列的肌节的缩短和肌纤维长度缩短所致，但是直到最近才发现无法直接测量痉挛性脑瘫患者的肌纤维长度。Shortland 等（2002）通过超声发现偏瘫和双下肢瘫患儿内侧腓肠肌肌束（超声可见的一组肌纤维）长度与正常发育儿童相比，无明显差异。Lieber 和 Friden（2002）测量了痉挛性脑瘫成人尺侧腕屈肌肌节长度发现纤维长度正常但是肌节延长。然而，我们自己和其他同行的近期研究提示在不同肌肉，脑瘫对纤维长度的影响不同（McNee and Shortland 2006；Mohagheghi et al. 2008）。痉挛性脑瘫患儿，内侧腓肠肌肌纤维长度无明显变化，外侧腓肠肌肌束长度减少，提示即使是相邻的肌肉，他们受累的程度也不尽相同。但是下肢其他的肌肉呢？二维和三维超声检测了正常发育儿童和能独立行走的儿童和青少年痉挛性脑瘫患儿特定肌肉解剖体位的肌束长度，结果令人吃惊（图 2-5-4）。研究结果发现肢体的屈肌（股直肌、胫骨前肌和外侧腓肠肌）肌束（纤维）长度缩短，而伸肌（股内侧肌、内侧腓肠肌）肌束长度维持或者增加。具备行走能力的脑瘫儿童，这种纤维长度的变化很难解释，但可能是作用于肢体伸肌的巨大张力导致肌节的增加和纤维长度的维持。

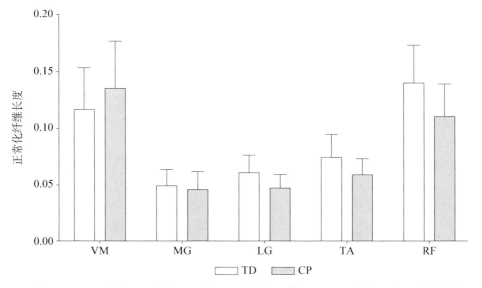

图 2-5-4　脑瘫（CP）青年和儿童及正常发育同龄人（TD）正常化肌束（纤维）长度。
VM，股内侧肌；MG，腓肠肌内侧头；LG，腓肠肌外侧头；RF，股直肌；TA，胫骨前肌

　　临床观察发现痉挛性双下肢瘫患儿肌肉体积和肌腹长度缩短。随着磁共振影像学的进步，以及最近三维超声技术的发展，对痉挛性脑瘫患儿肌肉体积和长度的测量成为可能。Lampe 和同事（2006）用磁共振测量了一组青年偏瘫患者下肢肌肉体积和长度。结果显示，受累侧肢体与正常侧对照，肌肉体积减小高达 28%，远端肌肉受累更明显。在个体研究中发现，肌肉体积减少可达 50%。Elder 等（2003）和 Malaiya 等（2007）对偏瘫患者下肢远端肌肉体积的研究也得出了相似的结论。最近，我们也完成了 25 例可行走的双下肢瘫儿童和成人（6～22 岁）以及正常发育对照组肌肉体积测量的研究（图 2-5-5）。肌肉体积和长度分别根据体重和下肢长度进行标准化处理，

正常发育对照组的数据也进行了计算。结果发现痉挛性脑瘫患者 11 块肌肉出现明显发育不良,但无规律可循,远端肌肉较近端肌肉更容易受影响,而跨关节肌肉较单关节肌肉更易受影响。痉挛性脑瘫患者组肌肉的长度较对照组明显短缩,除外股外侧肌。

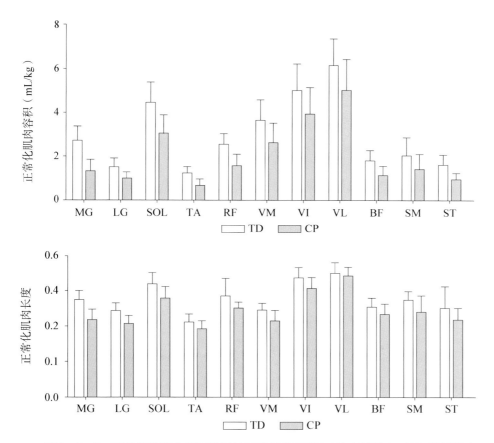

图 2-5-5　可行走脑瘫儿童和青年的平均肌腹容积(a)和长度(b)。MG,腓肠肌内侧头;LG,腓肠肌外侧头;SOL,比目鱼肌;TA,胫骨前肌;RF,股直肌;VM,股内侧肌;VI,股中间肌;VL,股外侧肌;BF,股二头肌;SM,半膜肌;ST,半腱肌

我们认为青少年痉挛性脑瘫患者,下肢肌肉长度短缩,但是肌纤维未必都短缩!这种说法看起来似乎是矛盾的,但是可以通过下肢肌肉的羽状结构来解释(图 2-5-6),这种结构形式使得肌纤维的长度对于整个肌肉长度的影响相对较小。羽状肌肉缩短可以通过纤维平均直径的减小或者纤维数量的减少实现。我们对纤维长度、肌腹长度以及肌肉体积的研究发现肌纤维萎缩或缺失是导致痉挛性脑瘫患者肌腹短缩的主要因素。

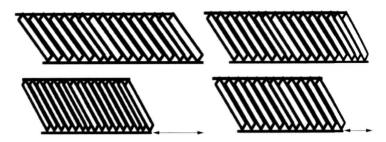

图 2-5-6　高级羽状肌可能因为纤维直径减少或纤维数量减少而变短(改编自 Shortland et al. 2002)

如果肌腹出现短缩,看起来很像或者至少部分是由被动活动范围受限所致,我们在临床检查中也观察到同样现象。但是,内侧和外侧腓肠肌肌腹标准化以后的静息长度与伸膝状态下被动背屈踝关节时的长度无明显关联(图 2-5-7)。其他关节活动范围的测量结果和肌腹长度的相关性也是类似。这种关联的缺乏说明神经系统和其他控制肌腹长度的因素与那些控制肌腱长度的因素不同,换句话说,我们在临床检查中所测量到的"畸形",并不能够反映肌腹长度或力学性能。

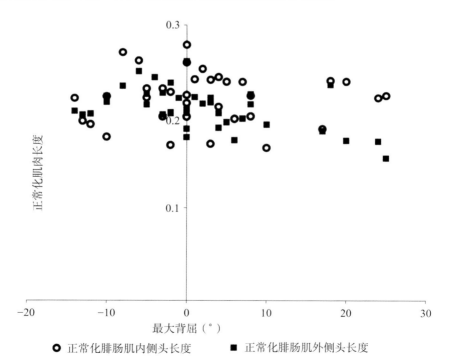

图 2-5-7　痉挛性脑瘫青年和儿童腓肠肌内侧头(实心方块)和外侧头(空心方块)静息肌腹长度和最大被动背屈(伸膝)的关系

有关痉挛性脑瘫患者肌肉体积与功能之间联系的研究很少。Ohata 和同事（2008）发现在具备行走能力和不具备行走能力的痉挛性脑瘫儿童中，股四头肌的厚度与大运动分级有显著相关性（gross motor function classification system，GMFCS）。但是，由于他们的研究中包括了一定比例 GMFCS Ⅴ级患儿，我们知道不具备行走能力的儿童，肌肉的失用会对肌肉的体积产生影响，这可能是影响肌肉体积变化的主要原因。当然，在正常发育个体中，肌肉的萎缩是肌肉失用的结果。在功能运动分级较好的痉挛性脑瘫儿童和成年人，我们仍然无法确定肌肉体积是不是重要的功能预测因素。

## 五、脑瘫患者肌肉激活缺陷

尽管肌肉的机械能在很大程度上与物理横断面的面积有关，但是一个个体在最大自主收缩期间所能产生的力的大小依赖于运动单位激活的比例（募集运动单位的数量）以及刺激的频率（动作电位频率）。Stackhouse 和同事（2005）测试了正常发育儿童和痉挛性脑瘫儿童在不同状态下股四头肌和跖屈肌的肌力。他们要求受试儿童主动最大限度收缩肌肉，测量在这一状态下所能产生的最大肌力。然后采用超大电刺激（通过皮肤电极）将这一主动收缩进行放大。通过这种方式将肌群的机械电位（在超大刺激下）与儿童主动收缩所能产生的肌力进行区分。研究发现了两个有趣的现象：①痉挛性脑瘫患儿仅仅能够激活一半（跖屈肌）至 2/3（股四头肌）的可用肌肉；②即便是受到最大刺激，与同龄正常发育儿童相比，肌肉仅能够产生平均 1/4（跖屈肌）或 1/2（股四头肌）的肌力。这一结果说明，痉挛性脑瘫儿童的肌肉无力与神经和肌肉均相关，而且两者作用不相伯仲。但是运动单位募集或动作电位频率异常导致了痉挛性脑瘫儿童"神经性"肌肉无力，抑或两者均有参与？ Rose 和 McGill（2005）将细针电极置于正常发育儿童和脑瘫儿童腓肠肌和胫骨前肌，以获得分级次最大强度收缩瞬时放电频率（instantaneous firing rates，IFR）。在神经肌肉系统较低的激活水平，两组儿童的瞬时放电频率类似。但是，痉挛性脑瘫儿童无法在最大主动收缩期间产生更高的放电频率，而这正是对照组正常发育儿童神经肌肉激活所必需的放电频率。通过他们的研究，脑瘫儿童肌肉无力的问题在于不能激活高阈值、高频率的运动神经元（运动单位募集问题）或者较高刺激频率下无法募集低阈值运动神经元（动作电位频率问题）。

## 六、临床意义

### （一）神经系统缺陷、肌肉无力和畸形之间的关系

痉挛性脑瘫是一个复杂的运动功能异常，能够产生显著的继发性肌肉损伤。失用或慢性刺激的简单模型不能解释我们在细胞水平上观察到的异质性，而且到目前为止，我们还没有完全理解所观察到的神经功能异常的肌肉的病理学变化。患者个

体之间以及不同肌肉之间受损肌肉的数量和多样性不同可能能够解释患者对于治疗干预反应的不同。然而,这种情况的某些特征是一致的,并作为建立理解肌肉畸形和无力的推测框架的起点。

痉挛性脑瘫个体是由损伤下行兴奋通路和皮质脊髓抑制通路所致。兴奋通路的破坏导致 α 运动神经元群激活不完善以及募集高阈值和高频率运动神经元能力降低,同时由缺乏抑制引起运动单位放电时间延长,从而使得骨骼肌肌纤维形式从快纤维向慢纤维发生转化。对于那些尚未失用的肌肉,这些因素联合起来作用使得慢纤维占优势(可能缺乏 II 型骨骼肌纤维群的发育),肌纤维体积变化增大。可能更严重的痉挛性脑瘫类型或者严重受累的肌肉,受影响更甚,运动单位放电不足以维持慢纤维肌群,因此出现快纤维占主导的失用模式。在这两种情况下,缺乏对小纤维的激活最终导致运动单位丢失、纤维化以及脂肪组织替代,并且在肌肉水平可以观察到萎缩。

（二）肌无力和长期运动功能

由于形态学和激活能力缺陷,痉挛性脑瘫儿童肌肉无力,但是他们能够通过渐进性负重训练增加不同肌群的力量(Damiano et al. 1995a,b)。我们自己的研究结果也显示力量增加可能部分由于肌肉体积的增加。我们发现对跖屈肌进行为期 10 周的抗阻训练后,肌肉体积增加(图 2 - 5 - 8),并且在随访的 12 周内能够维持。但是,增强肌力的训练对于功能方面的影响似乎并不显著(Damiano and Abel 1998)。或许痉挛性脑瘫患者选择和协调肌肉活动的能力受限,导致肌力训练的效果被稀释

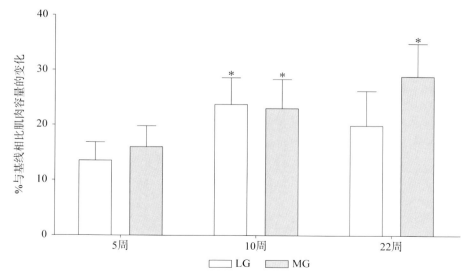

图 2 - 5 - 8　在为期 10 周的跖屈肌强化项目之后肌肉的体积增加。＊表示与基线相比有显著变化。LG,腓肠肌外侧头;MG,腓肠肌内侧头

（Tedroff et al. 2006）。在年长患者，肌力是重要的决定功能的因素。Hughes 和同事（1996）研究发现老年人几乎需要最大的股直肌肌力来完成坐—立这样一个动作，而且当椅子的高度降低，对股四头肌肌力要求增加时，他们则无法完成这一动作。老年人肌力的丢失绝大多数是由肌肉减少（肌肉体积减小）所致，一般是从 30 岁以后开始。而在痉挛性脑瘫的成年患者，运动能力丢失发生得更早，这在研究中已被证实。在已知发育成熟后的肌肉会产生退变的自然史的情况下，或许强化性肌肉训练真正的价值在于增加肌肉的储备和延长痉挛性脑瘫患者的活动能力。通过展示执行某项特定任务（如坐—立）所需的神经肌肉功能阈值的概念性图表可以更好地解释肌肉体积缩小所产生的影响（图 2-5-9）。

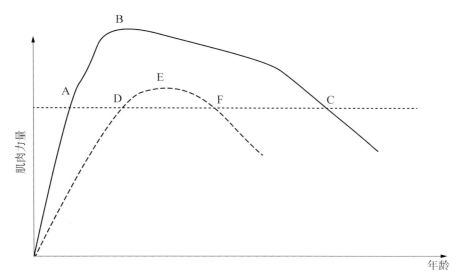

图 2-5-9　年龄与肌肉力量关系概念图。详见正文

　　正常发育的个体在他们生命早期即达到一定的运动功能水平（A），并能够发展大量的神经肌肉能力储备，超过执行任务所需的能力（B）。在年老时，由于肌肉体积和成分的改变，这种存储下降到一个点（可能在 80 岁以上），肌肉活动低于完成一项任务所需要的阈值（C）。而那些受痉挛性脑瘫影响的个体（点状线）在达到完成一项任务所必需的神经肌肉活动时间较之健康同龄人延迟（D），并且在运动功能达到顶峰时，他们的肌肉能力储存较少（E）。正因为如此，他们与正常发育同龄人相比，肌肉活动能力低于阈值这一情况发生的时间更早（F）。这时，我们可能需要对治疗策略再次进行评估，并解决以下问题："我们设计的干预措施是通过弱化肌肉来提高功能，以对抗上运动神经元损伤后导致的活跃表现。但是从长远来看，这会降低肌肉能力的储存，会影响患者远期的活动能力吗？"

### （三）未来方向：通过影像学明确肌肉的结构特点和功能

肌肉的结构和功能可以通过使用标准和新型的影像学设备来进行研究。在细胞水平，肌肉生理学家应用显微镜和染色技术来阐明肌细胞的结构和内容（组织学）。这些可以用来量化细胞的密度、形态、新陈代谢能力、胶原累积和方向，以及 mRNA 水平。这些研究虽然局限于尸体解剖和固定组织的静态成像，但它们在横断面数据的研究中有非常实用的价值，并对神经肌肉疾病病理变化的性质提供了有价值的见解。当然，量化肌肉细胞的遗传潜能可以让我们更深入了解想干预的适应过程，以及关键蛋白质合成的控制。

从伦理学和实践出发，培养和获得儿童的组织学样本是比较困难的。对于患病儿童的研究也是非常稀少的，这些研究通常样本量少且缺乏对照。典型的肌肉样本也很难通过简单的活检进行收集，而且，样本可能会发生明显的收缩，使得活检的结果难以解释。出于这些考虑，同时由于痉挛性脑瘫患者表现多样，其肌肉异常的个体差异明显，依赖于组织样本的研究应用非常有限。

在器官水平，通过非侵入性影像学检查，我们能够量化重要的结构和功能形式。目前，已经有多种技术可供使用，这里，我们对其中的几种重要的进行讨论。肌肉大体形态可以通过几种技术获取。磁共振和计算机断层扫描是已经成熟的估算肌肉体积的方法，但是需要放射专业的配合，而且，对于年幼儿童，需要镇静。三维超声可作为替代方法。目前有商业性和非商业性组织能够提供完整的系统和软件，通过将磁力或者其他位置感应装置连接于超声探头上，通过计算探头（和影像）的方向和位置来产生完整的三维重建。形成一系列半结构化的超声图像，图像中的任何一点都能够在全局或局部引用帧内转化为一个三维的点。一种内插方案可以用来生成由规则的三维像素组成的体积列阵。在我们的实验室，通过将一组标记刚体定位在超声探头上，来提供位置和方向的信息（图 2-5-10）。

磁共振或超声的使用，可能能够对肌肉活动进行动态测量。Delp 和同事（Asakawa et al. 2003）采用核磁电影成像磁共振技术研究了脑瘫患者股直肌转位后的活动。他们发现在进行下肢规定活动中，转位的股直肌并不能够像设想的那样作为屈膝肌做功。这是一个非常好的利用影像学帮助解释肌肉动力性活动和更清楚了解治疗干预的效果的例子。

在我们的实验室，常规观察到肌肉超声回声信号在痉挛性脑瘫儿童增强，与本章中所讲到的组织学发现一致（图 2-5-11）。图像的灰度与结缔组织的含量有关。如果可以在相似的条件下（探头频率、增益等）收集图像并量化图像中回声的强度，或许可以解释肌肉中结缔组织的含量。简单的测量二维超声图像的回声强度，Pillen 等（2000）能够区分正常发育的儿童和那些神经肌肉系统受累程度不同的患儿，敏感性和特异性分别为 90% 和 92%。Kent-Braun 和同事（2000）使用标准化磁共振序列和灰阶分析来区分幼年和年长个体骨骼肌内的收缩和非收缩成分。他们认为，年长

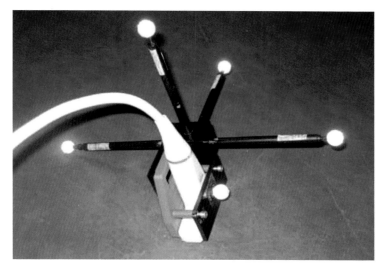

图 2-5-10　附在超声探头的标记性刚体。该集群可提供三维位置和方向数据,以实现三维超声体积重建

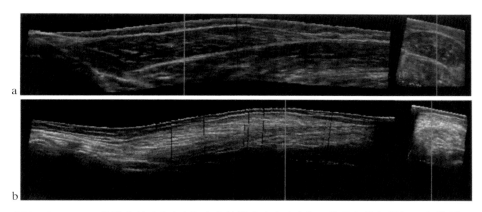

图 2-5-11　正常发育的青年(a)和痉挛性脑瘫青年(b)在三维超声体积纵切面和横断面。注意 SCP 患者图像中回声较强

人群非收缩性组织的比例显著增高,而在这一群体中,运动水平与非收缩组织比例成反比。

弥散加权成相磁共振(diffusion-weighted MRI,DW-MRI)是一种利用水扩散局部微结构特征加权生成生物组织在体内图像的方法。由于这一特性,该技术可应用于量化高度有导向性组织的结构。例如,Rose 等(2007)用弥散加权成相磁共振量化了早产婴儿大脑纹状体内核神经通路的损伤。类似方式应用于骨骼肌,可能能够揭示结缔组织或脂肪总量增加的骨骼肌中较低的非均质性。肌肉的其他纤维结构特征可能也能够被弥散加权成相磁共振量化。Karampinos 和同事(2007)发现肌纤维截面不对称,这是一种通常在异常组织中发现的特征,可以使用弥散加权成相磁共振估算。类似的技术可以用来测量单个肌肉受累的程度,而不需要借助于侵入性方法获得组织样本。

　　解剖和动态影像检查相结合,配合组织构成影像,或许可能是最有希望理解痉挛性脑瘫肌肉病理的方法,并且能够了解对人类行为和长期运动能力的影响。非侵入性肌肉检查能够允许进行重复测量,从而为阐明自然史和受累肌肉功能的影响提供可能。

## 七、 小结

- 组织学数据提示痉挛性脑瘫儿童肌肉的复杂性和多种方式的适应性。
- 痉挛性脑瘫儿童和青年下肢肌肉偏小偏短。
- 肌腹直径和被动活动范围无关,提示控制这些变量的因素可能是独立的。
- 影像学技术可以用来更好地理解肌肉的结构和功能。
- 可以发展新的方法来改善儿童和青少年肌肉功能,并维持他们的运动能力至成年。

## 参考文献

[ 1 ] Asakawa DS, Pappas GP, Blemker SS, Drace JE, Delp SL (2003) Cine phase-contrast magnetic resonance imaging as a tool for quantification of skeletal muscle motion. *Semin Musculoskelet Radiol* **7**:287 – 95.

[ 2 ] Booth CM, Cortina-Borja MJ, Theologis TN (2001) Collagen accumulation in muscles of children with cerebral palsy and correlation with severity of spasticity. *Dev Med Child Neurol* **43**:314 – 20.

[ 3 ] Castle ME, Reyman TA, Schneider M (1979) Pathology of spastic muscle in cerebral palsy. *Clin Orthop Rel Res* **142**:223 – 32.

[ 4 ] Damiano DL, Abel MF (1998) Functional outcomes of strength training in spastic cerebral palsy. *Arch Phys Med Rehabil* **79**:119 – 25.

[ 5 ] Damiano DL, Kelly LE, Vaughn CL (1995a) Effects of quadriceps femoris muscle strengthening on crouch gait in children with spastic diplegia. *Phys Ther* **75**:658 – 67.

[ 6 ] Damiano DL, Vaughan CL, Abel MF (1995b) Muscle response to heavy resistance exercise in children with spastic cerebral palsy. *Dev Med Child Neurol* **37**:731 – 9.

[ 7 ] Elder GC, Kirk J, Stewart G, Cook K, Weir D, Marshall A, Leahey L (2003) Contributing factors to muscle weakness in children with cerebral palsy. *Dev Med Child Neurol* **45**:542 – 50.

[ 8 ] Goldspink G, Tabary C, Tabary JC, Tardieu C, Tardieu G (1974) Effect of denervation on the adaptation of sarcomere number and muscle extensibility to the functional length of the muscle. *J Physiol (Lond)* **236**:733 – 42.

[ 9 ] Henneman E, Somjen G, Carpenter DO (1965) Excitability and inhibitability of motoneurons of different sizes. *J Neurophysiol* **28**:599 – 620.

[10] Hughes MA, Myers BS, Schenkman ML (1996) The role of strength in rising from a chair in the functionally impaired elderly. *J Biomech* **29**:1509 – 13.

[11] Huijing PA (1999) Muscle as a collagen fiber reinforced composite: a review of force transmission in muscle and whole limb. *J Biomech* **32**:329 – 45.

[12] Ito J, Araki A, Tanaka H, Tasaki T, Cho K, Yamazaki R (1996) Muscle histopathology in spastic cerebral palsy. *Brain Dev* **18**:299 – 303.

[13] Karampinos DC, King KF, Sutton BP, Georgiadis JG (2007) In vivo study of cross-sectional skeletal muscle fiber asymmetry with diffusion-weighted MRI. *Conference Proceedings: Annual International Conference of the*

*IEEE Engineering in Medicine & Biology Society* 2007, 327 - 30.

[14] Kent-Braun JA, Ng AV, Young K (2000) Skeletal muscle contractile and noncontractile components in young and older women and men. *J Appl Physiol* **88**:662 - 8.

[15] Lampe R, Grassl S, Mitternacht J, Gerdesmeyer L, Gradinger R (2006) MRT-measurements of muscle volumes of the lower extremities of youths with spastic hemiplegia caused by cerebral palsy. *Brain Dev* **28**:500 - 6.

[16] Lexell J, Taylor CC, Sjöström M (1988) What is the cause of the ageing atrophy? total number, size and proportion of different fiber types studied in whole vastus lateralis muscle from 15- to 83-year-old men. *J Neurol Sci* **84**:275 - 94.

[17] Lieber RL, Friden J (2002) Spasticity causes a fundamental rearrangement of muscle-joint interaction. *Muscle Nerve* **25**:265 - 70.

[18] Lieber RL, Runesson E, Einarsson F, Friden J (2003) Inferior mechanical properties of spastic muscle bundles due to hypertrophic but compromised extracellular matrix material. *Muscle Nerve* **28**:464 - 71.

[19] Malaiya R, McNee AE, Fry NR, Eve LC, Gough M, Shortland AP (2007) The morphology of the medial gastrocnemius in typically developing children and children with spastic hemiplegic cerebral palsy. *J Electromyogr Kinesiol* **17**:657 - 63.

[20] McNee AE, Shortland AP (2006) The gross structure of myostatic contracture is different in the medial and lateral gastrocnemius in children with spastic cerebral palsy. *Abstracts of the American Academy for Cerebral Palsy and Developmental Medicine Annual Conference, Boston*.

[21] McNee AE, Gough M, Morrissey MC, Shortland AP (2009) Increases in muscle volume after plantarflexor strength training in children with spastic cerebral palsy. *Dev Med Child Neurol* **51**:429 - 35.

[22] Mohagheghi AA, Khan T, Meadows TH, Giannikas K, Baltzopoulos V, Maganaris CN (2008) In vivo gastrocnemius muscle fascicle length in children with and without diplegic cerebral palsy. *Dev Med Child Neurol* **50**:44 - 50.

[23] Ohata K, Tsuboyama T, Haruta T, Ichihashi N, Kato T, Nakamura T (2008) Relation between muscle thickness, spasticity, and activity limitations in children and adolescents with cerebral palsy. *Dev Med Child Neurol* **50**:152 - 6.

[24] Pillen S, Verrips A, van Alfen N, Arts IM, Sie LT, Zwarts MJ (2007) Quantitative skeletal muscle ultrasound: Diagnostic value in childhood neuromuscular disease. *Neuromusc Dis* **17**:509 - 16.

[25] Ponten E, Lindstrom M, Kadi F (2008) Higher amount of MyHC IIX in a wrist flexor in tetraplegic compared to hemiplegic cerebral palsy. *J Neurol Sci* **266**:51 - 6.

[26] Powell PL, Roy RR, Kanim P, Bello MA, Edgerton VR (1984) Predictability of skeletal muscle tension from architectural determinations in guinea pig hindlimbs. *J Applied Physiol* **57**:1715 - 21.

[27] Romanini L, Villani C, Meloni C, Calvisi V (1989) Histological and morphological aspects of muscle in infantile cerebral palsy. *Ital J Orthop Traumatol* **15**:87 - 93.

[28] Rose J, Haskell WL, Gamble JG, Hamilton RL, Brown DA, Rinsky L (1994) Muscle pathology and clinical measures of disability in children with cerebral palsy. *J Orthop Res* **12**:758 - 68.

[29] Rose J, McGill KC (2005) Neuromuscular activation and motor-unit firing characteristics in cerebral palsy. *Dev Med Child Neurol* **47**:329 - 36.

[30] Rose J, Mirmiran M, Butler EE, Lin CY, Barnes PD, Kermoian R, et al. (2007) Neonatal microstructural development of the internal capsule on diffusion tensor imaging correlates with severity of gait and motor deficits. *Dev Med Child Neurol* **49**:745 - 50.

[31] Shortland AP, Harris CA, Gough M, Robinson RO (2002) Architecture of the medial gastrocnemius in children with spastic diplegia. *Dev Med Child Neurol* **44**:158 - 63.

[32] Stackhouse SK, Binder-Macleod SA, Lee SC (2005) Voluntary muscle activation, contractile properties, and fatigability in children with and without cerebral palsy. *Muscle Nerve* **31**:594 - 601.

[33] Tabary JC, Tabary C, Tardieu C, Tardieu G, Goldspink G (1972) Physiological and structural changes in the cat's soleus muscle due to immobilization at different lengths by plaster casts. *J Physiol (Lond)* **224**:231 - 44.

[34] Tedroff K, Knutson LM, Soderberg GL (2006) Synergistic muscle activation during maximum voluntary contractions in children with and without spastic cerebral palsy. *Dev Med Child Neurol* **48**:789 - 96.

[35] Theroux MC, Oberman KG, Lahaye J, Boyce BA, Duhadaway D, Miller F, Akins RE (2005) Dysmorphic neuromuscular junctions associated with motor ability in cerebral palsy. *Muscle Nerve* **32**:626 - 32.

[36] Williams PE, Goldspink G (1978) Changes in sarcomere length and physiological properties in immobilized muscle. *J Anat* **127**:459 - 68.

Sylvia Ounpuu，Pam Thomason，Adrienne Harvey，H. Kerr Graham

冯 林 陈善本 译，冯 林 审校

# 第6章 脑瘫分型和常见病理性步态

## CLASSIFICATION OF CEREBRAL PALSY AND PATTERNS OF GAIT PATHOLOGY

    分型是在一种特殊疾病过程中，对于有相似特点的个体进行的分组。分型对于从各个层次明确疾病的病理是必需的，包括流行病学、临床表现、累及严重程度和功能程度等所有方面。通过详细确定的分型，我们与治疗有关的各学科之间能够更好地沟通，评估预后，制订最适合的治疗方案并获得最好的治疗效果。对于脑瘫的定义，目前已基本确定（Stanley et al. 2000；Rosenbaum et al. 2006），但是脑瘫分型尚未统一。Clover 和 Seethumadhavan（2003）为我们列出了自 1843 年 Little（Rang 1966）提出脑瘫这种疾病的描述以来，其分型的完整发展过程（表 2 - 6 - 1）。本章将对其中的几个分型系统进行简单的论述，重点是功能分型，这也是与治疗效果直接相关的重要部分。

表 2 - 6 - 1　自 1843 年以来的脑瘫分型历史

| 参考资料 | 年份 | 分型 | |
| --- | --- | --- | --- |
| Little | 1862 | 偏瘫性强直<br>截瘫性强直<br>全身强直<br>不伴强直的无序运动 | |
| Sachs 和 Petersen | 1890 | 宫内起源麻痹 | 双瘫<br>截瘫<br>偏瘫 |
| | | 出生麻痹 | 双瘫<br>截瘫<br>偏瘫<br>共济失调 |
| | | 急性获得性麻痹 | 偏瘫<br>截瘫<br>双瘫<br>舞蹈病-手足徐动症 |

续　表

| 参考资料 | 年份 | 分型 | |
| --- | --- | --- | --- |
| Freud | 1893 | 单侧障碍-偏瘫<br>双侧障碍-双瘫 | 左或右<br>全身强直<br>截瘫性强直<br>双侧偏瘫<br>舞蹈病-手足徐动症<br>其他 |
| Wyllie | 1951 | 先天性对称性双瘫<br>先天性截瘫<br>四肢瘫或双侧偏瘫 | |
| | | 所有伴其他情况的偏瘫 | 舞蹈病-手足徐动症<br>混合型脑瘫<br>共济失调<br>弛缓性双瘫 |
| Minear | 1956 | A. 根据生理学分型 | 痉挛、手足徐动症、强直、共济失调、震颤、无力、混合型 |
| | | B. 根据发生位置分型 | 单瘫、双瘫、截瘫、偏瘫、三肢瘫、四肢瘫 |
| | | C. 根据病因分型 | 产前、产后缺氧、产后、已描述的病因 |
| | | D. 创伤 | 已描述的病因 |
| | | E. 补充 | 心理评估<br>身体状态、惊厥发作<br>姿势和运动行为模式<br>眼手行为模式、视觉状态<br>听觉状态、言语障碍 |
| | | F. 神经解剖学 | |
| | | G. 功能状态 | Ⅰ～Ⅳ级 |
| | | H. 治疗 | Ⅰ～Ⅳ级 |

| 参考资料 | 年份 | 神经学 | 程度 | 严重性 |
| --- | --- | --- | --- | --- |
| Ingram | 1955 | 偏瘫 | 左或右 | 轻<br>中<br>重 |
| | | 双重偏瘫 | | 轻<br>中<br>重 |
| | | 双瘫<br>　低张 | 截瘫 | 轻 |

| 参考资料 | 年份 | 神经学 | 程度 | 严重性 |
|---|---|---|---|---|
| | | 肌张力障碍 | 三肢瘫 | 中 |
| | | 强直或痉挛 | 四肢瘫 | 重 |
| | | 共济失调 | | |
| | | 　小脑性 | 单侧 | 轻 |
| | | 　前庭性 | 双侧 | 中 |
| | | | | 重 |
| | | 共济失调双瘫 | | |
| | | 　高张 | 截瘫 | 轻 |
| | | 　痉挛 | 三肢瘫 | 中 |
| | | | 四肢瘫 | 重 |
| | | 运动障碍 | | |
| | | 　肌张力障碍 | 单瘫 | 轻 |
| | | 　舞蹈病 | 偏瘫 | 中 |
| | | 　手足徐动症 | 三肢瘫 | 重 |
| | | 　紧张 | 四肢瘫 | |
| | | 　震颤 | | |
| | | 　其他 | | |
| Little Club | 1959 | 痉挛性脑瘫 | 偏瘫 | |
| | | | 双瘫 | |
| | | | 双侧偏瘫 | |
| | | 肌张力障碍脑瘫 | | |
| | | 舞蹈病-手足徐动症脑瘫 | | |
| | | 混合型脑瘫 | | |
| | | 共济失调脑瘫 | | |
| | | 弛缓性双瘫 | | |

注：经允许引自 Clover 和 Sethumadhavan 2003，表 1，第 287 页。

## 一、为什么要分型

在开始讨论品类繁多的分型方案之前，很重要的一点是理解为什么必须要对脑瘫进行分型。Bax 等(2005)提出了 4 个分型的原因，包括：①能够对问题相对详细的特征和严重程度进行描述；②对目前和未来患者的需求方向提供预测；③不同医疗制度下的群体能够进行比较；④对变化进行评估，脑瘫患者在不同时间的情况能够被评估并记录。由于脑瘫的定义非常宽泛，因此研究者认为需要进一步进行分型。传统的分型系统建立在脑瘫累及肢体的分布上，如双下肢瘫或偏瘫。但是由于脑瘫患者个体表现的复杂性，需要更详尽的分型系统来增进对个体情况的了解和决定最终的治疗。

## 二、 脑瘫分型

Minear(1956)提出了最详细的脑瘫分型系统,包括以下几种类目:①生理性(运动);②解剖部位(累及肢体的分布);③流行病学;④伴随症状(患者其他系统的问题,从智力到视力等);⑤神经解剖(大脑病变部位);⑥功能水平(严重性);⑦治疗干预(治疗类型)。生理学分型指的是运动损伤方面,分为以下类型:痉挛型、手足徐动症、僵硬型、共济失调型、震颤型、混合型及未分型。脑瘫运动方面的表现在第 2 篇第 3 章和第 4 章里面有更详尽的描述。解剖部位分型则是根据受累及的部位分为:单肢(主要累及一个下肢)、双下肢瘫(双下肢均受累,上肢受累较轻)、偏瘫(同侧肢体受累,上肢累及较下肢明显)、三肢瘫(同侧偏瘫伴对侧单肢瘫)、四肢瘫(四肢均受累:下肢>上肢)。流行病学分型则基于致病原因:遗传性、宫内获得性、新生儿和生后型。详细的脑瘫流行病学在第 2 篇第 1 章中有论述。伴随症状类目主要包括其他受累及的系统:心理方面、视力、听力、姿势、癫痫及全身症状。神经生理学分型建立在完善的影像学基础上,在第 3 篇第 2 章中详细讨论。即使 Minear 的分型提出已经超过 50 年了,但是影像学上病变与患者功能异常之间的关系仍然不明确。Minear 最终完善了功能和治疗干预分型。功能分型根据功能受限的严重程度分为 4 个级别:1 级:无明显功能活动受限;2 级:轻度-中度功能活动受限;3 级:功能活动严重受限;4 级:患者无法进行任何功能活动。这四个分级是在 1956 年提出的,与后面提出的 GMFCS 5 级系统类似,在本章后面会详细讨论。Minear 进一步将脑瘫根据治疗干预进行分级:A 级:不需要治疗;B 级:需要支具或者康复干预;C 级:需要支具或者脑瘫治疗团队评估干预;D 级:需要长期系统评估与治疗。他的分型经历了时间的考验。

最近,Bax 等(2005)提出了针对脑瘫简洁且标准化的分型方案。这个分型方案包括 4 个主要类目:①运动功能异常;②伴随症状;③解剖和放射学发现;④原因和时间(表格 2-6-2)。这种分型和其他分型主要的不同在于其尝试将双下肢瘫和偏瘫的命名去除,因为这两种叫法在临床实践和研究过程中存在定义的不一致和使用的不严谨。作者建议用单、双侧,上下肢联合运动异常以及功能分型进行描述。

表 2-6-2　Bax 等描述的脑瘫分型的主要部分列表(2005 年)

**运动障碍**

运动障碍的性质和类型:通过体检评估可发现的张力异常(如高张或低张)以及诊断出的运动障碍,如痉挛、共济失调、肌张力障碍或手足徐动症
功能性运动能力:个体在所有身体部位的运动功能受限程度,包括口腔运动和言语功能

**相关损害**

相关的非运动性神经发育或感觉问题的存在与否,如癫痫发作、视听障碍或注意力、行为、沟通和(或)认知缺陷,以及脑瘫患者中这些损害相互作用的程度

续　表

**解剖学和放射学表现**

解剖分布：受运动损伤或限制影响的身体部位（如肢体、躯干或延髓区）

放射学表现：CT 和 MRI 的神经解剖表现，如脑室增大、白质丢失或脑异常

**因果关系和时机**

是否有明确的原因，如出生后脑瘫（如脑膜炎或脑损伤）或何时出现脑畸形，以及假设的损伤发生时间（如已知）

注：经允许引自 Bax et al. 2005，Mac Keith Press。

## 三、 功能评估量表进行功能分型

自 1956 年 Minear 的分型理论提出之后，就有学者尝试改进脑瘫患者的功能分型。最常用的大运动分级系统是粗大运动功能分级（GMFCS）。

### （一）粗大运动功能量表（the gross motor function measure，GMFM）

脑瘫患者的大运动分级和功能评估是非常重要的步骤，因为这能够根据自然史和长期预后，引导家庭和多学科团队进行治疗和护理。在制订步态异常的治疗计划时，大运动功能分型也能够帮助制订治疗计划以及进行恰当的治疗。粗大运动功能量表（GMFM）能标准测量脑瘫儿童的大运动功能，已被证明有效、可靠并且对变化敏感（Russell and Rosenbaum 1989；Nordmark et al. 1997，2000；Bjornson et al. 1998a，b；Russell et al. 2000；Russell and Leung 2003；Russell and Gorter 2005）。

目前有两个版本的 GMFM。原始版本由 88 个项目组成，分为 5 个大运动类目：卧位和翻身、坐位、爬行和膝行、站立和行走、跑和跳（Russell and Rosenbaum 1989）。最近的一个版本，包含了 66 个项目，由计算机评分并标记项目特征。因为比原始版本少 22 个项目，所以使用起来耗时更短。减少的 22 个项目多来自原始评估量表的低位功能，所以并不适用于年龄特别小或者严重受累及的患儿（Russell and Leung 2003）。不管使用哪个版本的量表，使用者都需要经过培训，一个有经验的康复师，平均需要 45～60 分钟来进行评估。所以，该量表通常用来作为科研工具，例如，对临床疗效的评估。

### （二）粗大运动功能分级

Palisano 和 Rosenbaum 引入了 5 条大运动功能曲线（图 2-6-1），并转换成大运动功能分级系统（GMFCS）。现在已经正式发展成大运动分级系统（GMFCS）（Rosenbaum et al. 2002）。

根据粗大运动功能曲线，患儿年龄相对应的点反映了其粗大运动功能状态。这对于预测将来的功能变化非常有帮助。粗大运动功能曲线的纵轴提示能达到最终大运动功能的 90%，并且达到的时间通常比医生预估的早。5 个不同的年龄段有不同的描述，一般来说，GMFCS 分级在较大年龄的患儿中更加稳定，至少到 6～12 岁

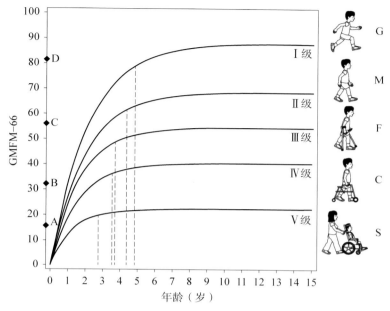

图 2-6-1　粗大运动功能曲线。曲线提供了按照粗大运动功能分级定义的
各水平平均发育的信息(经允许引自 Rosenbaum et al. 2002,图 3,第 1361 页)

(Nordmark et al. 1997)。2~4 岁的患儿处在大运动功能曲线的上升阶段,而 6~12
岁患儿则是在大运动功能稳定平台期,12~18 岁可能处在下降阶段。这些问题与管
理和临床研究高度相关。例如,一个 2 岁痉挛性双下肢瘫患儿,GMFCS Ⅱ级,由于痉
挛性踝关节跖屈接受肉毒杆菌毒素 A(BoNT-A)治疗,粗大运动功能可获得快速改
善,从需要辅具辅助行走到独立行走。对于医生和家长,可能会将这一大运动功能改
善归功于肉毒素注射治疗,但是,根据大运动功能发育曲线,这样的患儿无论是否进
行治疗干预功能都会获得改善。正因为如此,对年幼脑瘫儿童进行康复干预,支具使
用和肉毒素注射的临床研究中,必须要有适合的对照组。

　　(三)**功能活动量表**(the functional mobility scale, FMS)**和功能评估问卷**
(functional assessment questionaire, FAQ)

　　目前已有几个团队开发了简便的分型量表用以评估脑瘫儿童的功能和运动,以
用于长期随访评估。这些量表能够反映并顺序记录患儿功能和运动的改善,干预后
这些功能变化,以及随生长和发育出现的系列改变。

　　功能活动量表是一个六分级有序量表,分别以 5 m、50 m 和 500 m 代表家庭、学校
和社区不同环境活动所需的运动功能,根据患儿是否需要辅具协助来进行评估
(Graham et al. 2004)。FMS 是由临床医生通过患儿或家长问诊来获得的,它反映
了患儿的日常表现而并非其实际运动能力。例如,儿童实际能做的与他们所能做的

并不相同。这三个距离,每一个都用 1~6 进行评分。图 2-6-2 显示了 FMS 评分为
6 的儿童,能够在所有不同类型地面独立行走,5 代表仅能在平坦路面行走,4 代表需
要使用手杖,3 代表需要使用拐杖辅助,2 代表助行器辅助行走,而 1 代表仅能使用轮
椅。"C"代表爬行,"N"代表"不适用",表示患儿无法通过使用任何辅具进行长距离
行走。FMS 证实有效且可靠,并且能够反映出单次多水平术后康复中患儿运动能力
的变化、改善或是变差(Graham et al. 2004;Harvey et al. 2007)。

⑥级
所有环境均能独立行走:
包括崎岖不平的路面及拥挤
的环境下不需要任何辅助

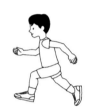

③级
使用拐杖行走:
不需他人帮助

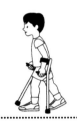

⑤级
水平路面独立行走:
不使用行走辅具或不需他人
帮助*。上楼梯需扶手
*如使用家具、墙面、栅栏、店
面以支撑,更合适评为4级

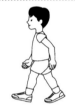

②级
使用助行器行走:
不需他人帮助

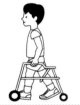

④级
使用手杖行走(1只或2只):
不需他人帮助

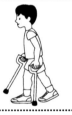

①级
使用轮椅:
通过他人帮助或助行器可站
立转运,以及挪动几步

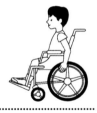

| 行走距离 | 分级:选取最符合当前功能描述的数字(1~6) |
|---|---|
| 5 m(码) | |
| 50 m(码) | |
| 500 m(码) | |

C 级　爬行:
患儿在家中爬行(5 m)

N 级　N=不适用:
如患儿不能完成距离(500 m)

图 2-6-2　功能活动量表(FMS)。FMS 的目的是评估患儿当前的表现。对等级的定义通过观
察描述来确定(经允许引自 Harvey 2008,图 4.1,第 112 页)

　　Gillette 功能评估问卷(Novacheck et al. 2000)是一个基于家长提供信息的 10 级评
分系统,包括从无行走能力到具备在各种路面以及不同环境下行走的能力(图 2-6-3)。

## Gillette 功能评估问卷

姓名　　　　　　　　UR　　　　　　　　日期

请选择最能代表您孩子最常见或典型的功能状态,并圈出代表最好功能状态的数字。

| | |
|---|---|
| 1 | 无法行走 |
| 2 | 在他人的帮助下,可以有一些行走。无法完全负重;无法完成日常行走 |
| 3 | 步行作为锻炼和治疗的内容 |
| 4 | 可在家中进行短距离行走,但过程缓慢。不将在家中行走作为首选的活动方式(主要是在治疗或锻炼中行走) |
| 5 | 经常在家和(或)学校进行短距离行走。仅限室内行走 |
| 6 | 行走距离超过 4.5～15 m(15～50 ft),但室外社区内或拥挤环境中通常需要使用轮椅或手推车进行活动 |
| 7 | 在室外社区内行走,但仅限于水平地面(在没有他人协助的情况下,不能在台阶、不平的地面上行走或上下楼梯) |
| 8 | 在室外社区内行走,除了能够在水平地面上行走,还可以在台阶和不平地面上走动,但为了安全常需要少量的协助或看护 |
| 9 | 室外社区内行走,可在平坦、弯曲和不平路面上轻松走动,但在跑步、攀爬和(或)爬楼梯时有困难或需要少量的帮助或看护 |
| 10 | 可无困难地在水平和不平路面行走、跑步、攀爬,不需帮助 |

请勾选您的孩子除行走外可以做的事项:

| | |
|---|---|
| 携带物体行走 | 一步跳下[3] |
| 携带易碎物品或装液体的玻璃杯行走 | 右脚跳[4] |
| 使用手扶梯上下楼梯 | 左脚跳[4] |
| 不使用扶手上下楼梯 | 跨过物体,右脚先行[4] |
| 独立上下台阶 | 跨过物体,左脚先行[4] |
| 跑步 | 右脚踢球[4] |
| 较好地跑步,转弯控制良好 | 左脚踢球[4] |
| 可后退 | 骑两轮自行车[5] |
| 可在狭窄的区域移动 | 骑三轮自行车 |
| 可自行上下公共汽车[1] | 滑冰或旱冰[6] |
| 跳绳[2] | 乘坐自动扶梯,自由上下 |

[1] 包括不伴爬行的第 1 步,允许使用扶手
[2] 连续跳跃,自行或他人摇绳
[3] 落地时不跌倒
[4] 不抓东西,落地时不跌倒
[5] 没有辅助轮
[6] 不需扶物体或其他人

**图 2-6-3** Gillette 功能评估问卷:功能行走量表。家长应在 10 个选项中选择最能反映孩子典型行走能力的一个,并选择复选框中孩子可以进行的其他体育活动(经允许引自 Tom Novacheck 医生所编制问卷)

从父母角度来看，这是一个非常好的评估方法并且涵盖了日常各种活动类型。FMS和 Gillette 功能评估问卷在第 6 篇第 1 章中以案例和治疗结果的形式进行更详细的描述。

## 四、运用运动测量技术进行功能分型

功能和步态的综合评估是脑瘫儿童能够获得最好的治疗所必需的。三维步态分析技术促进了在关节水平和相关跨多关节运动模式的分型。它所提供的信息可以帮助制订治疗计划（如骨科手术或支具），并且评估治疗效果。因此，任何用于可行走脑瘫儿童的治疗方法，都必须要对步态过程中各个关节水平的功能进行评估。基于关节运动学，偏瘫（Winter et al. 1987；Rodda and Graham 2001）和双下肢瘫（Sutherland and Davids 1993；Rods and Graham 2001；Rods et al. 2004）常见的几种异常步态的特点已被阐明。在这之前，步态异常模式是在观察性分析的基础上描述的（Rang 1990）。统计学技术如聚类分析也可以进行步态模式及脑瘫步态的描述（Wong et al. 1983；O'Malley et al. 1997；O'Byrne et al. 1998）。但是，这些分析由于缺乏在关节水平与功能之间的直接联系而限制了它们作为临床工具进行使用。

## 五、单侧肢体受累（偏瘫）的分型

基于矢状面骨盆、髋关节、膝关节及踝关节的运动学特点，Winters 等（1987）首先尝试使用步态分析仪器对偏瘫患者的步态模式进行分型，按照累及程度的逐渐加重，分为 1～4 型。尽管这些模式之间有一些重叠和混合，但是它们确实能够为手术计划提供指导。1 型特点是摆动相垂足，由小腿三头肌的过度活动和（或）胫骨前肌无力所致（图 2 - 6 - 4a）。因为尚未出现真正挛缩，所以仅需要支具控制摆动相垂足即可。2 型也表现为摆动相垂足但同时有继发于跖屈肌挛缩导致的踝关节背屈受限，但膝关节和髋关节并未累及（图 2 - 6 - 4b）。2 型偏瘫患者的处理需要通过手术改善支撑相踝关节背屈，可以延长小腿三头肌和（或）胫骨后肌。3 型在同时具备 1 型和 2 型特点的同时伴有摆动相跨膝关节肌肉的痉挛/挛缩（图 2 - 6 - 4c）。3 型偏瘫患者的治疗包括与 2 型类似的踝关节（跖屈肌）同时需要处理膝关节周围肌肉的问题（腘绳肌和股直肌）。最后，4 型具备 1～3 型患者的特点，同时有髋关节受累，表现为支撑相末期伸髋受限及支撑相骨盆前倾（图 2 - 6 - 4d）。4 型患者的处理需要针对所有三个关节的肌肉（踝关节、膝关节和髋关节）（Stout et al. 2004）。

Winters 分型系统的局限性在于未将横断面运动学异常包括在内，并且也缺乏膝关节过伸这类偏瘫患者常见的问题。Rodda 和 Graham（2001）提出了一个更完善的分型系统。它包括了矢状面支撑相膝关节过伸合并踝关节过度跖屈，同时摆动相横断面髋关节内旋（常见于累及较重的脑瘫患者）。Rodda 分型中，4 型的处理包括股骨去旋转截骨，可能需要髋关节内收肌延长；膝关节腘绳肌延长和股直肌转位；小腿后方肌肉

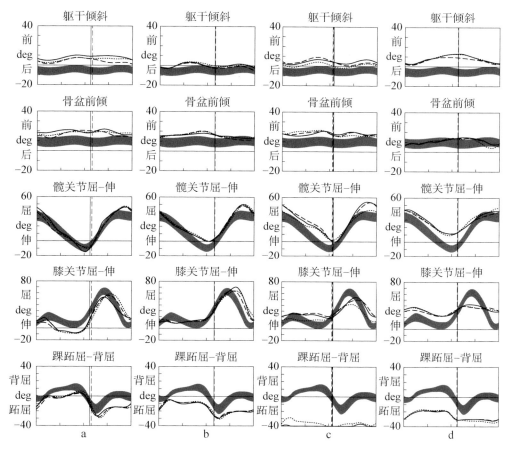

**图 2-6-4** 矢状面模式下 1(a)、2(b)、3(c) 和 4(d) 型偏瘫患儿躯干、骨盆、髋部、膝盖和足踝的运动情况。根据典型运动(灰色带),绘制每种类型儿童的多个步态周期

的适度延长以改善踝关节功能。图 2-6-5 以图表的方式描述了 Rodda 的分型。

## 六、双侧肢体受累(双下肢瘫)

由于双侧肢体受累,因此双下肢瘫的分型更加复杂,并且在一些病例中,双侧肢体受累程度不同,模式也不同。Rodda 等(2004)认识到了与双侧肢体累及不对称相关的表现必须要在分型系统中体现出来,所以提出了矢状面 5 分型系统,5 型代表了最常见的双侧肢体累及且不对称的特点。图 2-6-6 以图表形式展示了这一分型系统。1 型患者为真性跖屈,2 型为跳跃步态,踝关节真性跖屈伴膝关节和髋关节屈曲,3 型为假性跖屈同时伴有膝关节和踝关节屈曲,4 型蹲伏步态,踝关节过度背屈伴膝关节和髋关节屈曲,5 型为混合型,双侧不对称步态,如假性跖屈和跳跃步态。这一分型系统能够帮助定义病理性步态,发现潜在病因并最终确定治疗方案。

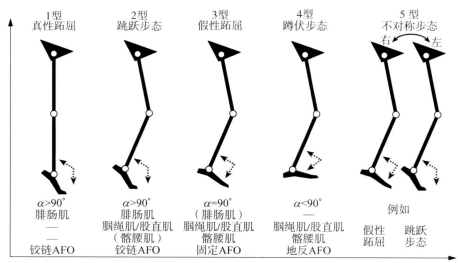

**常见步态模式：痉挛性偏瘫**

4型偏瘫

| 1型<br>垂足 | 2A型<br>真性跖屈 | 2B型<br>真性跖屈/<br>膝关节过伸 | 3型<br>真性跖屈/<br>跳跃膝 | 跖屈/<br>跳跃膝 | 骨盆旋转，屈髋，<br>内收，内旋 |
|---|---|---|---|---|---|

| α>90° | α>90° | α>90° | α>90° | α>90° | |
| — | 腓肠肌 | 腓肠肌 | 腓肠肌 | 腓肠肌 | |
| — | | | 腘绳肌/股直肌 | 腘绳肌/股直肌 | |
| | | | | 髂腰肌/内收肌 | |
| 铰链AFO | 铰链AFO | 铰链AFO | 铰链AFO | 固定AFO/地反AFO | |
| | | | | NB股骨截骨 | |

图 2-6-5　步态模式：痉挛性偏瘫。站立相中期 1~4 型痉挛性偏瘫步态模式的示意图。示意图下列出了针对特定类型的建议治疗方案。另外将 2 型进一步分为典型的 A 型和伴有膝反张 B 型。4 型中描述了骨盆和髋关节横断面的旋转。AFO，踝足矫形器（经允许引自 Rodda 和 Graham 2001，第 100 页，图 1）

**矢状面步态模式：痉挛性双下肢瘫**

| 1型<br>真性跖屈 | 2型<br>跳跃步态 | 3型<br>假性跖屈 | 4型<br>蹲伏步态 | 5型<br>不对称步态<br>右　　左 |
|---|---|---|---|---|

| α>90° | α>90° | α=90° | α<90° | 例如 |
| 腓肠肌 | 腓肠肌 | （腓肠肌） | 腘绳肌/股直肌 | |
| — | 腘绳肌/股直肌 | 腘绳肌/股直肌 | 髂腰肌 | 假性　跳跃 |
| | （髂腰肌） | 髂腰肌 | | 跖屈　步态 |
| 铰链AFO | 铰链AFO | 固定AFO | 地反AFO | |

图 2-6-6　步态模式：痉挛性双下肢瘫。站立相中期 1~4 型痉挛性双下肢瘫步态模式的示意图。每种模式下面列出了主要的问题肌肉群和相关的治疗选择。不对称步态模式也如 5 型示例所示，为 1 型和 4 型的组合［经英国骨与关节外科学会编辑许可和版权（©）转载；来自 Rodda et al. 2004，痉挛性双瘫的矢状面步态模式。J Bone Joint Surg Br 86：251-8］

## 七、　基于膝关节运动学模式的分型

　　脑瘫患者可以表现为多种不同形式的关节功能异常的混合，因此，一些作者选择研究单个关节的功能而不是多个关节。在 Sutherland 和 Davids(1993)年的一篇经典文献中，将脑瘫儿童矢状面膝关节的表现再分为 4 个类型。虽然他们也认识到单关节功能与其对周边关节的影响密切相关，但是明确单关节的原发性异常是可能的。膝关节 4 种原发性功能异常模式分别称为跳跃膝、蹲伏膝、僵直膝和反张膝。每一种模式都是通过三维步态分析定义的矢状面运动特点来描述的同时参照体格检查和肌肉活动(图 2-6-7)。个性化模式分析能够建立更精准的治疗计划，同时每一种模式都有特异的临床和肌肉功能表现，与动态肌电图结果一致，这些都能够指导治疗。

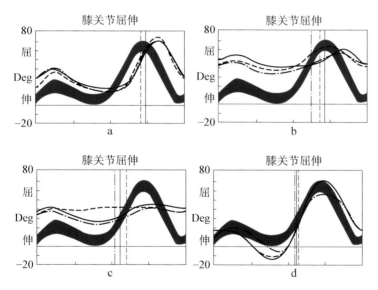

图 2-6-7　矢状面膝关节运动模式。a. 跳跃。b. 蹲伏。c. 僵直。d. 膝过伸。通过支撑相或支撑相和摆动相的特点定义这些模式。根据典型运动(灰色带)，绘制每种类型患者的多个步态周期

　　Lin 等(2000)提出了类似的分型系统，将关节的动力学数据也包括在内。但是，他们将"僵直"膝归为"轻度"膝关节改变。Rodda 和 Graham(2001)更加深入地将脑瘫患者骨盆、髋关节、膝关节及踝关节都包括在内，提出了 4 种矢状面的分型。

## 八、　关节动力学分型

　　脑瘫的步态分型目前已经超越了单纯的运动学模式而聚焦于特定的运动学和动力学模式相结合(Õunpuu 2002；Adolfsen et al. 2007)。关节动力学模式反映了由关节挛缩、肌力肌张力及控制异常联合导致的特异性临床表现。通过这些分型，能够

提供最重要的信息帮助制订治疗计划,从而改善关节活动,因此患者是否定义为偏瘫或双下肢瘫并不重要。分型也代表了所有这些因素作用的最终结果,结合临床检查(被动关节活动范围、肌力和肌张力),从而使得将治疗计划建立在功能基础上成为可能。但是躯干的位置对下肢的动力学也存在潜在影响,在解读关节动力学数据的时候,必须要将其影响考虑在内。关节动力学模式在本书的前一个版本已经明确定义和讨论了(Õunpuu 2004)。几种冠状面运动学和动力学模式会在接下来进一步阐明他们在定义功能方面的重要性。特别强调的是,这里仅将一些可能的关节运动学和动力学模式进行讨论,将来可能会有更加完善和实用的脑瘫步态分型方法。其他关节的动力学模式也已经被明确定义和描述,包括伸髋力矩模式和髋内收力矩模式(外展肌回避)(Õunpuu 2004)。这些在关节水平辅助的步态分型,最终在确定治疗计划和评估治疗效果方面是必需的。

### (一)踝关节双峰模式

这种踝关节力矩模式的特点是内在踝关节跖屈肌力矩的形状是"双峰形"(图2-6-8)。这种类型的动力学模式是直接与特定治疗策略相关的一种动力学模式(Rose et al. 1993)。双峰踝关节力矩模式常见于跖屈肌痉挛患儿,步态周期足初始着地以前足触地或全足触地模式(如"跳跃步态"患儿)。本质上讲,这种力矩模式代表了小腿三头肌两次放电,通常是腓肠肌挛缩和(或)痉挛的作用。这种模式的典型特征与

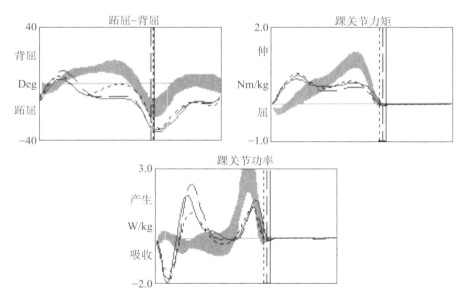

图2-6-8 双峰模式。矢状面上踝关节双峰力矩模式的运动学、力矩和功率。根据典型运动(灰色带),绘制单个患者的多个步态周期。在整个支撑相,踝关节的净内力矩为跖屈力矩,表明脚趾的初始触地以及脚趾或前足在整个支撑相与地面接触。注意在承重反应期踝关节功率吸收增加和支撑相中期功率产生增加,表明步态模式效率低下

踝关节运动学和动力学相关,下面详细描述。

1. 关节运动学

- 足初始着地时踝关节中立位或过度跖屈。
- 承重期踝关节快速背屈,从而迅速牵拉痉挛的踝关节跖屈肌,跖屈肌反应出现收缩并产生不成熟的跖屈。
- 支撑相后半段踝关节再次背屈后快速跖屈(机制与上述相似)。
- 从支撑相中期至足趾离地,表现为踝关节背屈幅度不足。

2. 关节力矩

- 支撑相跖屈肌全程做功。
- 承重反应期缺乏背屈力矩,同时提前出现跖屈力矩。
- 随后跖屈力矩快速降低、增加而后减少(双峰形成)。
- 踝关节跖屈挛缩为主并在整个支撑相持续存在。

3. 关节作用力

- 支撑相早期过多动能吸收(踝关节跖屈肌离心收缩)。
- 支撑相中期过早产生跖屈做功(踝关节跖屈肌向心性收缩)。
- 支撑相中期不恰当做功驱动身体向上而不是向前。
- 支撑相中期后半段出现二次动能吸收和做功。
- 二次做功的峰值可能在正常范围内或略低。

(二)伸膝力矩模式

伸膝力矩模式的特点是内在伸膝力矩在支撑相的大部分时间持续存在(图 2-6-9)。例如,蹲伏步态的患儿,伸髋和跖屈肌力矩不足导致膝关节过度屈曲或者蹲伏和(或)屈膝挛缩,从而需要伸膝力矩模式进行代偿(Ounpuu 2002)(参见第 5 篇第 11 章)。伸膝力矩模式的特征是股四头肌和腘绳肌的持续性相互作用。但是,需要一个伸膝净力矩以保持直立,避免膝关节过度屈曲而跌倒。典型膝关节运动学和动力学特点如下。

1. 关节运动学

- 足触地时膝关节屈曲增加。
- 支撑相持续膝关节过度屈曲。
- 支撑相膝关节矢状面活动范围减小。

2. 关节力矩

- 承重期快速出现伸膝力矩。
- 伸膝力矩在整个支撑相持续存在。
- 股四头肌挛缩占主导并在整个支撑相持续存在。

3. 关节做功

- 依赖于支撑相膝关节活动范围,关节作用力减小或者多变。

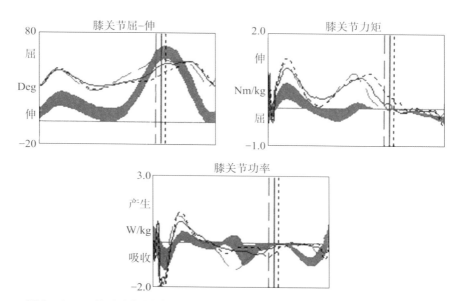

图 2 - 6 - 9　伸膝力矩模式。膝关节矢状面伸肌力矩模式的运动学、力矩和功率。根据典型运动(灰色带),绘制单个患者的多个步态周期。在整个支撑相,膝关节力矩是伸展力矩,这与蹲伏步态模式一致,需要在支撑相持续进行股四头肌活动,以防止跌倒

### (三) 屈膝力矩模式

屈膝力矩模式定义为整个支撑相内以膝关节屈曲力矩为主(图 2 - 6 - 10)。这种模式见于在被动关节活动范围检查中,膝关节能够完全伸展或过伸的患者,由于跖屈肌痉挛导致过度跖屈/伸膝耦合,并且比躯干前倾更常见。典型的膝关节运动学和动力学特点如下。

1. 关节运动学

● 足触地时膝关节屈曲增加之后完全伸膝。

● 足触地后膝关节快速伸展。

● 支撑相中末期,通常表现为伸膝时相延长或膝关节过伸。

2. 关节力矩

● 承重期屈膝力矩快速出现。

● 支撑相大部分时段屈膝力矩过度增加。

● 同时屈膝活动占主导并持续,但是,关节周围的支撑可以由关节周围肌肉收缩或者韧带提供,从而限制进一步活动。

● 摆动相前期膝关节力臂多样。

3. 关节功率

● 支撑相膝关节快速伸展时功率消耗增加。

● 伴随屈膝肌离心性收缩和(或)膝关节后方软组织结构的被动牵拉。

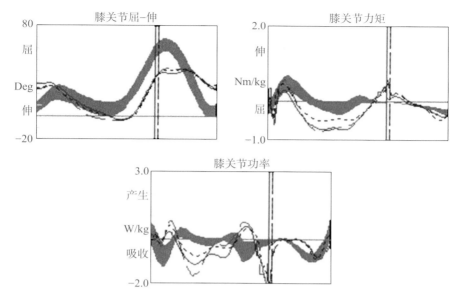

图 2-6-10　屈肌力矩模式。矢状面膝关节屈肌力矩模式的运动学、力矩和功率。根据典型运动(灰色带),绘制单个患者的多个步态周期。在整个支撑相,膝关节原发性屈曲力矩模式,与膝关节过伸或躯干过伸相一致

## 九、小结

由于各种原因,脑瘫分型是必需的。在临床工作中,分型系统有利于涉及脑瘫治疗的各个专业之间交流的同时,也可以协助医疗专业人员和患者/家庭之间的沟通。在判断预后和明确治疗选择方面也是必需的。从科研方面,也需要分型系统来界定患者选择是否同质,研究结果之间的有效联系,以及更加清晰地定义"适合"的患者并为其选择合适的治疗。同时适用于临床和研究的分型系统也需要标准化和重复性好的方法。进一步讲,当治疗脑瘫患者时,各专业医生之间使用的定义和分型系统的一致性非常重要。在第 6 篇第 1 章中,将介绍上述分类工具在脑瘫患者治疗决策和评估中的作用。

● 参考文献 ●

[ 1 ] Adolfsen SE, Õunpuu S, Bell KJ, DeLuca PA (2007) Kinematic and kinetic outcomes after identical multilevel soft tissue surgery in children with cerebral palsy. *J Pediatr Orthop* **27**:658-67.

[ 2 ] Bax M, Goldstein M, Rosenbaum P, Leviton A, Paneth N (2005) Proposed defintion and classification of cerebral palsy. *Dev Med Child Neurol* **47**:571-6.

[ 3 ] Bjornson KF, Graubert CS, Buford VL, McLaughlin J (1998a) Validity of the gross motor function measure. *Pediatr Phys Ther* **10**:43-7.

[ 4 ] Bjornson KF, Graubert CS, McLaughlin J, Kerfeld CI, Clark EM (1998b) Test retest reliability of the gross

motor function measure in children with cerebral palsy. *Phys Occup Ther Pediatr* **18**:51 - 61.

[ 5 ] Clover AF, Sethumadhavan T (2003) The term diplegia should be abandoned. *Arch Dis Child* **88**:286 - 90.

[ 6 ] Graham HK, Harvey A, Rodda J, Nattrass GR, Pirpiris M (2004) The functional mobility scale (FMS). *J Pediatr Orthopaed* **24**:514 - 20.

[ 7 ] Harvey A, Graham HK, Morris ME, Baker RJ, Wolfe R (2007) The functional mobility scale: ability to detect change following single event multilevel surgery. *Dev Med Child Neurol* **49**:603 - 7.

[ 8 ] Harvey A (2008) *The Functional Mobility Scale for Children with Cerebral Palsy*. Gait CCRE Thesis Series, vol. 6. Melbourne, Austtralia: University of Melbourne. p 112.

[ 9 ] Lin CJ, Guo LY, Su FC, Chou YL, Cherng RJ (2000) Common abnormal kinetic patterns of the knee in grait in spastic diplegia cerebral palsy. *Gait Posture* **11**:224 - 32.

[10] Minear WL (1956) A classification of cerebral palsy. *Pediatrics* **18**:841 - 52.

[11] Nordmark E, Hagglund G, Jarnlo GB (1997) Reliability of the gross motor function measure in cerebral palsy. *Scand J Rehabil Med* **29**:25 - 8.

[12] Nordmark E, Jarnlo GB, Hagglund G (2000) Comparison of the gross motor function measure and paediatric evaluation of disability inventory in assessing motor function in children undergoing selective dorsal rhizotomy. *Dev Med Child Neurol* **42**:245 - 52.

[13] Novacheck TF, Stout JL, Tervo R (2000) Reliability and validity of the functional assessment questionnaire as an outcome measure in children with cerebral palsy. *J Pediatr Orthop* **20**:75 - 81.

[14] O'Byrne JM, Jenkinson A, O'Brien TM (1998) Quantitative analysis and classification of gait patterns in cerebral palsy using a three-dimensional motion analyzer. *J Child Neurol* **13**:101 - 8.

[15] O'Malley MJ, Abel MF, Damiano DL, Vaughan CL (1997) Fuzzy clustering of children with cerbral palsy based on temporal-distance gait paramters. *IEEE Trans Rehabil Eng* **5**:300 - 9.

[16] Õunpuu S (2002) Gait analysis in orthopaedics. In: Fitzgerald R, Kaufer H, Malkani A, editors. *Orthopaedics*. St Louis: Mosby. p 86 - 107.

[17] Õunpuu S (2004) Patterns of gait pathology. In: Gage JR, editor. *The Treatment of Gait Problems in Cerebral Palsy*. London: Mac Keith Press. p 231 - 5.

[18] Palisano R, Rosenbaum P (1997) Development and reliability of a system to classify gross motor function in children with cerebral palsy. *Dev Med Child Neurol* **39**:214 - 23.

[19] Rang M (1966) *Anthology of Orthopaedics*. Edinburgh: E.& S. Livingstone. p 48 - 52.

[20] Rang M (1990) Cerebral palsy. In: Morrissy R, editor. *Lovell and Winter's Pediatric Orthopedics*, vol. 1. Philadelphia, PA: J.B. Lippincott. p 465 - 506.

[21] Rodda J, Graham HK (2001) Classification of gait patterns in spastic hemiplegia and spastic diplegia: a basis for a management algorithm. *Eur J Neurol* **8**:98 - 108.

[22] Rodda JM, Graham HK, Carson L, Galea MP, Wolfe R (2004) Sagittal gait patterns in spastic diplegia. *J Bone Joint Surg Br* **86**:251 - 8.

[23] Rose S, DeLuca P, Davis R, Õunpuu S, Gage J (1993) Kinematic and kinetic evaluation of the ankle after lengthening of the gastrocnemius fascia in children with cerebral palsy. *J Pediatr Orthop* **13**:727 - 32.

[24] Rosenbaum PL, Walter SD, Hanna SE, Palisano RJ, Russell DJ, Raina PS, Wood E, Bartlett DJ, Galuppi BE (2002) Prognosis for gross motor function in cerebral palsy: creation of motor development curves. *J Am Med Assoc* **288**:1357 - 63.

[25] Rosenbaum P, Paneth N, Leviton A, Goldstein M, Bax M, Damiano D, Dan B, Jacobsson B (2006) A report: the definition and classification of cerebral palsy. *Dev Med Child Neurol Suppl* **109**:8 - 14.

[26] Russell DJ, Rosenbaum PL (1989) The gross motor function measure: a means to evaluate the effects of physical therapy. *Dev Med Child Neurol* **31**:341 - 52.

[27] Russell DJ, Leung KM (2003) Accessibility and perceived clinical utility of the GMFM - 66: evaluating therapists' judgements of a computer-based scoring program. *Phys Occup Ther Pediatr* **23**:45 - 58.

[28] Russell DJ, Gorter JW (2005) Assessing functional differences in gross motor skills in children with cerebral palsy who use an ambulatory aid or orthoses: can the GMFM - 88 help? *Dev Med Child Neurol* **47**:462 - 7.

[29] Russell DJ, Avery LM, Rosenbaum PL, Raina PS, Walter SD, Palisano RJ (2000) Improved scaling of the gross motor function measure for children with cerebral palsy: evidence of reliability and validity. *Phys Ther* **80**:873 - 85.

[30] Stanley FJ, Blair E, Alberman E (2000) *Cerebral Palsies: Epidemiology and Causal Pathways*. London: Mac Keith Press. p 8 - 9.

[31] Stout J, Gage JR, Van Heest AE (2004) Hemiplegia: pathology and treatment. In: Gage JR, editor. *The Treatment of Gait Problems in Cerebral Palsy*. London: Mac Keith Press. p 320 – 1.

[32] Sutherland D, Davids J (1993) Common gait abnormalities of the knee in cerebral palsy. *Clin Orthop Relat Res* **288**:139 – 47.

[33] Winters TF, Gage JR, Hicks R (1987) Gait patterns in spastic hemiplegia in children and young adults. *J Bone Joint Surg Am* **69**:437 – 41.

[34] Wong MA, Simon S, Olshen RA (1983) Statistical analysis of gait patterns of persons with cerebral palsy. *Stat Med* **2**:345 – 54.

# 第7章 脑瘫患者行走功能的自然史

## THE NATURAL HISTORY OF AMBULATION IN CEREBRAL PALSY

Steven E. Koop

冯 林 陈善本 译,冯 林 审校

"早晨用四只脚走路,中午用两只脚走路,晚上用三只脚走路的动物是什么?"

"人类,婴儿时四肢爬行,成年后两只脚行走,老年后扶拐行走。"

Theban Sphinx 的谜语和 Oedipus 的回答

正如 Sphinx 的谜语,脑瘫儿童父母的问题却更具挑战性:我的孩子将来能走路吗? 多希望我们能够给出一个有把握和肯定的答复! 作为医生,我们非常同情患儿及家长并且鼓励他们怀有希望,但是不希望误导他们。尽管我们已经非常努力,但是脑瘫是非常复杂的。每一个患儿的情况不同,问题不同,而每一个问题的答案又会引出更多的问题。对于这种复杂情况和矛盾的认识不足会使得家长和患儿丧失信心。正如 Sphinx 的谜语中所说,人类的行走经历了三个阶段,包括行走这项技能的发生和发展、功能的成熟,以及随年龄增长而出现的逐渐衰退。拥有足够运动控制能力的脑瘫患者,似乎遵循这一过程,但又有一些差异。本章的目的是发现这些差异和伴随而来的问题。

## 一、自然史的重要性

清晰地了解发育过程中的变化是判断干预或者"治疗"是否正确所必需的。"自然史"是指一个未经治疗的健康问题所产生的最终结局。对于医生来讲,如果患者的疾病出现了无法接受的后果或者如果不干预,将来一定会产生不良后果的时候,给予合适的治疗是很合理的。例如,一个孩子跑步时跌倒导致严重移位的肱骨髁上骨折,可能是开放性的,骨科医生即刻会想到治疗的方法。诊断明确,治疗需求显而易见:如果不治疗骨折,可能会出现感染或者畸形愈合影响关节功能。其他一些疾病的预后可能不这么直接。在每 100 个人中,2~3 个会发生没有原因或者"特发性"脊柱侧弯,但是在这些人中,只有 10% 的人侧弯度数超过 30°。那这些人会是谁? 超过 30° 会怎样? 如果侧弯度数进展怎么办?

医生的工作是为脑瘫儿童提供看护及改善图 2-7-1 所描述的行走功能。在某种程度上,来源于妊娠期或者婴儿时期脑功能异常所产生的后果影响到儿童的运动和姿势。目前,大量的研究聚焦于这种大脑功能异常对于现在和将来运动影响的评估方面。这些患者成年后行走能力是否能够维持在常规水平？如果行走技能被代偿,功能是否"可接受"或"不可接受"？"可接受"或"不可接受"的标准是什么？谁来确定这些标准？如果现在或将来的功能是不能"接受"的,那么干预的目标是什么？哪种干预方式是可行的？什么时候进行干预？患儿和家庭需要承担的后果是什么？选择的干预方式安全性如何？干预的疗效如何？效果是否可靠？能维持多久？

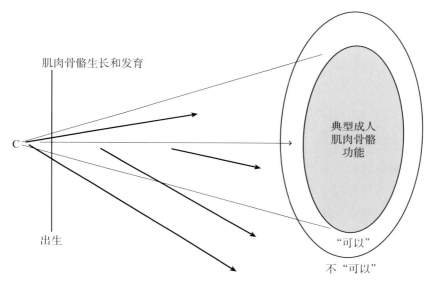

图 2 - 7 - 1　自然史:未经治疗的情况下可能出现的结果

观察一个脑瘫儿童随时间和生长所表现出的实际结果几乎是不可能的。因为几乎每一个患儿都经受过不同方式的治疗。一些穿戴支具,还有一些接受过调整肌张力的治疗。Barns 和同事(2008)在一项对于儿科结果资料收集量表(pediatric outcome data collection instrument,PODCI)的研究中发现,脑瘫儿童中 46% 接受过下肢骨骼肌肉方面的手术干预。

## 二、 人类行走功能的发育

在幼儿时期,随着行走功能的出现,两种形式的生长和发育同时出现:体格的增长和神经系统的发育成熟。体格生长包括三个不同阶段。从出生到 3 岁左右,生长速度最快,但是之后快速减慢。少年时期的几年内,生长速度相对稳定。青少年时期的典型特征是加速生长,随后骨骼发育成熟。在快速生长的早期阶段,大运动发育的表现存在一定的个体差异。一种假说(Forssberg 1985,1999)认为,这种多样性与一组发育不成熟的中枢神经网络和基于经验选择的特定神经回路所提供的最实用的运动模式的结果有关。行走是这种模式一个很好的例子。众所周知，大运动发育的里程碑和行走功能标志着神经肌肉系统的发育成熟。婴儿大约在 6 月龄能够独坐，9 月龄爬行，10～15 月龄扶持下可行走。大多数在 18 个月可以小跑。

Sutherland 和同事（1980）研究了 186 名行走功能正常发育的儿童，追踪至 7 岁。他们的目标是发现幼儿时期步态的变化，确定一些与成熟步态相关的参数或决定因素。大多数儿童在 18 月龄时表现为足跟触地及交替摆臂，2 岁时矢状面的关节角度与成人类似。他们发现了 5 个成熟步态的重要决定因素：单肢支撑相、步速、步幅、步长和骨盆宽度/踝间距。随着步态逐渐发育成熟，步频降低，步速和步长增加。这 5 个决定因素在逐渐发展为成熟模式的过程中，下肢长度的增加和稳定性的提高是关键（表现为单肢支撑相时间延长）。他们发现，行走模式的成熟出现在 3 岁。Beck 和同事研究发现 4 岁以后行走的模式较为稳定（Beck et al. 1981）。他们认为成年人的地反力作用模式在 5 岁时出现。在一项对步长变化和动力学的研究中，Hausdorff 和同事（1999）在一项步幅变异性和动力学的定量研究中发现，对于每一步的控制需要到 7 岁才能完全发育成熟。

幼儿时期体格的快速增长给研究者提出了一个如何量化数据的问题，否则无法在不同体型的个体之间进行有效的比较。Hof 和 Zijlstra（1997）提出，这个问题可以通过无量纲数形式表示这些数据，并且，他提出了与步态机械力学相关的一组无量纲数。观察之后发现，人类的行走就像一个倒置的钟摆，Vaughan 等（2003）采用无量纲标度方法研究了生长和神经发育成熟的结果。他们确定了无量纲步长（$\lambda$）和步频（$\varphi$）并且随儿童年龄增长记录其变化。无量纲步速（$\beta$）可以计算为 $\beta = \lambda \cdot \varphi$，得到的无量纲速度 $\beta$ 恰好是弗劳德数的平方根（Fronde number，弗劳德数，与体积不同的动物类似的几何学运动形式相关）。计算一组不同年龄正常行走儿童无量纲速度时发现，这一数据持续增长直至 70 月龄，随后维持稳定至成年（图 2 - 7 - 2）。

### 三、脑瘫儿童行走能力的预测

欧洲 14 家中心联合协作的欧洲脑瘫监测项目（surveillance of cerebral palsy in Europe，SCPE）中发现脑瘫的发病率为 2.08/1 000 活产婴儿（欧洲脑瘫监测 2002）。在随后 SCPE 的一项研究中报道，5 岁时，54% 的患儿能够独立行走，16% 的患儿需要辅具，而 30% 的患儿无行走能力。大量的同类研究也证实了这一比例。双侧痉挛型、肌张力不全型，以及智商低于 50、严重视力受损或者癫痫的患儿行走的可能性较小（Beckung et al. 2008）。一项回顾性研究分析了巴西 272 名儿童粗大运动发育的这些特征，提出如果具备以下的大运动表现，预示着可能获得行走能力：9 月龄能够控制头部，24 月龄独坐，以及 30 月龄可以爬行（da Paz Junior et al. 1994）。意大利一项对于 31 名 9～18 月龄儿童，超过 30 月龄的前瞻性研究发现了两个关键的预测行走能力的因素。所有能走路的儿童均表现为在 18 月龄能够从仰卧位翻至俯卧位并

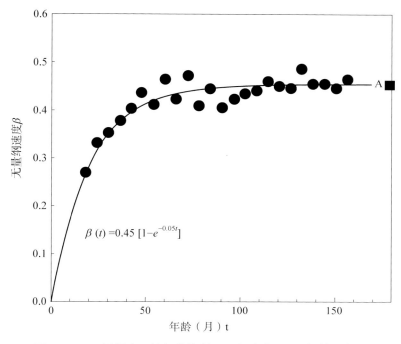

**图 2 - 7 - 2** 根据孩子的年龄绘制无量纲速度(β)。年龄增加至约 70 月龄,然后保持不变,这意味着步态能力的成熟(Vaughan et al. 2003)

且能够抬头,以及 24 月龄能独坐(只有 1 个例外)(Fedrizzi et al. 2000)。

Wu 等(2004)采用不同的方法回顾性研究了 5 366 名在 24~42 月龄尚无法行走的加利福尼亚脑瘫儿童。他们试图确定关于行走能力的预测因素,并且计算了 6 岁时能够独立行走至少 6 m(20 ft)的单变量和多变量的优势比(表 2 - 7 - 1)。仅有 10% 的患儿达到了这个行走水平,也显示了大运动技能的提高与行走可能性增大密切相关。

**表 2 - 7 - 1** 2 295 名脑瘫儿童在 2 岁时不能行走,6 岁时实现完全行走的多变量优势比
(来自 Wu et al. 2004)

| 运动里程碑 | 优势比 | P 值 |
| --- | --- | --- |
| 不能翻身 | 1 | 参考 |
| 可翻身,无支撑不能独坐 | 4.6 | 0.000 1 |
| 无须支撑可独坐,不能独站 | 12.5 | 0.000 1 |
| 可独站 | 28.5 | 0.000 1 |

这些研究都展示了运动技能变化与行走延迟之间的关系,但是没有一种统一的或可靠的方法来回答每一个患儿家长都会问的一个问题:我的孩子将来能走路吗?

### 四、 脑瘫儿童的行走和大运动功能发育

在脑瘫研究和临床工作中存在名词描述不准确的问题，因此 Palisano 和同事(1997)提出了一个 5 级分型系统。粗大运动功能分级建立在自主活动的基础上，尤其强调躯干控制(坐位)和行走。它更侧重于临床有意义的功能而不是无法完成的任务。作者认识到运动功能分级与年龄相关，因此针对不同年龄组提供了不同的标准：<2 岁，2~4 岁，4~6 岁以及 6~12 岁。扩大和修正后的 GMFCS 增加了 12~18 岁这个阶段，提供了操作定义和不同级别之间的差异。

GMFCS Ⅰ级的患儿，6 岁以后行走功能与正常儿童无明显差异。他们能够在路肩和台阶自如行走不需要辅助以及使用楼梯扶手。能够跑跳，但是速度、平衡和协调能力受到一定限制。Ⅱ级患儿能够在大多数环境下行走，在有些环境下出于安全考虑需要使用手杖之类进行辅助，长距离或快速行走则需要轮椅。Ⅲ级能够完成室内行走需求，但是需要使用辅具。从地板或椅子上站起需要协助(护理人员或设施)，上下楼梯需要借助扶手。社区内活动通常需要手动或电动轮椅。Ⅳ级患儿在大多数情况下需要使用轮椅。站立或转运，短距离行走需要 1 位或 2 位护理人员协助。Ⅴ级几乎不能够站立。需要设施辅助支持坐或站立，以及头部控制。所有活动都需要轮椅辅助。

Rosenbaum 和同事随后在 CanChild 中心关于儿童残疾研究(childhood disability research)的工作中论述了不同累及程度脑瘫儿童大运动发育的模式，采用的是粗大运动功能评估量表-66(gross motor function measure，GMFM - 66)和 GMFCS(Rosenbaum et al. 2002)。657 名 1~13 岁，多元化人口来源的脑瘫儿童每 6~12 个月进行一次评估，在大约 4 年的观察期内，每个儿童平均评估 4 次。获得了 5 条清晰的运动发育曲线，对应不同的 GMFCS 水平。

期望儿童达到其运动发育潜能 90% 的年龄，命名为 Age - 90。随着脑瘫严重程度的增加，达到 Age - 90 的年龄越早，趋势越明显。同时也明确 GMFM - 66 评分的上限和范围，在这个范围内，50% 的患儿到达了评分的上限(表 2 - 7 - 2)。脑瘫严重程度(GMFCS 分级)与运动发育受限严重程度之间存在相关性(GMFM - 66 评分)。

表 2 - 7 - 2 GMFCS 运动发育参数

| GMFCS | | Ⅰ | Ⅱ | Ⅲ | Ⅳ | Ⅴ |
|---|---|---|---|---|---|---|
| GMFCS - 66 | 限制 | 87.7 | 68.4 | 54.3 | 40.4 | 22.3 |
| | 50%范围 | 80.1~92.8 | 59.6~76.1 | 48.5~60 | 35.6~45.5 | 16.6~29.2 |
| Age - 90 | 年 | | | | | |
| | 50%范围 | 4.8 | 4.4 | 3.7 | 3.5 | 2.7 |
| | 50%范围 | 4.0~5.8 | 3.3~5.8 | 2.5~5.5 | 3.5 | 5.7 |

作者选择了 4 项 GMFM‐66 类目来对这些曲线进行解读。类目 21（图 2‐7‐3 A 点）代表了在康复师支撑躯干的情况下，儿童是否能够在坐位维持头部直立。GMFM‐66 评分 16 的儿童，有 50% 的可能性完成这项任务。类目 24（B 点）评估了儿童是否能够在用他的手臂支撑情况下独坐 3 秒。与类目 21 类似，GMFM 评分 32 分的儿童有 50% 的可能性完成这项任务。类目 69（C 点）评估了患儿无支撑情况下向前行走 10 步的能力（GMFM‐66 评分 56 分的患儿，有 50% 的可能性达到）。类目 87（D 点）评估了交替走下 4 级台阶不需要辅助的情况（GMFM‐66 评分 81 分的患儿，有 50% 的可能性完成）。

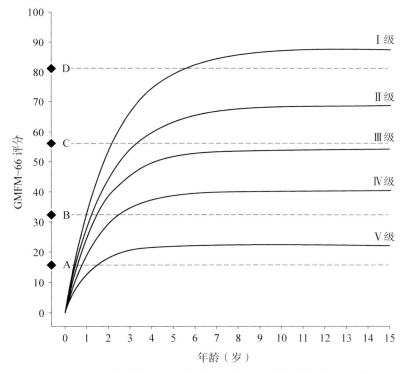

图 2‐7‐3　根据粗大运动功能分级预测的随年龄发展的功能
（Rosenbaum et al. 2002）

作者认为，通过研究所发现的年龄，GMFCS 分级和 GMFM‐66 评分之间有明确的相关性，能够帮助父母理解孩子大运动功能的预后。他们指出，接受过腰部选择性脊神经后根离断术或者肉毒素或者鞘内巴氯芬（力奥来素）的患儿，则无法使用，因为这些干预方式的效果尚未可知。但他们提出脑瘫患儿在 6～7 岁时，大运动功能达到平台期，在这一阶段进行干预（康复、药物或者手术）几乎无效这一点，仍持谨慎的怀疑态度。Beckung 和同事（2007）证实了他们工作中的这一核心发现。

### 五、　青少年时期的行走功能

一些医生认可 Gannotti 和同事（2008）的观察结果：脑瘫儿童的自然史就是行走功能随儿童生长逐渐减退的过程。Day 和同事（2007）针对两组脑瘫患者进行了一项回顾性研究，这些患者均在加州发育性残疾部（California Department of Developmental Disabilities）接受治疗，一组患者 10 岁（7 550 人），另一组 25 岁（5 721人）。他们设计了一个四级行走功能量表。1 组至少能独立行走 6 个月，平衡功能完好，能够独立上下楼梯而不需要扶手。2 组至少能独立行走 6 个月，平衡功能完好，但是上下楼梯需要扶手。3A 组步态不稳至少 3 个月，或者仅能借助辅助工具行走，但是不需要使用轮椅。3B 组步态不稳至少 3 个月或者必须借助辅具行走以及使用轮椅。4 组不能行走，在 10 岁患儿组和 25 岁患儿组中，所有 1 组 10 岁患儿到 25 岁时23% 丧失行走功能，但是，所有 2 组能维持行走功能，但是其中 23% 有改善而 22% 丧失。3A 组中，32% 显示行走功能有改善但是 14% 丧失了行走功能。3B 组中行走功能丧失更为显著：5% 改善但是 34% 不再能够行走（6% 死亡）。

由于这是一项回顾性研究，所以并未使用 GMFCS。这项研究未将之前的干预方式计算在内，作者意识到曾经接受过的治疗会导致结果不准确的可能性。尽管如此，Day 和同事（2007）的研究表明，在青少年时期之前维持行走功能所需的代偿越多，进入青年时期后丧失行走功能的风险越大。他们同时发现，一些患者的行走功能可能得到了改善，尤其是那些不需要使用轮椅的患者，但是并未给出任何解释。

McCormick 和同事（2007）将 GMFCS 作为评估工具，比较了大运动功能从少年至青年时期，其稳定性的变化。尽管该研究人群最大年龄 38 岁，平均年龄 22 岁，研究发现，103 例患者中有 70 例维持了 GMFCS 功能状态，与在 12 岁时评估一致；9 例改善，24 例恶化，这些改变均为一个 GMFCS 水平（除了 1 例，GMFCS 从Ⅳ型提高到Ⅱ型）。因此，在 GMFCS Ⅰ～Ⅲ级患者中无人丧失行走功能，但是 GMFCS Ⅳ 患者35 例中有 7 例（20%）丧失行走能力。

这些研究发现，在青少年时期，一些患者的行走功能能够得到改善，而另一些则会丢失。大多数医生认为，青少年时期功能的丢失与体重增加、肌肉力量的丢失以及与肌肉挛缩所产生的延展性丧失有关。Gannotti 和同事（2008）提出随年龄增长步速降低，支撑相膝关节平均屈曲角度增加以及胭股角增大这样的趋势，但是却未发现这些与年龄相关身体质量指数（BMI）的增长之间的联系。

### 六、　成年期行走功能

我们前面提到 Day 和同事（2007），追踪了一组成年患者从 25 岁到 40 岁。在这组患者中发现从 10 岁到 25 岁遵循了相同的模式但是获得改善的机会大大减小。仅有 5% 功能获得改善，而 30% 功能丢失。

　　Andersson 和 Mattsson(2001)描述了 221 例平均年龄 38 岁(20～58 岁)成年患者的功能。在这一组中，162 例(73%)能够完成不同程度的行走。那些能够行走的患者中，17%自述成年后有改善，41%无变化，30%功能丧失，12%停止行走(几乎均在 35 岁出现)。Botto 等(2001)描述了平均年龄 33 岁(19～65 岁)的 72 例患者的功能状态。在他们的研究人群中，青少年时期 76%能够行走(某种方式)，但是仅有 43%维持至成年。在这些人群中，几乎所有行走停止发生在 40 岁。Jansen 和同事 (2004b)研究了平均年龄 34 岁(18～72 岁)406 例患者的功能状态。在痉挛性亚组中，青年时期尚具备行走能力的患者中 26%成年后功能有改善，32%无明显变化，而 32%能力减退，10%完全停止行走。Strauss 和同事报道 40%的脑瘫患者在 60 岁丧失行走功能(Strauss et al. 2004)。那些能够行走直至 60 岁的患者，在之后的 15 年，功能出现"显著减退"。

　　为什么功能会丢失？这个问题非常常见，几乎每一项研究均指出脑瘫成年患者与同龄人相比，运动量是减少的。极少数成年脑瘫患者仍然在进行康复治疗或训练。在 Andersson 和 Mattsson(2001)的研究中，仅有 36%的患者参与康复治疗。因此，康复的缺失，加上体重增加，可能在功能丢失方面起到了重要的作用。Jahnsen 等 (2003)对 404 例成人脑瘫患者(平均年龄 34 岁，18～72 岁)和对照组正常人群(平均年龄 45 岁，19～80 岁)进行了疲劳量表(fatigue questionnaire，FQ)和生活满意度量表(life satisfaction scale，LSS)的调查。成年脑瘫患者的总疲劳和身体疲劳得分明显高于对照组。受试者回应产生疲劳的原因包括由脑瘫导致的身体和精神功能受限、日常生活技能的减退、疼痛，以及较低的生活满意度。Andersson 等(2003)在一项针对受试人群数量较少的研究中发现了依据，就是 10 周的渐进性肌力训练能够增加肌力和行走的功能，而不会引起张力增高。

　　疼痛是成年脑瘫患者需要面对的一个问题。Jahnsen 等(2004a)的人群研究中，72%报告有疼痛。其中 55%疼痛为轻度至中度，17%严重疼痛。28%的脑瘫患者一年时间里每天都会有疼痛。与之相比，仅有 15% 的正常人群报告有疼痛。在 Andersson 和 Mattsson(2001)的研究人群中，79%报告疼痛，其中 22%每天都承受疼痛。颈部和背部疼痛最常见，但是疼痛也可以发生在下肢任何一个关节，从髋关节至足。大约 2/3 的成年患者报告疼痛出现在两个或者更多部位。下肢一个或多个关节活动范围受限(挛缩)在成年脑瘫患者中高达 80%。肌张力增高或痉挛加重常见，同时伴有平衡减退。

## 七、模糊聚类：一种新的研究方法，可以用来研究脑瘫患者行走功能的自然史和评估干预的效果

　　聚类是指将数据进行分类使得每一个亚类中的数据具有相同的特征。模糊聚类是一项技术，主要针对一些描述性数据，这些数据无法进行精确的定义或者测量

（Chau 2001）。分组的方法可能存在于一个数据集中。数据集中的每一点都可能在某种程度上属于所有确定的集群并且在特定的聚类中，可以计算出表示相关性的系数。模糊聚类可以将脑瘫患者的多维步态数据进行分组，反过来，与代表正常步态特征的数据进行比较分析。如果聚类中给定个体的相关性随时间发生变化，那么就可以对干预的效果（或者无干预）进行量化（Vaughan and O'Malley 2005）。

## 八、　脑瘫患者行走功能自然史小结

这些观察结果代表了我们对于脑瘫患者行走功能所了解的内容：

（1）50%～80%的脑瘫患者能够以某种方式行走。

（2）采用累及肢体部位和运动控制异常对患者进行分型来预测这些患者所能够达到的行走功能是不准确的，并且也不能预测患者将来的行走能力。

（3）脑瘫患者行走功能的出现和到达平台期的时间迟于正常发育个体。

（4）评估量表如 GMFM，定期进行评估，是最可靠的预测最终行走能力的工具。

（5）GMFCS 描述了 5 个明确的行走功能类型。

（6）行走功能的减退最早在青少年时期即可出现。

（7）一些患者（10%～25%）在少年和青年时期，行走功能能够得到改善。

（8）青年时期（25～40 岁）功能减退常见，10%～20%之前能够行走的患者到 40岁时丧失行走功能。在这一阶段很少见到功能改善。

（9）功能较好的患者（GMFCS Ⅰ和Ⅱ）行走功能较少出现减退，并且成年后也不太可能丢失行走功能直至老年（60 岁以后）。

（10）行走功能较差患者（GMFCS Ⅲ和Ⅳ）早期丧失行走功能的风险较高并且有很大的可能性完全丧失行走能力。

（11）日常活动、康复治疗和训练的减少，肌力降低，挛缩出现以及疼痛是与行走能力降低和总体运动功能相关的最常见因素。

## 九、　问题

功能的出现、到达平台期而后减退的行走功能曲线，引出了一些问题，比如：

（1）在大运动技能出现时，康复的作用是什么？

（2）有可能改变一个患儿现有的 GMFCS 分级吗？

（3）减张这种干预方式的作用是什么？我们怎样选择合适的患儿？

（4）骨骼肌肉手术的作用是什么？哪种术式、什么时间应该干预？

（5）青少年和成年时期，患者怎样能够改善他们的行走能力？

（6）我们怎样察觉和阻止始于青少年时期并在成年后恶化的行走功能的减退？

当然，每一个问题都会引发更多的问题和细微差别。我们想要相信我们对患儿的干预起到了积极的改善作用，并且我们通常也是能够做到的，但是对于治疗的效果我们有太多东西尚不能理解。本书中有关治疗方法和效果的章节希望能够为大家对这些问题的理解提供一个好的开端。

## 参考文献

[ 1 ] Andersson C, Mattsson E (2001) Adults with cerebral palsy: a survey describing problems, needs, and resources, with special emphasis on locomotion. *Dev Med Child Neurol* 43:76 – 82.

[ 2 ] Andersson C, Grooten W, Hellsten M, Kaping K, Mattsson E (2003) Adults with cerebral palsy: walking ability after progressive strength training. *Dev Med Child Neurol* 45:220 – 8.

[ 3 ] Barnes D, Linton JL, Sullivan E, Bagley A, Oeffinger D, Abel M, Damiano D, Gorton G, Nicholson D, Romness M, Rogers S, Tylkowski C (2008) Pediatric outcomes data collection instrument scores in ambulatory children with cerebral palsy: an analysis by age groups and severity level. *J Pediatr Orthop* 28:97 – 102.

[ 4 ] Beck RJ, Andriacchi TP, Kuo KN, Fermier RW, Galante JO (1981) Changes in the gait patterns of growing children. *J Bone Joint Surg Am* 63:1452 – 7.

[ 5 ] Beckung E, Carlsson G, Carlsdotter S, Uvebrant P (2007) The natural history of gross motor development in children with cerebral palsy aged 1 to 15 years. *Dev Med Child Neurol* 49:751 – 6.

[ 6 ] Beckung E, Hagberg G, Uldall P, Cans C, Surveillance of Cerebral Palsy in Europe (2008) Probability of walking in children with cerebral palsy in Europe. *Pediatrics* 121:187 – 92.

[ 7 ] Bottos M, Feliciangeli A, Sciuto L, Gericke C, Vianello A (2001) Functional status of adults with cerebral palsy and implications for treatment of children. *Dev Med Child Neurol* 43:516 – 28.

[ 8 ] Chau T (2001) A review of analytical techniques for gait data. Part 1: Fuzzy, statistical and fractal methods. *Gait Posture 13*:49 – 66.

[ 9 ] Da Paz Junior AC, Burnett SM, Braga LW (1994) Walking prognosis in cerebral palsy: a 22-year retrospective analysis. *Dev Med Child Neurol* 36:130 – 4.

[10] Day SM, Wu YW, Strauss DJ, Shavelle RM, Reynolds RJ (2007) Change in ambulatory ability of adolescents and young adults with cerebral palsy. *Dev Med Child Neurol* 49:647 – 53.

[11] Fedrizzi E, Facchin P, Marzaroli M, Pagliano E, Botteon G, Percivalle L, Fazzi E (2000) Predictors of independent walking in children with spastic diplegia. *J Child Neurol* 15:228 – 34.

[12] Forssberg H (1985) Ontogeny of human locomotor control. I. Infant stepping, supported locomotion and transition to independent locomotion. *Exp Brain Res* 57:480 – 93.

[13] Forssberg H (1999) Neural control of human motor development. *Curr Opin Neurobiol 9*:676 – 82.

[14] Gannotti M, Gorton GE, Nahorniak MT, Gagnaire N, Fil A, Hogue J, Julewicz J, Hersh E, Marchion V, Masso PD (2008) Changes in gait velocity, mean knee flexion in stance, body mass index, and popliteal angle with age in ambulatory children with cerebral palsy. *J Pediatr Orthop* 28:103 – 11.

[15] Hausdorff JM, Zemany L, Peng C, Goldberger AL (1999) Maturation of gait dynamics: stride-to-stride variability and its temporal organization in children. *J Appl Physiol* 86:1040 – 7.

[16] Hof AL, Zijlstra W (1997) Comment on 'Normalization of temporal-distance parameters in pediatric gait'. *J Biomechan* 30:299 – 302.

[17] Jahnsen R, Villien L, Stanghelle JK, Holm I (2003) Fatigue in adults with cerebral palsy in Norway compared with the general population. *Dev Med Child Neurol* 45:296 – 303.

[18] Jahnsen R, Villien L, Aamodt G, Stanghelle JK, Holm I (2004a) Musculoskeletal pain in adults with cerebral palsy compared with the general population. *J Rehabil Med* 36:78 – 84.

[19] Jahnsen R, Villien L, Egeland T, Stanghelle JK, Holm I (2004b) Locomotion skills in adults with cerebral palsy. *Clin Rehabil* 18:309 – 16.

[20] McCormick A, Brien M, Plourde J, Wood E, Rosenbaum P, McLean J (2007) Stability of the Gross Motor Function Classification System in adults with cerebral palsy. *Dev Med Child Neurol* 49:265 – 9.

[21] Palisano R, Rosenbaum P, Walter S, Russell D, Wood E, Galuppi B (1997) Development and reliability of a system to classify gross motor function in children with cerebral palsy. *Dev Med Child Neurol* 39:214 – 23.

[22] Rosenbaum P, Walter S, Hanna SE, Palisano RJ, Russell DJ, Raina P, Wood E, Bartlett DJ, Galuppi BE (2002) Prognosis for gross motor function in cerebral palsy: creation of motor development curves. *J Am Med Assoc* 288:1357 – 63.

[23] Strauss D, Ojdana K, Shavelle R, Rosenbloom L (2004) Decline in function and life expectancy of older persons with cerebral palsy. *Neuro Rehabil* **19**:69 - 78.

[24] Surveillance of Cerebral Palsy in Europe (2002) Prevalence and characteristics of children with cerebral palsy in Europe. *Dev Med Child Neurol* **44**:633 - 40.

[25] Sutherland DH, Olshen R, Cooper L, Woo SL (1980) The development of mature gait. *J Bone Joint Surg Am* **62**:336 - 53.

[26] Vaughan CL, O'Malley MJ (2005) A gait nomogram used with fuzzy clustering to monitor functional status of children and young adults with cerebral palsy. *Dev Med Child Neurol* **47**:377 - 83.

[27] Vaughan CL, Langerak NG, O'Malley MJ (2003) Neuromaturation of human locomotion revealed by non-dimensional scaling. *Exp Brain Res* **153**:123 - 7.

[28] Wu YW, Day SM, Strauss DJ, Shavelle RM (2004) Prognosis for ambulation in cerebral palsy: a population-based study. *Pediatr* **114**:1264 - 71.

# 简介和概述
INTRODUCTION AND OVERVIEW

James R. Gage
冯　林　译

　　这一领域在我 30 多年的临床实践中发生了巨大的变化。1978 年,我在康涅狄格州纽顿儿童医院开始治疗脑瘫,几乎全部的治疗决策都是基于临床病史和检查做出的,包括步态观察和一些常规的 X 线。当时,我们对大脑运动控制方面的知识理解还处于初级阶段,步态实验室尚未用于临床实践,而且还没有先进的影像学技术。外科手术大部分是基于经验主义和早期的理解,然而这些大多数是错误的。

　　在当时,我们的治疗始于患者的步态异常,结束于仍然异常但未必是更好的步态。此外,因为无法准确评估治疗效果,所以也无法改进我们的治疗方法。但是,由联合技术研究公司为我们设计和建造的纽顿儿童医院运动分析实验室的成立改变了这一切。我们具备了对患者进行准确的术前和术后评估的能力,即便在单次多水平下肢手术的情况下也是如此。因此,无效的手术被迅速丢弃,并逐渐引入了矫正或减少病理改变的新的更好的方法,脑瘫手术的长期效果变得更加可靠和可预测。

　　自 1981 年纽顿儿童医院开设运动分析实验室以来,计算机技术在其他领域也迎来爆炸式发展。例如,计算机增强断层扫描(computer augmented tomography,CT)已经彻底改变了脑瘫中难以治疗的脊柱和髋关节畸形的骨科评估和治疗。获得的三维重建使外科医生看得到形象化的复杂畸形,并据此制订治疗计划。同样地,MRI和 PET 扫描也彻底改变了脑成像,借助这些工具,治疗医生可以更好地理解大脑病理学的本质。反过来,也可以更准确地评估对各种治疗方式的潜在反应,以及更好地评估患者长期的功能和预后。

　　生物工程也在快速发展,对不同类型的步态异常进行计算机模拟成为可能。长期的希望是,我们能够以足够的准确度对这些畸形进行建模,最终也可以模拟所提出的治疗方案。所有这些发展将在本书的这一部分中进行更全面的讨论。

# 第1章　临床评估

## CLINICAL ASSESSMENT

Joyce P. Trost

冯　林　陈善本　译，冯　林　审校

## 一、临床评估

临床上，对具备行走能力的脑瘫儿童进行评估的时候，需要通过多种检查方式获得信息，并将这些信息综合起来获得关于骨科及神经损伤方面的完整印象。治疗计划的制订和效果的准确评估，需要了解患儿的病史、详细的体格检查、功能评估、影像学检查、观察性步态分析、计算机步态分析、患儿及家庭的期望值或目标进行综合和平衡后，才能够实施。

## 二、病史

病史应当包括出生史、生长发育史、是否有其他疾病、手术史、目前的康复治疗，以及所使用的药物这些完整的信息。父母对于目前行走功能水平的定位，比如是仅能在室内行走，或者可以在学校甚至在社区内行走，以及其他的日常生活技能比如上楼梯、跳跃及跑步，都能够对治疗计划的制订和效果的评估产生影响。

出生史和是否合并其他疾病能够为做出正确的诊断、判断将来的预后、治疗，以及目标设定提供非常重要的信息。大运动发育是否按时，能够根据一项技能的成熟情况获得相应信息，比如行走的年龄。因为这些治疗都是建立在脑瘫患者自然史的基础上，因此通常可以在引导家庭建立合理的康复目标及手术干预方面给予帮助。当考虑到手术治疗时，非常重要的一点是获得之前的手术报告，从而能够准确评估现在的畸形，区分代偿性畸形。例如，跟腱延长导致的医源性比目鱼肌无力的治疗方案可能与原发性比目鱼肌无力不同。其他的治疗痉挛的手术干预方式，如选择性脊神经后根离断术，会受到脑瘫致病因素的影响。正如在第5篇第2章中讨论的，神经根离断术在用于早产所致的原发性痉挛患儿效果最好。病史是做出手术干预方式的重要决定因素。

除了病史，了解医生建议在术前进行步态分析的原因，目前考虑的手术或治疗方式也非常重要。是否有疼痛以及学习行为如何，也能协助临床医生进行完善的评估。

### 三、　功能性效果评估

　　家长自述的评估工具如功能评估问卷（functional assessment questionnaire，FAQ）（Novacheck et al. 2000），北美小儿骨科学会儿科结果资料收集量表（pediatric outcome data collection instruments，PODCI）（Daltroy et al. 1998），或者选择性功能活动量表（functional mobility scale，FMS）（Graham et al. 2004）能够对患儿的能力进行评估。功能评估问卷是一个经过验证的 10 级家长自评功能性量表，反映了患儿在自身生活环境中的行走功能。正常发育儿童通常能够跟上同龄儿童，得到 10 分的评分。随着社区行走能力的下降，评分逐渐降低。类似的量表 FAQ‐22（尚未完成有效性验证），可以用来评估那些与行走相关的功能，如跑、跳及踢等动作（表 3‐1‐1）。儿科结果资料收集量表也是一个有效的家长自评工具，它主要设计用于对不同年龄肌肉骨骼疾病的患儿进行健康相关的功能性效果评估。例如，骨科治疗的效果，包括上肢和下肢的运动功能、疼痛缓解以及活动恢复情况。已经发现儿童 FAQ、PODCI 和步态数据测量之间的相关性，并且在与步态数据联合使用的时候，能够提供更加完整的变化情况（Trevor et al. 2002）。FMS 评估 4～18 岁脑瘫患儿功能性活动（Harvey et al. 2007）。它在活动水平和国际功能、残疾和健康分类的各领域进行了功能性活动的量化（Rosenbaum and Stewart 2004）。FMS 的独特之处在于它能够区分儿童使用辅具的水平，以及他们需要使用辅具的环境。在量化脑瘫儿童骨科术后效果方面，FMS 敏感性好（Harvey et al. 2007）。

表 3‐1‐1　Gillette 功能评估量表（22 项技能）

| | 简单 | 有点困难 | 非常困难 | 不能做到 | 年龄小不适合运动 |
|---|---|---|---|---|---|
| 带物体行走 | ○ | ○ | ○ | ○ | ○ |
| 带易碎物体或含液体的玻璃容器行走 | ○ | ○ | ○ | ○ | ○ |
| 用扶手上下楼梯 | ○ | ○ | ○ | ○ | ○ |
| 不用扶手上下楼梯 | ○ | ○ | ○ | ○ | ○ |
| 独立上下楼梯 | ○ | ○ | ○ | ○ | ○ |
| 跑 | ○ | ○ | ○ | ○ | ○ |
| 可较好地跑，包括转弯时控制良好 | ○ | ○ | ○ | ○ | ○ |
| 可后退行走 | ○ | ○ | ○ | ○ | ○ |
| 可在狭窄区域内活动 | ○ | ○ | ○ | ○ | ○ |
| 可自行上下公共汽车 | ○ | ○ | ○ | ○ | ○ |
| 跳绳 | ○ | ○ | ○ | ○ | ○ |

续　表

| | 简单 | 有点困难 | 非常困难 | 不能做到 | 年龄小不适合运动 |
|---|---|---|---|---|---|
| 独立跳一步 | ○ | ○ | ○ | ○ | ○ |
| 右足跳（不借助设备或他人帮助） | ○ | ○ | ○ | ○ | ○ |
| 左足跳（不借助设备或他人帮助） | ○ | ○ | ○ | ○ | ○ |
| 跨过物体，右足先 | ○ | ○ | ○ | ○ | ○ |
| 跨过物体，左足先 | ○ | ○ | ○ | ○ | ○ |
| 右足踢球 | ○ | ○ | ○ | ○ | ○ |
| 左足踢球 | ○ | ○ | ○ | ○ | ○ |
| 骑两轮自行车（无辅助轮） | ○ | ○ | ○ | ○ | ○ |
| 骑三轮自行车（或两轮车带辅助轮） | ○ | ○ | ○ | ○ | ○ |
| 滑冰或溜冰（无须他人帮助） | ○ | ○ | ○ | ○ | ○ |
| 乘坐自动扶梯，自由上下 | ○ | ○ | ○ | ○ | ○ |

## 四、初始观察性步态分析

在进行体检之前，对患儿步态进行录像以利于后面进行观察性步态分析（gait of observation，GBO），这是非常有帮助的。在进行体检的时候，临床医生可以重点关注体格检查，本章后面会对观察性步态分析进行更完整的讨论。

## 五、体格检查

图 3-1-1 是在 Gillette Children's Specialty Healthcare 步态实验室所使用的标准化体检评估表，完善的评估表能够提供非常有用的信息。对于评估表格中所使用的各种评估方法，都有标准化的定义，因此可以做到评估结果的一致性更好。

体格检查有 6 个主要目标：①明确单一肌肉肌力和选择性运动控制；②评估肌张力的类型和程度；③评估每一关节的固定畸形程度和（或）肌肉挛缩；④评估骨旋转及其他畸形；⑤发现并判断足部畸形是固定的还是柔韧性的；⑥评估平衡能力和站立的姿势。

体格检查既有优点也存在局限性。在体格检查中收集到的信息是建立在静态反应的基础上，而功能性活动，如行走，则是动态的。步态分析数据无法通过体格检查的结果来获得，无论是主动活动还是被动活动；但是，时间和距离参数与肌力和选择性控制的评估之间具有中等程度的相关性（Damiano and Able 1998；Damiano et al. 2002a；Desloovere et al. 2006）。步态分析和体格检查的结果分别能在明确脑瘫

Gillette Children's Specialty Healthcare 物理评估

姓名：
性别：
出生日期：

| | 活动范围 | | 选择性，力量 | | | 足位置 | |
|---|---|---|---|---|---|---|---|
| | 左 右 | | 左 右 | | | 左 右 | |

**髋关节**
屈曲 ———— ————
伸展
　Thomas试验 ———— ————
　膝关节0° ———— ————
　膝关节90° ———— ———— ———— ————
外展
　髋伸 ———— ————
　髋屈 ———— ————
内收 ———— ————
Ober试验 ———— ————
内旋 ———— ————
外旋 ———— ————
前倾 ———— ————

**膝关节**
伸展 ———— ————
屈曲
　俯卧 ———— ————
　仰卧 ———— ————
腘股角
　单侧 ———— ————
　双侧 ———— ————
　腘绳肌偏移 ———— ————
伸肌迟滞 ———— ————
高位髌骨 ———— ————

**胫骨**
TF角
BM轴 ———— ————
第2趾试验 ———— ————

**踝距下关节**
背屈
　膝关节90° ———— ————
　膝关节0° ———— ————
混淆试验 ———— ————
跖屈 ———— ————
胫前肌 ———— ———— ———— ————
胫后肌 ———— ————
腓骨长肌 ———— ————
腓骨短肌 ———— ————
拇长伸肌 ———— ————
拇长屈肌 ———— ————

站姿
平衡
备注

**足非负重**
距下中立 ———— ————
后足位置 ———— ————
后足运动
　外翻 ———— ————
　内翻 ———— ————
足弓 ———— ————
中足运动 ———— ————
前足位置1 ———— ————
前足位置2 ———— ————
拇囊炎 ———— ————
第1MTP背屈 ———— ————

**足负重**
后足位置 ———— ————
中足位置 ———— ————
前足位置1 ———— ————
前足位置2 ———— ————

**痉挛（Ashworth 量表）**
髋肌 ———— ————
内收肌 ———— ————
腘绳肌 ———— ————
股直肌 ———— ————
跖屈肌 ———— ————
胫后肌 ———— ————
踝阵挛 ———— ————

| 选择性运动分级 | Ashworth量表 |
|---|---|
| 0– 仅观察到模式运动 | 1– 肌张力未增加 |
| 1– 观察到部分孤立的运动 | 2– 肌张力轻度增加 |
| 2– 观察到完全孤立的运动 | 3– 肌张力明显增加 |
| | 4– 肌张力大幅增加 |
| | 5– 受累部分僵直 |

姿势/躯干
　腹部力量
　背伸肌力 ———— ————

韧带松弛 ———— ————

下肢长度 ———— ————

图3-1-1 体格检查是解决问题过程中的重要组成部分

儿童神经和肌肉骨骼系统问题方面提供重要的依据（Desloovere et al. 2006）。评估的方法、检查者的经验、患儿的参与程度都能影响到检查结果。肌张力受到多种因素的影响，如不同的姿势，他在运动或是休息状态，兴奋或愤怒的程度，或者评估发生的时段。在神经系统有损伤的幼儿和儿童，客观地评估肌力是很困难的（Bohannon 1989；Damiano et al. 2002a）。另外，运动控制和对运动方式异常的评估也是主观的，很大程度上依赖于检查者的经验和水平。

儿童和成年脑瘫患者足踝部分的评估在过去的几年间获得了显著的进展，如专业词语和评估的标准化，以及利用计算机系统进行的足部评定（参见第 3 篇第 2 章）。

## 六、　肌力

肌力测定是确保获得最理想的临床治疗效果所必需的，也是非常重要的。它可以用来评测一种干预方式是否合适，如选择性脊神经后根离断术，或者评估多水平下肢手术的效果。有越来越多的证据表明脑瘫儿童肌力差，而运动功能和肌力直接相关（Kramer and MacPhail 1994；Damiano et al. 1995）。目前，有很多种测量脑瘫儿童肌力的方法，取决于所需要的时间和仪器。临床最常用的是手工测量（manual muscle testing，MMT），Kendall 量表（Kendall et al. 1971）。门诊使用动力仪测量肌肉的等长收缩应用比较普遍，通常也在科研和疗效评估研究中使用。等张收缩的评估用在测定运动范围内的肌肉力量。为了更好、更有效地对结果进行解释，每一个测试位置的特点都要考虑在内。

5 分的 Kendall 量表能够简单、快速地对显著肌力降低和平衡异常的儿童进行评估，仅需要一张检查台和标准化的姿势。但是，这项检查在很大程度上依赖于检查者的判断、经验，以及检查者所使用的力的大小和患者姿势的准确度。结果主观并且容易受到检查者偏好的影响。但是，在严格的评估指南的监督下，这种方法仍然是非常有用的（Wadsworth et al. 1987）。对于 5 岁以下儿童，无法遵循复杂指令来完成最大肌力测试，手动肌力测定抑或是其他的肌力测定方法，最多都只能作为笼统的筛查工具。

由于手动进行肌肉等长功能测量结果的个体差异，手持动力仪（hand-held dynamometer，HHD）在门诊的使用率增高，并且作为研究工具能够更好地对肌力的多样性进行量化。HHD 已被证明在测量脑损伤患者（Bohannon and Smith 1987）和脑瘫儿童（Berry et al. 2004）肌肉等长收缩方面是有效且可靠。但是在使用方面，HHD 有测量的上限，用于较强壮的患者是能够达到测量上限的。脑瘫儿童的力量强度（Wiley and Damiano 1998）和幼儿的标准化数据（Macfarlane et al. 2008）都已经发布。这项检查的有效性仍然依赖于合适的体位，是否需要维持稳定及测试者的经验。进行肌力比较时，体重和力臂长度的标准化是需要的（Macfarlane et al. 2008）。

等张肌力测量用来评估在整个运动弧内所产生的持续的扭矩。测试所需的时长，仪器需要固定，以及年幼儿童完成测试比较困难等限制了这种测量方法成为儿童临床标准化评估的一部分。

## 七、　选择性运动控制

脑瘫儿童单一肌肉的运动和控制能力受损，导致其行走和功能性运动异常。选择性运动控制涉及自主控制单一肌肉的活动、时相，以及不伴有过度运动的最大自主收缩能力，因此将单一肌肉选择性评分纳入评估之中。典型的评分包括三级，即不同的控制水平：0，完全无单一运动的控制能力；1，单一运动部分控制能力；2，单一运动的完全控制。有关下肢肌肉群详细的定义和描述可以更准确地判定患者的运动控制能力，通常与肌力一起评估（表 3 - 1 - 2）。

**表 3 - 1 - 2　选择性运动控制等级量表描述**

*屈髋*

位置：患者以髋关节 90°位支撑/非支撑性坐位，双腿垂于桌边。上肢在胸前交叉或放置于膝盖上（不在桌子上或挂在边缘）

2—向上屈髋，无明显的内收、内/外旋或躯干伸展迹象

1—与屈髋相关的内收、内/外旋或躯干的伸展为非强制性，但在至少一部分运动范围内与所需运动同时发生

0—屈髋仅发生在强制性屈膝、踝关节背屈和内收

*伸髋（腘绳肌＋臀大肌）*

位置：患者俯卧，头部置于枕头上（不允许手肘支撑俯卧）。膝关节位于最大伸直位，必要时固定骨盆

2—向上伸髋，无明显的内外旋、躯干伸展或外展

1—与伸髋相关的内/外旋、躯干伸展或外展为非强制性的，但在至少一部分运动范围内与所需运动同时发生

0—伸髋仅发生在强制性躯干伸展、臀部伸展，或颈部伸展，也可能包括内/外旋或外展

*伸髋（臀大肌）*

位置：患者俯卧位，头部置于枕头上（不允许手肘支撑俯卧）。膝关节置于 90°或更屈曲位，髋关节于中立伸直位，骨盆平放于台面，必要时固定骨盆

2—向上伸髋，无明显的内/外旋、伸膝或髋外展

1—与伸髋相关的伸膝、躯干伸展、内/外旋或外展为非强制性，但在至少一部分运动范围内与所需运动同时发生

0—伸髋仅发生在强制性伸膝、躯干伸展、内/外旋，或外展

*髋外展*

位置：侧卧位，髋关节置于中立位或轻度伸直位，内/外旋中立位，膝关节置于最大伸直位，必要时固定骨盆

2—髋向上外展，无明显的内/外旋或屈髋

1—与髋向上外展相关的屈髋或内/外旋为非强制性，但在至少一部分运动范围内与所需运动同时发生

0—髋外展发生于强制性屈髋或内/外旋

*髋内收*

位置：侧卧位，身体与下肢成直线，髋关节中立位或轻度伸直，内/外旋中立位，膝关节置于最大伸直位，对侧肢体轻度外展支撑，必要时固定骨盆

2—髋向上内收，无明显屈髋、内/外旋或骨盆倾斜/旋转

1—与髋向上内收相关的屈髋或内/外旋，骨盆倾斜/旋转为非强制性，但在至少一部分运动范围内与所需运动同时发生

0—髋内收发生于强制性屈髋或内/外旋

*伸膝*

位置:患者以髋关节 90°位支撑/非支撑性坐位,膝关节垂于桌侧。必要时固定大腿

2—向上伸膝,无明显的伸髋或躯干伸展、大腿或髋关节内/外旋

1—与伸膝相关的伸髋或躯干伸展、屈髋或大腿内/外旋为非强制性,但在至少一部分运动范围内与所需运动同时发生

0—伸膝发生于强制性伸髋或躯干伸展、屈髋或大腿内/外旋

*屈膝*

位置:患者俯卧位,头部置于枕头上(不允许手肘支撑俯卧)。膝关节最大伸直位,必要时固定骨盆和大腿

2—向上屈膝,无明显的屈髋、大腿内/外旋或倾斜、骨盆旋转或踝关节跖屈

1—与屈膝相关的骨盆抬起、屈髋、大腿内/外旋或踝跖屈为非强制性,但在至少一部分运动范围内与所需运动同时发生

0—屈膝发生于强制性屈髋、骨盆倾斜或旋转、大腿内/外旋或踝跖屈

*踝背屈(胫骨前肌)*

位置:患者以髋关节 90°位支撑/非支撑性坐位,伸膝(可允许屈曲以实现背屈)。小腿支撑,必要时固定大腿

2—踝背屈内翻,无明显屈膝增加、距下外翻或伸𝑚

1—与踝背屈内翻相关的屈膝增加、距下外翻或伸𝑚为非强制性,但在至少一部分运动范围内与所需运动同时发生

0—踝背屈内翻发生于强制性屈膝、距下外翻或伸𝑚

*踝跖屈(比目鱼肌)*

位置:患者俯卧位,头部置于枕头上(不允许手肘支撑俯卧)。屈膝 90°,必要时将踝关节近端小腿固定。踝关节处于中立跖屈/背屈位

2—踝向下跖屈,无明显伸膝、距下内/外翻或趾屈曲

1—与踝跖屈相关的伸膝、距下内/外翻或趾屈曲为非强制性,但在至少一部分运动范围内与所需运动同时发生

0—踝跖屈发生于强制性伸膝、距下内/外翻或趾屈曲

*踝跖屈(腓肠肌)*

位置:患者俯卧位,头部置于枕头上(不允许手肘支撑俯卧)。膝关节最大伸直位。足伸出桌尾。必要时将踝关节近端小腿固定。踝关节处于中立跖屈/背屈位

2—踝向下跖屈,无明显距下内/外翻或趾屈曲

1—与踝跖屈相关的距下内/外翻或趾屈曲为非强制性,但在至少一部分运动范围内与所需运动同时发生

0—踝跖屈发生于强制性距下内/外翻或趾屈曲

*踝内翻(胫骨后肌)*

位置:患者以髋关节 90°位支撑/非支撑性坐位,大腿外旋,屈膝伴踝关节近端小腿固定。踝关节处于中立跖屈/背屈位

2—距下关节内翻伴踝跖屈,无明显趾屈曲

1—与距下关节内翻伴踝跖屈相关的趾屈曲为非强制性,但在至少一部分运动范围内与所需运动同时发生

0—距下关节内翻伴踝跖屈发生于强制性且有力的趾屈曲

续　表

*踝外翻(腓骨长肌＋腓骨短肌)*
位置:患者以髋关节90°位支撑/非支撑性坐位,大腿内旋,屈膝伴踝关节近端小腿固定。踝关节处于中立跖屈/背屈位
2—距下关节外翻伴踝跖屈,无明显趾屈曲。若第1跖骨头塌陷则表明腓骨长肌的活动
1—与距下关节外翻伴踝跖屈相关的趾屈曲为非强制性,但在至少一部分运动范围内与所需运动同时发生
0—距下关节外翻伴踝跖屈发生于强制性且有力的趾屈曲

*踝外翻(第3腓骨肌)*
位置:患者以髋关节90°位支撑/非支撑性坐位,屈膝伴踝关节近端小腿固定。踝关节处于中立跖屈/背屈位
2—距下关节外翻伴踝背屈和第2～5趾伸直
1—不适用
0—不适用(第3腓骨肌和趾长伸肌为解剖联合,通常一起活动)

*伸踇(踇长伸肌)*
位置:患者以髋关节90°位支撑/非支撑性坐位,屈膝伴小腿支撑。踝关节处于中立跖屈/背屈位
2—踇跖趾关节伸直,无明显屈膝或踝背屈
1—与踇跖趾关节伸直相关的屈膝或踝背屈为非强制性,但在至少一部分运动范围内与所需运动同时发生
0—踇跖趾关节伸直发生于强制性屈膝或踝背屈

*屈踇(踇长屈肌)*
位置:患者以髋关节90°位支撑/非支撑性坐位,膝关节最大伸直位伴小腿支撑。踝关节处于中立跖屈/背屈位
2—踇跖趾关节屈曲,无明显伸膝或踝跖屈
1—与踇跖趾关节屈曲相关的伸膝或踝跖屈为非强制性,但在至少一部分运动范围内与所需运动同时发生
0—踇跖趾关节屈曲发生于强制性伸膝或踝跖屈

---

　　在静态检查期间,偏瘫患儿的患侧在无联合屈曲模式(即髋关节和膝关节同时出现屈曲)的情况下,可能无法主动背屈踝关节。假设患儿肌力是3/5(5级肌力,患儿3级),选择性运动控制0/2(完全无单一运动控制)。在行走过程中,该患儿在摆动相早期由于不能在髋关节伸直时背屈踝关节,可能出现足廓清困难。但是,在支撑相中期,由于患儿无法调节胫骨前肌和伸趾长肌的活动,足可能出现背屈和内翻。在这个例子中,患儿可以达成完全的踝关节背屈,但是与正常儿童相比,由于发生的时相延迟,因此无法很好地控制运动。这个患儿不需要手术治疗来解决时相和平衡的问题,佩戴支具即可。

　　蹲伏步态很常见的病因是继发于跟腱延长术(tendo-achilles lengthening,TAL)后的比目鱼肌无力(Gage 1991)。跟腱延长同时延长了腓肠肌和比目鱼肌,从而在步态支撑相中期,需要膝关节过度屈曲代偿。患者无法主动跖屈踝关节,或者膝关节屈曲同时伴有足趾背屈也提示比目鱼肌无力。膝关节屈曲伴有足趾背屈这一现

象是腓肠肌代偿无力的比目鱼肌所致,腓肠肌在跖屈踝关节的同时也起到屈曲膝关节的作用。

腘绳肌无力也是导致蹲伏步态的原因之一,因为它除了是屈膝肌,也起到伸髋的作用(Delp et al. 1990、1995)。对伸髋肌、髋外展肌和腹肌的肌力和运动控制的评估可以获得这些相关的信息,这些信息包括躯干和骨盆的运动异常(原发性)是不是来源于肌肉无力或者是运动控制功能受损,抑或是这些运动异常是不是下肢的病理性异常所致(继发性)。支撑相骨盆前倾和伸髋减少可由多种原因导致,包括伸髋肌无力和腹肌无力。丧失对躯干近端的控制会引起静态站立时骨盆前倾,也会导致步态周期中相关肌肉群无法提供必需的离心性控制。

肌群如股四头肌,由机械力线异常引起运动范围终点处牵拉无力,导致功能性延长。评估关节的主动活动和被动活动范围可以判断真正的肌力和控制异常。伸膝滞后是一种测量股四头肌肌力不足的方法,检查时,患者采用伸髋位,以消除腘绳肌紧张或偏移的影响,可以让患儿仰卧位,下肢垂于检查床边缘。患儿按照要求在无外界阻力情况下主动伸膝,记录距离完全伸展所欠缺的角度。蹲伏步态的患儿在膝关节伸直过程中的终末阶段无法完全伸展,但是在主动伸膝的终末阶段,仍然可能具有良好的独立肌肉控制和肌力。

## 八、 肌张力检测

当我们对脑瘫儿童进行检查的时候,首先需要了解的是肌张力异常的类型和程度,这一点非常重要。张力是指肌肉放松状态下,受到被动牵拉时,试图维持原始放松状态的抵抗力。高张定义为被动运动关节时所受到的异常增高的抵抗力,其成因可能为痉挛、肌张力障碍、肌强直或混合型(Sanger et al. 2003)。肌张力评估会受到患儿情绪的影响,比如恐惧或兴奋,同时检查时的体位也会对评估产生影响。在检查过程中或检查前,陪患儿玩耍或聊天,安抚患儿/患者,能够提高其配合度,提高检查的准确性。而检查的一致性,需要通过不同的检查者在不同的时间进行评估来获得。一家机构内评估时使用体位和评分表的标准化非常重要。Sanger 等(2003)推荐以下流程。首先在静息状态下触诊问题肌肉,观察其是否存在挛缩。其次,缓慢活动肢体检查关节被动活动范围。以不同的速度活动肢体,观察其在不同速度情况下是否存在顿挫感,以及与速度的关系。而后,以不同的速度变化关节的运动方向,评估肌张力(包括时相)的变化。最后,要求患者活动对侧同一肢体/关节,观察其运动情况。观察并记录评估一侧肢体在运动过程中存在的任何非自主运动或抵抗力的变化。通过标准评估流程的应用,肌张力异常评估的一致性和完整性可以获得明显改善。评估过程中的视频记录在临床工作中有重要的应用价值,能够在回放的过程中发现异常的运动模式。

痉挛性肌张力增高(与肌张力障碍相比)表现为对被动运动的抵抗增加,且与速度呈正相关。对外力的抵抗在超过一个速度阈值（痉挛性顿挫感）后快速增加。Ashworth 量表（Lee et al. 1989），改良 Ashworth 量表（Bohannon and Smith 1987；Gregson et al. 1999；Clapton et al. 2005）。Tardieu 量表（Haugh et al. 2006）和等速肌力测试仪结合表面肌电图（EMG）（Engsberg et al. 1996；Damiano et al. 2002b）是用来评估痉挛性肌张力增高严重性的一些方法。

　　肌张力不全型的高张状态与单纯的痉挛性肌张力增高不同，表现为静息状态下，肌肉活动增加，维持一个固定的姿势困难，对侧肢体活动时肌张力增高，并且在行为启动或姿势变化时肌张力发生改变。同时，也会有肌肉不自主运动和间断性收缩，导致关节的扭曲和重复性运动，或者异常的姿势，也可以同时存在。我们使用 HAT－D（hypertonia assessment tool-discriminant）（Jethwa et al. 2007）进行评估，这是一个在儿科临床中用来区分痉挛、肌张力不全和肌强直的工具。对于痉挛和肌强直的有效性和可靠性很好，但是在肌张力不全和混合型仅中等。BAD（Barry-Albright Dystonia）是一个 5 分序列量表，也是另一种测量肌张力不全的工具（Barry et al. 1999）。混合型与单纯痉挛型相比，更加难以诊断和量化。但是，在儿童脑瘫患者中，很重要的一点是对混合型中出现的各种张力异常进行评估，否则，难以预估手术的效果。幸运的是，动力性肌电图和步态分析在判断肌张力不全和混合型方面非常有帮助。

## 九、　关节活动范围和挛缩

　　在患者清醒状态下区分静态和动态的畸形比较困难（Perry et al. 1974）。但是，对于肌肉长度的检查能够为判断挛缩为静态还是动态提供信息。由于痉挛的速度依赖性特征，慢速检查关节活动范围（range of motion，ROM）非常重要。但是，比较缓慢和快速牵拉时关节的活动范围在评估痉挛性方面也是非常有帮助的（Boyd and Graham 1999）。体检也可以帮助区分是由肌肉无力导致的活动度减少还是由拮抗肌群短缩导致的。动力性挛缩在全麻状态下会消失。因此，麻醉下关节活动范围的检查对于判断是否存在肌肉肌腱结合处的挛缩更具有特异性。同时可以决定是进行肌肉的延长还是使用肉毒素进行注射。

　　当评估肌肉挛缩和长度的时候，无论是静止状态检查或是动态的步态分析，理解多组肌群之间不同水平的相互作用非常关键。区分跨关节肌肉和单关节肌肉的挛缩很重要。Silverskiöld 实验（图 3－1－2）能够区分腓肠肌挛缩和比目鱼肌挛缩。Duncan-Ely 实验（图 3－1－3）用来判断单关节的股肌还是跨关节的股直肌出现挛缩。但是，Perry 等（1976）在研究中显示，当进行这些测试的同时，使用细针肌电图进行观察，发现单关节和跨关节肌肉同时进行收缩。例如，在清醒状态下进行试验的患者，Duncan-Ely 试验不仅能够诱发股直肌，也能诱发髂腰肌的收缩，而 Silverskiöld 试验同样能诱发腓肠肌和比目鱼肌的同时收缩。但是，在全麻状态下进行试验时，仅能观察到跨关节肌肉的活动。因此，应当把麻醉下检查纳入常规的术前检查之中。

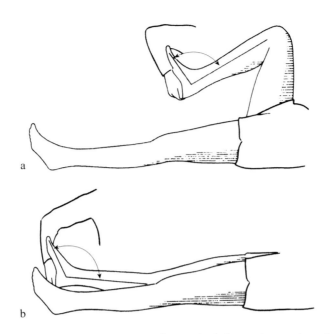

图 3-1-2　a. Silverskiöld 试验可鉴别腓肠肌和比目鱼肌的挛缩。在本测试中,膝关节屈曲至 90°,后足内翻位获得最大踝关节背屈。b. 当膝关节伸直时,如果踝关节出现跖屈,则表明腓肠肌挛缩

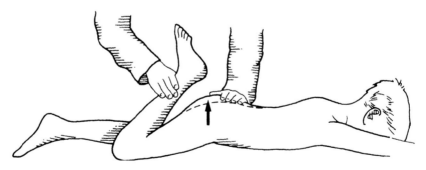

图 3-1-3　Duncan-Ely 试验阐明了股直肌是屈髋肌和伸膝肌这一事实。患者俯卧位,屈膝,髋关节屈曲表明存在股直肌挛缩

### (一) 髋关节

Thomas 试验用来评估屈髋挛缩的程度。检查时,患儿仰卧位,骨盆水平(髂前上棘和髂后上棘连线垂直于水平面)。标准的骨盆位置而不仅是"消除腰椎前凸"这样的体位,能够增加检查的可靠性。髋内收挛缩需要区分股薄肌、半膜肌和半腱肌挛缩,可以通过仰卧位三种不同的髋外展检查方法获得:屈髋屈膝检查髋外展角度(仅测量内收肌长度);髋关节中立位屈膝 90°,小腿与床面平行(测量内收肌和股薄肌长

度);髋关节中立位,完全伸膝检查髋外展(测量股薄肌、内侧腘绳肌和内收肌长度)。由于肌肉的起止点不同,髋关节和膝关节不同伸、屈位置的结合能够明确哪一块股内侧肌肉出现紧张。骨盆稳定对于获得准确的测量结果非常重要。

（二）膝关节

屈膝挛缩可以由以下 4 种原因导致:①腘绳肌短缩;②骨盆前倾导致腘绳肌移位;③近端腓肠肌短缩;④关节囊挛缩。有多组肌肉跨过膝关节,测量能够反映跨关节肌肉群位置的变化,尤其是对膝关节非常重要。我们常规评估"腘绳肌偏移"的程度。腘绳肌偏移是通过计算单侧腘股角和双侧腘股角之间的差异获得(图 3 - 1 - 4a)。"单侧腘股角"测量时,患儿位于仰卧休息位,对侧髋关节完全伸展,同侧髋关节屈曲 90°,被动伸膝直至感受到抵抗。测量膝关节达到完全伸展所欠缺的角度,提示结缔组织和静息状态下肌肉的延展性。Cusick(1990)认为检查中测量的初始的腘股角与增加被动牵拉后获得角度相比,前者能更好地反映患者的功能。"双侧腘股角"检查时,同侧髋关节屈曲 90°,同时对侧髋关节屈曲直至髂前上棘和髂前下棘连线与水平面垂直(与前面描述的检查髋关节屈曲的体位相同)(图 3 - 1 - 4b)。如果存在明显的"腘绳肌偏移",腘股角,这个测量腘绳肌挛缩的检查,会在骨盆后倾的情况下显

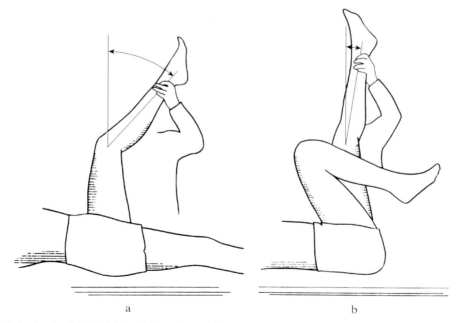

a                                    b

图 3 - 1 - 4　测量单侧和双侧腘股角以计算腘绳肌移位。a. 单侧腘股角测量时,典型的脊柱前凸,对侧髋关节伸展,同侧髋关节弯曲至 90°。记录膝关节伸直受阻至完全伸直时欠缺的度数。b. 测量双侧腘股角时,对侧髋关节屈曲,直至 ASIS(髂前上棘)和 PSIS(髂后上棘)垂直,记录距离膝关节完全伸直欠缺的度数

著减少。骨盆中立位时,胭股角测量了"实际的胭绳肌挛缩",而在腰椎前倾的情况下,所测量到的是"功能性胭绳肌挛缩"。这两者之间的不同代表了胭绳肌偏移的程度。关节囊挛缩的检查通过完全伸展膝关节,同时髋关节处于伸展位,进行膝关节的评估。

过度的骨盆前倾,在痉挛性双下肢瘫和四肢瘫的患儿中常见,检查中会出现"胭绳肌偏移"同时伴有显著的膝关节屈曲挛缩(Hoffinger et al. 1993;Delp et al. 1996;Schutte et al. 1997)。但是,蹲伏步态的患儿,胭绳肌长度通常是正常的甚至是更长。在这种情况下,手术延长胭绳肌通常会进一步减弱伸髋力量,胭绳肌长度过长,导致髋关节过度屈曲、骨盆前倾和腰椎前凸。在髋关节和膝关节,由于胭绳肌力臂与胭绳肌长度相关,Delp 等(1996)估测骨盆每前倾 1°,膝关节屈曲增加 2°。胭绳肌偏移>20°通常提示骨盆的过度前倾可能来源于屈髋肌紧张,或者腹肌无力抑或是伸髋肌无力(Delp 等 1996)。正常胭股角在 5～18 岁 0°～49°(平均 26°)(Katz et al. 1992)。50°的胭股角被认为有轻度减少。由于通过体检建立动态的测量胭绳肌长度的方法非常困难,而手术过度延长会带来更多的问题,因此在进行任何胭绳肌延长手术之前,动态胭绳肌长度的测量可以通过步态分析来完成。

## 十、　骨性畸形

### (一) 前倾

前倾指的是股骨颈的轴线与股骨内外髁轴线的夹角。检查时,通常患儿取俯卧位进行静态检查(图 3 - 1 - 5)。

脑瘫儿童通常存在股骨前倾角的增大,肌张力降低和(或)韧带松弛的儿童也是如此。常见的代偿方式是股骨的过度内旋或骨盆倾斜增加。而这些代偿反过来加重了脑瘫儿童步态过程中原本存在的肢体内旋和过度的腰椎前凸。

### (二) 髌骨高位

髌骨高位在屈膝步态患儿中常见。检查髌骨高位时,患儿需要取仰卧位,膝关节伸直。髌骨的上方可触及。通常,髌骨的上缘位于股骨内收肌结节上方一横指处。伸膝迟滞的检查也是在患儿仰卧位时,双下肢垂于床侧。嘱患儿主动伸膝,其所达到的角度与检查者被动伸膝所达到的角度之间的差异即伸膝迟滞(图 3 - 1 - 6)。伸膝迟滞提示髌骨高位及股四头肌无力。髌骨的

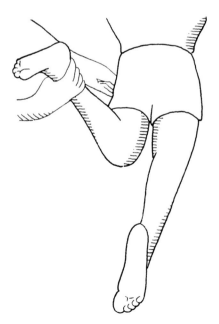

图 3 - 1 - 5　股骨前倾角。临床医生触诊大转子突出点。当量角器的支点位于膝关节中点时,测量胫骨与垂直方向的角度为股骨前倾角

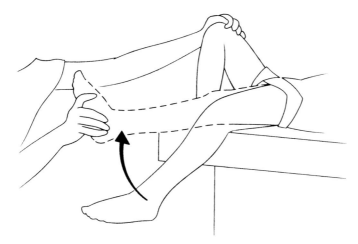

图 3-1-6　伸膝迟滞。患者仰卧位，一侧膝关节屈曲并置于检查床末端，以消除膝关节完全伸直的影响。要求患者尽可能伸直另一膝关节。主动和被动伸膝的区别体现了股四头肌功能不全

位置也可以通过伸膝位 X 线测量（参见第 3 篇第 4 章）。

### （三）胫骨旋转

胫骨旋转可以通过以下三种检查方式测量：①股-足角；②内外踝轴线；③第 2 趾试验。股-足角轴线测量时，患儿取俯卧位。后足的位置对于准确的测量至关重要（图 3-1-7）。

有足部畸形的患儿，内外踝的轴线测量与股-足角相比，会更加准确。患儿取仰卧位（图 3-1-8），内外踝轴线测量最大的优点在于不会受到足部位置的影响。第 2 趾试验在膝关节伸直位，能够直观地观察到足前进角。这项检查消除了膝关节运动过程中的旋转影响，但是要求距下关节必须处于中立位（图 3-1-9，视频 3-1-1）。因此，对于跖屈挛缩和（或）严重足内外翻的患者，这项检查很难获得准确的结果。尽管有时并不存在胫骨旋转，但是如果有膝外翻存在，也会导致第 2 趾试验所获得角度增大。考虑到在步态过程中，即使很小的胫骨旋转也会产生力臂功能异常，而这几项检查的准确程度也不足以指导手术治疗。因此，其他的能够准确测量胫骨旋转的方法是必需的。我们也通过步态分析来获得胫骨旋转的数据（功能性膝关

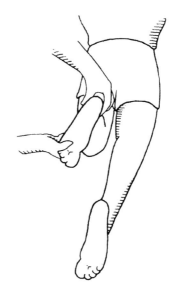

图 3-1-7　股-足角。患者俯卧位，屈膝至 90°，后足垂直，踝关节背屈至 90°，避免距舟关节半脱位。将量角器的近端臂沿胫骨后轴放置，远端臂置于第 2、3 跖骨轴线与后足连线的平分线。测量股-足角

视频 3‐1‐1
第 2 趾试验

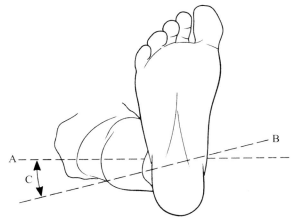

图 3‐1‐8　标记内踝和外踝的中点。当膝关节在仰卧位完全伸直时,旋转大腿部分,直至股骨内侧和外侧髁在冠状面上平行(可以使用改进的量角器)。将量角器放在踝上。使用量角器记录踝轴和髁轴之间的角度。这是双踝轴

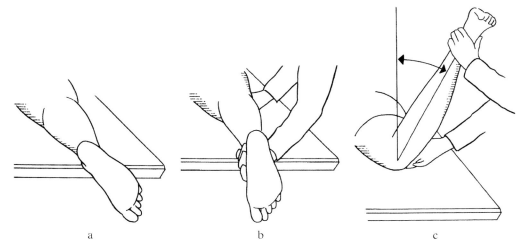

图 3‐1‐9　第 2 趾试验。a.是测量胫骨扭转的第三种方法。要执行此测试,足必须柔软灵活或对位良好。b.从患者膝关节完全伸直开始,旋转下肢,使第 2 个脚趾垂直指向地面。c.保持大腿在此位置并屈膝。测量胫骨与垂直线之间的角度(视频 3‐1‐1)

节轴和内外踝轴线之间的差异)(Schwartz and Rozumalski 2005)。一些中心也通过计算机断层扫描来测量胫骨旋转。

（四）下肢长度

下肢不等长可能与脊柱侧弯、髋关节半脱位、骨盆倾斜、单侧髋内收挛缩、屈膝挛

缩或者其他下肢生物力学异常导致功能性下肢不等长这些因素相关,难以获得准确的结果。临床评估要求可重复性和准确性。临床肢体长度的测量可以通过仰卧位,测量髂前下棘至内踝尖的连线获得,或者站立位,使用木块平衡髂前下棘或髂骨翼的高度。放射线评估在干扰因素比较多的情况下是必需的(参见第 3 篇第 4 章)。

## 十一、　姿势和平衡

在制订治疗计划时,评估后方、前方及侧方的平衡反应是必需的。一些脑瘫儿童会出现后方平衡反应的延迟或缺失。姿势评估包括躯干、骨盆,以及站立相下肢的姿势,行走过程中矢状面和冠状面的活动,通常相关信息如肌力降低、运动控制程度,以及观察患儿用来规避这些情况的代偿机制。

## 十二、　观察步态

观察步态分析是指在不使用步态分析仪器的情况下对个体步态进行观察。系统性方法的使用能够协助发现所有的异常,无论是轻微的还是明显的,同时制订适当的治疗方案(图 3 - 1 - 10)。有多种表格和评估量表,旨在帮助观察者更好地进行分析和汇总观察所见(Perry 1992;Wren et al. 2007;Brown et al. 2008)。观察步态评分(observational gait scale,Mackey et al. 2003)和爱丁堡步态评分(Edinburgh visual gait score,Wren et al. 2007)均已在临床证实是有效的。但是,它们作为疗效评估工具,尚不足以描述临床医生所观察到的内容。Kreisler 等(1985)报道了观察性步态分析在单一观察者之间的一致性更好。他们进一步研究发现,观看患者行走视频在观察者内和观察者间的一致性都优于直接观看患者行走。如果加入慢放,观察的一致性显著提高。慢放的时候,可以一帧一帧地播放患者行走的动态画面。许多行为是同时在不同关节和不同平面发生的。大脑在同一时间只能处理几种事件。一些步态异常在没有量化运动学数据时很难被发现。另外,患者所采用的代偿方式也会掩盖原发的步态异常。

目前,计算机步态分析不能提供更多关于足部畸形的信息。因此,细致的临床检查、负重位摄片、视频记录赤足和穿戴支具行走或穿鞋行走等,都是有帮助的。另外,不同平面对足进行拍照及视频记录 Root 征(图 3 - 1 - 11)(Root 1970)。前足楔形木块也可以用来检查足在不同位置的变化。

最后,从足触地开始,在完成观察步态分析时需要回答这些问题:

(1) 摆动相末期足的位置,足位于中立位或内翻或外翻?

(2) 踝关节中立位还是跖屈?

(3) 足的哪部分先接触地面,为什么?

(4) 支撑相足前进角、摆动相足前进角与前进方向和膝关节朝向之间的关系?

(5) 支撑相是否能全足触地?

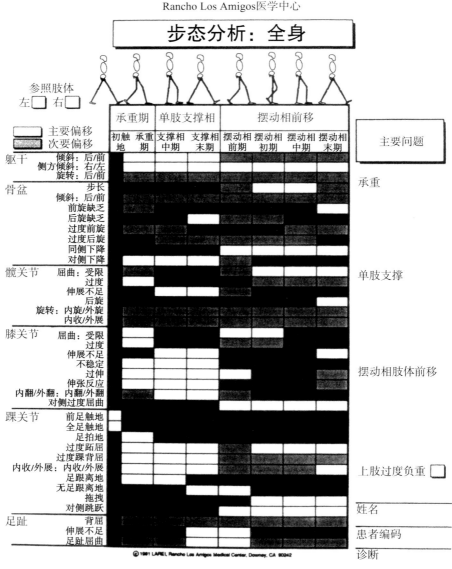

图 3-1-10　Rancho 步态观察表（或观察步态评估）是步态观察法的一个示例，用于记录行走过程中的偏差

（6）支撑相足是否能维持其形态，例如，前足与后足的关系，以及足弓是否存在？

（7）在步态周期的哪个时相出现足位置的偏移？

（8）在步态过程中，足滚轴是否正常，或者是否存在支撑相中期踝关节提早出现跖屈或支撑相末期踝背屈延迟？

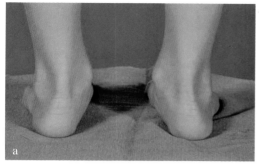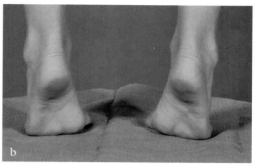

图 3-1-11　a.柔韧性扁平足。b.Root 试验显示,在抬高足跟时,内侧纵弓重建,后足内翻

（9）在支撑相和摆动相,足趾的位置如何? 支撑相是否出现屈趾,或者摆动相第一跖趾关节是否过伸?

膝关节的这些情况需要记录:

（1）摆动相末期和足触地时,膝关节的位置在哪里?

（2）是否出现负重相?

（3）支撑相的任何时相,膝关节是否达到完全伸直? 如果有,是在什么时相?

（4）膝关节是否过伸,或者这种过伸能被控制吗?

（5）摆动相最大屈膝角度是多少? 何时发生? 是否足以完成足廓清?

（6）支撑相和摆动相膝关节位置如何?

（7）膝与足的力线是否正常?

（8）大腿与小腿之间的对线关系是否正常?

（9）在负重过程中是否有膝关节内翻或外翻?

观察性步态分析在肢体近端比较困难。躯干,以及髋关节和骨盆周围的软组织,通常都会遮挡在这些关节发生的活动。由于选择性运动控制在肢体近端影响较小,而在远端关节影响较大,所以远端的步态问题通常通过近端来代偿,比如髋或躯干活动。但是,在没有计算机步态分析的情况下,判断一种异常的运动是代偿性的,还是原发性的,存在一定困难。在观察躯干、骨盆和髋关节的时候,下面几点需要注意:

（1）足触地时,大腿和膝关节的方向是否与前进方向一致? 如果不是,是内旋还是外旋?

（2）支撑相末期髋关节能完全伸展吗?

（3）摆动相是否有髋关节过度外展?

（4）骨盆位置如何? 是否有过度前倾或后倾?

（5）骨盆旋转是否对称和(或)是否有骨盆倾斜?

（6）在各平面,躯干的运动如何? 是否恰当?

（7）异常运动是原发性还是代偿性?

（8）步态过程中,手臂位置如何？ 他们活动是对称、交替还是固定姿势？

（9）患儿是否通过上抬他的手臂协助平衡？

最后,在 GBO 时,一些常规需要记录的内容：

（1）步幅是否足够,步长对称吗？

（2）行走模式是否有效或者是否存在过度躯干活动以及其他可能提示存在过度能量消耗的身体活动？

（3）辅具或者支具对患儿行走模式有何影响？

综合临床检查、影像学资料、GBO 和三维步态分析,可以获得一个完整的问题清单。 检查的每一个部分都提供了重要和特异的数据。 非常重要的一点是,将这些信息综合起来获得完整的问题清单,从而指导制订合适的治疗方案。

## 参考文献

[ 1 ] Barry MJ, VanSwearingen JM, Albright, AL (1999) Reliability and responsiveness of the Barry-Albright Dystonia Scale. *Dev Med Child Neurol* **41**:404 - 11.

[ 2 ] Berry ET, Giuliani CA, Damiano DL (2004) Intrasession and intersession reliability of handheld dynamometry in children with cerebral palsy. *Pediatr Phys Ther* **16**:191 - 8.

[ 3 ] Bohannon RW (1989) Is the measurement of muscle strength appropriate in patients with brain lesions? A special communication. *Phys Ther* **69**:225 - 36.

[ 4 ] Bohannon RW, Smith MB (1987) Interrater reliability of a modified Ashworth scale of muscle spasticity. *Phys Ther* **67**:206 - 7.

[ 5 ] Boyd RN, Graham HK (1999) Objective measurement of clinical findings in the use of botulinum toxin type A for the management of children with cerebral palsy. *Eur J Neurol* **6**:s23.

[ 6 ] Brown CR, Hillman SJ, Richardson AM, Herman JL, Robb JE (2008) Reliability and validity of the Visual Gait Assessment Scale for children with hemiplegic cerebral palsy when used by experienced and inexperienced observers. *Gait Posture* **27**:648 - 52.

[ 7 ] Clopton N, Dutton J, Featherston T, Grigsby A, Mobley J, Melvin J (2005) Interrater and intrarater reliability of the Modified Ashworth Scale in children with hypertonia. *Pediatr Phys Ther* **17**:268 - 73.

[ 8 ] Cusick BD, editor (1990) *Progressive Casting and Splinting*. Tucson, AZ: Therapy Skill Builders.

[ 9 ] Daltroy LH, Liang MH, Fossel AH, Goldberg MJ (1998) The POSNA pediatric musculoskeletal functional health questionnaire: report on reliability, validity, and sensitivity to change. Pediatric Outcomes Instrument Development Group. Pediatric Orthopaedic Society of North America. *J Pediatr Orthop* **18**:561 - 71.

[10] Damiano DL, Abel MF (1998) Functional outcomes of strength training in spastic cerebral palsy. *Arch Phys Med Rehabil* **79**:119 - 25.

[11] Damiano DL, Vaughan CL, Abel MF (1995) Muscle response to heavy resistance exercise in children with spastic cerebral palsy. *Dev Med Child Neurol* **37**:731 - 9.

[12] Damiano DL, Dodd K, Taylor NF (2002a) Should we be testing and training muscle strength in cerebral palsy? *Dev Med Child Neurol* **44**:68 - 72.

[13] Damiano DL, Quinlivan JM, Owen BF, Payne P, Nelson KC, Abel MF (2002b) What does the Ashworth scale really measure and are instrumented measures more valid and precise? *Dev Med Child Neurol* **44**:112 - 18.

[14] Delp SL, Loan JP, Hoy MG, Zajac FE, Topp EL, Rosen JM (1990) An interactive graphics-based model of the lower extremity to study orthopaedic surgical procedures. *IEEE Trans Biomed Eng* **37**:757 - 67.

[15] Delp SL, Statler K, Carroll NC (1995) Preserving plantar flexion strength after surgical treatment for contracture of the triceps surae: a computer simulation study. *J Orthop Res* **13**:96 - 104.

[16] Delp SL, Arnold, AS, Speers RA, Moore CA (1996) Hamstrings and psoas lengths during normal and crouch gait: implications for muscle-tendon surgery. *J Orthop Res* **14**:144 - 51.

[17] Desloovere K, Molenaers G, Feys H, Huenaerts C, Callewaert B, Van de Walle P (2006) Do dynamic and static clinical measurements correlate with gait analysis parameters in children with cerebral palsy? *Gait Posture* **24**:302–13.

[18] Engsberg JR, Olree KS, Ross SA, Park TS (1996) Quantitative clinical measure of spasticity in children with cerebral palsy. *Arch Phys Med Rehabil* **77**:594–9.

[19] Gage JR (1991) *Gait Analysis in Cerebral Palsy*. London: Mac Keith Press.

[20] Graham HK, Harvey A, Rodda J, Nattrass GR, Pirpiris M (2004) The Functional Mobility Scale (FMS). *J Pediatr Orthop* **24**:514–20.

[21] Gregson JM, Leathley M, Moore AP, Sharma AK, Smith TL, Watkins CL (1999) Reliability of the Tone Assessment Scale and the Modified Ashworth Scale as clinical tools for assessing poststroke spasticity. *Arch Phys Med Rehabil* **80**:1013–16.

[22] Harvey A, Graham HK, Morris ME, Baker R, Wolfe R (2007) The Functional Mobility Scale: ability to detect change following single event multilevel surgery. *Dev Med Child Neurol* **49**:603–7.

[23] Haugh AB, Pandyan AD, Johnson GR (2006) A systematic review of the Tardieu Scale for the measurement of spasticity. *Disabil Rehabil* **28**:899–907.

[24] Hoffinger SA, Rab GT, Abou-Ghaida H (1993) Hamstrings in cerebral palsy crouch gait. *J Pediatr Orthop* **13**:722–6.

[25] Jethwa A, Fehlings D, Macarthur C (2007) The development and evaluation of the Hypertonia Assessment Tool-Discriminant (HAT-D): a discriminative tool differentiating types of hypertonia in children. *Paediatr Child Health* **12** (Suppl A):133–4.

[26] Katz K, Rosenthal A, Yosipovitch Z (1992) Normal ranges of popliteal angle in children. *J Pediatr Orthop* **12**:229–31.

[27] Kendall HO, Kendall FP, Wadsworth GE, editors (1971) *Muscle Testing and Function*, 2nd edn. London: Williams and Wilkins.

[28] Kramer JF, MacPhail HE (1994) Relationships among measures of walking efficiency, gross motor ability, and isokinetic strength in adolescents with cerebral palsy. *Pediatr Phys Ther* **6**:3–8.

[29] Krebs DE, Edelstein JE, Fishman S (1985) Reliability of observational kinematic gait analysis. *Phys Ther* **65**:1027–33.

[30] Lee KC, Carson L, Kinnin E, Patterson V (1989) The Ashworth Scale: a reliable and reproducible method of measuring spasticity. *J Neurorehabil* **3**:205–9.

[31] Macfarlane TS, Larson CA, Stiller C (2008) Lower extremity muscle strength in 6- to 8-year-old children using hand-held dynamometry. *Pediatr Phys Ther* **20**:128–36.

[32] Mackey AH, Lobb GL, Walt SE, Stott NS (2003) Reliability and validity of the Observational Gait Scale in children with spastic diplegia. *Dev Med Child Neurol* **45**:4–11.

[33] Novacheck TF, Stout JL, Tervo R (2000) Reliability and validity of the Gillette Functional Assessment Questionnaire as an outcome measure in children with walking disabilities. *J Pediatr Orthop* **20**:75–81.

[34] Perry J (1992) *Gait Analysis: Normal and Pathological Function*. Thorofare, NJ: Slack.

[35] Perry J, Hoffer MM, Giovan P, Antonelli D, Greenberg R (1974) Gait analysis of the triceps surae in cerebral palsy. A preoperative and postoperative clinical and electromyographic study. *J Bone Joint Surg Am* **56**:511–20.

[36] Perry J, Hoffer MM, Antonelli D, Plut J, Lewis G, Greenberg R (1976) Electromyography before and after surgery for hip deformity in children with cerebral palsy. A comparison of clinical and electromyographic findings. *J Bone Joint Surg Am* **58**:201–8.

[37] Root L (1970) Functional testing of the posterior tibial muscle in spastic paralysis. *Dev Med Child Neurol* **12**:592–5.

[38] Rosenbaum P, Stewart D (2004) The World Health Organization International Classification of Functioning, Disability, and Health: a model to guide clinical thinking, practice and research in the field of cerebral palsy. *Semin Pediatr Neurol* **11**:5–10.

[39] Sanger TD, Delgado MR, Gaebler-Spira D, Hallett M, Mink JW (2003) Classification and definition of disorders causing hypertonia in childhood. *Pediatr* **111**:89–97.

[40] Schutte LM, Hayden SW, Gage JR (1997) Lengths of hamstrings and psoas muscles during crouch gait: effects of femoral anteversion. *J Orthop Res* **15**:615–21.

[41] Schwartz MH, Rozumalski A (2005) A new method for estimating joint parameters from motion data. *J Biomechan* **38**:107–16.

[42] Tervo RC, Azuma S, Stout J, Novacheck T (2002) Correlation between physical functioning and gait measures in children with cerebral palsy. *Dev Med Child Neurol* **44**:185 – 90.

[43] Wadsworth CT, Krishnan R, Sear M, Harrold J, Nielsen DH (1987) Intrarater reliability of manual muscle testing and hand-held dynametric muscle testing. *Phys Ther* **67**:1342 – 7.

[44] Wiley ME, Damiano DL (1998) Lower-extremity strength profiles in spastic cerebral palsy. *Dev Med Child Neurol* **40**:100 – 7.

[45] Wren TA, Do KP, Hara R, Dorey FJ, Kay RM, Otsuka NY (2007) Gillette Gait Index as a gait analysis summary measure: comparison with qualitative visual assessments of overall gait. *J Pediatr Orthop* **27**:765 – 8.

# 第2章 足部的生物力学和病理
## FOOT BIOMECHANICS AND PATHOLOGY

Sue Sohrweide

冯 林 唐宜莘 译·冯 林 审校

Leonardo da Vinci 曾经说过,人类的足不仅是工程学的杰作,也是一件艺术品。健康的足部能够通过各个关节以及结缔组织和肌肉之间的相互作用,满足两种看似矛盾的需求,即震荡吸收和推进(Neumann 2002)。本章概述了足和踝关节复合体的解剖结构、生物力学和功能,以及如何在负重和非负重情况下对足的力线进行综合评估。

### 一、 骨性解剖概述

足和踝关节复合体由 28 块独立的骨骼构成(图 3-2-1)。外侧细长腓骨和内侧粗壮胫骨的远端,共同构成了踝穴,以容纳第二大的跗骨——距骨。距骨可以非常容易地通过其独特的外观进行辨认,距骨头大且圆,上表面有宽大的关节面,下表面有两个关节面,其中有一条深凹相隔(Gray 1974)。距骨的下表面与跟骨相关节,跟骨是人体最大的跗骨,在步态过程中主要承担承重的作用(Neumann 2002)。距骨头非常凸出,指向前内侧,且与舟骨相关节。而舟骨,则是以其形态命名的,其形似船形,近端呈凹形,与距骨头相关节。远端,其表面与三个楔骨相关节,楔骨的命名也是来自其外观似楔形。内侧(第一)、中间(第二)和外侧(第三)楔骨共同构成了足横弓。外侧楔骨与骰骨相关节。骰骨是位于最外侧的跗骨,也是以其形态命名的,因其有 6 个面,故命名为骰骨。其中的 3 个面与周围骨相关节(Neumann 2002)。5 根跖骨分别与近端的楔骨和骰骨,远端的趾骨相关节。跖骨排序从 1 至 5,第 1 跖骨最短、最粗,同时位于最内侧。第 5 跖骨的特点是在其外侧基底部有结节状凸起,作为腓骨短肌的止点。每一根跖骨有凹形跖骨底(近端),跖骨干和圆形跖骨头(远端)。足最远端的组成部分是趾骨,共 14 根,按照位置分别命名为近节、中节和远节趾骨。第 2~5 趾具有近节、中节和远节趾骨,而踇趾仅有近节和远节趾骨。

### 二、 关节和功能分区

不同的专业通常采用不同的名词来描述足踝问题,这可能会产生误解和混淆。在这一部分我们讨论足踝的关节和功能分区,统一的名词能够更好地理解既简单又复杂的足踝关节(图 3 - 2 - 1)。

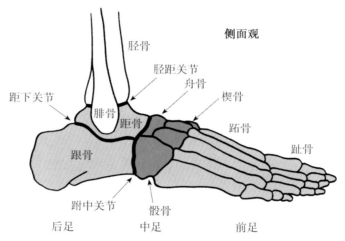

**图 3 - 2 - 1　描述足和踝关节的骨解剖和关节的术语**

胫骨、腓骨和距骨构成了踝关节。距骨与跟骨形成距下关节或距跟关节。外侧跟骨和骰骨,与内侧的距骨和舟骨,共同构成一个复杂的关节,通常称为跗骨间关节。也称为跗横关节,或者 Chopart 关节,从上方看,其呈 S 形。"第 1 列"是指内侧楔骨和第 1 跖骨,"第 2 列"是指中间楔骨和第 2 跖骨,"第 3 列"指外侧楔骨和第 3 跖骨。第 4、第 5 列仅分别指第 4 和第 5 跖骨。位于跗骨间关节后方的部分(如距骨和跟骨)称为后足,所有位于跗骨间关节前方的部分称为前足。前足可以进一步划分为中足,包括跗骨间关节远端的 5 块骨头以及跖跗关节近端,如舟状骨、骰骨和三块楔骨。

### 三、　足踝生物力学

足踝生物力学最容易混淆,很大程度上可能是缺乏对于足踝关节运动平面和轴线的理解。矢状面、冠状面(或额状面)及横断面是三个最重要的平面,而我们对于单平面的运动是最熟悉的(图 3 - 2 - 2)。发生在这三个主要运动平面的活动,其轴线是与运动平面垂直的。换句话说,矢状面足的运动(背屈/跖屈),其轴为内外方向,冠状面足的运动(外翻/内翻),其运动轴为前后方向,而横断面足的运动(内收/外展)发生在上下方向。需要注意的是,足的内收和外展运动发生的平面与我们对肢体同样运动的描述不同。其原因是足并未与远端肢体呈一条直线,而是 90° 转向。因此,足内收和外展的运动的轴线与足底面垂直。如果足与小腿呈直线,那么该运动则发生在额状面上。有趣的是,足部仅有少数关节的运动轴线发生在主要平面上,如第 2、第 3 和第 4 列(背屈/跖屈)趾间关节(跖屈/背屈)和跖趾关节(跖屈/背屈/外展/内收)。这些关节仅仅是足和踝关节复合体的很少一部分,那么其他关节如何活动的呢?

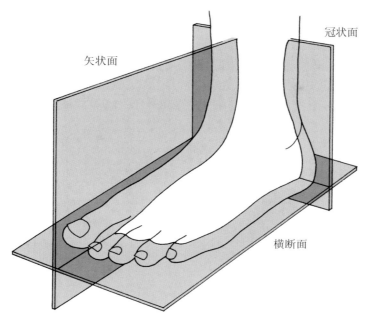

矢状面

冠状面

横断面

**图 3 - 2 - 2　足踝的基本平面**

　　尽管足踝运动是通过这些主要平面来定义的,但是事实上这些运动的轴线并不完全与主要平面垂直(Wright et al. 1964;Root et al. 1977)。由于这些关节的方向不同,因此其运动轴线发生在所有的三个平面,称为三平面运动。三平面运动遵循全或无的原则,也就是如果运动发生在其中一个平面,那么一定也会发生在其他两个平面。但是,发生在每一个平面的运动幅度取决于运动轴的方向以及与主要运动平面之间的距离。三平面运动通常按照主要的、次要的以及临床无显著意义的进行分解。每一关节特异的运动构成在下面详述。

　　旋前和旋后是传统上用来描述足踝三平面运动的词汇。这两种运动是围绕同一个端点发出的倾斜轴的单纯旋转运动,在三个主要平面上均有表现为不同程度的旋转活动(Oatis 1988)。尽管对这一解释仍然存在争论,并且在不同专业之间应用尚未达成一致,但是"旋前"和"旋后"应当仅用在足踝的三平面运动中,因为他们是一种在解剖学上一致和符合逻辑的描述。理解这一点,当我们比较开环(open chain,OC)和闭环运动(close chain,CC)时,就会明白旋前和旋后的运动在足和下肢是完全不同的。开环是指远端自由,其运动仅相对于近端特定关节进行描述。开环情况下的旋前运动产生背屈、外翻和外展。开环情况下的旋后运动,则产生跖屈、内翻和内收。闭环运动指远端部分固定,因此闭环情况下,运动仅发生在特定关节的近端和远端(图 3 - 2 - 3)。闭环情况下旋前运动产生胫骨内旋、内收和距骨跖屈、跟骨外翻。正因为如此,闭环旋前运动产生内侧纵弓高度降低。旋前是人体行走在不平路面上时的一种正常的适应性活动,它可以解锁足部的关节,从而产生"松垮的骨袋"效果。同时使膝关节屈曲,下肢更好地吸收震荡。在典型的步态周期中,旋前始于足触地,并持续直至支撑相中期全足触地。另外,闭环旋后运动产生胫骨外旋,距骨外展和背屈,跟骨内翻。闭环旋后引起足内侧纵弓增高。旋后运动正常情况下会产生稳定且坚强的力臂,以利于支撑相末期的向前推进,同时伴有膝关节伸展。在典型步态周期中,足旋后始于支撑相中期,在足趾离地前达到作用顶点。

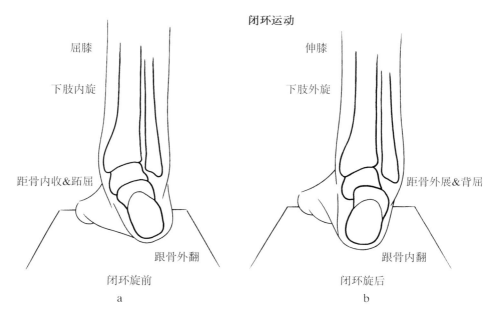

**闭环运动**

图3-2-3 足/踝关节闭环(CC)旋前(a)和闭环旋后(b)的运动组成

## 四、 三平面的构成

### (一)踝关节

踝关节,通常被理解为在矢状面进行背屈和跖屈,以内-外方向作为旋转轴线,该轴线一般说来通过内外踝和距骨体。应当注意到在正常发育人群中,这一旋转轴线的多样性。但是,外踝通常位于内踝的内后方,因此,该旋转轴与单纯的内-外方向轴线有一定偏移(图3-2-4)。这一轴线较之单纯的内-外轴在额状面上偏移约10°,水平面6°(Neumann 2002)。因此,它是发生在踝关节的三平面运动,旋前和旋后,主要运动是背屈和跖屈,其次是踝关节的外展和内收,与临床几乎可以忽略的外翻/内翻。

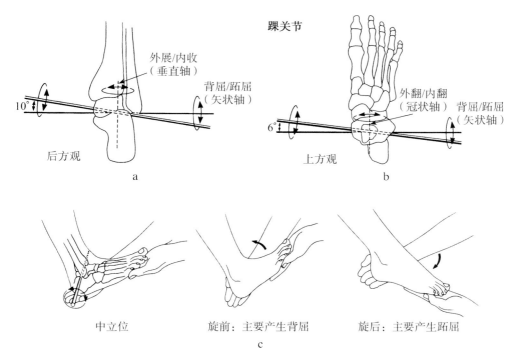

图 3-2-4　踝关节旋转轴的后方观(a)和上方观(b)。踝关节处发生的运动是三平面的。踝关节的旋前和旋后将主要产生背屈和跖屈,次要的为外展和内收,以及临床上不显著的内翻和外翻(c)

## (二) 距下关节

距骨和跟骨之间的关节称为距下关节(subtalar joint,STJ),它与其上方踝关节和小腿的运动方向完全不同。尽管个体之间存在一些差异,但是距下关节的旋转轴通常为从外后方指向内前上方(Neumann 2002)。距下关节典型的旋转轴与水平面呈 42°,与矢状面呈 16°(图 3-2-5)(Manter 1941)。因此,发生在距下关节的活动也是三平面的,也参与旋前和旋后运动。距下关节的主要运动是外翻、内翻、外展和内收,而背屈和跖屈最不显著。

## (三) 跗骨间关节

跗骨间关节,通常指跗横关节或 Chopart 关节,是位于后足(跟骨和距骨)与中足(舟骨和骰骨)之间的功能性关节。跗横关节的功能性活动文献中报道差异很大,但是有一点认识是一致的,即跗横关节的活动一定与周围关节运动相关,尤其是距下关节(Neumann 2002)。如前所述,跗横关节有两个运动轴线,分别是纵轴和斜轴。纵轴几乎是笔直的前-后方向(图 3-2-6)。因此,旋前运动所产生的结果是外翻,而旋后运动则是内翻。与之相反,斜轴分解为较大的垂直和水平分量(与踝关节相似),

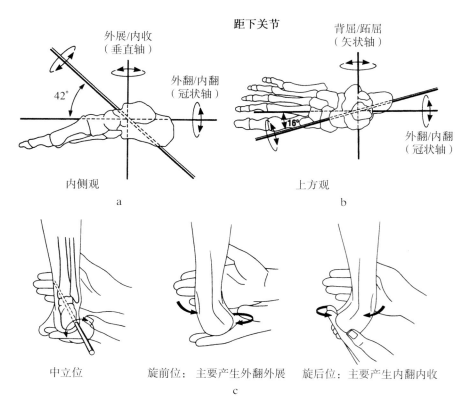

图 3 - 2 - 5 距下关节旋转轴运动的内侧观(a)及上方观(b)。发生在距下关节的活动是三平面的。距下关节的旋前和旋后主要产生外翻、内翻、外展和内收的运动,以及临床上并不显著的背屈和足屈(c)

因此,这一轴线上产生的旋前运动主要作用是背屈和外展,而旋后运动则是跖屈和内收(图 3 - 2 - 7)。跗横关节,尤其是跗横关节的斜轴,通常称作"小踝关节",因为除了踝关节,它是在足踝部位唯一具有背屈活动的关节。

## 五、 足的评估

尽管足的解剖和生物力学很复杂,在负重与非负重条件下,理解它的功能对足的评估非常重要。如前所述,在步态周期的不同时相,足不但要灵活适应不同路面,也要作为坚强的力臂以产生动力。正确地界定非负重相的结构异常,负重相针对这些异常而产生的代偿,对于制订干预方案和改善足的位置和下肢功能非常重要。

由于每一足都可置于距下关节中立位,因此非负重相,距下关节中立位评估结构上的异常可以获得较好的一致性,另外也可以评估在负重状态下的代偿。Root 等(1977)首次定义距下关节中立位(subtalar joint neutral,STJN),即无旋前或者旋后的中立位置。此外,确定距下关节中立位后,再命名后足和前足与邻近结构的关系,

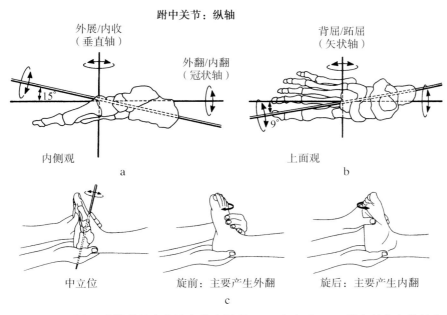

**跗中关节：纵轴**

外展/内收
（垂直轴）

外翻/内翻
（冠状轴）

背屈/跖屈
（矢状轴）

15°

9°

内侧观
a

上面观
b

中立位

旋前：主要产生外翻

旋后：主要产生内翻

c

图3-2-6 跗中关节旋转轴在纵轴上的内侧观(a)及上方观(b)。跗中关节在纵轴上的旋前和旋后主要产生内翻或外翻，并伴有临床上并不明显的跖屈或背屈，以及内收或外展运动(c)

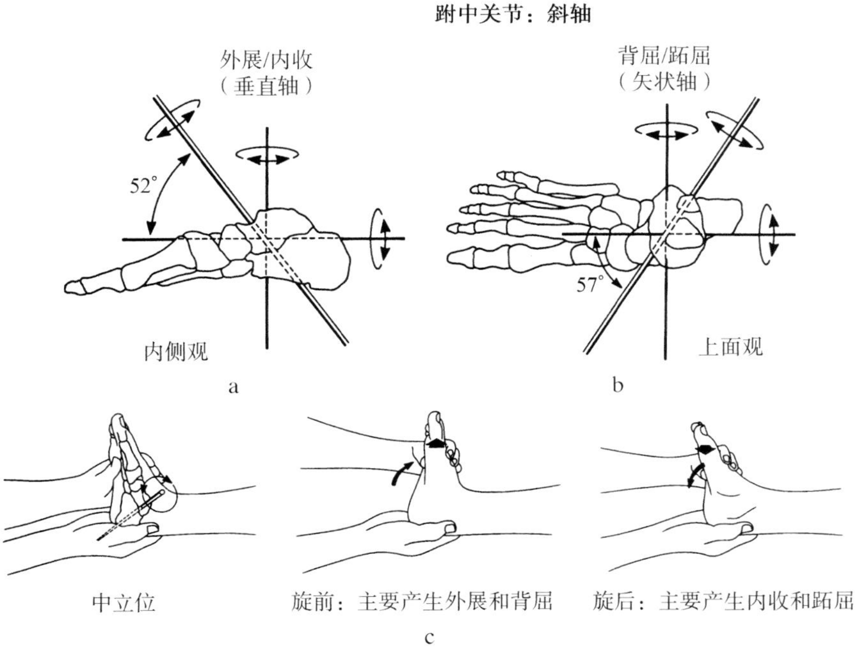

**跗中关节：斜轴**

外展/内收
（垂直轴）

背屈/跖屈
（矢状轴）

52°

57°

内侧观
a

上面观
b

中立位

旋前：主要产生外展和背屈

旋后：主要产生内收和跖屈

c

图3-2-7 跗中关节旋转轴在斜轴上运动的内侧观(a)和上方观(b)。跗中关节斜轴的旋前和旋后主要产生背屈、外展，跖屈和内收。内外翻在临床上并不显著(c)

　　这与骨科学上，对畸形的命名是通过畸形与邻近近端结构的关系是一致的。评估者也是从非负重相转为负重相时，足可能(不可能)产生的代偿/变化开始进行描述的。

　　距下关节中立位是通过触诊确定距舟关节的位置来决定的。距下关节中立位的重要性存在争论。距下关节中立位位置的判断可靠吗？可能只有少数人，其足和下肢的结构发育正常，Root 等(1971)所制定的正常的标准是否过于严格，从而未必适用于临床实际工作？可能距下关节中立位在正常步态过程中甚至并未出现(Kirby 2002)。但是，随着经验的增加，距下关节中立位中后足位置的判断已证实有相当高的可靠性(Pierrynowski et al. 1996；Elli et al. 2008)。

### 六、　距下关节中立位的判断

　　首先需要通过触诊找到距骨和舟骨之间的关节，而后确定距下关节中立位。解剖学标志可以用来准确定位距骨头和舟骨的位置。距下关节中立位在患者俯卧位时，足悬于检查床边缘时最容易定位。触摸距骨时，对侧手握住前足踇趾置于第 4、5 跖骨头部位，余手指轻柔地放在足背侧，检查手拇指位于距骨内侧而示指位于外侧。非负重相触诊距骨头，可以发现旋前位时，足围绕距骨头背屈外展，而旋后位时，足围绕距骨头跖屈内收。旋前位，距骨头在足内侧舟状骨结节后方可触及。旋后位，距骨头从内侧消失，而在外侧形成凸起。距舟关节匹配是指检查者在检查时能够感知舟骨与距骨头包容对称，内外侧均未触及距骨凸起。在这个位置，固定后足来对前足进行评价。后足固定通过轻柔背屈第 4、5 跖骨头，直至感受到轻度抵抗，背屈力不能过大，否则会导致踝关节产生背屈。这个位置即为患者距下关节中立位。从这里开始评价患者后足与前足的关系(视频 3 - 2 - 1)。

视频 3 - 2 - 1
患者后足与前
足的关系评价

### 七、　距下关节中立位评估后足的位置

　　一旦足位于距下关节中立位，后足相对于小腿下 1/3 的位置可以进行评估(图 3 - 2 - 8)。通过观察跟骨平分线与小腿下 1/3 平分线之间的关系，可以描述后足的力线。如果两者在一条线上，后足位置是垂直的。如果后足平分线相对于小腿下 1/3 平分线向内侧成角，称为后足内翻。如果后足平分线相对于小腿下 1/3 平分线向外侧成角，称为后足外翻。

### 八、　距下关节中立位评估前足位置

　　一旦确定了后足的位置，三个主要平面内前足相对于后足的关系可以进行评估。维持距下关节中立位，前足在额状面的位置通过跟骨后方平分线的垂线(跟骨髁平面)与距骨头平面之间的夹角来描述。如果距骨头平面与跟骨后方平分线垂线垂直，前足位于中立位(图 3 - 2 - 9)。如果距骨头平面与后足平面相比，内侧高于外侧(前

**后足位置**（冠状面）

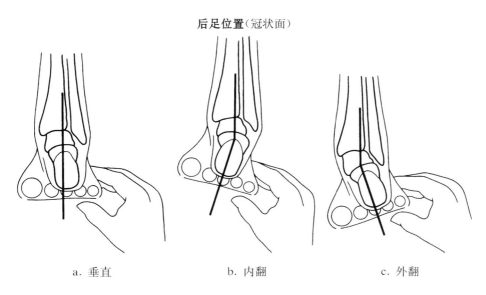

a. 垂直　　　　　　　b. 内翻　　　　　　　c. 外翻

非负重相距下关节中立位

**图 3‑2‑8**　评估在 STJN 位置下的后足位置与下肢位置的关系。如果两者位于同一条线上，则将后足位置描述为中立(a)。如果向内侧成角,则说后足处于内翻位(b),如果向外侧成角,则说后足处于外翻位(c)

**前足位置**（冠状面）

a. **前足中立**
非负重相距下关节中立位

b. 负重相

**图 3‑2‑9**　冠状面上 STJN 在前足位置的评估。如果跖骨头位于同一平面呈线性排列且垂直于跟骨平分线,则将前足的位置描述为中立位(a)。在负重位置中不需要进行任何位移补偿(b)

足内翻),称为前足内翻畸形(图 3 - 2 - 10)。与之相反的情况,也就是前足平面外侧
高于内侧(前足外翻),称为前足外翻畸形(图 3 - 2 - 11)。通常情况下,前足外翻畸形
有两种形式。一种表现为所有的跖骨头均外翻,也称为前足外翻。另一种情况是第 1
列跖屈(内侧楔骨＋第 1 跖骨),而第 2~5 跖骨头与跟骨在同一平面上。这种情况不
但要在额状面进行评估,也需要在矢状面进行评估(图 3 - 2 - 12),如果检查者将跟骨
的跖侧面看作地面,那么跖骨头平面也应在这一平面上。如果跖骨头平面低于跟骨
平面,描述为前足相对于后足的跖屈畸形。横断面上,前足与后足正常情况下需要位
于同一长轴上(图 3 - 2 - 13)。前足在横断面上向中线方向移位称为内收,远离称为
外展。

**前足位置**(冠状面)

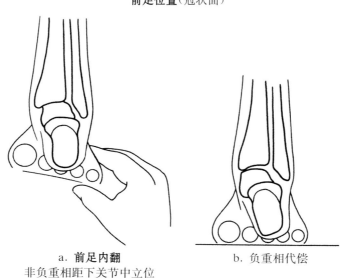

| a. **前足内翻** | b. 负重相代偿 |
| 非负重相距下关节中立位 | |

图 3 - 2 - 10　冠状面上 STJN 在前足位置的评估。如果跖骨头的平面与后足形成关联,表现为
内侧高于外侧(前足内转),则前足描述为处于内翻位置(a)。前足内翻典型的代偿模式可能是旋前
异常(增加)(b)

## 九、代偿

代偿是指为中和来源于结构力线或位置偏差产生的异常应力所导致的结果,结
构对线或位置所产生的适应性变化(Gray et al. 1974)。代偿可以是正常的,也可以
是不正常的。运动员在跑步过程中突然转向时,需要足踝关节做出相应的适应性变
化以满足在转向时,足能够稳定地接触地面。这是足踝关节的正常代偿。当足踝关
节出现结构性畸形时,如上一个章节所述,足有能力对这些畸形进行相应代偿。这种

前足位置(冠状面)

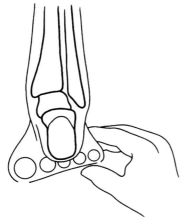

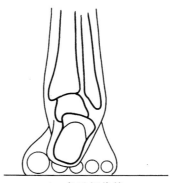

**a. 前足外翻**
非负重相距下关节中立位

b. 负重相代偿

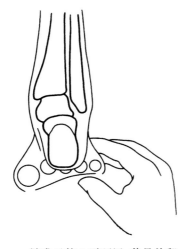

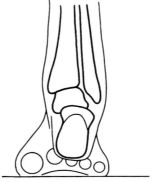

**c. 继发于第 1 列跖屈,前足外翻**
非负重相距下关节中立位

d. 负重相代偿

图 3-2-11　冠状位 STJN 时前足位置的评估。如果跖骨头的平面与后足相比,显示外侧高于内侧(前足外翻),则将前足描述为处于外翻的位置。该位置可能继发于全足外翻(a),或第 1 列跖屈(c)。前足外翻畸形的典型代偿可能是旋后异常(增加)(b 和 d)

代偿更多地通过距下关节和跗骨间关节的活动发生。随着时间进展,异常的代偿导致组织压力并引发疼痛,同时产生力臂异常,对步态和姿势产生负面影响。

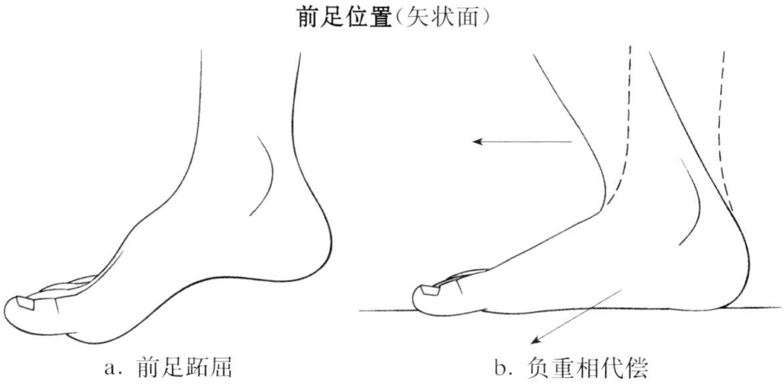

**前足位置**（矢状面）

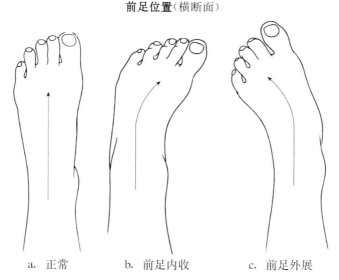

a. 前足跖屈  b. 负重相代偿

**图 3-2-12**  矢状面上 STJN 在前足位置的评估。如果跖骨头平面位于跟骨的下方，则前足位置将被描述为前足跖屈畸形(a)。负重代偿可通过踝关节或跗中关节的斜轴进行(b)

**前足位置**（横断面）

a. 正常  b. 前足内收  c. 前足外展

**图 3-2-13**  横断面上 STJN 在前足位置的评估。前足与后足位于一条轴线(a)。前足向中线的偏移称为前足内收畸形(b)，远离中线称为前足外展畸形(c)

## 十、 前足内翻

结构性前足内翻是指在非负重相距下关节中立位时，前足相对于后足呈内翻。在步态过程中，为了对这种畸形进行代偿，在支撑相中期，足的典型表现是过度旋前。出现这种现象的原因是，当跟骨内髁在支撑相中期触地时，前足未与地面正常接触，而是表现为前足内侧抬高。为了帮助前足内侧触地，距下关节（如果活动度允许且不产生过度疼痛的情况下)将在支撑相中期开始时持续旋前(图 3 - 2 - 10)。过度旋前是一种异常的代偿,表现为跟骨外翻、前足外展及内侧纵弓降低。这种足部的代偿,由于距骨跖屈且距骨头向内侧移位,还可以诱发整个下肢的内旋。临床医生必须要理解这种代偿方式所产生的影响,也就是前足畸形不仅会对后足的位置产生影响,也会干扰下肢力线,并据此制订治疗方案。在前足内侧放置楔形木块,可能纠正后足代偿性的位置变化,也说明后足畸形是继发于前足产生且可矫正。如果后足畸形未矫正,说明已产生固定的后足畸形。但是,中足的过度松弛和运动控制以及肌力的丧失,也会限制对后足的矫正。

## 十一、 前足外翻

结构性前足外翻是指非负重相距下关节中立位时,前足相对于后足呈外翻。对这一畸形典型的代偿表现是支撑相中期的过度外翻。正如在前足内翻畸形中所描述的,当跟骨内髁在支撑相中期触地时,前足未触地。但是,前足外翻畸形表现为足外侧缘高于地面。为了使足外侧缘触地,距下关节(如果活动度允许且不产生过度疼痛的情况下)出现旋后(图 3 - 2 - 1)。这个旋后发生于步态周期中,足应当旋前时,同时出现跟骨内翻和前足内收以及内侧纵弓增高。这种异常的代偿见于前足外翻畸形或者僵硬性第 1 列跖屈。如果第 1 列跖屈可矫正,也就是说第 1 列可以被背屈至正常的距骨头平面,那么这种情况下,对负重相足的位置几乎不会产生影响。但是,如果第 1 列活动受限,也就是说,不能被背屈至正常距骨头平面,那么负重相足的功能将会与可矫正的情况大相径庭。另外,如果第 1 列跖屈畸形固定,对后足活动性的评估也是必需的。如果后足活动度好,前足外翻畸形固定,那么矫正前足会继发性引起后足矫正。如果后足畸形固定,那么前足畸形矫正并不能改善后足畸形(Coleman and Chestnut 1977)。Coleman 木块实验是一个简单的测试方法,可以帮助判断导致后足畸形的原因。在进行这项实验时,前足外侧缘置于木块上,高度从 0.5~2.5 cm 不等,前足内侧置于地面上。如果后足畸形矫正,那么治疗仅需要针对前足。同理,在前足外翻畸形时,前足外侧楔形木块也可以用来评估前足在后足位置中所起的作用。

## 十二、 前足跖屈

前足跖屈是指前足相对于后足位置呈跖屈(图 3 - 2 - 12)。如果踝关节背屈活动范围足够,那么这种前足畸形不需要其他的代偿形式。如果踝关节背屈不足,代偿多通过跗骨间关节的斜形运动轴产生,这也是唯一能在足和踝关节复合体产生背屈活动的地方。在这种代偿情况下,距下关节必须旋前为跗骨间关节提供所必需的活动度。正如其他的异常性代偿活动,这种发生在异常时相和(或)不当的旋前运动会导致疼痛和(或)步态异常。

## 十三、　发展趋势

对于儿科医生而言，非常重要的一点是理解在不同发育阶段正常和异常的发育特点。一般来说，新生儿表现为前足和后足的内翻、距骨内收，以及距下关节和踝关节的过度活动。临床证据表明，内侧纵弓直到 4～5 岁才开始出现。7～8 岁，儿童足发育接近成人，后足和前足内翻 $0°～2°$，前足内收 $5°～15°$，踝关节和距下关节活动度显著降低（Gray et al. 1984）。临床对于儿童足的评估需要根据年龄来判断畸形或异常是否有意义。

- - - - - - - - - - - - - - - ● 参考文献 ● - - - - - - - - - - - - - - -

[ 1 ] Coleman SS, Chestnut WJ (1977) A simple test for hindfoot flexibility in the cavovarus foot. *Clin Orthop* **123**: 60 - 2.

[ 2 ] Elli K, Schwartz M, Sohrweide S, Novacheck T (2008) Reliability of a subtalar joint neutral position. *GCMAS Annual Meeting* 208 - 9.

[ 3 ] Gray G, Tiberio D, Witmer M, editors (1984) *When the Feet Hit the Ground Everything Changes. Neutral Subtalar Position*. Toledo, OH: The American Physical Rehabilitation Network.

[ 4 ] Gray H (1974) The lower extremity. In: Pick T, Howden R, editors. *Gray's Anatomy*. Philadelphia, PA: Courage Books. p 203.

[ 5 ] Kirby K (2002) Subtalar joint neutral versus tissue stress approach to mechanical foot therapy. In: Rasmussen J, editor. *Foot and Lower Extremity Biomechanics II: Precision Intricast Newsletters, 1997 - 2002*. Payson, AZ: Precision Intricast. p 9 - 13.

[ 6 ] Manter JT (1941) Movements of the subtalar joint and transverse tarsal joint. *Anat Rec* **80**:397 - 410.

[ 7 ] Neumann DA (2002) Ankle and foot. In: Pfeiffer M, Weaver S, Folcher M, editors. *Kinesiology of the Musculoskeletal System-Foundations for Physical Rehabilitation*, 1st edn. St Louis, MO: Mosby. p 477 - 93.

[ 8 ] Oatis C (1988) Biomechanics of the foot and ankle under static conditions. *Phys Ther* **68**:1815.

[ 9 ] Pierrynowski MR, Smith MB, Mlynarczyk JH (1996) Proficiency of the foot care specialist to place the rearfoot at subtalar neutral. *J Am Podiatr Med Assoc* **86**:217 - 23.

[10] Root, ML, Orien WP, Weed JH, Hughes RJ (1971) *Biomechanical Examination of the Foot*, vol. 1. Los Angeles, CA: Clinical Biomechanics Corp. p 34.

[11] Root ML, Orien WP, Weed JH (1977) *Clinical Biomechanics: Normal and Abnormal Function of the Foot*. Los Angeles, CA: Clinical Biomechanics Corp. p 36.

[12] Siegler S, Chen J, Schneck CD (1988) The three dimensional kinematics and flexibility characteristics of the human ankle and sub-talar joints. *J Biomechan Eng* **110**:364 - 73.

[13] Wright DG, Desai SM, Henderson WH (1964) Action of the subtalar joint and ankle joint complex during stance phase of walking. *J Bone Joint Surg Br* **46**:361 - 82, 464.

Beverly Wical

徐纯鑫 译，沈 敏 审校

# 第3章 大脑的神经影像学
## NEUROIMAGING OF THE BRAIN

　　神经影像学能显著提升我们对脑瘫这种异质性疾病的发病机制和病理生理学的理解（Korzeniewski et al. 2008）。在新生儿和婴儿阶段，神经影像能直接反映颅脑情况或者是否有需要治疗的急性损伤，同时能反映可能引起脑瘫的结构变化。在年长儿中，影像往往能显示与运动障碍相关的改变。脑部影像主要包括：颅脑超声、计算机断层扫描（CT）和磁共振成像（MRI）。

　　颅脑超声是鉴别早产儿与新生儿脑损伤的主要手段（Hintz and O'Shea 2008）。颅脑超声具有安全、便携和使用方便的特点，不足之处在于灵敏度不如 CT 或 MRI，对于脑干、小脑或大脑凸侧不能清晰显示。颅脑超声的诊断会受到不同操作者的影响，尤其当病变比较轻微时（De Vries et al. 2004；Hintz et al. 2007）。

　　CT 对于新鲜出血非常敏感，因此是颅脑损伤的首选检查。现在 CT 已被广泛应用，在新生儿影像检查中对于专业技术经验的要求不如颅脑超声高。然而放射线导致的辐射对于婴儿的影响也受到人们的关注。有研究认为，对婴儿进行 2～3 次 CT 检查可能会增加恶性肿瘤发生的风险（Brenner and Hall 2007）。虽然 CT 带来的长期影响仍在探索，但应当尽量减少婴儿的 CT 检查。

　　MRI 提供了发育中大脑最详细的结构分析。它能帮助我们理解脑损伤发生的时间，以及发育中和获得性的结构改变与脑瘫之间的关系，同时 MRI 还能帮助观察静脉和动脉系统。目前已广泛应用于临床的弥散加权 MRI（DWI）能为某些脑损伤尤其是缺氧缺血性脑病和脑梗死的诊断争取最佳时机。MRI 新技术弥散张量磁成像（DTI）可以精确表示白质束情况，这在以前是不可能的。到目前为止，医用 MRI 所用的磁场强度还未发现具有电离辐射暴露以及对人体造成伤害等。

## 一、脑瘫高危儿童的神经影像学表现

　　宫内超声检查能够识别与脑瘫相关的潜在神经系统病变。超声检查提示的脑室扩大是最常见的与脑瘫相关的征象。从妊娠 18 周开始，大约 95% 的胎儿可以成功获得 MRI 图像（Zimmerman and Bilaniuk 2006）。尽管如此，早期 MRI 表现与产后的研究之间无明确相关性。超声检查发现胎儿脑室扩大最常见的原因是脑积水、脑皮质发育异常或由脑梗死、脑出血引起的脑损伤。这些都是脑瘫常见的原因。

## 二、脑瘫高危早产儿的神经影像学表现

推荐妊娠<30 周的早产儿在出生后 7 天和 14 天进行常规颅脑超声筛查;65%～90%脑室内出血(intraventricular hemorrhage,IVH)发生在出生后第 7 天(图 3-3-1)。妊娠 30～33 周的早产儿也有 IVH 的风险但比前者的发生率低(Harris et al. 2007)。相对于轻微 IVH 或白质病变,严重 IVH 的超声表现更明显,诊断更可靠,而轻微的异常容易漏诊(Hintz et al. 2007)。

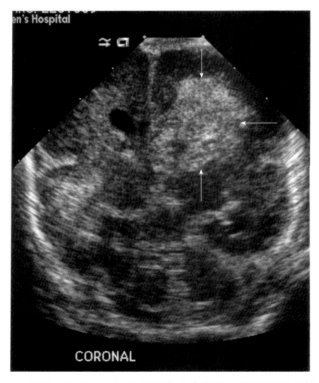

图 3-3-1 一个 24 周早产儿出生后 3 周(27 周)的超声影像。颅脑超声(箭头所示)显示脑实质损害提示Ⅳ期 IVH

在临床上,识别 IVH 对于评估合并症和损伤程度非常重要(Hintz et al. 2005)。有 IVH 病史的婴儿需要超声检查随访,因为颅内病变可能扩大或发生新的出血。在 36～40 周时复查可能发现婴儿有低颅压性的脑室扩大(与脑白质损伤相关)或其他增加脑瘫风险的病变,但早期扫描无法识别。早期颅脑超声检查正常的婴儿后期可能发生囊性病变或脑室扩大(Goetz et al. 1995;Ito et al. 1997;Hayakawa et al. 1999)。

需要注意的是,尽管大多数早产儿在影像上都有白质病变,但只有少数发展成为脑

瘫。在 344 例超声检查提示白质损伤的儿童中，只有 24.4% 被诊断为脑瘫。在 76 例脑室周围白质软化的患儿中，57% 确诊为脑瘫。在 164 例 2 岁时确诊的脑瘫儿童中，超过 30% 的患儿新生儿期颅脑超声检查是正常的（Ancel et al. 2006）。在 1 473 名平均胎龄 26 周出生且体重小于 1 000 g 的婴儿中，早期和后期的颅脑超声均为正常。这些婴儿中脑瘫发生率为 9.4%，贝利心理发展指数 <70 的占 25.3%（Laptook et al. 2005）。

　　CT 在早产儿中应用有限，但可用于验证超声检查结果，评估出血程度或脑室分流或引流的位置（图 3 - 3 - 2）。

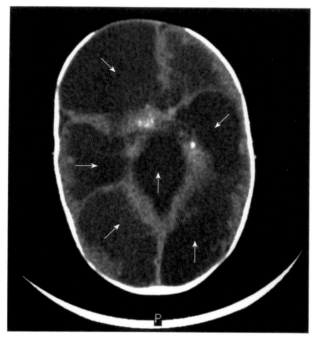

**图 3 - 3 - 2**　CT 显示妊娠 34 周出生的婴儿因脑膜炎而出现严重脑积水，孩子最终去世。箭头表示积液填充取代了受损的大脑

　　MRI 是评估早产儿脑白质损伤、缺氧缺血性脑病或其他脑损伤的最佳手段（图 3 - 3 - 3～图 3 - 3 - 5）。在任何年龄段，MRI 都能准确地描述脑发育不良和其他畸形情况。胎儿和早产儿的大脑发育图谱详细地描绘了个体的发育过程（Barkovitch 1990；Levine 2005）。对于白质损伤的早产儿，MRI 能比超声提供更多详细信息。内囊后肢异常信号提示Ⅲ级或Ⅳ级 IVH 患儿发生偏瘫的风险增大。一项早产儿的研究发现，所有早期 MRI 出现内囊后肢信号异常的婴儿，12～24 个月时均出现偏瘫（De Vries et al. 1999）。如果双侧内囊后肢信号正常对称，则患儿的神经运动功能正常。如果在早期 MRI 上没有发现放射冠白质束附近的异常信号，基本上婴儿都会

有正常的运动功能。在婴儿脑室周围白质软化中也获得了类似的结论。内囊后肢放射冠损伤高度提示运动预后不良（Nanba et al. 2007）。早期脑白质损伤的 MRI 评估与 18 月龄的临床表现密切相关，这表明，对早期进行过头颅 MRI 的婴儿进行第二次检查可能没有太大价值（Sie et al. 2005）。167 个胎龄＜30 周的早产儿的 MRI 提示中度至重度脑白质损伤与后续脑瘫诊断密切相关（Woodward et al. 2006）。图 3-3-6 显示了这种损伤。有 21% 的患儿有中度或重度脑白质损伤，但 2 岁时其中近一半患儿并没有神经发育障碍。

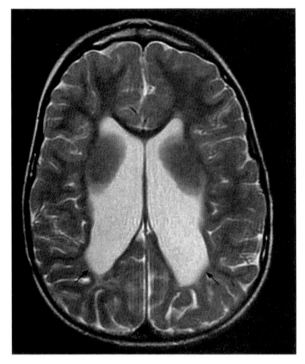

图 3-3-3 双下肢瘫患儿 MRI。脑室周围白质软化的晚期后遗症。脑室内脑脊液呈白色。白质减少可导致脑室增大。脑室中的灰色区域代表正常的基底节

异常的影像学表现虽然与脑瘫密切相关，但并不一定能预测脑瘫。必须考虑脑 MRI 异常的程度和分布（Dyet et al. 2006）。一组极低出生体重儿在 15 岁时接受了 MRI 检查，未发现明显的神经损伤。在 56 人中仅有 13 人发现轻度白质异常，但在神经系统检查方面无明显差异（Gaddlin et al. 2008）。

现在认为小脑损伤是极早产儿脑瘫、共济失调或肌张力障碍的原因，大约有 1/3 的患儿发病。在 MRI 上很容易发现，应该特别关注 MRI 上的这些成像异常（Bodensteiner and Johnsen 2005，2006；Limperopoulos et al. 2005；Kułak et al. 2007）。

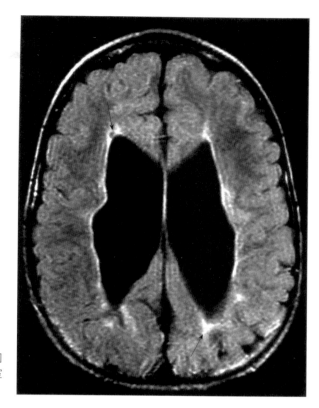

图 3-3-4　一个因严重脑室周围白质软化导致四肢瘫儿童的 MRI。脑室扩大。箭头所指为胶质细胞增生/瘢痕

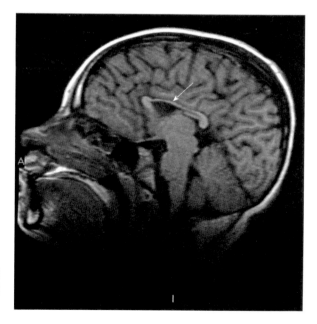

图 3-3-5　如箭头所示,四肢瘫痪患儿的 MRI 显示脑室周围轻度白质软化和胼胝体变薄

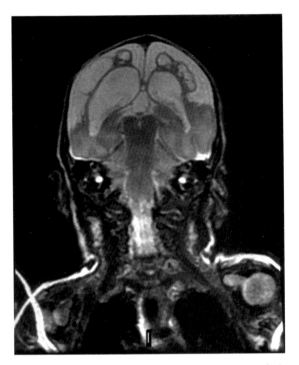

图3-3-6　一个在妊娠30周时经历了重度产前缺血的严重四肢瘫患儿的MRI。大部分大脑已经被破坏，取而代之的是充满液体的囊肿（白色区域）

### 三、　具有脑瘫风险足月新生儿的神经影像学表现

CT在识别脑实质内、硬膜下、蛛网膜下和脑室内的出血方面有优势。当一个患有脑病的婴儿有出生时脑创伤史、凝血功能障碍或低血细胞比容病史时，如图3-3-7所示，提示存在颅内出血（Ment et al. 2002）。如果婴儿情况不稳定而不能配合进行MRI检查，可以使用CT。

MRI是患有脑病、癫痫或颅内畸形的足月新生儿的首选检查。足月儿中至重度缺氧缺血性损伤（急性或亚急性持续）与脑瘫的发生有关。早期识别那些严重脑损伤的婴儿可以更准确判断预后。弥散加权成像（DWI）和表观弥散系数（ADC）图可以评估影响血流或灌注的急性过程。由于水的扩散受限，最易受缺氧损伤区域的细胞毒性和血管源性水肿会引起信号变化（Zimmerman and Bilaniuk 2006）。当怀疑有缺氧缺血性损伤时，应在48～120小时内进行DWI检查。损伤后72小时图像最为清晰，并与严重水肿和临床脑病表现相对应。新生儿严重窒息后24小时MRI/DWI正常或接近正常，直到48小时后才出现明显信号改变。我们发现48小时至5天的检查窗更可靠。选择扫描的时机至关重要，可以获得准确的信息，帮助临床决策和判

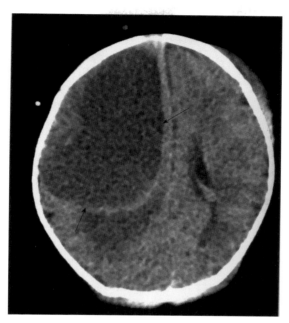

图 3 - 3 - 7　足月婴儿出生后第 1 天的 CT 显示宫内发生的大面积慢性出血(见箭头)

断预后。如果磁共振波谱能同时完成,则可以提供更多损伤程度的信息(Ment et al. 2002)。

　　新生儿窒息有一些典型的 MRI 表现(Zimmerman and Bilaniuk 2006; Okereafor et al. 2008),反映了我们对足月新生儿缺氧脑损伤病理生理学的认识。严重急性窒息通常是在分娩前发生的危急事件(子宫破裂、胎盘早剥),它导致壳核、丘脑腹外侧核、皮质和沿中央沟和内囊(特别是后肢)的白质损伤。DWI 显像(图 3 - 3 - 8),虽然外观不明显,但与这种类型的损伤密切相关。由其他原因引起的严重急性窒息(如危及生命的呼吸暂停)的婴儿可能表现出与新生儿相同的损伤模式。具有这一影像学表现的婴儿死亡或残疾风险很高(图 3 - 3 - 9)。局部长时间缺氧(常发生在子宫内,但也可在围生期和产后发生)与两侧前后分水岭梗死相关,如图 3 - 3 - 10 所示。虽然损伤是全脑的,但梗死可能并不对称。严重的局部长时间缺氧引起双侧大脑半球信号改变,累及灰质和白质。DWI 在早期最为敏感,急性损伤过后影像学显示不同程度的皮质坏死、囊性脑软化或脑萎缩。这些 MRI 表现与脑瘫高度相关。如果局部长时间缺氧合并更严重的急性窒息,影像学表现为深部灰质、内囊损伤和广泛的分水岭梗死。MRI 随访发现囊性脑软化、持续深部灰质信号改变、严重脑萎缩等后遗症(图 3 - 3 - 11)。与这些影像学表现相对应的临床结局包括死亡或四肢瘫痪和肌张力障碍性脑瘫。

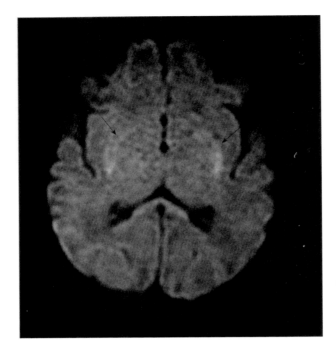

图 3-3-8 MRI 显示严重急性缺血缺氧性脑病的晚期后遗症。主要表现为基底节区微弱信号改变（箭头所指）。该患儿有严重的痉挛性四肢瘫和小头畸形

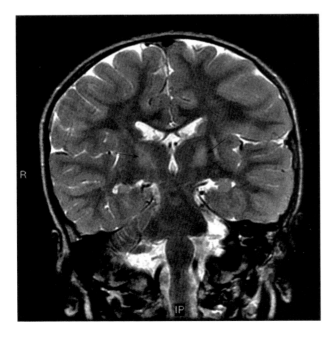

图 3-3-9 MRI 显示严重急性缺血缺氧性脑病的晚期后遗症。主要表现为基底节区微弱信号改变（箭头所指）。该患儿患有严重的痉挛性四肢瘫及小头畸形

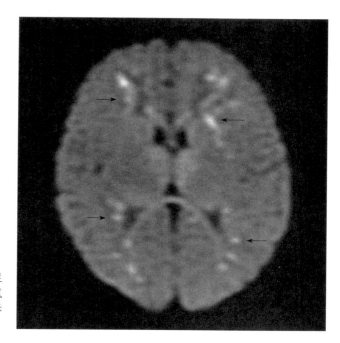

**图 3-3-10** 弥散 MRI 显示足月儿中至重度局部长时间缺血缺氧性脑病。箭头所示的白色区域显示了分水岭损伤

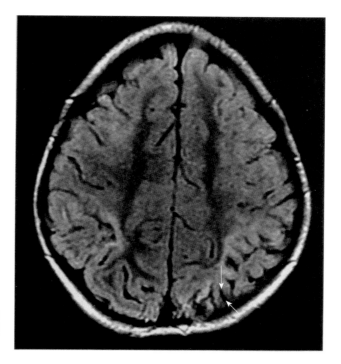

**图 3-3-11** MRI 显示严重急性和长期缺血缺氧性损伤的晚期后遗症。可见脑皮质萎缩（箭头所指）

其他较轻类型缺血缺氧性脑损伤的婴儿通常表现为中度白质损伤，临床以双下肢瘫为主。孤立的丘脑损伤和轻微的白质改变通常与脑瘫预后无关。MRI 对于急性缺血缺氧性脑病患儿早期低温治疗后判断预后的作用有待进一步研究。

围生期缺血性卒中的发生率 1：4 000 个足月婴儿（Kirton and deVeber 2006）。在 273 例足月出生但诊断为脑瘫的患儿中，这是最重要的致病原因（22%）（Wu et al. 2006a）。通常，新生儿没有运动不对称表现，但可能出现局灶性阵挛发作。在缺乏特定的临床表现时，诊断依赖于神经影像学检查。DWI 可在损伤后 24 小时或更短时间内发现脑梗死。梗死区病灶呈动脉分布（Krishnamoorthy et al. 2000；Kuker et al. 2004）。图 3-3-12～图 3-3-14 显示了 DWI 和 MR 血管造影技术的高度敏感性。

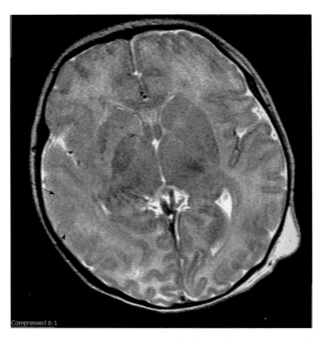

**图 3-3-12**　MRI 显示足月婴儿在出生 15 小时后右侧大脑中动脉分布区急性梗死、局灶性水肿和灰质改变。箭头表示灰质和白质交界处模糊

大约有 1/3 的儿童在新生儿时期诊断为动脉脑卒中，之后会出现脑瘫。那些后来被诊断为脑瘫的患者中，80% 的人在当时就发现了。这些儿童大多患有偏瘫（Lee et al. 2005）。在一项针对 76 例患围生期卒中儿童的研究中，68% 的人发展为脑瘫，其中 87% 表现为偏瘫（Golomb et al. 2008）。大脑中动脉闭塞是最常见的病因，其中 2/3 发生在左侧。多发梗死可导致三肢瘫或四肢瘫。脑静脉梗死往往与硬脑膜窦静脉血栓有关，可能是发生率高达 30% 的围生期梗死的原因。如果位于分水岭区域则

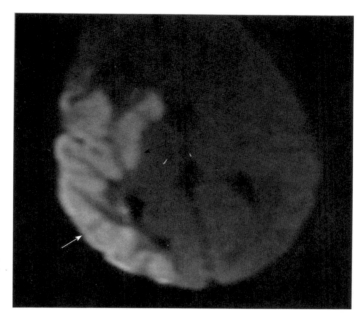

图 3‑3‑13　足月婴儿
出生后 15 小时 DWI 成像显示
大脑中动脉区域急性梗死。
图中梗死区呈白色

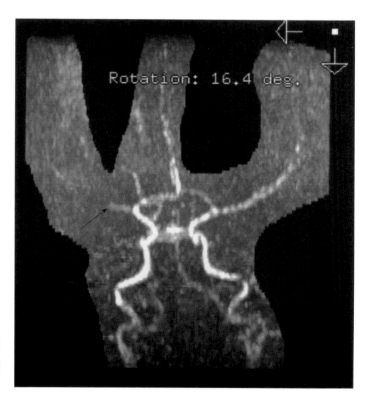

图 3‑3‑14　足月婴儿
出生后 15 小时的磁共振血管
造影显示右侧大脑中动脉完
全闭塞,如箭头所示

可能导致双下肢瘫(Kirton and deVeber 2006)。DWI 是显示脑白质缺血性改变的最佳方法。磁共振静脉造影(MRV)有助于识别潜在的静脉窦血栓形成。

如果怀疑动静脉畸形、血管瘤或肿瘤,需要进一步进行磁共振血管造影术(MRA)或静脉造影术。

MRI 能很好地反映脑发育不良。严重畸形病变往往发生在妊娠的前三个月,包括严重皮质发育异常如无脑回(图 3－3－15)或前脑无裂畸形、前脑分裂失败(图 3－3－16),这些变化往往出现在产前或新生儿时期,结果导致严重的痉挛性四肢瘫。在无明确围生期病因的中度脑病婴儿、患有多重先天性异常或癫痫发作的婴儿中,可发现更细微的畸形(图 3－3－17)。与梗死一样,脑部畸形是足月婴儿脑瘫的重要病因(Wu et al. 2006a,b)。

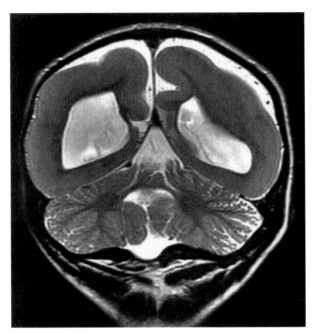

**图 3－3－15**　MRI 显示四肢瘫患儿的无脑畸形。可见无脑回及由此产生的平滑皮质

颅内感染,特别是弓形体病、风疹、巨细胞病毒、单纯疱疹病毒、梅毒、人体免疫缺陷病毒(HIV)、水痘带状疱疹和淋巴细胞性脉络膜脑膜炎病毒,可能占脑瘫病因的 5%～10%(Stanley 2000)。MRI 在检测脑膜硬化、脑炎、脓肿形成、局灶性缺血和出血方面最有用。使用钆后的对比增强造影可以增加对大脑和脑膜炎症的敏感性。CT 可识别脑内钙化,图 3－3－18 和图 3－3－19 显示先天性巨细胞病毒感染儿童的典型影像学表现。

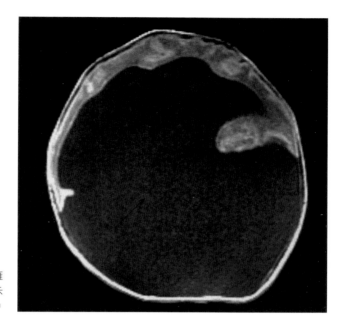

**图 3 - 3 - 16**　MRI 显示四肢瘫患儿前脑无裂畸形。黑色区域表示融合的皮质残部内充满液体的囊肿

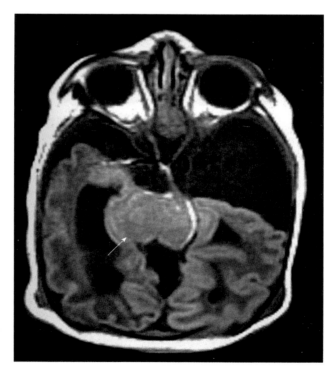

**图 3 - 3 - 17**　MRI 显示四肢瘫患儿的间脑融合(箭头)。颞区可见一个很大的充满液体的囊肿

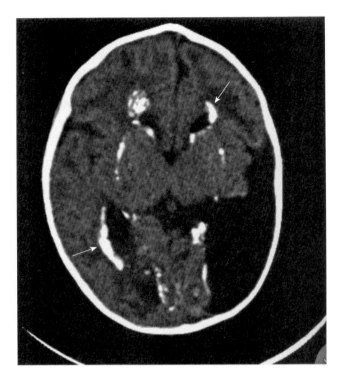

图 3-3-18　先天性巨细胞病毒感染患儿的 CT 表现为脑室周围钙化（见箭头）

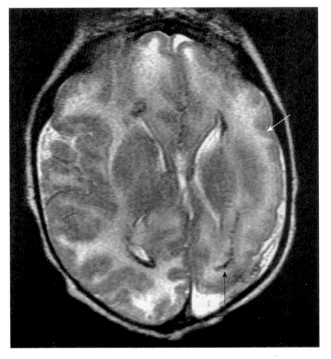

图 3-3-19　先天性巨细胞病毒感染患儿的 MRI 表现为神经元移行障碍。箭头指向发育不良的皮质

## 四、 神经影像学在脑瘫诊断中的应用

虽然脑瘫是一种临床诊断，但脑结构损伤的位置和类型与脑瘫的不同类型相关。CT 扫描可用于鉴别脑瘫病因。对 782 例脑瘫儿童的 CT 研究显示，77%的儿童显示结果异常（Ashwal et al. 2004）。当对相关的 I 类研究进行评估时，88%的儿童表现为脑 CT 异常。不同的脑瘫类型，异常检出率不同：偏瘫 89%，运动障碍性脑瘫 36%。尽管如此，CT 不应该成为脑瘫诊断的常规检查。

MRI 在鉴别相关疾病方面的敏感性和特异性超过了其他检查。如果没有新生儿期的影像学检查结果，以及与临床表现相一致的显著的结构变化，那么对于有脑瘫临床症状的儿童最好进行头颅 MRI 检查。这类儿童产前或新生儿期的病变通常缺乏早期临床表现，直到婴儿后期或儿童早期出现运动障碍和痉挛。

针对 644 例脑瘫儿童的 10 项研究表明 89%（68%～100%）的 MRI 扫描有影像学异常表现（Ashwal et al. 2004）。脑白质、基底神经节、丘脑或小脑的损伤在 MRI 上很容易被发现。98%的四肢瘫儿童、96%的偏瘫儿童和 70%的运动障碍性脑瘫儿童发现了病变。MRI 对确定脑损伤发生的时间很有意义。在 345 例不同类型脑瘫患儿的研究中，产前发病占 37%，围生期占 35%，产后占 4%。

MRI 提示脑瘫的临床类型与神经解剖具有相关性。利用 MRI 评估 388 例脑瘫儿童的系统回顾研究发现，其中 334 例（86%）的扫描异常（Krägeloh-Mann and Horber 2007），83%的患儿影像学改变与脑瘫类型相关。总的来说，脑室周围白质病变是最常见的异常（56%）。90%的脑瘫早产儿有白质病变，而只有 20%的足月脑瘫儿童有类似的病理改变。如预期的那样，痉挛性双下肢瘫发生在 84%的早产儿中，灰质病变（皮质或深部灰质）占 18%（69/388）。这些改变对足月儿的影响远大于早产儿（33% vs. 3.5%），反映了不同成熟阶段婴儿缺血缺氧性脑病和白质损伤的病理生理学。灰质病变通常引起严重的四肢瘫和手足徐动性脑瘫，这与深部灰质结构尤其容易受到缺氧损伤有关。偏瘫儿童常见有灰质病变和单侧 MRI 典型改变，往往与脑梗死相关，也可能是局灶性脑部畸形。

MRI 的异常表现与产前、产中或产后损伤有关（图 3-3-20、图 3-3-21）。在 620 例脑瘫儿童中，99%的早产儿、92%的足月婴儿和 79%的 1 月龄以上婴儿的 MRI 存在异常（Ashwal et al. 2004）。

如果患有脑畸形的儿童出现符合脑瘫定义的运动症状，即可诊断为脑瘫（Rosenbaum 2006）。对 1 426 例脑瘫儿童的 MRI 扫描数据显示，12%的儿童表现为严重的脑畸形。妊娠早期发生的皮质发育畸形通常是最严重的。如果病变是单侧的（如分裂性脑裂或孔洞性囊肿），通常会导致偏瘫（图 3-3-22、图 3-3-23）。

MRI 异常与脑瘫的病因相关（表 3-3-1～表 3-3-3），尤其在痉挛型脑瘫中。在一项研究中，123/129（95%）的儿童中发现了 MRI 异常，其中 45/45 为四肢瘫，

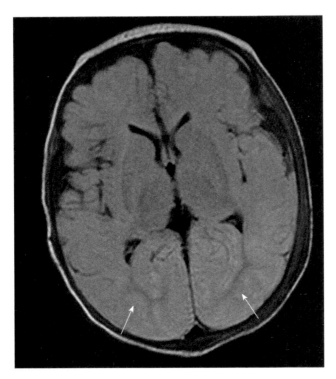

**图3-3-20** MRI 显示4月龄婴儿非创伤性急性颅内水肿。箭头所指的区域为皮质水肿

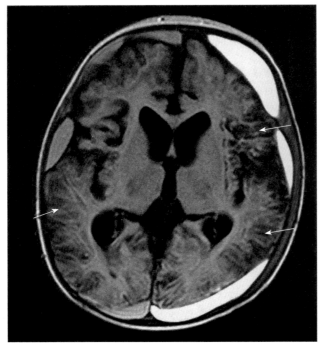

**图3-3-21** MRI 显示晚期严重脑软化和硬膜下血肿(白色区域)。与图3-3-20 显示的是同一例儿童3周后的 MRI。箭头指向严重皮质损伤的区域,这些区域最终将被囊肿取代

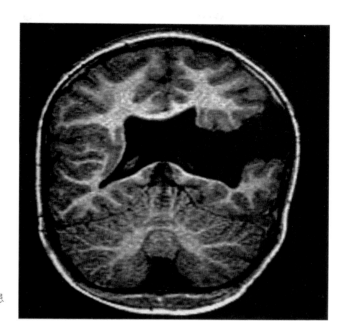

**图 3 - 3 - 22**　MRI 显示偏瘫患儿单侧分裂性脑裂

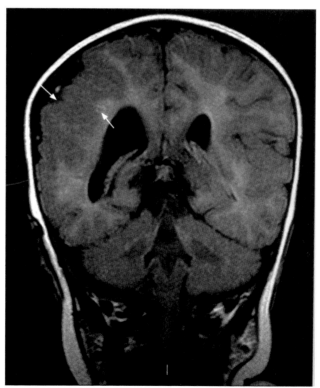

**图 3 - 3 - 23**　MRI 显示偏瘫患儿神经元移行障碍。箭头指向增厚的皮质

37/40 为双下肢瘫，42/45 为偏瘫（Kułak et al. 2007）。然而，根据患者选择的标准和方法，有高达 15% 的 MRI 表现是正常的。手足徐动症或不随意运动型脑瘫的 MRI 异常发生率远低于痉挛型脑瘫；至少有 30% 的患儿未发现异常。脑 MRI 正常不能排除脑瘫的诊断（Ashwal et al. 2004）。在这类儿童中，需要仔细地重新评估既往史，以及随着时间推移定期监测观察是否有神经症状出现。对于延髓功能及智力正常但患有严重的痉挛性四肢瘫的儿童，应考虑进行脊髓成像检查。

　　脑瘫儿童的神经影像学检查可能需要反复进行。新发癫痫脑电图异常提示需要复查影像学。另外，出现进展性症状和体征，或在原有脑瘫诊断基础上出现新的神经系统体征/症状，都是重新进行影像学检查和诊断性评估的指征。

表 3-3-1　脑室内出血分级（Papile et al. 1978；Dammann and Leviton 1997）

| Ⅰ级 | 出血位于室管下生发基质 |
|---|---|
| Ⅱ级 | 出血进入脑室，但未出现脑室增大 |
| Ⅲ级 | 出血进入脑室并出现脑室增大 |
| Ⅳ级 | 脑实质出血；可能与脑室内出血无关，但是可能来源于静脉梗死所致的实质出血 |

表 3-3-2　磁共振表现与脑瘫类型

双下肢瘫
　　脑室周围白质软化
偏瘫
　　单侧皮质软化（脑梗死、创伤）
　　囊性脑软化（实质内出血或静脉梗死）
　　局灶性脑发育不全
　　单侧裂头畸形
　　局灶性多微脑回畸形
四肢瘫
　　双侧脑软化（缺血缺氧、双侧创伤）
　　脑发育不全（无脑畸形、双侧裂头畸形）
手足徐动症
　　基底节，丘脑异常信号改变（足月儿缺血缺氧、小脑梗死）

表 3-3-3　脑瘫相关磁共振异常表现

产前脑损伤
　　脑室周围白质软化
　　脑室扩大（由白质丢失所致）
　　白质囊性病变

续　表

缺血缺氧损伤
　　基底节和丘脑损伤
　　脑软化征
　　白质丢失
　　皮质萎缩(elegyria)
　　脑萎缩
脑梗死
　　产前:脑穿通性囊肿
　　产中:局灶性皮质脑软化征
结构异常
　　无脑畸形
　　裂头畸形
　　多微脑回畸形
　　前脑无裂畸形
　　小脑发育不全/小脑畸形
先天性感染后遗症
　　脑孔囊肿
　　裂头畸形
　　囊性脑软化(局灶性/双侧)
　　颅内钙化(CT 表现更明显)

# 参考文献

[ 1 ] Ancel PY, Livinec F, Larroque B, Marret S, Arnaud C, Pierrat V, Dehan M, Nguyen S, Escande B, Burget A, Thiriez G, Picaud JC, Andre M, Breart G, Kaminski M (2006) Cerebral palsy among very preterm children in relation to gestational age and neonatal ultrasound abnormalities: the EPIPAGE cohort study. *Pediatrics* **117**: 828 – 35.

[ 2 ] Ashwal S, Russman BS, Blasco PA, Miller G, Sandler A, Shevell M, Stevenson R, Quality Standards Subcommittee of the American Academy of Neurology and Practice Committee of the Child Neurology Society (2004) Practice parameter: diagnostic assessment of the child with cerebral palsy: report of the Quality Standards Subcommittee of the American Academy of Neurology and the Practice Committee of the Child Neurology Society. *Neurology* **62**:851 – 63.

[ 3 ] Barkovitch AJ (1990) *Practical Atlas of Neonatal Brain Development*. New York: Raven.

[ 4 ] Bodensteiner JB, Johnsen SD (2005) Cerebellar injury in the extremely premature infant: newly recognized but relatively common outcome. *J Child Neurol* **20**:139 – 42.

[ 5 ] Bodensteiner JB, Johnsen SD (2006) Magnetic resonance imaging (MRI) findings in children surviving extremely premature delivery and extremely low birthweight with cerebral palsy. *J Child Neurol* **21**:743 – 7.

[ 6 ] Brenner DJ, Hall EJ (2007) Computed tomography — an increasing source of radiation exposure. *New Engl J Med* **357**:2277 – 84.

[ 7 ] Dammann O, Leviton A (1997) Duration of transient hyperechoic images of white matter in very-low-birthweight infants: a proposed classification. *Dev Med Child Neurol* **39**:2 – 5.

[ 8 ] De Vries LS, Groenendaal F, Van Haastert IC, Eken P, Rademaker KJ, Meiners LC (1999) Asymmetrical

myelination of the posterior limb of the internal capsule in infants with periventricular haemorrhagic infarction: an early predictor of hemiplegia. *Neuropediatrics* **30**:314 – 19.

[ 9 ] De Vries LS, Van Haastert IC, Rademaker KJ, Koopman C, Groenendaal F (2004) Ultrasound abnormalities preceding cerebral palsy in high-risk preterm infants. *J Pediatr* **144**:815 – 20.

[10] Dyet LE, Kennea N, Counsell SJ, Maalouf EF, Ajayi-Obe M, Duggan PJ, Harrison M, Allsop JM, Hajnal J, Herlihy AH, Edwards B, Laroche S, Cowan FM, Rutherford MA, Edwards AD (2006) Natural history of brain lesions in extremely preterm infants studied with serial magnetic resonance imaging from birth and neurodevelopmental assessment. *Pediatrics* **118**:536 – 48.

[11] Gaddlin PO, Finnstrom O, Wang C, Leijon I (2008) A fifteen-year follow-up of neurological conditions in VLBW children without overt disability: relation to gender, neonatal risk factors, and end stage MRI findings. *Early Hum Dev* **84**:343 – 9.

[12] Goetz MC, Gretebeck RJ, Oh KS, Shaffer D, Hermansen MC (1995) Incidence, timing, and follow-up of periventricular leukomalacia. *Am J Perinatol* **12**:325 – 7.

[13] Golomb MR, Garg BP, Saha C, Azzouz F, Williams LS (2008) Cerebral palsy after perinatal arterial ischemic stroke. *J Child Neurol* 23:279 – 86.

[14] Harris NJ, Palacio D, Ginzel A, Richardson CJ, Swischuk L (2007) Are routine cranial ultrasounds necessary in premature infants greater than 30 weeks gestation? *Am J Perinatol* **24**:17 – 21.

[15] Hayakawa F, Okumura A, Kato T, Kuno K, Watanabe K (1999) Determination of timing of brain injury in preterm infants with periventricular leukomalacia with serial neonatal electroencephalography. *Pediatrics* **104**: 1077 – 81.

[16] Hintz SR, O'Shea M (2008) Neuroimaging and neurodevelopmental outcomes in preterm infants. *Semin Perinatol* **32**:11 – 19.

[17] Hintz SR, Kendrick DE, Stoll BJ, Vohr BR, Fanaroff AA, Donovan EF, Poole WK, Blakely ML, Wright L, Higgins R, NICHD Neonatal Research Network (2005) Neurodevelopmental and growth outcomes of extremely low birth weight infants after necrotizing enterocolitis. *Pediatrics* **115**:696 – 703.

[18] Hintz SR, Slovis T, Bulas D, Van Meurs KP, Perritt R, Stevenson DK, Poole WK, Das A, Higgins RD, NICHD Neonatal Research Network (2007) Interobserver reliability and accuracy of cranial ultrasound scanning interpretation in premature infants. *J Pediatr* **150**:592 – 6.

[19] Ito T, Hashimoto K, Kadowaki K, Nagata N, Makio A, Takahashi H, Ikeno S, Terakawa N (1997) Ultrasonographic findings in the periventricular region in premature newborns with antenatal periventricular leukomalacia. *J Perinat Med* **25**:180 – 3.

[20] Kirton A, DeVeber G (2006) Cerebral palsy secondary to perinatal ischemic stroke. *Clin Perinatol* **33**:367 – 386.

[21] Korzeniewski SJ, Birbeck G, Delano MC, Potchen MJ, Paneth N (2008) A systematic review of neuroimaging for cerebral palsy. *J Child Neurol* **23**:216 – 27.

[22] Krägeloh-Mann I, Horber V (2007) The role of magnetic resonance imaging in furthering understanding of the pathogenesis of cerebral palsy. *Dev Med Child Neurol* **49**:948.

[23] Krishnamoorthy KS, Soman TB, Takeoka M, Schaefer PW (2000) Diffusion-weighted imaging in neonatal cerebral infarction: clinical utility and follow-up. *J Child Neurol* **15**:592 – 602.

[24] Kuker W, Mohrle S, Mader I, Schoning M, Nagele T (2004) MRI for the management of neonatal cerebral infarctions: importance of timing. *Child's Nerv Syst* **20**:742 – 8.

[25] Kułak W, Sobaniec W, Kubas B, Walecki J, Smigielska-Kuzia J, Bockowski L, Artemowicz B, Sendrowski K (2007) Spastic cerebral palsy: clinical magnetic resonance imaging correlation of 129 children. *J Child Neurol* **22**:8 – 14.

[26] Laptook AR, O'Shea TM, Shankaran S, Bhaskar B, NICHD Neonatal Network (2005) Adverse neurodevelopmental outcomes among extremely low birth weight infants with a normal head ultrasound: prevalence and antecedents. *Pediatrics* **115**:673 – 80.

[27] Lee J, Croen LA, Lindan C, Nash KB, Yoshida CK, Ferriero DM, Barkovitch AJ, Wu YW (2005) Predictors of outcome in perinatal arterial stroke: a population-based study. *Ann Neurol* **58**:303 – 8.

[28] Levine D (2005) *Atlas of Fetal MRI*. Boca Raton: Taylor and Francis.

[29] Limperopoulos C, Benson CB, Bassan H, Disalvo DN, Kinnamon DD, Moore M, Ringer SA, Volpe JJ, Du Plessis AJ (2005) Cerebellar hemorrhage in the preterm infant: ultrasonographic findings and risk factors. *Pediatrics* **116**:717 – 24.

[30] Ment LR, Bada HS, Barnes P, Grant PE, Hirtz D, Papile LA, Pinto-Martin J, Rivkin M, Slovis TL (2002) Practice parameter: neuroimaging of the neonate: report of the Quality Standards Subcommittee of the American Academy of Neurology and the Practice Committee of the Child Neurology Society. *Neurology* **58**: 1726 – 38.

[31] Nanba Y, Matsui K, Aida N, Sato Y, Toyoshima K, Kawataki M, Hoshino R, Ohyama M, Itani Y, Goto A, Oka A (2007) Magnetic resonance imaging regional T1 abnormalities at term accurately predict motor outcome in preterm infants. *Pediatrics* **120**:10 – 9.

[32] Okereafor A, Allsop J, Counsell SJ, Fitzpatrick J, Azzopardi D, Rutherford MA, Cowan FM (2008) Patterns of brain injury in neonates exposed to perinatal sentinel events. *Pediatrics* **121**:906 – 914.

[33] Papile LA, Burstein J, Burstein R, Koffler H (1978) Incidence and evolution of subependymal and intraventricular hemorrhage: a study of infants with birth weights less than 1,500 mg. *J Pediatr* **92**:529 – 34.

[34] Rosenbaum P (2006) Classification of abnormal neurological outcome. *Early Hum Dev* **82**:167 – 71.

[35] Sie LT, Hart AA, Van Hof J, De Groot L, Lems W, Lafeber HN, Valk J, Van der Knaap MS (2005) Predictive value of neonatal MRI with respect to late MRI findings and clinical outcome. A study in infants with periventricular densities on neonatal ultrasound. *Neuropediatrics* **36**:78 – 89.

[36] Stanley FJ, Blair E, Alberman E (2000) *Cerebral Palsies: Epidemiology and Causal Pathways*. London: Mac Keith Press.

[37] Woodward LJ, Anderson PJ, Audtin NC, Howard K, Inder TE (2006) Neonatal MRI to predict neurodevelopmental outcomes in preterm infants. *New Engl J Med* **355**:685 – 94.

[38] Wu YW, Croen LA, Shah SJ, Newman TB, Najjar DV (2006a) Cerebral palsy in a term population: risk factors and neuroimaging findings. *Pediatrics* **118**:690 – 7.

[39] Wu YW, Lindan CE, Henning LH, Yoshida CK, Fullerton HJ, Perriero DM, Barkovich AJ, Croen LA (2006b) Neuroimaging abnormalities in infants with congenital hemiparesis. *Pediatr Neurol* **35**:191 – 196.

[40] Zimmerman RA, Bilaniuk LT (2006) Neuroimaging evaluation of cerebral palsy. *Clin Perinatol* **33**:517 – 544.

# 第4章 脑瘫患者的放射学评估
## RADIOGRAPHIC EVALUATION OF THE PATIENT WITH CEREBRAL PALSY

Kevin Walker

冯 林 唐宜莘 译,冯 林 审校

脑瘫及其他类型的神经肌肉性疾病患者发生肌肉骨骼系统问题的风险很大,从髋关节半脱位到神经性脊柱侧弯均有可能。因此,适当的放射线检查是脑瘫儿童临床评估的组成部分。平片适用于大多数门诊患儿的临床评估。从根本上讲,放射学评估主要起到三个作用:①对已出现临床畸形的患儿进行放射学评估;②筛查,比如髋关节半脱位;③术前,为制订手术方案。必要的时候,还需要进行其他进一步的影像学检查。

## 一、 骨盆平片

脑瘫儿童发生髋关节半脱位的风险较高(Lonstein and Beck 1986;Soo et al. 2006;Hagglund et al. 2007)。大运动分级系统(GMFCS)是一个有效的工具,根据脑瘫儿童受累及的程度不同分为不同等级。髋关节半脱位的发生率随着 GMFCS 分级而增高,从 GMFCS Ⅰ级 0 到 GMFCS Ⅴ级患儿的 90%(Soo et al. 2006)。拍摄前后位(AP)骨盆平片的指征包括:①临床发现髋关节半脱位的征象,包括髋关节外展受限和(或)股骨短缩;②双侧累及患儿,大于或等于 18 个月(Dobson et al. 2002);③预计需要进行下肢手术的患儿。在骨盆平片上,需要测量这些放射学参数以明确髋关节半脱位及程度:Reimer 外移指数,Shenton 线的连续性,髋臼指数和股骨近端颈干角(图 3 - 4 - 1a)。Reimer 外移指数的计算方法是在骨盆正位片上计算股骨头位于 Perkin 线外侧的部分占股骨头横径的比值(图 3 - 4 - 1b)。外移指数>30% 被认为是不正常的(Reimers 1980)。外移指数尤其在长期随访过程中,非常重要,比如随访过程中发现 Reimer 外移指数增大提示潜在的进展性髋关节半脱位。Shenton 线是在骨盆平片上,股骨颈内下方与同侧闭孔上缘的连线(图 3 - 4 - 1b)。在正常髋关节,这条连线是连贯的弧线。如果髋关节有半脱位,这条线会出现中断。髋臼指数(acetabular index,AI)评估骨骼尚未发育成熟患儿的髋臼发育。它的大小是由 Hilgenreiner 线与 Y 软骨与髋臼外侧缘连线的夹角决定(图 3 - 1 - 4b)。髋臼指数在 2 岁内逐渐下降,在 2 岁时达到正常值 20°或更少。但是,年幼儿童,30°的髋臼指数也认为是正常的(Laurenson 1959;Tonnis 1976;Scoles et al. 1987)。对于脑瘫儿童,髋臼指数大于30°或者与对侧相比明显增大,提示髋关节异常。最后,颈干角的测量也是在骨盆正位片上完成的(图3-4-1b)。颈干角的测量,需要内旋股骨。因此获得股骨内旋位的骨盆正位片是准确测量颈干角的关键(Kay 等 2000)。颈干角在脑瘫儿童较正常增大(Bobroff et al. 1999)。股骨颈前倾、颈干角和 Reimer 外移指数均与 GMFCS 分级相关(Robin et al. 2008)。

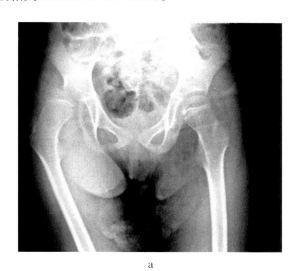

a

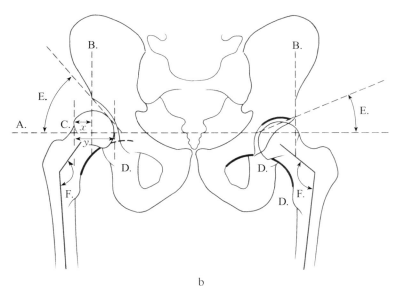

b

图3-4-1　a.脑瘫伴右髋关节半脱位患者的骨盆正位片。b. 骨盆正位片的影像学参数。A. Hilgenreiner 线。B. Perkin 线。C. Reimers 外移指数( x / y )。D. shenton 线。左侧 Shenton 线完整。右边,Shenton 线中断。E. 髋臼指数。F. 颈干角

## 二、　髋关节监测

脑瘫儿童髋关节半脱位的风险与脑瘫亚型和 GMFCS 分级相关（Soo et al. 2006；Hagglund et al. 2007）。髋关节监测流程的干预使得能够早期发现髋关节半脱位，并且降低了由于半脱位或全脱位而需要进行髋关节重建手术的比例。监测能够定位髋关节脱位的高危患儿，并且方法采用普通平片即可，无须特殊设备（Gordon and Simkiss 2006）。髋关节监测建议在双侧累及脑瘫儿童 18（Dobson et al. 2002）～30 个月（Scrutton et al. 2001）开始，此后每 6～12 个月随访摄片。一些作者也推荐根据患儿的年龄和 GMFCS 级别来确定监测的起始时间和随访间隔。

## 三、　膝关节放射学检查

### （一）矢状面膝关节力线

脑瘫儿童发生膝关节问题的风险增高，包括屈膝挛缩、膝关节前方疼痛、髌骨下级骨折、髌骨高位及蹲伏步态（Rosenthal and Levine 1977；Samilson and Gill 1984；Lloyd-Roberts et al. 1985；Topoleski et al. 2000；Senartan et al. 2007a）。膝关节的放射线评估针对步态中表现为屈膝畸形者，需要拍摄正位和最大伸膝侧位（图 3 - 4 - 2）。如果存在屈膝挛缩，最大伸膝侧位可以进行放射线测量。如果要评估髌骨高位，需要拍摄膝关节屈曲 30°侧位片。文献中报道了多种测量髌骨高度的方法（Blumensaat 1938；Insall and Salvati 1971；Blackburne and Peel 1977；Caton et al. 1982；Norman et al. 1983；De Carvalho et al. 1985；Koshino and Sugimoto 1989；Grelsamer and Meadows 1992；Leung et al. 1996）。12 岁男孩，10 岁女孩，髌腱长度与髌骨高度的比例，按照 Insall-Salvati 方法测量与骨骼发育成熟的膝关节测量值近似（Walker 1998）（图 3 - 4 - 2c）。Koshino 指数在膝关节屈曲 30°～90°测量时，其数值保持稳定。正常值范围 0.9～1.3（Koshino and Sugimoto 1989）（图 3 - 4 - 2c）。Caton-Deschamps 指数计算也很简单，在青少年患者测量中可靠性和可重复性好，观察者之间的差异小，并且不会受到骨发育成熟程度的影响（Aparicio et al. 1999）（图 3 - 4 - 2c）。

### （二）冠状面膝关节力线

脑瘫儿童下肢原发畸形多位于横断面，导致旋转轴异常，如股骨颈前倾角增大。但是，患儿同时也存在冠状面和矢状面畸形，产生膝内翻（O 形腿）或膝外翻（X 形腿）。对于可行走的患儿，包括从髋关节（如果可能的话，尽量将骨盆上缘包括在内）直至踝关节的站立位下肢全长正位片（图 3 - 4 - 3a）。必须要注意，在拍片的时候，要保证患儿的髌骨朝向正前方，肢体没有旋转。直立站立困难的患儿所拍摄的 X 线片，也会导致解读和测量的困难。冠状面标准位置摄片，能够测量膝关节的机械轴线（图 3 - 4 - 3b）（Paley et al. 1994）。

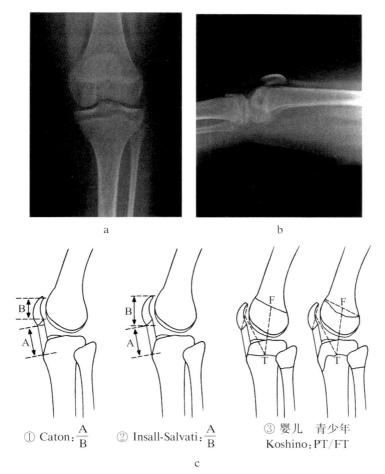

图 3-4-2　膝关节最大伸展时的正位(a)及侧位(b)X 线片。注意侧位 X 线片上没有完全伸
展。膝关节的屈曲挛缩可以通过侧位片上胫骨长轴和股骨长轴形成的角度来进行测量。c.侧位片
上测量髌骨高度的方法。①Caton-Deschampes 比率;②Insall-Salvati 指数(正常范围为 1.0～1.2);
③Koshino 指数(正常范围为 0.9～1.3)

## 四、　下肢不等长的评估

通过细致的临床检查,高度怀疑存在下肢不等长的患儿,摄片时,用木块将较短
一侧肢体垫高来进行摄片,木块的高度由下肢长度的差异决定。站立位双下肢全长
片可以分别测量双侧下肢的长度,从而计算其差异。但是必须要注意,拍片的时候,
膝关节需要完全伸直,以避免误差。另一种替代站立位下肢全长摄片的方法是关节
图像扫描。关节图像扫描也是一种摄片的方式,患儿取仰卧位,放射线球管和胶片同
时移动,分别对下肢各关节水平摄片,旁边摆放放射线尺以便于后期测量。各关节水
平的放射线片综合在一起,可以计算双下肢长度的差异。双侧不对称的屈膝畸形会

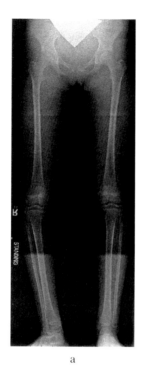
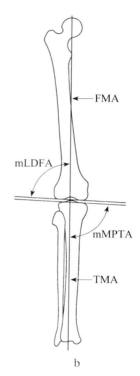

a　　　　　　　　　b

图 3-4-3　a.痉挛性双下肢瘫合并右膝内翻患者双下肢髋关节至踝关节正位片。b.冠状面下肢机械轴图示。股骨机械轴(FMA)是画一条通过股骨头中心到股骨远端髁间窝顶点的直线。胫骨机械轴(TMA)是一条通过胫骨近端中部的胫骨隆起顶点到踝关节的胫骨远端关节面中点的直线。膝关节的机械角度由 FMA 和 TMA 形成的角度来描述。对于无畸形的膝关节,机械角度为 0°。对于存在膝关节水平畸形的患者,畸形的真实位置可以通过股骨远端和胫骨近端与机械轴所成角度来确定。mLDFA,股骨远端外侧机械角(正常＝88°～90°);mMPTA,胫骨近端内侧机械角(正常＝88°～90°)

导致这种测量方法不准确,需要进行 CT 扫描。当评估患儿肢体不等长的时候,重要的一点是拍摄左手的片子,预测患儿的"骨龄",对于治疗方法的选择有帮助。

### 五、 足踝关节或者胫骨远端摄片

脑瘫儿童有发生足跖屈内翻或者平足外翻畸形的风险。放射线评估需要包括站立正位和侧位摄片。如果后足临床上表现为明显的外翻,正位片和踝穴位摄片对于评估胫骨远端是否同时存在外翻畸形有帮助。

足正位片上,可以测量距跟角和距骨-第 1 跖骨角(图 3-4-4a)。正位片上的距跟角反映了后足的对线。正常值 10°～56°。超过这一范围提示后足外翻,小于正常范围则提示后足内翻(图 3-4-4b)。正位片上距骨-第 1 跖骨角反映了前足的对线,正常范围 5°～15°(Vanderwilde 1988)。舟骨相对于距骨头的位置在正位片上也可以进行评估。正常情况下，舟骨对称性地位于距骨头远端。舟骨相对于距骨头的外侧半脱位见于足外翻畸形，而内侧半脱位见于内翻畸形（图 3-4-4c）。

　　侧位片上距跟角，距骨-第 1 跖骨角和胫跟角（或"跟骨投射角"）可以测量（图 3-4-4d）。侧位距跟角正常值 15°～60°。低于正常值提示后足内翻，高于正常值提示后足外翻（图 3-4-4e）。侧位胫跟角正常值 65°～80°，在存在尖足或跖屈畸形时，这一角度增加，当存在跟行或背屈畸形时，这一角度降低。跟骨投射角是跟骨相对于水平面的角度。侧位距骨-第 1 跖骨角反映了前足相对于后足的对线。第 1 跖骨相对于距骨长轴呈现跖屈时，此值为负值。正常值范围-5°～20°（Vanderwilde et al. 1988）。对于足内翻的患儿，这个角度为负值，并且畸形越严重，角度越小（图 3-4-4f）。对于平足或平足外翻的患儿，这个角度为正值，且畸形越严重角度越大。站立相踝足关节侧位可以评估跟骨相对于胫骨及前足相对于跟骨的对线，也可能是唯一能区别来源于腓肠肌比目鱼肌挛缩的后足跖屈或者由于内翻而出现的前足跖屈的方法。

## 六、脊柱摄片

　　神经肌肉性脊柱侧弯在可行走脑瘫儿童中的发生率并不明确。随着 GMFCS 分级和累及程度的增加，发生率明显上升。对于减张手术如选择性脊神经后根离断术和鞘内巴氯芬泵在影响神经肌肉性脊柱侧弯发生率方面的作用尚存在争论（Johnson et al. 2004；Siegel et al. 2004；Gowan et al. 2007；Senaran et al. 2007b；Li et al. 2008；

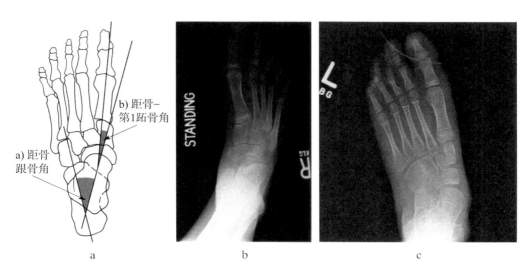

图 3-4-4　a. 足的正位（AP）片。b. 马蹄内翻足畸形站负重正位片。距骨跟骨角减小，舟状骨向距骨头部内侧移位。c. 外翻足畸形站负重正位片。距骨跟骨角增加，舟状骨向距骨头部外侧移位

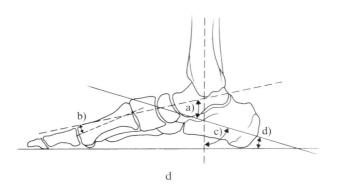

d

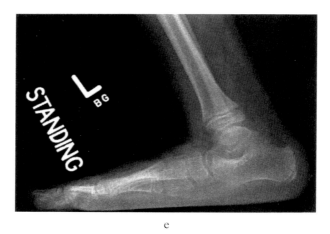

e

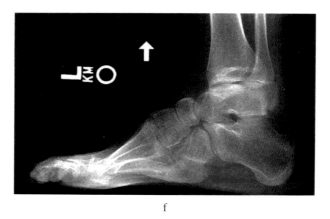

f

**图 3−4−4(续)**　d.足部侧位片。a)侧位距跟角;b)距骨第 1 跖骨角;c)胫跟角;d)跟骨仰角。e.负重位外翻足畸形的侧位片。侧位距跟骨角增大。f.负重位高弓足畸形的侧位片。第 1 跖骨相对于距骨跖屈,导致距骨−第 1 跖骨角呈负值

Shilt et al. 2008)。对于可行走脑瘫儿童,细致评估脊柱以发现脊柱侧弯的临床征象应当是体格检查中重要的一部分。临床上出现脊柱侧弯的特征包括双肩不等高、躯干不对称或者 Adams 前屈试验发现肋骨凸出畸形。如果在临床检查中出现脊柱侧弯征象并高度怀疑时,对于有接受过减张手术和严重累及的患儿(GMFCS Ⅲ、Ⅳ、Ⅴ),应拍摄站立后前位和侧位脊柱全长片(图 3 - 4 - 5a)。如果患儿站立困难,下肢不等长,或者有明显的下肢关节挛缩,可以拍摄坐位的脊柱后前位和侧位全长片。如果可行走的脑瘫儿童出现了脊柱侧弯,在青春期,每 4~6 个月拍摄脊柱片进行密切随访直至骨骼发育成熟。如果患儿累及程度严重,在骨骼发育成熟后仍需要定期摄片来监测可能出现的脊柱侧弯畸形的进展。与特发性脊柱侧弯不同,神经肌肉性脊柱畸形在骨骼发育成熟后,仍然很大可能性发生进展(Thometz and Simon 1988)。矢状面畸形(前凸或者后凸)在神经肌肉性脊柱侧弯常见。冠状面和矢状面畸形,体检时要注意进行柔韧性检查或应力位摄片(屈、伸、侧屈或牵引),可以鉴别姿势性与固定畸形。

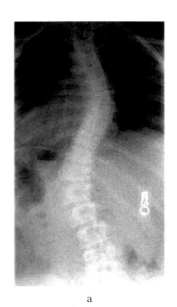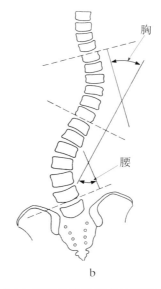

a　　　　　　　　　　　　　　b

图 3 - 4 - 5　a.脊柱侧弯患者全脊柱正位片。b.Cobb 法测量脊柱侧弯的程度。第 1 步:在单弯或多弯中识别椎体的末端。末端椎体是最后一个朝向弯曲凸侧的椎体,也是最倾斜的。第 2 步:在上端椎体上端和下端椎体下端各画一条线(如果终板尚未骨化可见,则可使用终椎体两个椎弓根的下缘画线)。第 3 步:绘制每个端线的垂线。由这两条线形成的角度是 Cobb 角

### 脊柱侧弯的放射线测量

如果后前位脊柱平片显示脊柱畸形,可以测量 Cobb 角(Cobb 1948)(图 3 - 4 - 5b)。通常认为 10°或更小的侧弯弧度是正常的。脊柱侧弯定义为以脊柱向侧方偏移超过 10°。在侧位片上,也是采用类似的方法,测量胸椎的后凸或腰椎前凸。正常情

况下,胸椎后凸 10°~40°,而腰椎前凸 40°~60°(O'Brien et al. 2005)。我们对于脑瘫患者脊柱侧弯自然史的了解建立在以前的研究之上,而这些研究传统上选择的都是在机构内治疗的患者。从研究中可以得出这些结论:①脑瘫患者发生脊柱侧弯的风险增高(Samilson and Bechard 1973);②成年脑瘫患者脊柱侧弯的手术率为 25%~64%,与患者神经系统的累及程度相关(Samilson and Bechard 1973;Madigan and Wallace 1981);③无行走能力的患者以及全身累及的,脊柱侧弯的发生率 62%,而对于完全卧床的患儿,达到 100%(Saito et al. 1998);④脊柱侧弯在严重累及脑瘫患者时,即使患者骨骼发育成熟,也仍然有进展的趋势(Thometz and Simon 1988)。

## 七、 其他的放射学检查

### (一) 股骨前倾的放射学评估

脑瘫儿童通常有股骨前倾角增大。放射学上,有多种不同的方法评估股骨前倾角(Weiner et al. 1978;Hernandez et al. 1981;Mahboudi and Horstmann 1986;Aamodt et al. 1995;Gunther et al. 1995;Miller et al. 1997;Sugano et al. 1998)。放射学评估非脑瘫患者的股骨前倾角,相较于 X 线片(Kip et al. 2003),CT 被认为是最可靠和最准确的。但是,脑瘫儿童如果无法恰当摆放股骨的位置,那么无论二维还是三维 CT 都无法在临床上获得理想的结果(Davids et al. 2003)。Ruwe 等(1992)比较了临床上患儿俯卧位,通过触摸侧方大转子估测股骨前倾角与放射学评估方法。作者发现,当临床检查与正侧位 X 线片和 CT 相比,临床评估与术中测量的实际股骨前倾角最接近。

### (二) 髋臼发育不良的放射学评估

脑瘫患者发生髋关节半脱位的风险增高(Lonstein and Beck 1986;Soo et al. 2006;Hagglund et al. 2007)。正如前所述,神经肌肉性髋关节半脱位通常与髋臼发育不良和颈干角增大相关(Bobroff et al. 1999)。CT 可以评估髋臼发育缺损的部位和程度,尤其对于严重累及的患儿(GMFCS Ⅳ和Ⅴ)而言,是非常重要的评估工具(图 3-4-6)。这

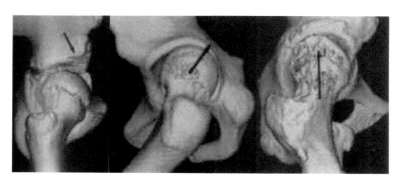

图 3-4-6　3 例脑瘫儿童不同髋臼发育不良的三维 CT 重建(经允许引自 Kim et al. 1997)

些儿童通常存在屈髋挛缩和骨盆倾斜,在常规骨盆平片上难以解读。仅有髋关节发育不良/脱位的儿童,髋臼缺损几乎都位于前方。而手术的方式也是根据缺损的位置进行设计。脑瘫患者髋臼缺损的位置多变,但是通常位于后方(Kim and Wenger 1997)。然而,在一些患者,缺损可能实际的范围更大且依赖于痉挛的类型。在这种情况下,术前CT 评估能够提供关于髋臼缺损部位和程度的信息(Buckley et al. 1991;Chung et al. 2006)。这些知识对于选择适合的矫正手术至关重要(参见第 5 篇第 7 章)。

### (三)脊柱滑脱的放射学检查

脊柱滑脱是导致青少年患者下背痛的主要原因。脊柱滑脱是指在椎体后方峡部的缺损。通常是由脊柱反复伸展或者过伸类型的活动所导致,人群中发生率为 3%～5%。与应力骨折相似,通常隐性起病,与急性损伤无关,但是偶尔可以为急性起病或者发现时无临床症状。Hamada 等(1993)报道脊柱滑脱在痉挛性双下肢瘫患者为21%。脑瘫患者怀疑脊柱滑脱时需要进行放射学评估,包括腰椎正侧位在内的 X 线片。如果可疑的区域局限于特定的水平,比如 L5～S1,针对这一水平的锥形 X 线侧位片能更清楚地显示缺损。如果平片不能确定,那么可以进行进一步的放射学检查。包括单光子发射计算机成像(SPECT)、反机架 CT 扫描(reverse-gantry CT)或者磁共振(MRI)(Harvey et al. 1998)。SPECT 在峡部骨折时,显示骨折部位的摄入增多,但是如果损伤为慢性的,SPECT 可能呈现阴性结果。SPECT 不仅能够帮助判断骨折高危状态,也能评估已经存在的峡部骨折的愈合潜能。反机架 CT 扫描在进行腰椎扫描时,可以薄层扫描,与 SPECT 相比,更加敏感,并且能够发现放射线上表现为阴性的峡部裂。最后,MRI 也是一种影像学检查的方法,在帮助诊断峡部缺损方面也是有效和可靠的。同时,在 CT 不能够显示缺损,早期发现骨折的高危状态时,效果与 SPECT 相似。但是,CT 在随访过程中能够评估愈合的情况,在一些不确定的病例中,仍然是一些作者的首选放射学检查方法(Harvey et al. 1998;Campbell et al. 2005;Hu et al. 2008)。

### (四)脑瘫患者的骨密度评估

脑瘫患者发生骨折的风险与一些高危因素相关。比如大运动功能分级(GMFCS)/行走的功能状态、抗惊厥治疗、营养状况以及是否需要进行骨关节固定等(Presedo et al. 2007;Szalay et al. 2008)。骨折的危险与骨强度相关。影响骨强度的因素很多,包括骨量、尺寸和立体结构。骨密度(bone mineral density,BMD)是应用最广泛的测量骨质量的方法。与骨强度相关,是预测骨折危险的独立因素。骨密度的评估是通过预先设定的标准化数据,定为 Z 值。Z 值±1.0 代表偏移正常值 1个标准差。Z 值每偏移一个标准差,相当于骨密度降低 10%～20%,骨折风险增加1.5～2.5 倍。双能 X 线扫描[dual energy X-ray absorptiometry(DEXA) scan]在评估儿童患者骨密度方面证实有效(Grissom and Harcke 2006)。这种方法安全、价廉、准确且辐射剂量低。对于脑瘫儿童,目前使用 DEXA 扫描股骨远端外侧来克服传统 DEXA 扫描用于成人时的局限性(Harcke et al. 1998;Henderson et al. 2002)。但是,在脑瘫儿童中,尚未证实其是否能作为预测骨折危险性的因素。DEXA 其他的局限性在于无法区分影响骨强度的一些成分,如骨的结构形态或结构上的特点(骨皮质与骨松质、骨质量)。因此,也出现了其他一些测量 BMD 的方法:定量超声(quantitative ultrasound,QUS)(Jekovec-Vrhovsek et al. 2005)和 MRI(Modlesky et al. 2008)。不过,DEXA 扫描仍然是脑瘫儿童最常用的评估骨密度的方法。

## 八、 小结

总而言之,脑瘫患者会逐渐产生多种影响他们下肢和脊柱的畸形。同时,对他们骨密度的影响,也使得他们成为骨折的高风险人群。放射学评估是脑瘫患者临床评估的重要组成部分,能够为制订和改善临床治疗计划提供有效的信息。

## ● 参考文献 ●

[ 1 ] Aamodt A, Terjesen T, Eine J, Kvistad KA (1995) Femoral anteversion measured by ultrasound and CT: a comparative study. *Skelet Radiol* **24**:105 - 9.

[ 2 ] Aparicio G, Abril JC, Albinana J, Rodriguez-Salvanes F (1999) Patellar height ratios in children: an interobserver study of three methods. *J Pediatr Orthop B* **8**:29 - 32.

[ 3 ] Binkley T, Johnson J, Vogel L, Kecskemethy H, Henderson R, Specker B (2005) Bone measurements by peripheral quantitative computed tomography (pQCT) in children with cerebral palsy. *J Pediatr* **147**:791 - 6.

[ 4 ] Blackburne JS, Peel TE (1977) A new method of measuring patellar height. *J Bone Joint Surg Br* **59**:241 - 2.

[ 5 ] Blumensaat C (1938) Die Lageabweichumgen und Verrenkungen der Kniescheibe. *Ergebn Chir Orthop* **31**:149 - 223.

[ 6 ] Bobroff ED, Chambers HG, Sartoris DJ, Wyatt MP, Sutherland DH (1999) Femoral anteversion and neck shaft angle in patients with cerebral palsy. *Clin Orthop Relat Res* **364**:194 - 204.

[ 7 ] Buckley SL, Sponseller PD, Magid D (1991) The acetabulum in congenital and neuromuscular hip instability. *J Pediatr Orthop* **11**:498 - 501.

[ 8 ] Campbell RS, Gaines AJ, Hide IG, Papastefanou S, Greenough CG (2005) Juvenile spondylolysis: a comparative analysis of CT, SPECT and MRI. *Skelet Radiol* **34**:63 - 73.

[ 9 ] Caton J, Deschamps G, Chambat P, Lerat JL, Dejour H (1982) Les rotules basses: a propos de 128 observations. *Rev Chir Orthop* **68**:317 - 25.

[10] Chung CY, Park MS, Choi IH, Cho TJ, Yoo WJ, Lee KM (2006) Morphometric analysis of acetabular dysplasia in cerebral palsy. *J Bone Joint Surg Br* **88**:243 - 7.

[11] Cobb JR (1948) Outline for the study of scoliosis. In: Edwards JW, editor. *Instructional Course Lectures*, vol.5. Ann Arbor, MI: American Academy of Orthopaedic Surgeons.

[12] Cooke PH, Cole WG, Carey RP (1989) Dislocation of the hip in cerebral palsy. Natural history and predictability. *J Bone Joint Surg Br* **71**:441 - 6.

[13] Davids JR, Marshall AD, Blocker ER, Frick SL, Blackhurst DW, Skewes E (2003) Femoral anteversion in children with cerebral palsy: assessment with two and three dimensional computed tomography scans. *J Bone Joint Surg Am* **85**:481 - 8.

[14] De Carvalho A, Andersen AH, Topp S, Jurik AG (1985) A method for assessing the height of the patella. *Int Orthop* **9**:195 - 7.

[15] Dobson F, Boyd R, Parrott J, Nattrass G, Graham HK (2002) Hip surveillance in children with cerebral palsy: impact on the surgical management of spastic hip disease. *J Bone Joint Surg Br* **84**:720 - 6.

[16] Golan JD, Hall JA, O'Gorman G, Poulin C, Benaroch TE, Cantin MA, Farmer JP (2007) Spinal deformities following selective dorsal rhizotomy. *J Neurosurg* **106** (Suppl 6):441 – 9.

[17] Gordon GS, Simkiss DE (2006) A systematic review of the evidence for hip surveillance in children with cerebral palsy. *J Bone Joint Surg Br* **88**:1492 – 6.

[18] Grelsamer RP, Meadows S (1992) The modified Insall-Salvati ratio for assessment of patellar height. *Clin Orthop Relat Res* **282**:170 – 6.

[19] Grissom LE, Harcke HT (2006) Bone densitometry in pediatric patients. *Del Med J* **78**:147 – 50.

[20] Guenther KP, Tomczak R, Kessler S, Pfeiffer T, Puhl W (1995) Measurement of femoral anteversion by magnetic resonance imaging — evaluation of a new technique in children and adolescents. *Eur J Radiol* **21**:47 – 52.

[21] Hagglund G, Lauge-Pedersen H, Wagner P (2007) Characteristics of children with hip displacement in cerebral palsy. *BMC Musculoskelet Disord* **8**:101.

[22] Harada T, Ebara S, Anwar MM, Kajiura I, Oshita S, Hiroshima K, Ono K (1993) The lumbar spine in spastic diplegia. A radiographic study. *J Bone Joint Surg Br* **75**:534 – 7.

[23] Harcke HT, Taylor A, Bachrach S, Miller F, Henderson RC (1998) Lateral femoral scan: an alternative method of assessing bone mineral density in children with cerebral palsy. *Pediatr Radiol* **28**:241 – 6.

[24] Harvey CJ, Richenberg JL, Saifuddin A, Wolman RL (1998) The radiologic investigation of lumbar spondylolysis. *Clin Ragiol* **53**:723 – 8.

[25] Henderson RC, Lark RK, Newman JE, Kecskemthy H, Fung EB, Renner JB, Harcke HT (2002) Pediatric reference data for dual X-ray absorptiometric measures of normal bone density in the distal femur. *Am J Roentgenol* **178**:439 – 43.

[26] Hernandez RJ, Tachdjian MO, Poznanski AK, Dias LS (1981) CT determination of femoral torsion. *Am J Roentgenol* **137**:91 – 101.

[27] Hu SS, Tribus CB, Diab M, Ghanayem AJ (2008) Spondylolisthesis and spondylolysis. *J Bone Joint Surg Am* **90**:656 – 71.

[28] Insall J, Salvati E (1971) Patella position in the normal knee joint. *Radiol* **101**:101 – 4.

[29] Jekovec-Vrhovsek M, Kocijancic A, Prezelj J (2005) Quantitative ultrasound of the calcaneus in children and young adults with severe cerebral palsy. *Dev Med Child Neurol* **47**:696 – 8.

[30] Johnson MB, Goldstein L, Thomas SS, Piatt J, Aiona M, Sussman M (2004) Spinal deformity after selective dorsal rhizotomy in ambulatory patients with cerebral palsy. *J Pediatr Orthop* **24**:529 – 36.

[31] Kay RM, Jaki KA, Skaggs DL (2000) The effect of femoral rotation on the projected femoral neck-shaft angle. *J Pediatr Orthop* **20**:736 – 9.

[32] Kim HT, Wenger DR (1997) Location of acetabular deficiency and associated hip dislocation in neuromuscular hip dysplasia: three dimensional computed tomographic analysis. *J Pediatr Orthop* **17**:143 – 51.

[33] Koshino T, Sugimoto K (1989) New measurement of patellar height in the knees of children using the epiphyseal line midpoint. *J Pediatr Orthop* **9**:216 – 81.

[34] Kuo TY, Skedros JG, Bloebaum RD (2003) Measurement of Femoral Anteversion by biplane radiology and computed tomography imaging: comparison with an anatomic reference. *Invest Radiol* **38**:221 – 9.

[35] Laurenson R (1959) The acetabular index: a critical review. *J Bone Joint Surg Br* **41**:702.

[36] Leung YF, Wai YL, Leung YC (1996) Patella alta in southern China: a new method of measurement. *Int Orthop* **20**:305 – 10.

[37] Li Z, Zhu J, Liu X (2008) Deformity of lumbar spine after selective dorsal rhizotomy for spastic cerebral palsy. *Microsurgery* **1**:10 – 2.

[38] Lloyd-Roberts GC, Jackson AM, Albert JS (1985) Avulsion of the distal pole of the patella in cerebral palsy. A cause of deteriorating gate. *J Bone Joint Surg Br* **64**:252 – 4.

[39] Lonstein JE, Beck K (1986) Hip dislocation and subluxation in cerebral palsy. *J Pediatr Orthop* **6**:521 – 6.

[40] Mahboudi S, Horstmann H (1986) Femoral torsion: CT measurement. *Radiol* **160**:843 – 4.

[41] Madigan RR, Wallace SL (1981) Scoliosis in the institutionalized cerebral palsy population. *Spine* **6**:583 – 90.

[42] Miller F, Liang Y, Merlo M, Harcke HT (1997) Measuring anteversion and femoral neck shaft angle in cerebral palsy. *Dev Med Child Neurol* **39**:113 – 18.

[43] Modlesky CM, Subramanian P, Miller F (2008) Underdeveloped trabecular bone microarchitecture is detected in children with cerebral palsy using high-resolution magnetic resonance imaging. *Osteoporos Int* **19**:169 – 76.

[44] Norman O, Egund N, Ekelund L, Runow A (1983) The vertical position of the patella. *Acta Orthop Scand* **54**:

908 - 13.

[45] O'Brien M, Kuklo T, Blanke K, Lenke L (2005) *Spinal Deformity Study Group Radiographic Measurement Manual*. Medtronic Sofamor Danek. p 4.

[46] Paley D, Herzenberg JE, Tetsworth K, McKie J, Bhave A (1994) Deformity planning for frontal and sagittal plane corrective osteotomies. *Orthop Clin N Am* **25**:425 - 65.

[47] Palisano R, Rosenbaum P, Walter S, Russell D, Wood E, Galuppi B (1997) Development and reliability of a system to classify gross motor function in children with cerebral palsy. *Dev Med Child Neurol* **39**:214 - 23.

[48] Presedo A, Dabney K, Miller F (2007) Fractures in patients with cerebral palsy. *J Pediatr Orthop* **27**:147 - 53.

[49] Reimers J (1980) The stability of the hip in children. A radiological study of the results of muscle surgery in cerebral palsy. *Acta Orthop Scand Suppl* **184**:1 - 100.

[50] Robin J, Graham HK, Selber P, Dobson F, Smith K, Baker R (2008) Proximal femoral geometry in cerebral palsy. *J Bone Joint Surg Br* **90**:1372 - 9.

[51] Rosenthal RK, Levine DB (1977) Fragmentation of the distal pole of the patella in spastic cerebral palsy. *J Bone Joint Surg Am* **59**:934 - 9.

[52] Ruwe PA, Gage JR, Ozonoff MB, Deluca PA (1992) Clinical determination of femoral anteversion. A comparison of established techniques. *J Bone Joint Surg Am* **74**:820 - 30.

[53] Saito N, Ebara S, Ohotsuka K, Kumeta H, Takaoka K (1998) Natural history of scoliosis in spastic cerebral palsy. *Lancet* **351**:1687 - 92.

[54] Samilson RL, Bechard R (1973) Scoliosis in cerebral palsy: incidence, distribution of curve patterns, natural history and thoughts on etiology. *Curr Pract Orthop Surg* **5**:183 - 205.

[55] Samilson RL, Gill KW (1984) Patello-femoral problems in cerebral palsy. *Acta Orthop Belg* **50**:191 - 7.

[56] Scoles PV, Boyd A, Jones PK (1987) Roentgenographic parameters of the normal infant hip. *J Pediatr Orthop* **7**:656 - 63.

[57] Scrutton D, Baird G (1997) Surveillance measures of the hips of children with bilateral cerebral palsy. *Arch Dis Child* **76**:381 - 4.

[58] Scrutton D, Baird G, Smeeton N (2001) Hip dysplasia in bilateral cerebral palsy: incidence and natural history in children aged 18 months to 5 years. *Dev Med Child Neurol* **43**:586 - 600.

[59] Senaran H, Holden C, Dabney K, Miller F (2007a) Anterior knee pain in children with cerebral palsy. *J Pediatr Orthop* **27**:12 - 16.

[60] Senaran H, Shah SA, Presedo A, Dabney KW, Glutting JW, Miller F (2007b) The risk of progression of scoliosis in cerebral palsy patients after intrathecal baclofen therapy. *Spine* 32:2348 - 54.

[61] Shilt JS, Lai LP, Cabrera MN, Frino J, Smith BP (2008) The impact of intrathecal baclofen on the natural history of scoliosis in cerebral palsy. *J Pediatr Orthop* **28**:684 - 7.

[62] Soo B, Howard J, Boyd R, Reid S, Lanigan A, Wolfe R, Reddihough D, Graham HK (2006) Hip displacement in cerebral palsy. *J Bone Joint Surg Am* **88**:121 - 9.

[63] Spiegel DA, Loder RT, Alley KA, Rowley S, Gutknecht S, Smith-Wright DL, Dunn ME (2004) Spinal deformity following selective dorsal rhizotomy. *J Pediatr Orthop* **24**:30 - 6.

[64] Sugano N, Noble PC, Kamaric E (1998) A comparison of alternative methods of measuring femoral anteversion. *J Comput Assist Tomogr* **22**:610 - 14.

[65] Szalay EA, Harriman D, Eastlund B, Mercer D (2008) Quantifying postoperative bone loss in children. *J Pediatr Orthop* **28**:320 - 3.

[66] Thometz JG, Simon SR (1988) Progression of scoliosis after skeletal maturity in institutionalized adults who have cerebral palsy. *J Bone Joint Surg Am* **70**:1290 - 6.

[67] Tonnis D (1976) Normal values of the hip joint for the evaluation of X-rays in children and adults. *Clin Orthop Relat Res* **119**:39 - 47.

[68] Topoleski TA, Kurtz CA, Grogan DP (2000) Radiographic abnormalities and clinical symptoms associated with patella alta in ambulatory children with cerebral palsy. *J Pediatr Orthop* **20**:636 - 9.

[69] Vanderwilde R, Staheli L, Chew D, Malagon V (1988) Measurements on radiographs of the foot in normal infants and children. *J Bone Joint Surg Am* **70**:407 - 15.

[70] Walker P, Harris I, Leicester A (1998) Patellar tendon-to-patella ratio in children. *J Pediatr Orthop* **18**:129 - 31.

[71] Weiner DS, Cook AJ, Hoyt WA Jr, Oravec CE (1978) Computed tomography in the measurement of femoral anteversion. *Orthopedics* **1**:299 - 306.

# 第5章　步态分析：运动学、动力学、肌电图、耗氧量及足底压力

GAIT ANALYSIS: KINEMATICS，KINETICS，
ELECTROMYOGRAPHY，OXYGEN CONSUMPTION
AND PEDOBAROGRAPHY

James R. Gage，Jean L. Stout
任　婕　译·沈　敏　审校

## 一、步态分析作为一种评估工具

步态分析能够提供与个体步态相关的实用信息，如个体步行模式与正常模式之间的偏差，却无法给出治疗计划（Watts 1994）。只有使用这些数据的研究者理解步态分析的基础知识，才能够制订出适当的治疗计划，因此步态分析是一种评估工具。

在运动分析实验室中，步态分析的要素通常包括：①三维定量测量运动学数据（运动学）；②下肢主要关节的力矩和功率（动力学）；③特定肌肉和（或）肌群的活动（动态肌电图）；④代谢能量评估（耗氧量）；⑤步态中的动态足底压力（足压）。因此，步态分析提供了一个精确的个人行走或跑步模式的"快照"。将"快照"与其他数据库进行比较是非常有用的。例如，在患有肌肉萎缩症的儿童中，可以通过将当前数据与早期的数据进行比较来评估病情的进展；如果是患有痉挛性双下肢瘫的儿童，可以将术前资料与术后1～2年的资料进行比较，以判断手术治疗的效果。

与正常个体的步态数据进行比较也是有用的，它不仅能够让研究者了解患者的步态与正常标准的偏离程度，而且还可以发现哪些主要关节受到了影响。随着时间的推移，研究者也能够识别以某种特定疾病或状况为特征的异常步态模式。例如，在患有痉挛性偏瘫的儿童中，有4种不同的累及模式，在没有计算机步态分析的情况下很难区分（Winters 1987）。此外，针对每一种模式已经制订了治疗方案，一旦识别出模式，就可以对个体进行适当治疗（Stout et al. 2004）。此外，关于选择性运动控制异常、平衡问题和（或）痉挛如何影响运动方面也能够提供有用的信息。计算机化的步态分析通常对于区分"应对反应"也是必需的（参见第2篇第4章）。大脑控制异常、肌肉挛缩和（或）力臂功能障碍的个体常伴随其他异常模式，以代偿或"应对"他们本身存在的步态问题。在患有痉挛性偏瘫的儿童中，这种应对反应可能比较简单，比如将躯干向较正常一侧肢体偏移来代偿患侧摆动相下垂，防止足擦地。在严重的偏瘫（Ⅲ型和Ⅳ型）孩子中，应对反应可能会导致步态改变，甚至看起来像三肢瘫或四肢

瘫。此外,应对反应经常在不同平面同时出现。例如,一个患有痉挛性双下肢瘫和右股骨前倾角增大的男孩,他走路时表现为右髋内旋(横断面畸形)。他可以通过右侧骨盆后旋(横断面代偿)、右髋内收和左髋外展(冠状面代偿)来共同代偿。通过步态分析逐个发现问题有一定困难,但没有步态分析几乎是不可能的。

　　运动分析的解读需要结合患者的病史和其他的评估测试结果一起,而不是孤立进行的。如患者曾接受过矫形手术或局部痉挛的处理,详细了解这些治疗史,能很好地帮助解释目前所产生的步态偏差。诸如疼痛、情绪压力和(或)药物等混杂因素也可能在短暂的时间间隔内显著改变个体的步态,导致无效的步态数据解读。对运动分析数据的解读必须将相关的行走速度、是否穿戴矫形器和(或)使用辅具维持平衡等信息包含在内,所有这些都可能对步态产生显著影响(Schwartz et al. 2008)。

　　体格检查提供了步态分析无法获得的一些直接测量信息,包括力臂功能异常[长骨扭转和(或)足部畸形]、肌肉力量和(或)挛缩、选择性运动控制损伤程度和身体平衡等。通过对这些额外信息的分析,检查者可以区分特定病理改变所造成的关节活动范围受限(静态挛缩)与动态挛缩对步态的影响。由于麻醉消除了异常肌张力的影响,所以在术前麻醉下进行检查可以更准确地了解肌肉挛缩的程度,并根据情况对手术计划进行修正。

　　适当的影像学检查对于准确解读运动分析数据也是必需的。例如,根据定义,患有髋外翻和股骨近端前倾角增大(这两者在痉挛性双下肢瘫中常见)的儿童存在力臂功能异常,从而使他的步态模式发生改变。由畸形引起的步态异常无须影像学检查就能发现,但通过影像能更好地解释为什么会发生这种步态异常。当观察者对异常的运动学或动力学产生困惑时,用慢动作视频进行信息补充也是有用的。在我们的实验室,发现反复观看个体的矢状面和冠状面视频慢动作有助于解释异常的运动学或步态。另外,如果只有视频而没有运动分析,也无法对步态异常进行充分解释。

## 二、 步态分析的应用

　　步态分析被广泛应用于神经肌肉性疾病,通过它,我们可以获得个体下肢关节活动的具体数据,使有关运动障碍的诊断更加精确。根据观察到的所有步态偏差分别列出导致这些步态偏差的问题,并进一步将这些问题进行区分:原发性(神经系统)、继发性(生长)及代偿性(应对反应)畸形。而后确定最佳的治疗方案,通常涉及多学科合作,如神经外科(减少痉挛)和矫形外科(纠正力臂功能异常)相结合。这种治疗的模式已经经过了多年的发展,并通过持续不断的严格疗效评估使之更加完善。目前足部精准建模尚存在困难,从而使步态分析在对足踝问题方面的应用受限。因此,除了运动分析,我们还使用特写、慢动作、负重放射摄片和足底压力增加分析的准确性,协助治疗决策制定。

　　术前评估与术后结果的数据比较产生的差异也反映了我们的学习过程（Schwartz et al. 2004；Paul et al. 2007）。如在痉挛性双下肢瘫痪患儿的跟腱延长术被其他手术（Baumann，Strayer et al.）所替代，是由于它既延长了异常的腓肠肌，也延长了相对正常的比目鱼肌，而患儿仅仅需要解决的是腓肠肌问题（腓肠肌痉挛/挛缩）（Strayer 1958；Saraph et al. 2000）。运动分析已经证实了力臂功能异常在病理性步态中的作用和纠正它的好处，但在步态分析出现之前，力臂功能异常通常被忽视（Gage 1991；Gage and Novacheck 2001；Erdemir and Piazza 2002；Gage and Schwartz 2002，2004；Schwartz and Lakin 2003；Hicks et al. 2007）。术前与术后分析也显示了新疗法的优势，如降低痉挛（选择性脊神经后根离断术或鞘内巴氯芬泵）和单次多水平手术，它可以同时矫正所有生长畸形（Gage and Novacheck 2001；Zwick et al. 2001；Schwartz et al. 2004；Rodda et al. 2006；Langerak et al. 2008）。

　　我们还可以通过运动分析评估矫形器的效果（White et al. 2002；Bartonek et al. 2007）。通常在计划干预之前和之后，均对儿童进行常规的未穿戴和穿戴矫形器进行检查。我们不仅可以评估矫形器的效用，即是否对功能有改善，还可以设计出更适合某种具体任务的功能性矫形器（Harrington et al. 1984；Van Gestel et al. 2008）。已经证实了步态分析在假肢与矫形器设计中的作用，如功能方面，但这些内容超出了本文的范围（Hicks et al. 1985）。

## 三、 步态分析的内容

　　步态分析中包含的每个部分都提供了特定的信息，根据它们列出问题并制定最终的治疗计划。下面对步态分析中所包含的各个部分进行论述（David 等 2003）。

### (一) 运动学

　　正常运动学在本书视频正常步态的部分对相关的概念进行定义和介绍，此处不再进一步讨论。我们在这里讨论的目的是了解如何在步态评估中使用这些数据。运动学提供了在步态周期中躯干、骨盆和双侧下肢三个主要关节（髋关节、膝关节和踝关节）在三个平面（矢状面、冠状面和横断面）中"发生了什么"的具体信息（图 3-5-1）。因此，将异常步态与标准化的典型步态进行对比非常有用，也可以观察步态模式随时间和（或）治疗前后的变化。其中线性测量数据（如步速、步频和步幅、站立相时长等）也包含在运动学数据中。

　　在对步态研究中的运动学数据进行解读时，我们会观察步态周期中一些事件发生的时间（支撑相和摆动相时长、步频和步幅、步速等）、报告中图形的形状和幅度（波动范围）、关节活动范围、特定事件发生时间（足离地、摆动时膝关节最大屈曲等）和速度（如摆动相初期膝关节屈曲）。我们还会注意观察行走过程中每个步态周期的一致性和两侧的对称性。

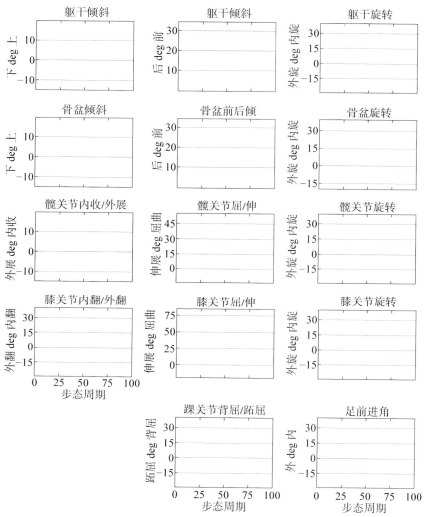

图 3-5-1　冠状面、矢状面和横断面(包括躯干)的正常运动学。纵坐标表示关节活动角度,横坐标为步态周期百分比。竖线为足离地,将支撑相与摆动相分开

## (二)案例分享 MC(见视频 3-5-1)

这是一个 14 岁右侧偏瘫男孩,大运动功能分级(GMFCS)为Ⅱ级。无矫形手术史,除了偏瘫,还存在学习、行为和认知发育落后。他生活在寄养家庭,因此没有关于出生史或既往病史的信息。一名儿童骨科医生将他转诊到 Gillette 儿童专科医院,希望能够改善他的步态(图 3-5-2)。

视频 3-5-1
案例 1

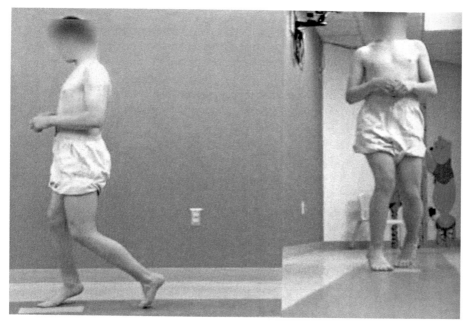

图 3 - 5 - 2　14 岁男孩右侧痉挛性偏瘫（见视频 3 - 5 - 1）

　　根据 Winters 等（1987）提出的步态分型，MC 为典型的 IV 型偏瘫，运动学数据也很好地证实了这种步态特征。主要表现为踝关节、膝关节、骨盆和髋关节矢状面数据（图 3 - 5 - 3，中栏），也呈现为典型的偏瘫模式。在矢状面，我们可以观察到右侧（偏瘫侧）的以下特征：

　　（1）在整个步态周期中踝关节持续跖屈。

　　（2）支撑相膝关节持续屈曲 25°，摆动相膝关节屈曲减少以及到达最大屈膝时相时间延迟。

　　（3）髋关节活动范围减小，支撑相末期伸髋不充分。

　　（4）骨盆倾斜表现为单峰图，与骨盆-髋关节分离运动表现相一致。

　　横断面图（图 3 - 5 - 3，右栏）可以观察到：

　　（1）在整个步态周期偏瘫侧表现为持续髋关节内旋伴轻度骨盆后旋。

　　（2）骨盆旋转不对称（右侧骨盆后旋）。

　　（3）左足前进角内旋（可能存在左胫骨内旋）。

　　III 型和 IV 型偏瘫通常伴随股骨近端过度前倾。在此病例中，测量到的髋内旋与增大的股骨前倾一致。但是，股骨前倾角增大与髋关节旋转之间并不总是一致。体格检查发现右侧前倾角 60°，左侧前倾角相对正常。即使没有前倾，偏瘫受累侧骨盆后旋也是偏瘫的典型表现。事实上，当股骨近端前倾增大出现在偏瘫受累侧时，通常

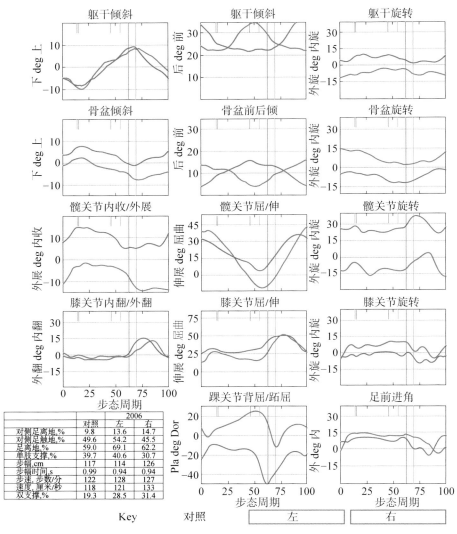

图 3-5-3 患者矢状面、横断面和冠状面运动学。横坐标为步态周期百分比,纵坐标为关节活动度。图中垂直线表示 60% 的步态周期,并划分了支撑相和摆动相。灰色带表示正常均值 ± 1 个标准差。红线代表左侧,绿线代表右侧。该案例主要累及右侧,但两侧均显示出与正常数据的偏差,但如果右侧的问题得到纠正,左侧的异常很大程度上可能随之恢复正常。矢状面运动学(中间栏)显示了 Ⅳ 型偏瘫儿童的典型表现(从初始着地到摆动前期伴随骨盆前倾,支撑相持续屈髋屈膝,无法完全伸直,摆动相膝关节屈曲受限,踝关节跖屈)。横断面运动学(右栏)显示骨盆旋转不对称伴右侧半骨盆后旋,在整个步态周期中伴随髋关节内旋和足前进角内旋。冠状面运动学(左栏)显示骨盆倾斜(右侧高,左侧低)。在整个步态周期中,右髋关节持续内收,左髋关节外展

会产生比我们所观察到更多的骨盆后旋。由于足前进角参照实验室坐标，右侧足部内旋 15°，我们预估股骨内旋约 25°，并伴随骨盆后旋代偿 10°。在左侧，即使在消除骨盆内旋偏差后，仍有足的过度内旋，经临床评估证实左侧胫骨内旋。

一般来说，冠状面的数据分析较为复杂，因为在冠状面既存在原发性偏倚，也存在代偿性偏倚，这使得冠状面一些角度难以解读。冠状面（图 3 - 5 - 3，左栏）可以观察到：

（1）骨盆倾斜（右侧高，左侧低）。

（2）在整个步态周期中，右髋持续内收及左髋外展。

为了理解病理性步态，须了解为了维持身体平衡和稳定，异常步态常伴随其他的代偿模式。例如，尽管临床测量显示右下肢比左下肢短约 1 cm，但由于在步态过程中右侧踝关节跖屈而左侧表现为轻度背屈，因此功能上右下肢比左下肢长。此外，临床检查表明右髋内收肌痉挛，更出现骨盆倾斜。最后，当个体行走时，横断面骨盆后旋，后旋侧髋内收肌与前旋侧髋外展肌将下肢交替带入前进方向，典型的异常出现在屈伸平面（螃蟹式行走是该模式的一个极端示例）。这也解释了步态周期中右侧下肢相对更内收以及左侧下肢外展更显著的原因。

观察左下肢的运动学数据，很明显也是异常的（即数值超出灰色带的 2 个标准差），而左侧的大多数异常（排除足内旋，这可能继发于胫骨内旋）是为了代偿右侧异常步态而发生的。因此，如果纠正了右侧的异常，左侧的大部分代偿性偏差都会随之消失。

### （三）肌肉长度

运动学中最理想的是将肌肉长度的测量包括在内。在本书附带的正常步态影像资料中已经论述了如何进行计算，我们实验室也常规报道腘绳肌和髂腰肌的肌肉长度（图 3 - 5 - 4）。但是由于受到患者行走时肢体位置/姿势异常的影响，而跨关节的肌肉又通常作用于两个关节，因此精确计算步态过程中跨双关节肌肉的长度和变化的数据比较困难。肌肉长度提供了有关肌肉功能的两个方面的信息：①在整个步态周期中肌肉的长度；②肌肉的运动模式（波动范围）。所以，肌肉长度评估图表已被证明在评估脑瘫和其他神经肌肉步态异常中跨关节肌肉的功能非常有用。

在我们的例子中，可以看到左侧的腰大肌和腘绳肌长度在正常的范围内，并在适当的时相放电，即肌肉的运动和控制正常。在右侧可以看到腰大肌在步态周期的开始和结束放电均位于正常范围的中段，这也意味着它的功能长度是正常的。而另一方面，在步态周期开始和结束时，内侧和外侧腘绳肌在功能长度上均表现为短缩。而且，右侧的三个肌肉群（腰大肌、内侧和外侧腘绳肌）都没有表现出正常的调节，这表明它们的活动受限。

重要的一点是，肌肉长度图表仅仅反映了步态周期中肌肉的功能性长度，并不一

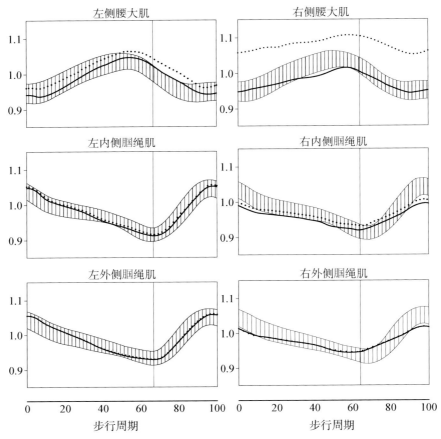

图 3-5-4　肌肉长度测量在评估跨双关节肌肉时非常有用。图的阴影面积表示正常均值±1个标准差。横坐标表示步态周期百分比，纵坐标代表标准化原点至肌肉附着点的长度。实线表示用通用模型计算出的肌肉长度，虚线表示患者前倾情况下（右侧 60°，左侧 25°）计算出的肌肉长度。左侧的检查结果在正常范围内。在右侧，腰大肌的静息长度正常，但其活动（运动模式）受到限制。腘绳肌在静息时较短（内侧＞外侧）并且在肌肉活动时明显受限。这也是肌肉痉挛的特点

定代表肌肉挛缩。例如，如果一个正常人伸膝行走，同时骨盆前倾及腰椎过度前凸，他的腘绳肌出现功能性延长，而腰肌表现为功能性短缩。因此，如果按照病例中所展示的，内侧腘绳肌功能性短缩并不一定意味着肌肉实际发生挛缩或变短。相反，这意味着患者在行走时，肌肉在功能上比正常标准短。为了更好地确定他的腘绳肌是否真的短缩，有必要在术前麻醉下再次用 Thomas 试验评估。

　　异常的肌肉活动（肌肉运动模式）通常是肌肉控制不足和（或）肌张力异常的指征。例如，一些存在腘绳肌痉挛的患者在休息时腘绳肌长度相对正常，但在步态过程

中肌肉活动很少或几乎没有变化。在其中一些患者中,通过选择性脊神经后根离断术可减少肌肉痉挛,使肌肉功能正常化(图 3-5-5)。

　　跨双关节肌肉的长度将在治疗的部分进行详细讨论。已证明肌肉长度测量在评估跨双关节肌肉的功能时非常有用,如蹲伏步态。例如,通常认为在蹲伏步态中,腘绳肌短缩。然而,肌肉长度测量显示,在大约一半的病例中,腘绳肌的长度是正常的,甚至出现延长(Hoffinger et al. 1993；Delp et al. 1996；Schutte et al. 1997；Arnold et al. 2006；van der Krogt et al. 2008)。

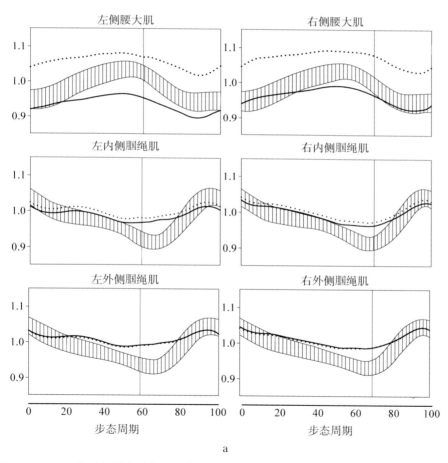

a

图 3-5-5　a.为选择性脊神经后根离断术前的肌肉长度

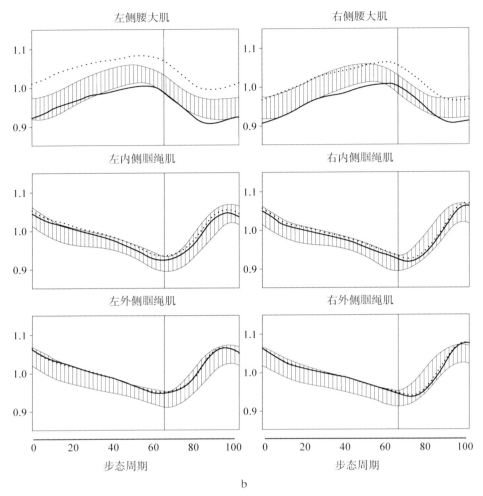

**图3-5-5(续)** b. 为选择性脊神经后根离断术后的肌肉长度。值得注意的是,在脊神经后根离断术前存在腰大肌和腘绳肌活动受限,而术后伴随患儿肌肉痉挛减少,肌肉活动功能恢复正常

### (四)动力学

运动学描述了出现什么样的步态异常,也定义了身体不同部分之间的关系,可以通过观察获得。动力学最好的用途在于解释了为什么出现这种特定的病理性步态。动力学涉及了与运动学相关的力、力矩、能量和功率。与运动学相同,在本书前面已经介绍和定义了正常动力学(参见第1篇第3章正常步态的视频)。动力学可进一步细分为力矩和功率。

当应用动力学来解读步态时,在力矩图上,我们会观察从伸肌力矩到屈肌力矩的交叉点以及它是否确实发生等问题。我们还会观察这个时刻的力矩大小和形状,以及力矩发生的时相是否与动态肌电图（EMG）的时间相对应。在解读功率图时，我们会再次查看与正常标准相比，做功的时相、大小及作用时间是否合适。力矩图可以告诉我们是否在相关关节处产生了净功率。在这个基础上，可以查看肌肉收缩是向心性收缩（缩短）还是离心性收缩（延长）。正功率表示肌肉正在活动产生功率，负功率表示正在进行吸收振荡。

在我们的案例中（图 3-5-6），右侧偏瘫患者的力矩图显示髋关节力矩在正常范围内，而左侧髋关节的初始伸展力矩过大，这可能反映了初触地时左侧髋关节过度屈曲。在膝关节，股肌初始伸展力矩消失，并且在整个支撑相表现为持续的伸膝力矩，这也表明地面反作用力作用在膝关节后方，因此需要持续激活股肌活动以防止因屈膝跌倒。在支撑相末期和摆动相初期，可能继发于股直肌痉挛出现较大的伸膝力矩。需要了解的是三块股肌（股内外侧肌和股中间肌）与股直肌在步态周期中被激活后产生活动的时相不同。在负重期，股肌主要做功支撑膝关节，而股直肌在摆动相前期和初期控制膝关节屈曲的速度。在我们的案例中，表现为过度抑制膝关节屈曲如在摆动相前半段，这个患儿可能会出现足拖拽的问题。在左侧，伸膝力矩在整个支撑相也略有增加。这可能也是继发于整个支撑相左膝轻度屈曲所致。然而需要注意的是，摆动相前期左侧股直肌产生的伸膝力矩，以及在摆动相前期和初期左膝关节屈曲速度也是正常的。踝关节力矩图显示随着足趾触地，几乎即刻随之出现了一个巨大的跖屈力矩。在这个病例中，这种异常力矩可能继发于两个因素：①腓肠肌痉挛；②膝关节屈曲 25°及踝关节跖屈 15°时，触地姿势异常，痉挛的肌肉在初触地时发生快速牵拉，反过来触发了强力的肌肉提前收缩。仔细观察跖屈力矩图，我们发现它是双相的，而当我们查看踝关节功率图时，原因变得显而易见。

在我们的案例中，功率图显示右侧偏瘫伸髋（H1）的最大功率减弱，左侧略有增加。同样，这是意料之中的，通过一些研究发现，偏瘫患者的大部分推动力来自受累较少一侧，膝关节的功率图接近正常（Olney et al. 1990；Fonseca et al. 2001；Detrembleur et al. 2003）。右踝在承重期出现功率吸收。这可能会刺激脊髓中的中枢模式发生器（central pattern generator，CPG），从而导致小腿三头肌在支撑相中期过早收缩，随后出现的异常向心收缩就证明了这一点。经过短暂的肌肉放松之后，在支撑相末期的适当时相，小腿三头肌会出现继发性放电，但与正常标准相比，幅度有所降低。左侧踝关节功率正常但在足离地时，推动力的做功幅度略有增加。

（五）肌电图

EMG 的作用已在第 1 篇第 3 章中进行了讨论。肌电图解读的困难在于受到多种因素的影响，包括检测技术、信号记录和信号处理，并且要求观察者深入理解在步态周期内肌肉功能性的等张收缩（以向心和离心方式）和等长收缩，这些对于观察者也具有很大的挑战性（Yoon et al. 1981）。随着肌肉功能的改变，EMG 信号与肌肉募集、肌肉长度和耐力之间的关系也会发生变化。在解读 EMG 时，必须牢记步行速

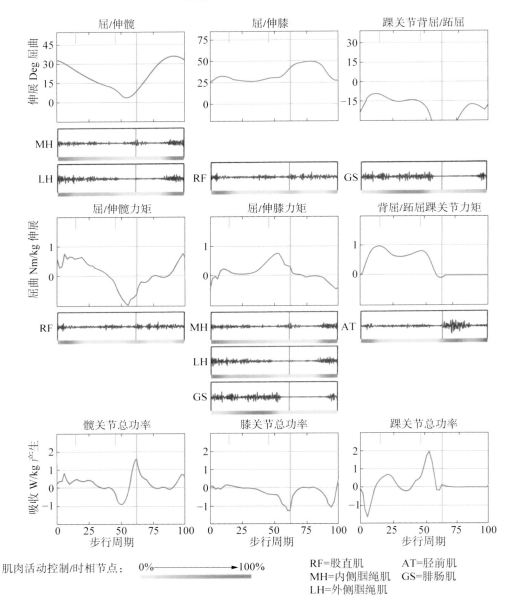

右侧肌电图、运动学和动力学

屈/伸髋　　屈/伸膝　　踝关节背屈/跖屈

屈/伸髋力矩　　屈/伸膝力矩　　背屈/跖屈踝关节力矩

髋关节总功率　　膝关节总功率　　踝关节总功率

步行周期　　步行周期　　步行周期

肌肉活动控制/时相节点：　0%　　　　　100%

RF=股直肌　　AT=胫前肌
MH=内侧腘绳肌　　GS=腓肠肌
LH=外侧腘绳肌

a

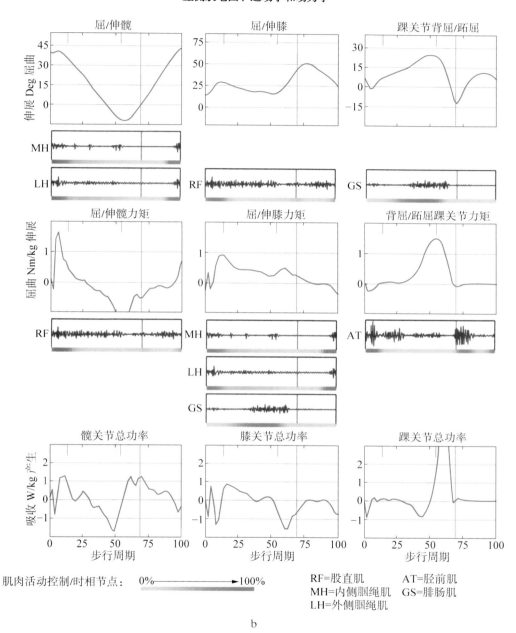

图 3-5-6　a 和 b 的组合图显示了矢状面的关节动力学和动态肌电图(EMG)。图表的第一行表示矢状面的运动学(关节角度)，底部两行为矢状面运动学。中间行表示矢状面的关节力矩，底部行表示矢状面关节功率。动态 EMG 代表了肌肉的活动，图表显示在力矩图的上方和下方。在第 274 页后的文本中对这些图表进行了详细的解释

度也起着重要的作用（den Otter et al. 2004；Schwartz et al. 2008）。关于 EMG 仪器、电极、检测技术、处理和标准化等方面的问题，不在本章的讨论范围，感兴趣的读者可以参考与这些主题相关的一些优秀资源（Basmajian and DeLuca 1985；Perry 1992）及本书的视频。

我们实验室针对 EMG 的解读集中在与时相相关的三个主要方面：①识别肌肉痉挛和其他类型的肌张力增高；②肌肉选择性、控制和肌肉协调方面的证据；③通过细针电极了解单一肌肉的作用。

### （六）时相

每块肌肉在步态周期中都会产生交替激活和静止的特征性模式，这种模式从儿童时期维持至成年，伴随速度的改变（Perry 1992；Sutherland 2001；Hof et al. 2002；den Otter et al. 2004；Schwartz et al. 2008）。对于残疾人来说，EMG 的时相受到多种因素的影响，可能与潜在的神经肌肉缺陷有关，也可能与关节的力学或位置以及步行周期中对肌肉活动的需求有关（Rose and McGill 2005）。因此，不能孤立地解释 EMG 信号的时相。一种方法是结合相应运动学和动力学数据进行 EMG 的信号解读（图 3-5-6）。通过这种方式，我们可以确定肌肉活动停止是否与力矩图上的零点交叉（当不再需要肌肉活动时）以及与运动速度降低一致，或者与这些因素无关。这些结果有助于确定肌肉活动是对功能产生动力性阻碍或者是维持特定的关节位置。

Perry（1992）描述了在临床步态实验室常见的一系列肌电图时相错误。例如，肌肉是否存在不协调的时相收缩对于判断它是否适合转位非常重要（图 3-5-7）。这种对时相的解释已被用于分析上肢和下肢肌肉（Gage et al. 1987；Van Heest et al. 2008）。早于正常肌肉活动的时相，提示肌肉痉挛的可能。Perry 所描述的每一个

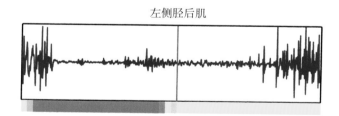

左侧胫后肌

肌肉活动控制/时序关键点：

0　　　　　　　　　　　　　　　　　　　100%

**图 3-5-7**　单个步态周期中胫骨后肌动态肌电图。图示肌肉活动的时相异常，当需要活动时，肌肉表现为静止；而当不需要活动时，肌肉表现为活动状态。通过肌肉活动时相异常可以判断该肌肉是否适合进行转位。彩色的条带代表典型的肌肉活动时间

错误时相都可以被用来推断有关的肌肉功能。

　　肌肉的活动时相是判断选择性运动控制和（或）肌肉协调的重要指标。如果一组被测试肌肉同时显示激活，然后同时显示停止，可以认为是运动模式或选择性运动控制不佳的迹象（图 3-5-8）。同样地，如果所有的肌肉测试都显示出持续的肌肉活动，这表明肌肉控制受限。在步态周期的某些阶段，肌肉的协同收缩是重要且正常的，但在其他阶段则不然。协同收缩受阻可能是运动控制不佳的另一个迹象。

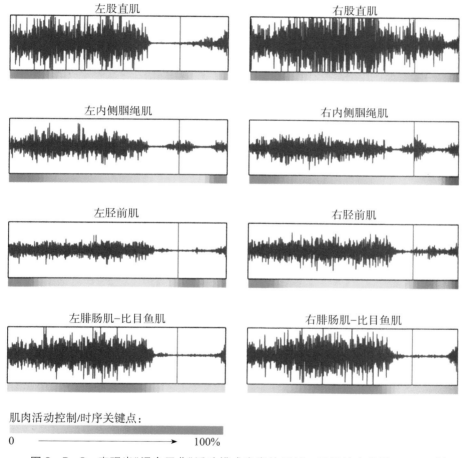

肌肉活动控制/时序关键点：

0 ————————→ 100%

　　图 3-5-8　表现出"混合屈曲"活动模式患者的 EMG。需要注意的是，可见双侧所有的肌肉都在同步活动，但左侧尤为明显。这种活动模式是选择性肌肉控制受损的典型 EMG 特征。因此，运动是通过激活髋、膝关节和踝关节混合屈曲肌群和伸展肌群的往复运动来完成的

## （七）高肌张力类型的鉴别

EMG 也可以用来帮助鉴别肌张力增高的类型。痉挛在 EMG 信号中表现为与

过早放电以及与特定运动相关的不恰当活动爆发或阵挛。它也可以表现为肌肉活动时间延长或持续活动。鉴别非痉挛型张力亢进如肌张力障碍更为复杂。肌张力障碍的特征包括在持续的强直活动基础上重复的短爆发活动。目前正在研究如何区分EMG中肌肉的爆发与强直活动，但在临床上，医生往往依赖经验或非活动时的肌电图数据来进行判断（Grosse et al. 2004；Wang et al. 2004；Sanger 2008）。

### （八）案例 MC 的肌电图

偏瘫病例 MC 的 EMG（图 3-5-6）显示了数据的不对称性特点，其中腓肠肌最为明显。MC 的左侧是正常的肌肉激活模式；而偏瘫的右侧，在摆动相末期显示肌肉较早活动，并且在支撑相显示多次的爆发峰值。结合肌电图、运动学和动力学图表表明，在支撑相的活动爆发与两次的力矩峰值和肌肉的过早活动相一致。右侧的胫骨前肌在 EMG 上显示出减少或提前终止活动。股直肌的振幅较低，但在摆动相膝关节屈曲角度减少同时伴随不恰当的活动。从图像上看，双侧腘绳肌活动没有差异，但在每一侧，肌肉活动均延长至支撑相，且在右侧髋关节力矩交叉的时间点肌肉活动停止。

### （九）代谢耗能评估（耗氧量）

代谢耗能长期以来一直作为评估步态效率的标准，但在大多数临床步态实验室中并不是常用的评估工具（Schwartz 2001）。尽管临床应用有限，但它与整体步态病理学和其他功能性评估工具之间均有关联（Tervo et al. 2002）。有证据表明，它也可以作为肌张力增高、肌肉痉挛增加或肌肉协同收缩增强的效果或程度的指标（Unnithan et al. 1996）。因此，它在许多评估干预和效果的研究中非常有用（Maltais et al. 2001；Schwartz et al. 2004；Thomas et al. 2004；Stout et al. 2008；Trost et al. 2008）。显然，绝大多数脑瘫儿童由于各种原因增加了能量消耗（Unnithan et al. 1996,1999；Stout and Koop 2004；Potter and Unnithan 2005），但对于个体儿童的临床效用仍然在于它所提供的关于该儿童相关的步态功能数据，并根据其做出治疗决策。

摄氧率（单位时间耗氧量）是临床采集的一手资料。正如步态分析中使用的许多指标一样，对于不同年龄和体型的个体之间提供一个共同的参考标准是必要的。无维标准化方案允许跨年龄、体型和性别进行比较（Schwartz et al. 2006）。执行任何任务（包括步行）期间，摄氧量包括两个部分：静息消耗（基础代谢率和静息肌肉消耗）以及运动消耗（反重力运动和向前推进）。这些可以表示为总氧耗（静息消耗＋运动消耗）或净氧耗（总静息消耗）。关于哪个更有临床意义尚存在争议（Baker et al. 2001；Schwartz et al. 2006；Brehm et al. 2007,2008）。净氧耗提供行走所需的能量，且不受个体年龄与发育程度的影响（Baker et al. 2001；Schwartz et al. 2006），基础代谢率和生化差异随发育逐渐成熟而发生变化（Potter et al. 1999；Potter and Unnithan 2005），这些都使净氧耗指标更适合于长期评估（Schwartz 2007）。然而，总氧耗比净氧耗更具有可重复性,因为它避免了净氧耗计算过程中减法所产生的固有误差的增加(Brehm et al. 2007,2008)。推荐总氧耗指标用于观察临床某个儿童个体的相关变化,特别是在短期内。Brehm 及其同事(2008)共同提出了一个决策方案,以明确在临床规划中何时采用总氧耗和净氧耗。

案例 MC 的净氧耗如图 3-5-9 所示。当他以正常步速行走时,产生的净氧耗量是正常行走速度的 1.78 倍。这正好超出了正常范围的 95% 置信区间。Ⅳ 型偏瘫患儿的平均能量消耗为 1.97,标准差为 0.35。这表明 MC 异常的步态模式对其日常行走功能的影响是较小的。

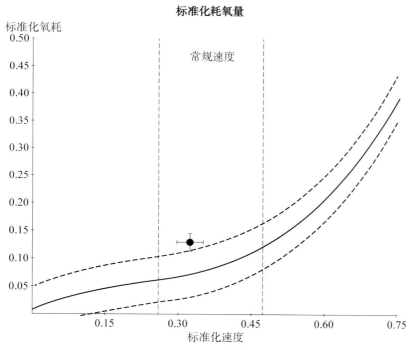

图 3-5-9　氧耗量图。横坐标代表标准化速度,纵坐标为标准化氧耗。两条虚线表示典型行走速度的 95% 置信区间。图中的实线表示在特定速度下的典型净耗氧量。两条长虚线之间的区域代表净耗氧速度的 95% 置信区间。实心点显示案例数据和误差条。文中对图表有详细解释

### (十) 动态足底压力(足底压力图)

自 20 世纪早期第一次获得足底压力以来,动态足底压力测量技术一直在不断发展。动态足底压力在儿科步态分析中的应用也在不断进展,特别是在儿童脑瘫领域。通常在步态周期的支撑相测量压力、垂直力和足部接触面积。放置在鞋内或者通过压力台/压力垫等测试方法都被广泛采用。对正常发育儿童(Bowen et al. 1998;

Femery et al. 2002；Bertsch et al. 2004；Stebbins et al. 2005；Jameson et al. 2008；Linton et al. 2008）和脑瘫儿童（Oeffinger et al. 2000；Femery et al. 2002；Stebbins et al. 2005，2006；Park et al. 2008；Westberry et al. 2008）的动态足底压力的采集和分析，有一套完整知识体系。足底测压系统通常由校准力或电容传感器组成，在压力下电特性会发生变化，产生与施加的压力成比例的信号。系统通过一定的方法将信号进行标准化处理。解释动态足底压力数据面临一定的挑战，包括压力数值会随着体重和行走速度而增加，如果没有体重和速度的标准范围，很难准确评估造成压力增加的影响因素。此外，也需要考虑短时间内产生的高压与较长时间的低压的影响。在我们的实验室中，我们利用力阶中心来评估在步行时持续存在压力的区域（图 3 - 5 - 10）。将动态足底压力与 X 线片评估相结合，有望成为术前与术后变化的重要评估工具（Park et al. 2008；Westberry et al. 2008）。

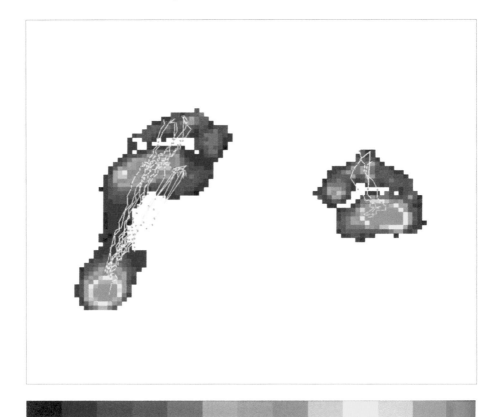

图 3 - 5 - 10　患者左右两侧足底压力曲线图。颜色代表压力的大小，红色代表最高，蓝色代表最低。红线表示在步行周期时压力中心的移动方向。图中，右侧前足承重，对跖骨头产生非常大的压力

案例 MC 的足底压力（由 Tekscan Inc. 提供的 MatScan，马萨诸塞州波士顿）显示左右侧的不对称性。通过动态足底压力图可以看到，案例的左侧（累及较轻一侧）存在低足跟触地模式。右侧则清楚地显示了在步行过程中仅跖骨头负重的情况（有关足底压力图的介绍参见视频 3-5-2）。高压区域显示为红色［大于 36 磅/平方英寸（1 磅/平方英寸＝6.895 kPa）］，左足跟显示为 60～65 磅/平方英寸，右跖骨头处为 60～80 磅/平方英寸（患者体重 61.7 kg）。双足的主要负重轴线均位于内侧（图 3-5-10）。

视频 3-5-2
足底压力图

## 四、小结

综上所述，步态分析作为一种临床工具可以精确采集个体在任何时间点产生的步态参数。在这一章中，我们已经证明了它在用于检测和（或）识别特定病理性步态方面的价值，这些病理性步态通过临床观察进行判断是较为困难的。通过步态分析，检查者可以发现构成患者病理性步态的所有方面，构建相关的"问题列表"，而后制订具体的治疗方案。治疗完成后，患者完全康复时可以通过第二次步态分析评估干预的效果。只有通过这种仔细的评估，才能确定治疗是否恰当并避免错误的治疗方法。在步态分析出现之前，当我们面对一个痉挛性并且表现为严重病理性步态的脑瘫患者，通过治疗，他的步态获得显著的改善，我们只能说他走得更好了，但是缺乏具体的数据。由于我们并不能够对干预的细节进行评估，因此也无法切实改善治疗方案，步态分析帮助我们解决了这个问题。

步态分析也有助于记录个体的病情进展，如肌萎缩症和（或）评估矫形器，以及药物治疗的效果。

本章对案例进行的分析，可以列出以下问题列表：

（1）右侧股骨前倾角增大（约 60°）。

（2）右膝关节屈曲挛缩伴高位髌骨及股四头肌功能不全。

（3）右侧腰大肌痉挛但无挛缩。

（4）右侧腘绳肌痉挛并挛缩。

（5）右侧内收肌痉挛及挛缩。

（6）右侧股直肌痉挛。

（7）右侧小腿三头肌挛缩（腓肠肌＞比目鱼肌）。

（8）右侧踝背屈肌功能不全伴摆动相足下垂。

（9）左侧胫骨内旋。

通过这个问题列表，我们可以制订一个适当的治疗方案，这将在本书的第二部分讨论。

# 参考文献

［ 1 ］ Arnold AS, Liu MQ, Schwartz MH, Õunpuu S, Delp SL（2006）The role of estimating muscle-tendon lengths and velocities of the hamstrings in the evaluation and treatment of crouch gait. *Gait Posture* **23**:273 - 81.

［ 2 ］ Baker R, Hausch A, McDowell B（2001）Reducing the variability of oxygen consumption measurements. *Gait Posture* **13**:202 - 9.

［ 3 ］ Bartonek A, Eriksson M, Gutierrez-Farewik EM（2007）A new carbon fibre spring orthosis for children with plantarflexor weakness. *Gait Posture* **25**:652 - 6.

［ 4 ］ Basmajian JV, DeLuca CJ（1985）*Muscles Alive — Their Functions Revealed by Electromyography*, 5th edn. Baltimore: Williams and Wilkins.

［ 5 ］ Bertsch C, Unger H, Winkelmann W, Rosenbaum D（2004）Evaluation of early walking patterns from plantar pressure distribution measurements. First year results of 42 children. *Gait Posture* **19**:235 - 42.

［ 6 ］ Bowen TR, Lennon N, Castagno P, Miller F, Richards J（1998）Variability of energy-consumption measures in children with cerebral palsy. *J Pediatr Orthop* **18**:738 - 42.

［ 7 ］ Brehm MA, Becher J, Harlaar J（2007）Reproducibility evaluation of gross and net walking efficiency in children with cerebral palsy. *Dev Med Child Neurol* **49**:45 - 8.

［ 8 ］ Brehm MA, Knol DL, Harlaar J（2008）Methodological considerations for improving the reproducibility of walking efficiency outcomes in clinical gait studies. *Gait Posture* **27**:196 - 201.

［ 9 ］ Davids JR, Õunpuu S, DeLuca PA, Davis RB（2003）Optimization of walking ability of children with cerebral palsy. *J Bone Joint Surg Am* **85**:2224 - 34.

［10］ Delp SL, Arnold AS, Speers RA, Moore CA（1996）Hamstrings and psoas lengths during normal and crouch gait: implications for muscle-tendon surgery. *J Orthop Res* **14**:144 - 51.

［11］ den Otter AR, Geurts ACH, Mulder T, Duysens J（2004）Speed related changes in muscle activity from normal to very slow speeds. *Gait Posture* **19**:270 - 8.

［12］ Detrembleur C, Dierick F, Stoquart G, Chantraine F, Lejeune T（2003）Energy cost, mechanical work, and efficiency of hemiparetic walking. *Gait Posture* **18**:47 - 55.

［13］ Erdemir A, Piazza SJ（2002）Rotational foot placement specifies the lever arm of the ground reaction force during the push-off phase of walking. *Gait Posture* **15**:212 - 19.

［14］ Femery V, Moretto P, Renaut H, Lensel G, Thevenon A（2002）Asymmetries in dynamic plantar pressure distribution measurement in able-bodied gait: application to the study of the gait asymmetries in children with hemiplegic cerebral palsy. *Ann de Readapt Med Phys* **45**:114 - 22.（French.）

［15］ Fonseca ST, Holt KG, Saltzman E, Fetters L（2001）A dynamical model of locomotion in spastic hemiplegic cerebral palsy: influence of walking speed. Clin Biomech **16**:793 - 805.

［16］ Gage JR（1991）*Gait Analysis in Cerebral Palsy*. London: Mac Keith Press. p 101 - 17.

［17］ Gage JR, Novacheck TF（2001）An update on the treatment of gait problems in cerebral palsy. *J Pediatr Orthop B* **10**:265 - 74.

［18］ Gage JR, Schwartz MH（2002）Dynamic deformities and lever-arm considerations. In: Paley D, editor. *Principles of Deformity Correction*. Berlin, Heidelberg: Springer. p 761 - 75.

［19］ Gage JR, Schwartz M（2004）Pathological gait and lever-arm dysfunction. In: Gage JR, editor. *The Treatment of Gait Problems in Cerebral Palsy*. London: Mac Keith Press. p 180 - 204.

［20］ Gage JR, Perry J, Hicks RR, Koop S, Werntz JR（1987）Rectus femoris transfer to improve knee function of children with cerebral palsy. *Dev Med Child Neurol* **29**:159 - 66.

［21］ Grosse P, Edwards M, Tijssen MA, Schrag A, Lees AJ, Bhatia KP, Brown P（2004）Patterns of EMG-EMG coherence in limb dystonia. *Mov Disord* **19**:758 - 69.

［22］ Harrington ED, Lin RS, Gage JR（1984）Use of the anterior floor reaction orthosis in patients with cerebral palsy. *Bull Orthotet Prosth* **37**:34 - 42.

［23］ Hicks J, Arnold A, Anderson F, Schwartz M, Delp S（2007）The effect of excessive tibial torsion on the capacity of muscles to extend the hip and knee during single-limb stance. *Gait Posture* **26**:546 - 52.

［24］ Hicks R, Tashman S, Cary JM, Altman RF, Gage JR（1985）Swing phase control with knee friction in juvenile amputees. *J Orthop Res* **3**:198 - 201.

［25］ Hof AL, Elzinga H, Grimmius W, Halbertsma J（2002）Speed dependence of averaged EMG profiles in walking. *Gait Posture* **16**:78 - 86.

[26] Hoffinger SA, Rab GT, Abou-Ghaida H (1993) Hamstrings in cerebral palsy crouch gait. *J Pediatr Orthop* **13**: 722 - 6.

[27] Jameson EG, Davids JR, Anderson JP, Davis RB 3rd, Blackhurst DW, Christopher LM (2008) Dynamic pedobarography for children: use of the center of pressure progression. *J Pediatr Orthop* **28**:254 - 8.

[28] Langerak NG, Lamberts RP, Fieggen AG, Peter JC, van der Merwe L, Peacock WJ, Vaughan CL (2008) A prospective gait analysis study in patients with diplegic cerebral palsy 20 years after selective dorsal rhizotomy. *J Neurosurg Pediatr* **1**:180 - 6.

[29] Linton J, Barnes D, Johnson C, Lacy B, Hamilton ML (2008) Normative values for dynamic plantar pressures of typically developing children. *Dev Med Child Neurol* **50** (Suppl 4):32 - 3.

[30] Maltais D, Bar-Or O, Galea V, Pierrynowski M (2001) Use of orthoses lowers the $O_2$ cost of walking in children with spastic cerebral palsy. *Med Sci Sports Exerc* **33**:320 - 5.

[31] Oeffinger DJ, Pectol RW, Jr., Tylkowski CM (2000) Foot pressure and radiographic outcome measures of lateral column lengthening for pes planovalgus deformity. *Gait Posture* **12**:189 - 95.

[32] Olney SJ, MacPhail HE, Hedden DM, Boyce WF (1990) Work and power in hemiplegic cerebral palsy gait. *Phys Ther* **70**:431 - 8.

[33] Park KB, Park HW, Lee KS, Joo SY, Kim HW (2008) Changes in dynamic foot pressure after surgical treatment of valgus deformity of the hindfoot in cerebral palsy. *J Bone Joint Surg Am* **90**:171 - 21.

[34] Paul SM, Siegel KL, Malley J, Jaeger RJ (2007) Evaluating interventions to improve gait in cerebral palsy: a meta-analysis of spatiotemporal measures. *Dev Med Child Neurol* **49**:542 - 9.

[35] Perry J (1992) *Dynamic Electromyography. Gait Analysis: Normal and Pathological Function.* Thorofare, NJ: Slack. p 381 - 411.

[36] Potter CR, Unnithan VB (2005) Interpretation and implementation of oxygen uptake kinetics studies in children with spastic cerebral palsy. *Dev Med Child Neurol* **47**:353 - 7.

[37] Potter CR, Childs DJ, Houghton W, Armstrong N (1999) Breath-to-breath noise in the ventilatory and gas exchange responses of children to exercise. *Eur J Appl Physiol Occup Physiol* **80**:118 - 24.

[38] Rodda JM, Graham HK, Nattrass GR, Galea MP, Baker R, Wolfe R (2006) Correction of severe crouch gait in patients with spastic diplegia with use of multilevel orthopaedic surgery. J Bone Joint Surg Am **88**:2653 - 64.

[39] Rose J, McGill KC (2005) Neuromuscular activation and motor-unit firing characteristics in cerebral palsy. *Dev Med Child Neurol* **47**:329 - 36.

[40] Sanger TD (2008) Use of surface electromyography (EMG) in the diagnosis of childhood hypertonia: a pilot study. *J Child Neurol* **23**:644 - 8.

[41] Saraph V, Zwick EB, Uitz C, Linhart W, Steinwender G (2000) The Baumann procedure for fixed contracture of the gastrosoleus in cerebral palsy. Evaluation of function of the ankle after multilevel surgery. *J Bone Joint Surg Br* **82**:535 - 40.

[42] Schutte LM, Hayden SW, Gage JR (1997) Lengths of hamstrings and psoas muscles during crouch gait: effects of femoral anteversion. *J Orthop Res* **15**:615 - 21.

[43] Schwartz M (2001) The effects of gait pathology on the energy cost of walking. *Gait Posture* **13**: 260. (Abstract.)

[44] Schwartz MH (2007) Protocol changes can improve the reliability of net oxygen cost data. *Gait Posture* **26**:494 - 500.

[45] Schwartz M, Lakin G (2003) The effect of tibial torsion on the dynamic function of the soleus during gait. *Gait Posture* **17**:113 - 18.

[46] Schwartz MH, Viehweger E, Stout J, Novacheck TF, Gage JR (2004) Comprehensive treatment of ambulatory children with cerebral palsy: an outcome assessment. *J Pediatr Orthop* **24**:45 - 53.

[47] Schwartz MH, Koop SE, Bourke JL, Baker R (2006) A nondimensional normalization scheme for oxygen utilization data. *Gait Posture* **24**:14 - 22.

[48] Schwartz MH, Rozumalski A, Trost JP (2008) The effect of walking speed on the gait of typically developing children. *J Biomech* **41**:1639 - 50.

[49] Stebbins JA, Harrington ME, Giacomozzi C, Thompson N, Zavatsky A, Theologis TN (2005) Assessment of subdivision of plantar pressure measurement in children. *Gait Posture* **22**:372 - 6.

[50] Stebbins J, Harrington M, Thompson N, Zavatsky A, Theologis T (2006) Repeatability of a model for measuring multi-segment foot kinematics in children. *Gait Posture* **23**:401 - 10.

［51］ Stout J, Koop S（2004）Energy expenditure in cerebral palsy. In: Gage JR, editor. *The Treatment of Gait Problems in Cerebral Palsy*. London: Mac Keith Press. p 46 - 7, 146 - 64.

［52］ Stout J, Gage JR, Van Heest AE（2004）Hemiplegia: pathology and treatment. In: Gage JR, editor. *The Treatment of Gait Problems in Cerebral Palsy*. London: Mac Keith Press. p. 314 - 44.

［53］ Stout JL, Gage JR, Schwartz MH, Novacheck TF（2008）Distal femoral extension osteotomy and patellar tendon advancement to treat persistent crouch gait in cerebral palsy. *J Bone Joint Surg Am* **90**:2470 - 84.

［54］ Strayer LMJ（1958）Gastrocnemius recession: five-year report of cases. *J Bone Joint Surg Am* **40**:1019 -,30.

［55］ Sutherland DH（2001）The evolution of clinical gait analysis part 1: kinesiological EMG. *Gait Posture* **14**:61 - 70.

［56］ Tervo RC, Azuma S, Stout J, Novacheck T（2002）Correlation between physical functioning and gait measures in children with cerebral palsy. *Dev Med Child Neurol* **44**:185 - 90.

［57］ Thomas SS, Buckon CE, Piatt JH, Aiona MD, Sussman MD（2004）A 2-year follow-up of outcomes following orthopedic surgery or selective dorsal rhizotomy in children with spastic diplegia. *J Pediatr Orthop B* **13**:358 - 66.

［58］ Trost J, Schwartz M, Novacheck T, Dunn M（2008）Selective dorsal rhizotomy. *Dev Med Child Neurol* **50**:765 - 71.

［59］ Unnithan VB, Dowling JJ, Frost G, Bar-Or O（1996）Role of co-contraction in the $O_2$ cost of walking in children with cerebral palsy. *Med Sci Sports Exerc* **28**:1498 - 504.

［60］ Unnithan VB, Dowling JJ, Frost G, Bar-Or O（1999）Role of mechanical power estimates in the $O_2$ cost of walking in children with cerebral palsy. *Med Sci Sports Exerc* **31**:1703 - 8.

［61］ van der Krogt MM, Doorenbosch CA, Harlaar J（2008）Validation of hamstrings musculoskeletal modeling by calculating peak hamstrings length at different hip angles. *J Biomech* **41**:1022 - 8.

［62］ Van Gestel L, Molenaers G, Huenaerts C, Seyler J, Desloovere K（2008）Effect of dynamic orthoses on gait: a retrospective control study in children with hemiplegia. *Dev Med Child Neurol* **50**:63 - 7.

［63］ Van Heest AE, Ramachandran V, Stout J, Wervey R, Garcia L（2008）Quantitative and qualitative functional evaluation of tendon transfers in children with spastic hemiplegia. *J Pediatr Orthop* **28**:679 - 83.

［64］ Wang SY, Liu X, Yianni J, Aziz TZ, Stein JF（2004）Extracting burst and tonic components from surface electromyograms in dystonia using adaptive wavelet shrinkage. *J Neurosci Methods* **139**:177 - 84.

［65］ Watts HG（1994）Gait laboratory analysis for preoperative decision making in spastic cerebral palsy: is it all it's cracked up to be? *J Pediatr Orthop* **14**:703 - 4.

［66］ Westberry D, Davids J, Jameson E, Pugh LI（2008）Comparative analysis of static foot alignment and dynamic loading patterns in ambulatory children with cerebral palsy. *Dev Med Child Neurol* **50** (Suppl 4):62.

［67］ White H, Jenkins J, Neace WP, Tylkowski C, Walker J（2002）Clinically prescribed orthoses demonstrate an increase in velocity of gait in children with cerebral palsy: a retrospective study. *Dev Med Child Neurol* **44**:227 - 32.

［68］ Winters TF Jr, Gage JR, Hicks R（1987）Gait patterns in spastic hemiplegia in children and young adults. *J Bone Joint Surg Am* **69**:437 - 41.

［69］ Yoon Y, Mansour J, Simon SR（1981）Muscle activities during gait. *Orthop Trans* **5**:229 - 31.

［70］ Zwick E, Saraph V, Strobl W, Steinwender G（2001）Single event multilevel surgery to improve gait in diplegic cerebral palsy — a prospective controlled trial. *Z Orthop* **139**:485 - 9.

第 **6** 章　正常与病理性步态的模拟与建模
MODELING AND SIMULATION OF
NORMAL AND PATHOLOGICAL GAIT

Jennifer L. Hicks，Michael H. Schwartz，Scott L. Delp
陈　岑　陆洋阳　译·沈　敏　审校

　　脑瘫儿童步态异常的诊断和治疗具有挑战性。多种因素的共同作用，包括肌肉痉挛、肌肉无力、骨性结构异常和神经损伤，都可能导致患者的运动异常。理论上，通过适当的治疗来纠正这些因素可以改善患者的步态模式。然而，不同患者之间病理性步态的类型不同，导致步态异常的病因多样，因此明确问题并针对性制订治疗方案是比较困难的。此外，人体是一个复杂的三维连接体，因此肌肉在运动过程中的作用并不是直观的，也很难从肌电图（EMG）和关节活动中分辨出来（图 3 - 6 - 1）。肌肉骨骼系统的建模和模拟是将病理性步态中肌肉功能进行量化的强大工具，反过来可以帮助明确患者呈现这种异常步态的原因，并据此制订合适的治疗方案。

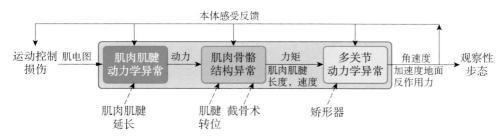

　　图 3 - 6 - 1　导致脑瘫患者运动异常的因素有许多。步态分析通常用于记录步行过程中的肌电图、关节角度和地面反作用力，但肌电图模式与多关节协调运动之间的转换方式是复杂的（灰色区域）。此外，为了制订治疗决策，临床医生必须尝试预测治疗后由肌肉引起的运动可能发生的变化。通常，治疗会改变肌肉肌腱的动力学或肌肉骨骼形状，这种变化是很难测量的。计算模型描述了患者在步行过程中的肌肉-肌腱动力学（红色框）、肌肉骨骼结构（橙色框）和多关节动力学（黄色框），可以加强对运动分析研究的解释，并改进治疗计划

　　在步态的背景下，"建模"是一个通常让人联想到三维肌肉骨骼模型和复杂的动态模拟的术语。重要的是需要了解，"模型"一词只是指一组用来表示系统设定偏好的近似值——在这里，则指人体。举例来说，我们需要一个肌肉骨骼系统模型来进行常规步态分析。逆向动力学计算步态中的关节角度和力矩（Davis et al. 1991），需要一个代表关节旋转轴和身体各部分惯性特性（即质量和惯性矩）的模型。生物力学领

域的最新进展使我们可以用多种方式扩展模型，更严格地定义骨骼排列、肌肉活动、肌肉肌腱动力学和其他因素在形成正常步态模式中的作用。

　　首先我们可以使用逆向动力学代表肌肉骨骼三维的几何学模型（图 3-6-1，橙色框）。我们将每块肌肉表示为肌肉起点和终点之间的一条或一组路径，也可能伴有表面软组织包裹或者通过一些点来连接更为复杂的腱鞘或者重叠肌肉的几何结构（Delp et al. 1990；Van der Helm et al. 1992）。加上这个肌肉骨骼模型，我们可以计算肌肉力矩、力臂、长度和速度（Hoffinger et al. 1993；Delp et al. 1996；Schutte et al. 1997；Thompson et al. 1998）。这种类型的模型使我们能够量化如患者腘绳肌的长度和速度，来判断在步态过程中肌肉是收缩缓慢抑或短缩（Arnold et al. 2006a，b）。我们也可以发现常见的骨性畸形，如股骨前倾，能够改变肌肉的起止点，量化由此产生的力矩、力臂或肌肉长度的变化（Schutte et al. 1997；Arnold et al. 2001；Arnold and Delp 2001）。

　　下一步，我们可以利用在足触地时的力或者来源于重力的作用力，沿着肌肉的路径对骨骼肌肉模型施加作用并观察其所产生的运动结果。为了将力与运动联系起来，我们必须建立模型的运动方程，将物体中所有关节的加速度与施加在物体上的力以及物体各部分的惯性参数、位置和速度联系起来（图 3-6-1，黄色框）。通过表示力对身体的作用，我们可以对肌肉在支撑身体对抗重力和推动身体前进方面的作用获得有价值的信息，如视频 3-6-1～视频 3-6-6 中演示的几个主要的下肢肌肉。由于身体关节之间的动态耦合，肌肉可以作用于其并未通过的关节，并使其产生加速运动（Zajac and Gordon 1989；Riley and Kerrigan 1999；Arnold et al. 2005；Kimmel and Schwartz 2006）。这一现象在比目鱼肌（通常称为跖屈/伸膝耦联）中得到了很好的证实，如图 3-6-2 和视频 3-6-6 所示。跨双关节肌肉的动作也依赖于动态耦合。例如，腘绳肌可以通过作用于肌肉的屈膝力矩产生屈膝加速，也可以由肌肉的伸髋力矩通过动态耦合产生伸膝加速（Arnold et al. 2005），如视频 3-6-3 所示。腘绳肌在膝关节产生的净加速度取决于身体各部分的方向和肌肉的髋-膝力矩比，这是在研究这一肌肉群的功能时需要考虑的重要因素，通常与蹲伏步态有关。肌肉骨骼模型的运动方程解读了动态耦合的复杂性，使我们能够量化当存在骨骼畸形时的肌肉功能，如过度的胫骨旋转或股骨前倾角增大，或病理性运动模式。

视频 3-6-1　　视频 3-6-2　　视频 3-6-3　　视频 3-6-4　　视频 3-6-5　　视频 3-6-6
　臀大肌　　　　臀中肌　　　　腘绳肌　　　　股肌　　　　腓肠肌　　　　比目鱼肌

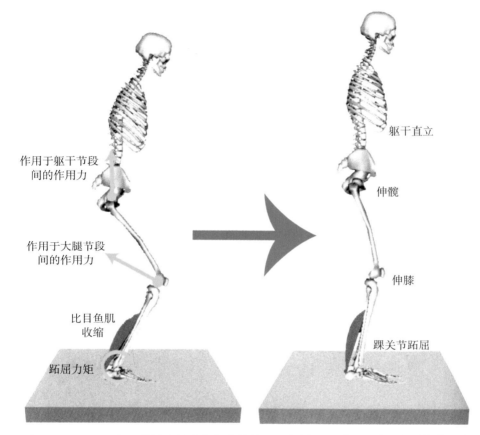

图 3-6-2　比目鱼肌的活动是动态耦合的结果。左侧：比目鱼肌（跨踝的单关节肌肉）所产生的力，不仅产生了踝关节跖屈力矩（底部橙色箭头），同时诱发全身关节间作用力的产生。这些关节间力的大小和方向取决于肌肉施加的力、肌肉的力臂、各部分的惯性特性以及身体结构。在上述例子中，比目鱼肌施加的力使胫骨产生逆时针的角加速度。这种加速需要膝关节进行向左和向上的加速。股骨的惯性抵抗这一加速度，产生膝关节的关节间力（中橙色箭头）。膝关节的关节间力加速股骨，进而在髋关节产生关节间力（上橙色箭头），以此类推。右侧：由于比目鱼肌引起的关节间力，肌肉不仅加速踝关节，而且加速全身所有关节。如图所示的身体姿势，比目鱼肌加速踝关节跖屈、伸膝、伸髋、躯干向上。随着时间的推移，这些加速度会引起位置的变化。因此，由动态耦合，比目鱼肌并不仅仅作为一个"踝关节跖屈肌"——在很多情况下，它可以起到多种不同的作用。与之相似，其他跨单关节肌肉也会诱发关节间力，使得邻近关节产生加速运动（经允许改编自 Anderson et al. 2006）

　　生物力学建模的下一个复杂的层次是由肌肉肌腱驱动主体步态的前向动力学模拟（图 3-6-1 红框和视频 3-6-7）。用动态模拟来代表肌肉活动，根据肌肉横截面面积、长度和速度等将肌肉活动与力量联系起来（Zajac 1989）。然后，我们使用数学优化方式来找到一套设定肌肉活动的解决方案，使模型遵循特定的步态模式，并与实验测

视频 3-6-7
步态中肌肉驱动

量获得的肌电图相一致（Anderson and Pandy 2001；Thelen et al. 2003；Thelen and Anderson 2006）。通过肌肉驱动的步态模拟，我们可以评估肌肉活动水平或时间变化是如何影响步态运动学的。或者，我们可以在模拟中增加腰肌或腓肠肌等肌肉施加的力量，以确定加强其中一块肌肉是否同样可以改善患者的摆动相膝关节屈曲（Goldberg et al. 2004）。

以上描述的肌肉骨骼建模工具有可能增加我们对正常和病理性步态肌肉功能的理解，反过来，也可以促进对步态异常患者的诊断和治疗。为确保这些工具在临床环境中的作用，还必须克服几个障碍。首先，尽管新的免费建模工具（Delp et al. 2007）改善了模拟的路径，计算机处理速度的增加减少了构成肌肉驱动的动态模拟所需的时间和成本，但为每个进行步态分析的儿童均进行建模是不实际的。其次，解读任何生物力学分析的结果都需要具备一定的专业知识。目前通过模拟尚不能预测患者在治疗后的步态，但是可以通过使用几种方法来尝试解决这个问题。首先，我们必须使用适度复杂的模型来谨慎回答导致步态异常的原因或治疗效果的问题。例如，我们可以使用单纯的运动学模型来确定患者在行走过程中肌肉收缩速度减慢还是肌肉长度变短。在这种情况下，我们不需要一个模型的运动方程公式或肌肉激活动力学表示。其次，我们必须继续验证我们的模型，并将从模拟中获得的知识转化为可应用于临床环境中的筛选技术。在接下来的章节中，我们将讨论如何利用这些原则的建模以及模型的三个临床应用。最后，我们讨论了病理性步态建模和建模所面临的挑战，这将推动后续研究的开展。

## 一、蹲伏步态运动学模型中腘绳肌长度和速度的估算

一些脑瘫儿童在行走时，在摆动相末期和支撑相，膝关节处于过度屈曲状态，这种运动模式被称为蹲伏步态。腘绳肌肌肉的痉挛或挛缩被认为会限制膝关节的伸展，从而导致一部分患者的蹲伏步态（Baumann et al. 1980；Sutherland and Davids 1993；Crenna 1998；Tuzson et al. 2003）。腘绳肌延长术通常用于解决患者在步行过程中膝关节伸展受限的问题。部分患者在腘绳肌延长术后表现出膝关节运动学、步幅和运动效率的改善（DeLuca et al. 1998；Abel et al. 1999），而其他患者术后并没有获得更直立的步态，甚至可能出现相反的并发症，包括骨盆过度前倾或僵膝步态（Thometz et al. 1989；Hsu and Li 1990；DeLuca et al. 1998）。这种手术效果的差异帮助我们更好地理解手术所产生的作用以及如何更好地选择腘绳肌延长手术的适应证。腘绳肌延长术的常见临床指征包括行走时膝关节过度屈曲和（或）腘股角增大；然而，这些方法并不能直接用于评估患者的腘绳肌在行走过程中是否缩短或者收缩速度减慢，从而抑制了膝关节伸展。在一系列研究中，我们发现对患者步行过程中腘绳肌肌腱长度和延展速度的分析有助于确定患者能否从腘绳肌延长术中获益（Arnold et al. 2006a，b）。

为了说明肌肉骨骼模型在明确腘绳肌延长术适应证方面的作用，我们回顾性分

析了 152 例在两个不同临床中心接受蹲伏治疗的受试者的肌肉肌腱长度和收缩速度（Arnold et al. 2006a）。通过结合标准步态分析和下肢三维模型的运动学数据，我们评估了受试者术前和术后的肌肉肌腱长度和收缩速度（图 3-6-3）。下肢模型代表了骨盆、股骨、胫骨、髋关节和膝关节的结构，以及腘绳肌肌肉的三维路径（Arnold et al. 2001）。我们计算沿模型路径半膜肌从起点到止点的距离，每例受试者每个步态周期增加 2% 来估计腘绳肌的长度，并通过计算这个距离的变化率来估算腘绳肌的延长速度。我们根据在正常步态中测量到的平均峰值将肌肉肌腱长度和速度标准化，消除了因受试者体型大小而产生的差异（Arnold et al. 2001）。为了检验腘绳肌长度和收缩速度与手术结果之间的关系，我们根据受试者术前和术后步态运动学、术前和术后腘绳肌长度和收缩速度以及是否接受腘绳肌延长术，在一系列多向列联表中对受试者进行交叉分型。使用对数线性分析，我们评估了受试者的结果是否与他们的长度/速度分类（即治疗前腘绳肌短或慢，治疗后更长或更快？）和（或）手术分类（即受试者的腘绳肌是否进行延长？）相关。

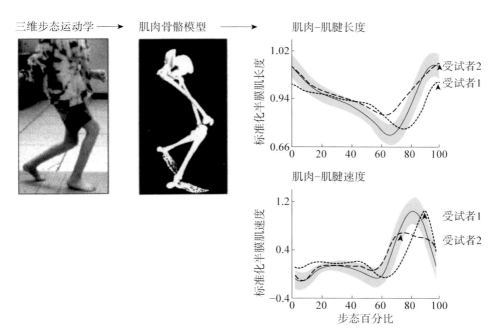

图 3-6-3　计算受试者行走时半膜肌肌腱长度和速度。使用下肢的计算机模型（中栏），结合步态分析中测量的受试者关节角度和步幅（左栏），绘制肌肉肌腱长度和半膜肌延长速度与步态周期（右栏）的曲线。将每个受试者步态（如受试者 1 和受试者 2，虚线）对应的肌腱长度和速度标准化，并与未受损个体的平均长度和速度进行比较（平均 ±2 标准差，阴影区域），以确定受试者的腘绳肌在步行中达到的长度峰值是否短于正常，或收缩速度峰值慢于正常（峰值长度和速度用箭头表示）。部分受试者，如受试者 2，步行时的半膜肌速度明显慢于正常速度。这种分析可能有助于区分腘绳肌"短"或"痉挛"和无异常的患者，并且能够对描述患者神经肌肉骨骼损伤和步态异常的传统方法进行补充（经允许引自 Arnold et al. 2006）

我们分析了在两个主要临床中心接受蹲伏步态治疗的不同组受试者,发现术前腘绳肌没有短缩或收缩速度无减慢的受试者,在腘绳肌延长术后膝关节运动学改善的可能性很小(Arnold et al. 2006a)。此外,接受"非必要的"腘绳肌手术的受试者骨盆倾斜往往没有改善甚至恶化。在术后伸膝改善的受试者中,其术前腘绳肌长度较短或收缩较慢,术后腘绳肌长度以及收缩速度改善(Arnold et al. 2006b)。先前实验研究的证据表明,在某些情况下,由腘绳肌产生的过度被动收缩会导致膝关节过度屈曲(Abel et al. 1999;Buczek 2002)。我们对步态中、手术前后腘绳肌长度的检查证实了以上研究,并建议通过手术延长腘绳肌以增加这些肌肉的长度,改善膝关节的伸展。以往研究表明,在某些情况下,由痉挛引发的异常腘绳肌兴奋可能会限制步态中腘绳肌的延长速度(Perry and Newsam 1992;Crenna 1998;Granata et al. 2000;Tuzson et al. 2003)。我们对腘绳肌运动速度的研究支持这些发现,并提示手术延长"痉挛"的腘绳肌可以使它们延展的速度更快。

也有观点反对使用额外的建模步骤来计算肌肉肌腱长度和速度,这是因为从受试者的步态分析或临床检查中即可得出所需的数据。然而,从髋关节或膝关节运动学和腘股角等的测量中,无法明确判断腘绳肌的短缩或速度减慢(Arnold et al. 2006a)。而我们研究中所使用的肌肉肌腱长度计算方法是基于肌肉骨骼几何学和关节运动学,它们同时参考了髋关节和膝关节以及患者的肌肉力矩在步行过程中的三维步态运动学。

在这些研究中,我们证明了肌肉骨骼模型可以帮助识别受试者是否有腘绳肌异常缩短或速度减慢,从而对传统步态分析进行补充,以确定合适的手术适应证。用一个相对简单的建模框架来计算肌肉肌腱的长度和速度有助于解释手术的功能效果——我们观察到,在成功的案例中,腘绳肌以更长的长度或更快的速度运动,使膝关节运动学趋于正常。这种分析的一个局限性是,我们无法估算主动或被动的肌肉肌腱作用力。使用肌肉驱动的动态模拟,需要量化腘绳肌活动和该肌肉群在正常和病理性步态中产生的关节加速度。我们也认识到每个受试者的蹲伏步态受到多种因素的影响。例如,即使腘绳肌的长度和速度被纠正到正常值,肌肉无力或骨骼力线异常也可能会妨碍腘绳肌术后的改善。因此,下一步的研究重点是骨骼畸形对蹲伏步态的影响以及蹲伏步态对伸膝减少的作用。

## 二、 蹲伏步态和胫骨旋转患者通过诱导加速分析量化肌肉功能

如果患者未接受适当的治疗,蹲伏步态儿童表现出的过度膝关节屈曲会随着时间的推移而恶化(Sutherland and Cooper 1978;Bell et al. 2002)。这种慢性膝关节屈曲增加了步行的能耗(Campbell and Ball 1978;Waters and Lunsford 1985;Rose et al. 1990),可导致膝关节退行性变(Rosenthal and Levine 1977;Lloyd-Roberts et al. 1985;Bleck 1987)。如前所述,某些患者腘绳肌的痉挛或挛缩可能导致膝关节过

度屈曲。骨畸形如胫骨旋转,会改变关节之间的动态耦合(图 3-6-2),减少肌肉加速关节伸展的能力,也可能导致蹲伏步态(Stefko et al. 1998,Schwartz and Lakin 2003;Selber et al. 2004;Ryan et al. 2005)。胫骨去旋转截骨来矫正畸形可以改善骨骼力线并帮助恢复正常的肌肉功能(参见第5篇第2章),但这一假设尚未得到充分验证,该手术也并非总是成功的。简单地以蹲伏状态步行也可能改变动态耦合和步态变化时肌肉产生的关节角加速度,这些必须被量化,才能用来理解肌肉无力或异常活动。在下一步研究中,我们量化了蹲伏步态和胫骨畸形对下肢肌肉伸髋和伸膝能力的影响(Hicks et al. 2007,2008)。

与上一节一样,我们使用肌肉骨骼系统的三维模型(图 3-6-4)进行分析,该模型代表了下肢关节的几何形状和肌肉路径(Delp et al. 1990)。本研究模型用 10 个节段代表上半身和左右腿,13 个自由度代表背部、髋关节、膝关节和踝关节。我们在模型中纳入了 92 条肌肉路径,但我们的分析重点是能够伸展髋关节或膝关节的主要

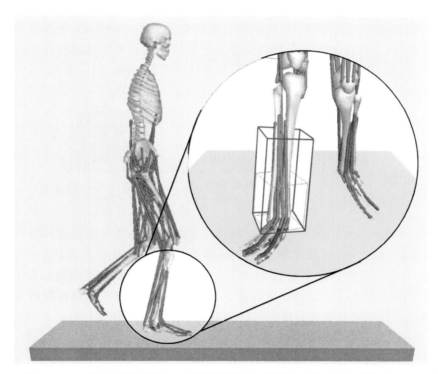

图 3-6-4 肌肉骨骼系统的三维模型用于确定胫骨扭转畸形和蹲伏步态对肌肉伸展能力的影响。该模型包括 10 个节段、13 个自由度、92 条肌肉路径。模型的关节角度对应于蹲伏步态的单肢支撑相始。我们在模型中添加了一个可变形的胫骨来模拟一系列的扭转变形(突出显示的区域)。这种畸形是通过两个盒子(粉色和蓝色)实现的:内盒子(粉色)、踝关节轴以及按指定的扭转角度旋转的足。内盒顶部和外盒顶部之间的胫骨旋转角呈线性下降(蓝色)。所有骨形变均发生在胫骨近端肌肉附着点的远端

肌肉,包括臀大肌、臀中肌、股肌、腘绳肌和比目鱼肌(Arnold et al. 2005)。我们也试图量化胫骨畸形对由肌肉所引发的关节加速度的影响,因此开发了一种用来模拟扭转胫骨的技术(图 3-6-4,高亮区域),同时修正肌肉附着部位以及对膝关节和踝关节的相对作用方向(Hicks et al. 2007)。为了计算肌肉施加或重力而产生的关节加速度,我们在模型中标出了身体各部分的惯性参数(Delp et al. 1990)、足与地面之间的相互作用(Anderson and Pandy 2003)。通过设定这些额外的模型属性,我们能够建立运动的动力学方程,将肌肉力与关节加速度联系起来作为身体位置的函数(Delp and Loan 2000)。

为了量化胫骨旋转和蹲伏姿势对伸髋和伸膝的影响,我们使用了一种通常被称为诱导加速度分析的技术(Zajac and Gordon 1989)。我们利用正常或蹲伏步态模式的关节角度对肌肉骨骼模型进行定位(视频 3-6-8~视频 3-6-10),并依次沿着每条下肢肌肉的路径施加 1 N 力。利用模型的运动方程,我们计算得到膝关节和髋关节由此产生的加速度。这些诱导的加速度代表了每一块肌肉加速关节伸展的能力,与肌肉的横截面积、激活水平、肌肉肌腱长度或速度无关。同样地,重力也作用于身体的每个部分,并计算由重力引起的关节加速度。为了量化胫骨旋转对肌肉伸展能力的影响,我们对胫骨过度外旋的模型重复进行了这个分析。

视频 3-6-8　　　视频 3-6-9　　　视频 3-6-10
轻度蹲伏步态　　中度蹲伏步态　　重度蹲伏步态

肌肉骨骼模型的动力学分析显示,蹲伏步态降低了几块主要肌肉伸展膝关节的能力(Hicks et al. 2008),包括臀大肌、臀中肌后部、股肌和比目鱼肌(图 3-6-5,白色条形图)。唯一的例外是腘绳肌群,其伸展能力用于维持蹲姿。蹲伏姿态也增加了由髋关节和膝关节重力引起的屈曲加速。当以正常或蹲伏步态步行时,跨越髋关节和膝关节的几块重要肌肉因过度的胫骨外旋而产生相反的作用(图 3-6-5,灰色条形图)(Hicks et al. 2007,2008)。例如,当胫骨外旋畸形为 30°时,比目鱼肌、臀中肌后部和臀大肌伸髋和伸膝的能力均比正常模型的计算值减少了 10%以上。

蹲伏姿态和胫骨畸形的负面影响随损伤的严重程度而增加,蹲伏步态是一个恶性循环。在蹲伏姿态中,由重力引起的关节屈曲加速度增加,肌肉产生关节伸展加速度的能力减少,因此在蹲伏姿态中个体必须产生更多的肌肉力量来维持。这种所需肌肉力量的增加与实验研究一致,实验研究显示,蹲伏姿态中肌肉活动更多(Hsu et al. 1993),并且耗能增加(Campbell and Ball 1978;Waters and Lunsford 1985;

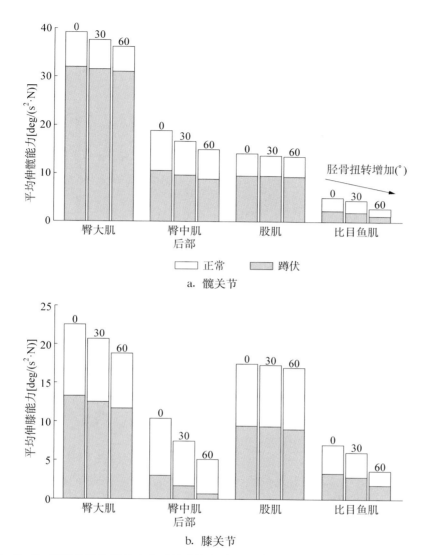

图 3 - 6 - 5　胫骨外旋和蹲伏步态对单肢站立时肌肉伸髋(a)和伸膝(b)能力的影响。所示肌肉包括臀大肌(GMAX)、臀中肌后部(GMEDP)、股肌(VAS)和比目鱼肌(SOL)是在步态单支撑相髋关节和膝关节伸展加速所需要的主要肌肉。白色条形图显示了正常单支撑相时,模型中每一块肌肉在 0°、30°和 60°的过度胫骨外旋时的平均伸展加速度。灰色条形图显示了典型的中等蹲伏模型在胫骨旋转大于 0°、30°和 60°时的平均伸展能力。当模型处于蹲伏步态时,所有这些肌肉伸髋和伸膝的能力大大降低。胫骨的旋转畸形也降低了这些肌肉的能力,特别是臀中肌后部和比目鱼肌(经允许引自 Hicks et al. 2008)

Rose et al. 1990)。而增大的肌肉力量也会增加关节负荷,这可能是导致膝关节异常的原因,如在蹲伏步态患者中出现的高位髌骨(Rosenthal and Levine 1977;Lloyd-Roberts et al. 1985)。胫骨畸形对比目鱼肌和臀肌的影响最大,这表明该畸形对已经存在臀肌或跖屈肌无力的患者尤其有害。这项研究的结果表明,物理治疗或手术对步态姿势的微小改善,可能有助于逆转蹲伏步态的自然进程。例如,我们的研究结果表明,纠正患者的胫骨排列可能会略微提高患者肌肉伸展关节的能力,这可能会产生更直立的姿势,从而进一步提高肌肉伸展能力。

这些研究中使用的动态分析可以用于研究步态运动学和患者的骨骼结构,以帮助评估和计算,如胫骨畸形对蹲伏姿态的影响。这种分析仅需要在常规反向动力学之外少量的额外计算,并可能有助于确定哪些患者通过针对性的力量训练或通过手术纠正骨排列异常来改善蹲伏步态。这类分析的一个显著限制是,它只允许我们计算肌肉加速关节的能力或潜力。肌肉产生的实际加速度还取决于它的激活水平、横截面面积、长度和速度。在步行过程中通过激活肌肉产生的力量将在下一节肌肉驱动模拟中讨论。

### 三、 通过肌肉驱动的前向动态模拟了解僵膝步态

许多脑瘫患者行走时表现为摆动相膝关节屈曲减少,这种步态异常称为僵膝步态。在这些患者中观察到的膝关节屈曲不足通常归因于股直肌摆动相的过度激活(Waters et al.；Perry 1987；Sutherland et al. 1990),股直肌是一块跨双关节肌肉,在髋关节产生屈曲力矩,在膝关节产生伸展力矩。僵膝步态通常采用股直肌转位治疗,该手术将肌肉远端肌腱从髌骨上分离并重新固定于膝关节后方(Gage et al. 1987；Perry 1987)。手术转位被认为能够将股直肌由伸膝肌转化为屈膝肌(参见第5篇第2章),从而消除由肌肉产生的摆动相过度伸膝力矩。这种手术的结果有时并不理想。Asakawa 和同事(2004)的研究表明,转位术后的瘢痕可能会阻碍股直肌作为屈膝肌的作用。分析类似股直肌这种产生多关节运动的肌肉是复杂的,但是研究股直肌的异常活动可能对临床上更好地理解僵膝步态有很大帮助。因此,我们开发了健全受试者和僵膝步态患者的前向动态模拟,以确定由股直肌和其他肌肉产生的力是如何影响摆动相膝关节屈曲的(Goldberg et al. 2003,2004；Reinbolt et al. 2008)。量化影响摆动相屈曲膝关节的因素可以帮助我们了解股直肌转位后的生物力学后果,并确定合适的手术适应证。

在相关的系列研究中,我们为正常人和摆动相屈膝减少的儿童建立了由肌肉驱动的步态模拟。视频 3-6-7 展示了一个由肌肉驱动的正常步态模拟示例。与上一节一样,我们首先建立肌肉骨骼系统的计算机模型,它代表了骨骼、关节和肌肉肌腱单元路径的三维几何形状(Delp et al. 1990；Anderson and Pandy 1999)。然后,我们根据实验测量对象的大小对模型进行缩放,生成模型的运动方程,并通过方程将作用力与关节加速度联系起来(Delp and Loan 2000)。为了创建肌肉驱动的模拟,我们将肌肉肌腱单元作为驱动器产生作用力,反映肌肉激活水平、长度和速度方面的功能(Zajac 1989；Delp et al. 1990)。而后对肌肉活动进行分析,使得模型能够模拟试验观察到的受试者的关节运动轨迹(图 3-6-6)。肌肉活动使用数学最优化方法来确

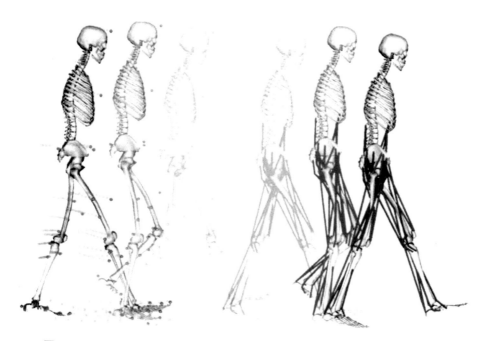

图 3-6-6 计算机动态模拟肌肉激活过程。将三维全身肌肉骨骼模型与受试者的步态分析数据相结合,创建具有 21 个自由度和 92 个肌肉肌腱制动器的个体化受试模型。根据模型上的距离与受试者对应的标记所获得的数据,我们缩放了通用模型身体节段的长度和惯性特性。而后,通过数值优化算法来激活一组肌肉,驱动模型遵循实验获得的步态运动学产生运动。肌肉兴奋模式被限制为与测量到的肌电图模式一致。模拟产生的关节运动与测量获得的关节运动几乎是一致的

定,将测量获得的步态运动学和模型运动之间的差异最小化,同时保持与试验测量的肌电图结果一致(Anderson and Pandy 2001;Thelen et al. 2003;Thelen and Anderson 2006)。一旦特定个体模拟构建完成,我们需要对模拟进行系统方面的修正,以使其更接近僵膝步态的表现。例如,在一项研究中,我们在马上进入摆动相前改变屈膝速度,以量化该参数对屈膝峰值的影响(Goldberg et al. 2003)。此外,我们还研究了通过干扰股直肌和其他肌肉的激活水平或时相,以量化下肢肌肉在步态的双支撑相和摆动相产生的关节加速(Goldberg et al. 2004;Reinbolt et al. 2008)。

我们在第一个基于僵膝步态的模拟研究中,观察了股直肌转位手术的最佳临床适应证:摆动相早期股直肌的过度活动会产生额外的伸膝力矩,从而限制了摆动相膝关节的屈曲。通过对一批僵膝步态患者的分析发现,这些受试者在摆动相时并未表现出比正常儿童更大的伸膝力矩,而是在足趾离地时膝关节屈曲速度降低(Goldberg et al. 2003)。这表明,在进入摆动相之前肌肉的异常活动降低了膝关节进入摆动相的速度,从而在这些受试者中观察到膝关节屈曲幅度减小和时相的延迟。我们对僵膝步态的模拟研究支持了这一假设。特别是,在模拟实验中,如果将受试者足趾离地

时的膝关节屈曲速度增加到正常值,所有受试者的膝关节活动范围至少增加了 7°。这第一组模拟研究发现,股直肌转位手术可能是通过在摆动相前期改变了的股直肌的功能来改善步态,提高足趾离地时膝关节的屈曲速度。因此,我们下一步研究的重点是股直肌和其他下肢肌肉对足趾离地时膝关节屈曲速度的影响。

为了建立摆动前期肌肉功能的基线,我们量化了正常步态双下肢支撑相每一侧下肢肌肉对最大屈膝速度的影响(Goldberg et al. 2004)。从双下肢支撑相的正常模拟开始,逐步地以不同的作用力干扰每块肌肉。而后进一步通过数值与时间的变化关系,观察得到最大屈膝速度。我们比较了受干扰和未受干扰的模拟,以确定增加或减少给定肌肉力量对最大屈膝速度的影响。正如预期的那样,我们发现在双下肢支撑相增加股直肌的力量会降低最大屈膝速度(图 3-6-7)。其他几块肌肉对膝关节屈曲也有显著影响。增加大腿肌肉和臀部肌肉或比目鱼肌的力量有降低最大屈膝速度的作用。相比之下,增加髂腰肌、腓肠肌或腘绳肌的力量可以增加最大屈膝速度。

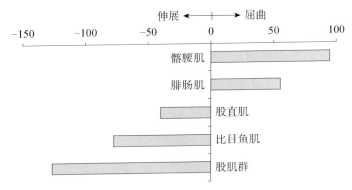

图 3-6-7　双下肢支撑相所选肌肉对最大屈膝速度的影响。在模拟情况下,将最大屈膝速度的变化与所施加干扰的大小所形成曲线的斜率来计算每一块肌肉的作用。它反映了在模拟过程中,每一块肌肉所能诱发屈膝速度的潜能以及肌肉所施加的力。在双下肢支撑相,髂腰肌和腓肠肌对最大屈膝角度的贡献最大。股肌、股直肌和比目鱼肌在双下肢支撑相做功降低屈膝速度。而其他所有肌肉对最大屈膝速度的影响小于 26°/s(经允许引自 Goldberg et al. 2004)

这项对正常步态肌肉功能的研究有几个临床意义。首先,这项分析的结果提供了进一步的证据,也就是足趾离地时的屈膝速度降低和异常的摆动相前期股直肌激活可能是一个适当的手术指征。这些发现也阐明了为什么许多因蹲伏步态或跖屈步态而接受治疗的患者后来发展成僵膝步态模式(Thometz et al. 1989;Damron et al. 1993)。这些患者通常会接受腘绳肌或腓肠肌肌腱延长术,术后由于肌肉做功力下降,从而在双下肢支撑相时产生屈膝力矩的能力降低。另外,有针对性地加强髂腰肌、腓肠肌或腘绳肌肌力可能对许多僵膝步态的患者有帮助。

为了探讨摆动相前期股直肌异常活动对摆动相最大屈膝减小的影响,我们接下来对一系列僵膝步态患者的模拟进行了研究(Reinbolt et al. 2008)。在每个特定受试者的模拟中,首先消除摆动相前期股直肌的激活,然后在摆动相观察由此产生的最大屈膝角度(图 3-6-8 和视频 3-6-11)。我们发现,在摆动相前期或摆动相早期消除不正常的股直肌活动增加了受试者在步态模拟中达到的最大屈膝角度。当受试者在摆动相前期的股直肌活动被消除后,最大屈膝角度改善更大。这些结果证实,摆动相前期的股直肌活动与摆动相早期同样重要,而且,对于许多僵膝步态的受试者来说,摆动相早期的股直肌活动与摆动相前期相比,可能更多地限制了膝关节在摆动相的屈曲。事实上,手术结果良好的患者往往表现出足趾离地时屈膝速度的增加和双下肢支撑相伸膝力矩的减少(Goldberg et al. 2006)。通过肌肉驱动模拟已经证明,治疗僵膝步态,评估患者的股直肌活动时,应进行摆动相前期和摆动相早期的肌电图检查。

视频 3-6-11
摆动相股直
肌活动

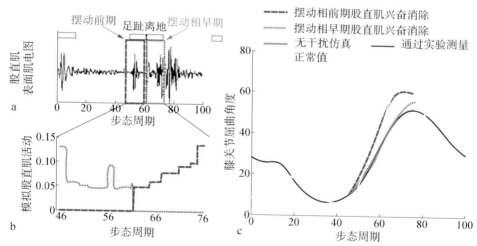

图 3-6-8　计算在消除股直肌活动后摆动相前期和摆动相早期,最大屈膝角度分别增大的方法示例。a.记录僵膝步态受试者整个步态周期的股直肌表面肌电图。水平白条表示正常股直肌肌电图。在步态周期的 61% 处用一条垂直虚线表示足趾离地。选择两个时间段进行分析:摆动相早期(即从足趾离地到最大屈膝的时间)和摆动相前期(时间与摆动相早期相等,但发生在足趾离地之前)。b.通过两个模拟实验,分别在摆动相前期(虚线)和摆动相早期(点线)消除股直肌活动,以确定肌肉对屈膝峰值的影响。c.与在摆动相前期(虚线)和摆动相早期(点线)消除股直肌活动时屈膝角度的模拟变化不同,图 c 比较了无干扰仿真(粗实线)和实验测量(细实线)膝关节活动范围。阴影线为正常膝关节活动范围而阴影区为正常活动范围 ±2 SD(经允许引自 Reinbolt et al. 2008)

尽管这些研究对股直肌在僵膝步态中的作用提供了有价值的参考,但患者在股直肌转位后步态改善的机制仍不清楚。转位最初的目的是将股直肌由伸膝肌转化为屈膝肌,但一些研究表明,伸膝功能反而降低了(Riewald and Delp 1997;Asakawa et al. 2002),这可能是由股直肌和下方股肌之间的瘢痕造成的(Asakawa et al. 2004)。另一种改善机制是减少了股直肌的伸膝力矩,而保留其屈髋力矩。我们已经在进行一项初步研究,以了解手术技术或瘢痕对结果的影响,以及股直肌转位术后的髋关节和膝关节力臂改变所产生的作用(Fox et al. 2009)。我们创建了10名僵膝步态儿童的肌肉驱动模拟,并通过改变模拟的条件来代表股直肌转位至缝匠肌或髂胫束,或有无瘢痕。初步结果表明,虽然所有的外科手术都改善了模拟中所观察到的最大屈膝角度,但瘢痕减少了改善的幅度。对于所有手术,主要的改善机制是减少由股直肌产生的伸膝力矩,同时维持股直肌的屈髋关节曲力矩。虽然单独应用步态分析工具描述僵膝步态是非常有帮助的,但一系列建模研究表明,动态模拟是探索屈膝减少的潜在生物力学和术后步态改善机制的有价值的工具。

## 四、 讨论与展望

肌肉骨骼系统的建模和仿真可以为步态异常的病理性力学机制和治疗的功能转归提供更深入的理解,本章提供的三个例子证明了这一点。我们所描述的一系列研究提供了基于生物力学原理的一般指导原则,可与步态分析中收集的数据结合使用,更严格地识别个体运动障碍的潜在原因,并更有效地制订治疗计划。例如,在第一项研究中用来估算腘绳肌长度和速度的方法,目前在几个临床中心被用于确定患者在步态中腘绳肌是长度发生了短缩还是收缩速度慢,哪些患者可以从延长术中受益。同样,我们对胫骨旋转畸形模型的分析表明,当患者胫骨外旋达到30°或大于正常时,过度旋转可能导致患者伸膝功能下降。我们对僵膝步态的研究也提供了有用的临床指南。虽然股直肌转位的常见临床指征之一是摆动相的过度活动,但我们的模拟表明,摆动相前期的股直肌活动可以降低膝关节在足趾离地时的屈曲速度,这可能是选择合适手术适应证的一个更重要的参数。除了这些一般的指导原则,技术和计算算法的进步能够持续减少生成个体受试者病理步态模拟所需的时间。然而,在模拟可以被广泛用于指导患者的治疗决策之前,必须降低当前模型的局限性,并且需要测试模型所代表的神经肌肉骨骼损伤个体的准确性。以下概述了今后研究中需要解决的一些重要问题。

首先,我们必须继续完善和验证脑瘫儿童的肌肉骨骼几何模型。如本章中给出的三个例子,建模和仿真研究的结果,通常对骨骼力线、关节几何形态或肌肉起止点等参数敏感,而这些参数可以改变运动过程中的肌肉力臂、肌肉肌腱长度和速度。我们的分析通常从一个肌肉骨骼系统的通用模型开始,该模型是基于实验测量的人体尺寸进行缩放的。目前已经开发了模拟常见骨骼畸形的技术,如胫骨扭转(Hicks et al. 2007)或股骨前倾(Arnold et al. 2001),这些方法基于临床测量获得的骨骼力线通过变形缩放建造肌肉骨骼模型。同样可以通过修改通用模型来模拟截骨术(Free and Delp 1996；Schmidt et al. 1999）和肌腱转位手术（Delp et al. 1994）。为了验证股骨前倾建模技术，我们比较了通过可变形模型预估的肌肉肌腱长度和磁共振图像确定的四个脑瘫受试者的肌肉肌腱长度（Arnold et al. 2001）。结果非常一致，大多数长度差异小于 5 mm。类似的成像研究需要确定当前的建模框架是否准确地反映了由其他畸形（如胫骨旋转或髌骨高位）或年龄、性别或手术治疗造成的差异。一般来说，为所有患者创建个体的基于图像的模型不太实际，因此我们建议继续改进混合的方法。特别是，我们建议使用主题模型，结合多维定标和算法对骨骼畸形、肌肉或关节根据影像学或者测量进行个体化的修正（Chao et al. 1993；Arnold et al. 2001；Arnold and Delp 2001；Hicks et al. 2007）。

　　用于模拟的肌腱力学模型也必须进行进一步检验。虽然目前的模型捕捉了正常受试者做功的许多特征，但它无法解释脑瘫等神经肌肉性疾病可能发生的变化。例如，该模型不能解释与痉挛肌肉激活相关的复杂过程，如募集或速率调节的潜在变化（Tang and Rymer，1981）。此外，我们的模拟也没有考虑肌肉肌腱重塑的影响，如由病理或治疗导致的肌肉最大收缩力的改变（Williams and Goldspink 1978）或肌腱延展性的变化（Woo et al. 1982）。描述病理、手术和其他治疗方式对肌肉做功影响的肌肉肌腱模型需要首先验证现有模拟的准确性，并提高新建模拟的价值。一种用于肌肉成像的微创微内镜技术（Llewellyn et al. 2008）可能改善患有脑瘫等神经肌肉性疾病儿童的肌肉肌腱力学的模型。这种新的成像方式允许在体内对肌节动态进行高速、实时成像，这也将对我们研究肌肉结构和动力学如何随着病理或治疗的结果而变化产生帮助。

　　也许本章所描述的模型最大的局限性在于未将中枢神经系统控制包括在内。例如，我们在分析胫骨旋转对肌肉伸膝和伸髋的影响时，没有将神经系统如何调节肌肉活动来代偿这种畸形考虑在内。此外，僵膝步态的开环动力学模拟，即合成的运动没有能力通过反射来调节肌肉的兴奋模式，就像在体内发生的那样。一般来说，中枢神经系统可能会适应平衡不良、肌肉无力或对手术或其他治疗的反应；然而，我们目前的建模和仿真框架并没有考虑到这些适应性反应。将控制感觉运动的精确表征与异常运动的动态模拟相结合，是开发能够准确模拟治疗结果模型的重要挑战之一。

　　此外，还需要确保肌肉骨骼模拟所产生的结果是准确的以及与临床相关。对于灵敏度的研究能够允许我们确定某一特定分析的结果在什么情况下与模型参数密切相关，如关节几何形态或肌肉力臂。仿真结果应与实验数据进行比较，以验证某一特定模型的复杂性并足以回答所产生的问题。同样重要的是检查由建模和模拟研究所提供的手术方案是否会产生更好的治疗效果。为此，我们已经开始对治疗蹲伏步态患者的大型数据库进行回顾性分析，来确定是否需要对一些导致患者膝关节过度屈曲的因素进行修正——比如肌肉痉挛状态、肌肉无力，或骨畸形，通过建模和仿真，以获得良好的手术结果。由于对每个受试者进行建模并不实际，我们也开始开发统计模型,利用从受试者临床检查或步态分析中已有的术前变量来预测特定治疗成功的可能性。可用的术前数据量非常大,因此我们通过采用之前建模和模拟研究中获得的知识来定义一个更小的术前变量子集,从而实现对手术结果的稳定预测,并使标准的临床和生物力学知识"有意义"。为了确保研究人员和临床医生可以使用计算机建模和仿真,我们开发了一个免费的肌肉骨骼建模和动态仿真软件包,称为 OpenSim (Delp et al. 2007)。该软件目前被超过 1 000 名研究人员使用,包括病理性步态的研究。

我们相信神经肌肉骨骼系统的计算机模型在脑瘫患者步态异常的评估和治疗中扮演着重要的角色,如本章所举的例子所示。肌肉骨骼模拟对于解释异常运动的生物力学原因和外科手术的效果是必要的,这些信息对于制订更适合的治疗计划至关重要。

## 五、 致谢

我们感谢本章中所叙述的每个项目的研究团队成员,包括 Allison Arnold、Jeffrey Reinbolt、Melanie Fox、Saryn Goldberg、Clay Anderson、May Liu、Sylvia Ōunpuu、Marcus Pandy、James Gage 和 Luciano Dias。我们也感谢 Roy Davis、Dennis Tyburski、Stephen Piazza、Silvia blmker、Darryl Thelen、Katherine Bell、Melany Westwell、Jean Stout、Tom Novacheck、George Rab、Stephen Vankoski、Julie Witka、Kevin Granata、Chand John 和 Joseph Teran 在数据收集、分析和解释方面提供的额外帮助。这项工作得到了 NIH 的资助,包括 NIH R01 - HD33929、NIH R01 - HD046814 和医学研究路线图 U54 GM072970。

## 参考文献

[ 1 ] Abel MF, Damiano DL, Pannunzio M, Bush J (1999) Muscle-tendon surgery in diplegic cerebral palsy: functional and mechanical changes. *J Pediatr Orthop* **19**:366 - 75.

[ 2 ] Anderson FC, Pandy MG (1999) A dynamic optimization solution for vertical jumping in three dimensions. *Comput Meth Biomech Biomed Eng* **2**:201 - 31.

[ 3 ] Anderson FC, Pandy MG (2001) Dynamic optimization of human walking. *J Biomech Eng* **123**:381 - 90.

[ 4 ] Anderson FC, Pandy MG (2003) Individual muscle contributions to support in normal walking. *Gait Posture* **17**: 159 - 69.

[ 5 ] Anderson FC, Arnold AS, Pandy MG, Goldberg SR, Delp SL (2006) Simulation of walking. In: Rose J, Gamble JG, editors. *Human Walking*. Baltimore, MD: Williams and Wilkins.

[ 6 ] Arnold AS, Delp SL (2001) Rotational moment arms of the medial hamstrings and adductors vary with femoral geometry and limb position: implications for the treatment of internally rotated gait. *J Biomech* **34**:437 - 47.

[ 7 ] Arnold AS, Blemker SS, Delp SL (2001) Evaluation of a deformable musculoskeletal model for estimating muscle-tendon lengths during crouch gait. *Ann Biomed Eng* **29**:263 - 74.

[ 8 ] Arnold AS, Anderson FC, Pandy MG, Delp SL (2005) Muscular contributions to hip and knee extension during the single limb stance phase of normal gait: a framework for investigating the causes of crouch gait. *J Biomech* **38**:2181 - 9.

[ 9 ] Arnold AS, Liu MQ, Schwartz MH, Ōunpuu, S. Delp SL (2006a) The role of estimating muscle-tendon lengths

and velocities of the hamstrings in the evaluation and treatment of crouch gait. *Gait Posture* **23**:273 – 81.

[10] Arnold AS, Liu MQ, Schwartz MH, Ôunpuu, S, Dias LS, Delp SL (2006b) Do the hamstrings operate at increased muscle-tendon lengths and velocities after surgical lengthening?*J Biomech* **39**:1498 – 506.

[11] Asakawa DS, Blemker SS, Gold GE, Delp SL (2002) In vivo motion of the rectus femoris muscle after tendon transfer surgery. *J Biomech* **35**:1029 – 37.

[12] Asakawa DS, Blemker SS, Rab GT, Bagley, A, Delp SL (2004) Three-dimensional muscle-tendon geometry after rectus femoris tendon transfer. *J Bone Joint Surg Am* **86**:348 – 54.

[13] Baumann JU, Ruetsch, H, Schurmann K (1980) Distal hamstring lengthening in cerebral palsy: an evaluation by gait analysis. *Int Orthop* **3**:305 – 9.

[14] Bell KJ, Ôunpuu S, DeLuca PA, Romness MJ (2002) Natural progression of gait in children with cerebral palsy. *J Pediatr Orthop* **22**:677 – 82.

[15] Bleck EE (1987) *Orthopaedic Management in Cerebral Palsy*. London: Mac Keith Press.

[16] Buczek FL, Cooney KM, Concha MC, Sanders JO (2002) Novel biomechanics demonstrate gait dysfunction due to hamstring tightness. *Gait Posture* **16**:S57.

[17] Campbell J, Ball J (1978) Energetics of walking in cerebral palsy. *Orthop Clin North Am* **9**:374 – 7.

[18] Chao EY, Lynch JD, Vanderploeg MJ (1993) Simulation and animation of musculoskeletal joint system. *J Biomech Eng* **115**:562 – 8.

[19] Crenna P (1998) Spasticity and 'spastic' gait in children with cerebral palsy. *Neurosci Biobehav Rev* **22**:571 – 8.

[20] Damron TA, Breed AL, Cook T (1993) Diminished knee flexion after hamstring surgery in cerebral palsy patients: prevalence and severity. *J Pediatr Orthop* **13**:188 – 91.

[21] Davis RB, Ôunpuu S, Tyburski D, Gage JR (1991) A gait analysis data collection and reduction technique. *Hum Mov Sci* **10**:575 – 87.

[22] Delp SL, Loan JP (2000) A computational framework for simulating and analyzing human and animal movement. *Comput Sci Eng* **2**:46 – 55.

[23] Delp SL, Loan JP, Hoy MG, Zajac FE, Topp EL, Rosen JM (1990) An interactive graphics-based model of the lower extremity to study orthopaedic surgical procedures. *IEEE Trans Biomed Eng* **37**:757 – 67.

[24] Delp SL, Ringwelski DA, Carroll NC (1994) Transfer of the rectus femoris: effects of transfer site on moment arms about the knee and hip. *J Biomech* **27**:1201 – 11.

[25] Delp SL, Arnold AS, Speers RA, Moore CA (1996) Hamstrings and psoas lengths during normal and crouch gait: implications for muscle-tendon surgery. *J Orthop Res* **14**:144 – 51.

[26] Delp SL, Anderson FC, Arnold AS, Loan P, Habib A, John CT, Guendelman E, Thelen DG (2007) OpenSim: open-source software to create and analyze dynamic simulations of movement. IEEE *Trans Biomed Eng* **54**:1940 – 50.

[27] DeLuca PA, Ôunpuu S, Davis RB, Walsh JH (1998) Effect of hamstring and psoas lengthening on pelvic tilt in patients with spastic diplegic cerebral palsy. *J Pediatr Orthop* **18**:712 – 18.

[28] Fox MD, Reinbolt JA, Ôunpuu S, Delp SL (2009) Mechanisms of improved knee flexion after rectus femoris transfer surgery. *J Biomechan* **42**:614 – 19.

[29] Free SA, Delp SL (1996) Trochanteric transfer in total hip replacement: effects on the moment arms and force-generating capacities of the hip abductors. *J Orthop Res* **14**:245 – 50.

[30] Gage JR, Perry, J, Hicks RR, Koop S, Werntz JR (1987) Rectus femoris transfer to improve knee function of children with cerebral palsy. *Dev Med Child Neurol* **29**:159 – 66.

[31] Goldberg SR, Ôunpuu S, Delp SL (2003) The importance of swing-phase initial conditions in stiff-knee gait. *J Biomech* **36**:1111 – 16.

[32] Goldberg SR, Anderson FC, Pandy MG, Delp SL (2004) Muscles that influence knee flexion velocity in double support: implications for stiff-knee gait. *J Biomech* **37**:1189 – 96.

[33] Goldberg SR, Ôunpuu S, Arnold AS, Gage JR, Delp SL (2006) Kinematic and kinetic factors that correlate with improved knee flexion following treatment for stiff-knee gait. *J Biomech* **39**:689 – 98.

[34] Granata KP, Abel MF, Damiano DL (2000) Joint angular velocity in spastic gait and the influence of muscle-tendon lengthening. *J Bone Joint Surg Am* **82**:174 – 86.

[35] Hicks J, Arnold A, Anderson F, Schwartz M, Delp S (2007) The effect of excessive tibial torsion on the capacity of muscles to extend the hip and knee during single-limb stance. *Gait Posture* **26**:546 – 52.

[36] Hicks JL, Schwartz MH, Arnold AS, Delp SL (2008) Crouched postures reduce the capacity of muscles to extend the hip and knee during the single-limb stance phase of gait. *J Biomech* **41**:960 – 7.

[37] Hoffinger SA, Rab GT, Abou-Ghaida H (1993) Hamstrings in cerebral palsy crouch gait. *J Pediatr Orthop* **13**: 722 – 6.

[38] Hsu LC, Li HS (1990) Distal hamstring elongation in the management of spastic cerebral palsy. *J Pediatr Orthop* **10**:378 – 81.

[39] Hsu AT, Perry J, Gronley JK, Hislop HJ (1993) Quadriceps force and myoelectric activity during flexed knee stance. *Clin Orthop Relat Res* **288**:254 – 62.

[40] Kimmel SA, Schwartz MH (2006) A baseline of dynamic muscle function during gait. *Gait Posture* **23**:211 – 21.

[41] Llewellyn ME, Barretto RP, Delp SL, Schnitzer MJ (2008) Minimally invasive high-speed imaging of sarcomere contractile dynamics in mice and humans. *Nature* **454**:784 – 8.

[42] Lloyd-Roberts GC, Jackson AM, Albert JS (1985) Avulsion of the distal pole of the patella in cerebral palsy. A cause of deteriorating gait. *J Bone Joint Surg Br* **67**:252 – 4.

[43] Perry J (1987) Distal rectus femoris transfer. *Dev Med Child Neurol* **29**:153 – 8.

[44] Perry J, Newsam C (1992) Function of the hamstrings in cerebral palsy. In: Sussman MD (Ed.) *The Diplegic Child: Evaluation and Management*. Rosemont, IL: American Academy of Orthopaedic Surgeons. p 299 – 307.

[45] Reinbolt JA, Fox MD, Arnold AS, Õunpuu S, Delp SL (2008) Importance of preswing rectus femoris activity in stiff-knee gait. *J Biomech* **11**:2362 – 9.

[46] Riewald SA, Delp SL (1997) The action of the rectus femoris muscle following distal tendon transfer: does it generate knee flexion moment? *Dev Med Child Neurol* **39**:99 – 105.

[47] Riley PO, Kerrigan DC (1999) Kinetics of stiff-legged gait: induced acceleration analysis. *IEEE Trans Rehabil Eng* **7**:420 – 6.

[48] Rose J, Gamble JG, Burgos A, Medeiros J, Haskell WL (1990) Energy expenditure index of walking for normal children and for children with cerebral palsy. *Dev Med Child Neurol* **32**:333 – 40.

[49] Rosenthal RK, Levine DB (1977) Fragmentation of the distal pole of the patella in spastic cerebral palsy. *J Bone Joint Surg Am* **59**:934 – 9.

[50] Ryan DD, Rethlefsen SA, Skaggs DL, Kay RM (2005) Results of tibial rotational osteotomy without concomitant fibular osteotomy in children with cerebral palsy. *J Pediatr Orthop* **25**:84 – 8.

[51] Schmidt DJ, Arnold AS, Carroll NC, Delp SL (1999) Length changes of the hamstrings and adductors resulting from derotational osteotomies of the femur. *J Orthop Res* **17**:279 – 85.

[52] Schutte LM, Hayden SW, Gage JR (1997) Lengths of hamstrings and psoas muscles during crouch gait: effects of femoral anteversion. *J Orthop Res* **15**:615 – 21.

[53] Schwartz M, Lakin G (2003) The effect of tibial torsion on the dynamic function of the soleus during gait. *Gait Posture* **17**:113 – 18.

[54] Selber P, Filho ER, Dallalana R, Pirpiris M, Nattrass GR, Graham HK (2004) Supramalleolar derotation osteotomy of the tibia, with T plate fixation. Technique and results in patients with neuromuscular disease. *J Bone Joint Surg Br* **86**:1170 – 5.

[55] Stefko RM, de Swart RJ, Dodgin DA, Wyatt MP, Kaufman KR, Sutherland DH, Chambers HG (1998) Kinematic and kinetic analysis of distal derotational osteotomy of the leg in children with cerebral palsy. *J Pediatr Orthop* **18**:81 – 7.

[56] Sutherland DH, Cooper L (1978) The pathomechanics of progressive crouch gait in spastic diplegia. *Orthop Clin N Am* **9**:143 – 54.

[57] Sutherland DH, Davids JR (1993) Common gait abnormalities of the knee in cerebral palsy. *Clin Orthop Relat Res* **288**:139 – 47.

[58] Sutherland DH, Santi M, Abel MF (1990) Treatment of stiff-knee gait in cerebral palsy: a comparison by gait analysis of distal rectus femoris transfer versus proximal rectus release. *J Pediatr Orthop* **10**:433 – 41.

[59] Tang A, Rymer WZ (1981) Abnormal force-EMG relations in paretic limbs of hemiparetic human subjects. *J Neurol Neurosurg Psychiat* **44**:690 – 8.

[60] Thelen DG, Anderson FC (2006) Using computed muscle control to generate forward dynamic simulations of human walking from experimental data. *J Biomech* **39**:1107 – 15.

[61] Thelen DG, Anderson FC, Delp SL (2003) Generating dynamic simulations of movement using computed muscle control. *J Biomech* **36**:321 – 8.

[62] Thometz J, Simon S, Rosenthal R (1989) The effect on gait of lengthening of the medial hamstrings in cerebral palsy. *J Bone Joint Surg Am* **71**:345 – 53.

[63] Thompson NS, Baker RJ, Cosgrove AP, Corry IS, Graham HK (1998) Musculoskeletal modelling in determining the effect of botulinum toxin on the hamstrings of patients with crouch gait. *Dev Med Child Neurol* **40**:622 – 5.

[64] Tuzson AE, Granata KP, Abel MF (2003) Spastic velocity threshold constrains functional performance in cerebral palsy. *Arch Phys Med Rehabil* **84**:1363 – 8.

[65] Van der Helm FC, Veeger HE, Pronk GM, Van der Woude LH, Rozendal RH (1992) Geometry parameters for musculoskeletal modeling of the shoulder system. *J Biomech* **25**:129 – 44.

[66] Waters RL, Lunsford BR (1985) Energy cost of paraplegic locomotion. *J Bone Joint Surg Am* **67**:1245 – 50.

[67] Waters RL, Garland DE, Perry J, Habig T, Slabaugh P (1979) Stiff-legged gait in hemiplegia: surgical correction. *J Bone Joint Surg Am* **61**:927 – 33.

[68] Williams PE, Goldspink G (1978) Changes in sarcomere length and physiological properties in immobilized muscle. *J Anat* **127**:459 – 68.

[69] Woo SL, Gomez MA, Woo YK, Akeson WH (1982) Mechanical properties of tendons and ligaments. II. The relationships of immobilization and exercise on tissue remodeling. *Biorheology* **19**:397 – 408.

[70] Zajac FE (1989) Muscle and tendon: properties, models, scaling, and application to biomechanics and motor control. *Crit Rev Biomed Eng* **17**:359 – 411.

[71] Zajac FE, Gordon ME (1989) Determining muscle's force and action in multi-articular movement. *Exerc Sport Sci Rev* **17**:187 – 230.

# 第 2 部分
## 治疗

TREATMENT

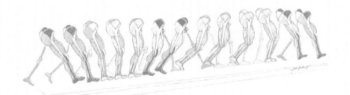

# 引言　脑瘫治疗的哲学

INTERLUDE　INTRODUCTION AND OVERVIEW OF
TREATMENT PHILOSOPHY

James R. Gage

冯　林　译

在与骨科住院医生交流的时候，我经常把脊柱侧弯和脑瘫的治疗做对比。对于前者，基本治疗计划的制订相对简单（是否需要观察、支具或手术）。根据脊柱侧弯的类型和自然史，医生能够轻松地决定治疗流程。但是，手术是复杂和困难的，只有经过足够训练的医生才能够进行。

对于脑瘫，尤其是痉挛性双下肢瘫的孩子，正好相反。矫正畸形和改善功能的手术并不复杂并且容易学习。但是，制订治疗计划（包括治疗目标以及达到这些目标的手术方式）是非常复杂的。潜在的神经损伤及其所产生的问题是多方面的，难以完全理解。另外，步态异常本身也很难进行分类，因为步态异常是由神经损伤、生长异常以及相对应的代偿机制共同作用所产生的结果。如果优化功能是脑瘫儿童治疗计划始终如一的目标，那么，治疗的医生必须深入理解正常步态以及脑瘫病理性步态。

但是，如果您有从头开始认真阅读这本书，那么现在，应该已经有了一个非常好的知识基础，我们可以开始讨论如何治疗。当我在 1970 年后期开始在 Newington 儿童医院工作时，我已经完成了住院医生的训练，并工作了 5 年，认为自己已经对儿童骨科有了扎实的知识基础。然后，我遇到了 Jim Cary 医生，他是 Newington 儿童医院的高年资骨科医生，他教会了我一个全新的治疗残疾儿童的方法。在每一个新来的住院医生轮转开始前，Cary 医生都会做一个概述性的讲座。在讲座中，他列出了治疗残疾儿童的 5 个原则（Cary 1976）。

（1）明确长期的治疗目标和预后。

（2）准确地判断患者的问题，现在的和将来可能出现的。

（3）分析生长对于这些问题产生的影响——干预或者不干预。

（4）是否有其他的治疗方法，包括不治疗。

（5）把患儿当成一个整体来制订治疗方案，而不仅仅是对运动骨骼部分进行治疗。

经过多年的工作，我发现这些原则在处理任何患有长期功能缺陷的儿童都非常有用，尤其是脑瘫儿童的治疗。只有在治疗开始做到准确的评估，制订明确和实际的功能目标，在治疗结束患儿发育成熟时，这些孩子的功能才有可能达到最好。我们能够改善孩子的功能，但不幸的是，我们不可能重建正常的功能。

然而，患儿的家庭想要（或者通常希望）他们的孩子尽量能够正常行走。因此，在治疗开始之前，医生的首要任务是建立一个患儿家庭能够理解和接受的目标。除了初始的评估，需要足够的时间跟家庭进行沟通。家长需要完全理解他们所要经历的是一个多方面、多学科的治疗过程。举例来说，在我们中心，通过认真地采集病史并初始评估建立诊断后，我们会对患儿的情况进行全面的讨论，通常需要几个小时。脑瘫儿童的家长在就诊时经常处于焦虑的状态，他们不理解为何孩子会这样，并且会有负罪感，认为孩子的疾病可能与他们的某些行为有关，尤其担心孩子将来的发展。病友组织和通俗易懂的宣教手册能够帮助这些对于脑瘫这种疾病尚不了解的家庭。因为需要多学科联合的团队治疗，包括康复师、支具师，以及相关专业的医生，我个人认为，这些患儿最好能在一个具备这些完善条件的中心进行治疗。

当面对患儿时，我们的任务包括全面的病史采集和临床检查，明确患儿存在的问题并进行分类，然后制订全面的治疗目标。由于治疗涉及多个学科，我们希望治疗计划能够覆盖患儿所有的问题，所以，最好是能够进行多学科的团队评估。

患儿个体化的治疗与脑瘫的类型和受累及的程度相关。例如，由于选择性运动控制差，手足徐动症这一来源于基底节损伤的异常肌张力类型，患儿的主要需求通常是交流和日常活动。独立的活动也是一个治疗目标，但是通常需要电动轮椅辅助（根据患儿需求由支具师或者工程师定制的操控系统）。在这些患儿中，癫痫和智力发育迟缓（英国：学习障碍）并不常见。从骨科医生角度来说，固定挛缩畸形少见，通常意义上的改善行走能力的手术，效果难以预测而且很少成功。例如，如果延长髋内收肌，这些患儿会出现固定髋外展挛缩畸形，而这种情况在单纯痉挛型患儿中非常少见。除了选择性运动控制差，基底节损伤的患儿也会出现严重的平衡方面和上肢使用的困难。因此，对于这些患儿，很少把行走作为治疗的目标。与骨科医生相比，儿科医生、康复治疗师和支具师承担了主要的治疗任务。

四肢均受累及的患儿（四肢瘫）相比于双下肢瘫的患儿，脑损伤的范围更广。所以他们会存在更多认知方面的问题，选择性运动控制差（仅有 20% 在成年后能够行走）、智力发育迟缓和癫痫发生率高。从骨科医生角度，全身累及的患儿，把行走作为治疗目标是不实际或者是不可能的。目标通常是能够独立或者在辅助下转运，以及在家中进行有限的行走（如果可能的话）。这些患儿主要的骨科问题是脊柱侧弯、髋关节半脱位/全脱位和（或）严重的足部畸形。因此，骨科医生对于这些患儿的治疗目标是预防脊柱畸形，维持髋关节在位和活动度，避免产生膝关节挛缩，维持足的中立位，鞋子穿戴无困难。这些患儿到成年后，通常需要不同程度的家庭看护。

痉挛性双下肢瘫和（或）偏瘫的患儿几乎都是能够行走的，这些儿童有很大的功能改善的潜能。但是，一般来讲，骨科治疗尚未达到精准定位和（或）建立在这些畸形病理基础上的精准治疗。因此，我们以前做的一些干预是考虑不全面并且甚至是有害的。肌肉/肌腱延长手术很常见［典型的如跟腱延长和（或）腘绳肌延长］，骨性畸形通常被忽视直至出现髋关节半脱位或者严重的足部畸形。儿童的每一次手术后都需要进行石膏固定相当长的时间，之后是长期的密集康复训练。经常导致多次的手术以及永久性的肌力差，同时几乎没有功能上的改善。甚至，由于从来没有能够完整地理解这个疾病的病理，多次手术非常常见。结果导致这些患儿童年大量的时间花费在医院里面，不是手术就是术后康复。Mercer Rang（1990）将这种情况命名为"生日综合征"；也就是说，"这些孩子几乎每年都要经历一次手术，而剩下的时间都在康复"。

## 一、团队治疗

对于这种复杂疾病，恰当的治疗不仅仅要求一个团队，同时需要这个团队中的每位成员彼此交流沟通。团队模式已经成为我们治疗的基石。这并不意味着每一个患儿在每一次就诊时都需要由每一个团队成员进行评估。在有些时候，他可能从来不需要接受团队中某些专业医生的评估。相反，这需要团队的每一个成员熟悉脑瘫这种疾病可能产生的问题以及了解每一个特异的问题应该由哪一个专业的团队成员解决。因此，当每一个团队成员发现患儿存在的问题并非他的专业范围时，必须能够将患儿引导到团队中相关专业的成员那里进行评估和治疗。由于这些患儿问题的多样性，团队的组成也需要多样性。在 Gillette 儿童专科医院，脑瘫团队包括的专业有儿科发育医生、骨科、神经外科、眼科、肢体和手功能康复、语言和听力、支具、心理，以及社会工作者。如果没有一个包含这些专业的特殊的治疗中心，那么治疗这些患儿会非常困难。在我们中心，就诊结束时，一个临床护士会与患儿和家长回顾所有的问题并确保患儿所需要的干预措施都得到落实。

在我们的流程中，首次接诊的医生通常为儿童神经内科医生、儿童发育医生或者是儿童康复科医生。这些专业中的每一个医生都可以做出脑瘫的诊断，但是儿童康复科医生通常负责起始阶段的治疗和随访。他监督患儿的肢体/手功能康复效果，确定适合的支具以及监测患儿整体发育情况和一些特殊部位的发育情况如髋关节和足。另外，康复医生应当经过培训并能够进行牵拉石膏固定操作，开具口服药物控制张力和（或）使用注射性药物如肉毒素和（或）酚类药物以避免挛缩的发生。我个人感觉是一个小儿骨科医生应当在患儿 1 岁时进行评估，然后每年进行评估或者根据骨科医生与康复科医生之间的沟通来决定患儿随访的时间，以及康复科医生对于骨科问题处理熟悉的程度来决定。

## 二、治疗方案

治疗方案的确定是整个团队治疗过程的重要部分。需要确定诊断是否正确，以及是否有漏掉相关的畸形。如果这方面出现问题，那么会导致灾难性结果。例如，一个 5 岁诊断为痉挛性双下肢瘫的孩子,被一个小儿神经内科医生推荐至我的门诊就诊。不幸的是,这个孩子直到我们开始注意到他的神经症状在不断进展并累及上肢时,才安排他进行了头颅 MRI 检查,最后正确的诊断是小脑髓母细胞瘤。从这个教训中,我们认识到除非通过特异的、必要的诊断学检查来排除其他可治疗的疾病,我们才能够确定脑瘫的诊断。任何时候,甚至是在脑瘫诊断已经建立以后,明显的神经系统症状进展也要引起足够的警惕,儿童神经内科或神经外科医生的再次会诊非常重要,因为这种情况可能意味着患儿的情况是可以治疗的(如继发于导管堵塞引起的脑积水)。在几种情况下,患儿被推荐到我的门诊来治疗未发现的髋关节半脱位,仅仅是因为经治医生并未常规进行骨盆平片拍摄来监测髋关节发育情况而漏掉了。我们发现,治疗计划需要团队合作共同制订,否则会容易漏掉一些问题,这也是团队共同制订治疗计划的优势所在。

### 三、　治疗计划

在儿童发育的特定阶段,需要通过评估他的肌张力来确定是否进行手术减张治疗。对于大多数患儿,减张理想的时间窗是在 5～8 岁。在这个年龄,神经系统和社交能力的发育通常已经足够进行手术和随后的康复。另外,如果考虑放置鞘内巴氯芬泵,患儿需要达到足够的体重从而能够在皮下进行泵的置入,这个年龄至少需要 5 岁。在我们中心,是以"痉挛评估团队"的形式来进行的。这个团队包括一个儿童骨科医生、康复科医生和一位神经外科医生。理想的情况下,在我们门诊就诊的患儿中,大多数最好能够先通过痉挛评估团队的评估,但是这并不现实。取而代之的是,我们依赖于患儿的主诊医生(康复科医生或骨科医生)来决定其是否需要进行痉挛程度的评估。如果患儿能够行走,需要进行痉挛程度的评估,步态分析通常需要在评估前进行。这样的话,在痉挛评估团队进行初次评估时,可以看到步态分析的结果。在痉挛程度评估的结果上,下列四项中的一项需要确定:

(1) 目前不需要减张治疗。

(2) 可以尝试口服药物控制异常的肌张力。

(3) 患儿是选择性脊神经后根离断术的适应证。

(4) 患儿适合进行鞘内巴氯芬泵置入。

如果选择进行减张治疗,儿童康复科医生需要负责监督术后康复过程。

最终,一旦患儿步态成熟且稳定,与异常肌张力有关的因素需要进行矫正,应当考虑一次手术矫正他存在的生长畸形[肌肉挛缩和(或)力臂功能异常]。建立在对于脑瘫的病理机制的理解之上,我们在前面的章节讨论过,现在应当能够深入理解"关节间平衡"这个概念。下肢的一些肌肉是跨关节肌肉,因此如果进行踝关节手术,同时也会对膝关节产生影响。与之类似,一个膝关节独立的手术也会影响到踝关节和髋关节。在治疗时,我们需要将患儿作为一个平衡和综合的整体进行考虑,避免

Mercer Rang 提出的"生日综合征"（Rang 1990）。

　　因此，在我们中心，所有患儿骨科的畸形会在一次手术中进行矫正。我们将这种联合进行的多个下肢手术称为单次多水平手术（single-event multilevel surgeries，SEMLS）。比如偏瘫患儿，一个外科医生可以进行所有的矫形。但是，痉挛性双下肢瘫患儿，为了在合理的时间内完成所有骨性和软组织畸形的矫正，需要两个团队的外科医生同时进行手术（一个团队负责进行一侧手术）。在随后的章节中，我们会讨论如何进行的细节问题。

　　具备了前面的背景知识，我们可以开始讨论目前各种治疗脑瘫的方法。从非手术治疗开始，而后是手术对于痉挛的治疗，接下来是矫正生长期的畸形（力臂功能异常和肌肉挛缩）。但是，在我们继续治疗这种非常复杂和困难的问题之前，我想送给大家一句话，来自 Reinhold Niebuhr 平静祈祷：上帝赐我平静，接受我不能改变的事情，鼓励我去改变能改变的事情，以及分辨这两者的智慧。

　　在这一领域超过 30 年的工作经验，我开始认为这句简单的祷词总结了脑瘫儿童治疗的核心。对于我来说，合适的治疗即总结在这简单的一句话里面。

## 参考文献

[ 1 ] Cary JM（1976）*Principles for Caring for a Handicapped Child. Resident Lectures*. Newington Children's Hospital, Newington, Connecticut, USA.

[ 2 ] Rang M（1990）Cerebral palsy. In: Morrissy R, editor. *Pediatric Orthopaedics*. Philadelphia, PA: J. B. Lippincott. p 465 – 506.

# 第 1 章　物理治疗
## PHYSICAL THERAPY

Susan Murr，Kathryn J. Walt

孔亚敏　张雪原　译，马丙祥　审校

## 一、关键点

● 保持关节活动度、增强肌力、促进活动流畅性是三大主要的物理干预脑瘫儿童的方法。

● 物理治疗的目标应具有功能性，并结合儿童环境设定有意义的活动和参与目标。

● 物理治疗伴随脑瘫儿童的整个生命周期，并结合其 GMFCS 水平和年龄制订。

对与脑瘫相关的运动障碍来说，通常物理治疗干预在孩子被诊断为脑瘫时，就开始了。过去，物理治疗的目标是使脑瘫的运动模式正常化，减少神经症状，并尽量限制继发性损伤的发展（Østensjø et al. 2003）。干预方法的理论基础是基于运动障碍会对脑瘫儿童的运动产生直接影响，但缺乏数据的支持。近年来，强调在日常环境中促进神经系统功能障碍儿童的发育。用 Østensjø 等（2003）的话来说："对脑瘫儿童的治疗应当从功能的角度出发，目的是使儿童能够掌握日常任务并参与活动，这对于患儿和家庭非常重要。"健康模块也从残疾框架转变为能力框架，从仅关注个人转向社会层面；《国际功能、残疾和健康分类》（the International Classification of Founctioning，Disability and Health，ICF）提高了物理治疗师对这一点的认知，使他们更加关注提高活动能力和参与度，这对他们是新的挑战。

任何关于脑瘫个体和治疗干预的讨论都必须考虑到其身体结构和功能受影响的严重程度。本章采用粗大运动功能分级系统（GMFCS）（Palisano et al. 1997）对脑瘫的严重程度进行分类。将讨论两个特定的年龄段，即从出生到 6 岁的幼童和 12 岁及以上的儿童/青少年。而中间的几年，患儿通常需要接受一些药物和外科干预，随后的康复也与这些治疗密切相关。

## 二、年幼儿童康复的注意事项：出生到 6 岁

从 ICF 的角度来看，脑瘫儿童存在肌张力、肌力、神经反射和关节活动范围受限等身体功能和结构障碍（Law et al. 2007）。GMFCS Ⅰ～Ⅲ级的儿童比Ⅳ级和Ⅴ级

儿童的功能障碍更小。日常生活（如穿衣、进食、日常活动）与活动参与（即独自或与朋友玩耍、参与学校教育）明显受限，以及儿童社会功能的缺失（Law et al. 2007）。环境因素也必须加以考虑，对于幼儿来说，他需要一个充满爱的家庭。在 3～5 岁的时候，孩子的生活通常已经进入了以教育/学校为中心，并且正在发展与同龄人之间的关系，然而由于整体发育和独立性水平的落后，他的周围环境仍然受到一定影响。

先前的治疗技术与对疾病的认识相关，如神经发育疗法，但目前已被运动控制、运动学习和动态系统理论所取代。以家庭为中心的治疗原则以及改进脑瘫的运动控制和运动学习理论等因素促进了这些理论的转变。从动态系统的角度来看，对于患儿运动系统的问题，以环境和（或）任务为导向的训练以改善其运动功能而不是关注于改变其运动能力更适合（Law et al. 2007）。一项正在进行的随机对照研究比较了以患儿为中心和以任务/环境为中心的干预模式。在以患儿为中心的方法中，治疗师目标的设定和重点在于改变患儿的功能和结构，基于这个水平的改善能够提高患儿的功能和活动参与能力。首先改变患儿的能力，如果这一目标无法达到，那么考虑以环境为中心的干预模式。尽管更多地强调定制个体化的功能性和可测量的目标，但仍有证据支持将典型的运动模式作为衡量干预效果的标准（Law et al. 2007）。

在以任务/情境为中心的方法中，将儿童的兴趣与任务相结合，明确环境或儿童自身的制约因素，治疗侧重于改善这些制约因素。在这种方法中，无论孩子采用何种代偿性的方式，鼓励其以完成功能性的任务为目标，而不以运动质量为重点。

婴儿和幼儿（出生到 3 岁）通常是早期干预的对象，治疗团队根据明确的需求、动机和兴趣以及家庭目标进行评估和制订计划。而训练通常在家庭环境中完成，也就是儿童的自然环境。3～6 岁的儿童，在保证能够更多参与教育的前提下，可以过渡到能够提供早期康复干预的治疗中心进行康复或者指导。在这一阶段，也可以同时进行其他类型的门诊治疗，以及各种不同类型的机构所提供的多种干预方式，目的是最大限度发展孩子的功能性活动。

无论框架如何制订，物理治疗的目标是完成功能性活动，大多数治疗师会采用多种方法进行综合干预。而最佳干预剂量的确定尚缺乏依据；大于 6 月龄的患儿，研究发现高强度的训练获益有限（Bower et al. 2001）。目前文献更支持孩子和家庭进行短期强化干预，提升功能的结果。阶段性干预，建立在儿童学习一项新运动技能的动机理论的基础上，尤其适用于 GMFCS Ⅰ～Ⅲ级的脑瘫。而对于Ⅳ级和Ⅴ级的儿童，可以推荐更多的持续性干预，因为这类患儿治疗的目标更直接地针对预防继发性问题。这些儿童更依赖辅助设备来帮助他们实现功能性移动，对这些设备的评估是治疗干预的一个重要组成部分。

治疗干预包括牵拉和石膏等，以改善患儿的关节活动度和下肢力线，加强肌肉力量和耐力，进行功能性训练，使用适当的辅助设备或跑步机进行步态训练，以及电刺激，通常与功能性活动相结合来进行。牵拉、体位摆放和石膏固定通常是年幼患儿有肌张力增高表现时首选的治疗方法,理论的基础在于被动牵拉紧张或者挛缩的软组织可以降低肌张力。牵拉可以由治疗师通过手法治疗进行,或者通过一些设备如支具或者仪器进行一段时间的拉伸。Pin 等(2006)进行了文献回顾,试图回答,"被动牵拉是否能够改善脑瘫儿童被动关节活动范围及降低痉挛?"他们将干预方式分为两类:第一类手动牵拉,即保持关节在最大伸展角度几秒。第二类是通过外力(如站立架或其他体位摆放设备)固定关节于最大伸展位,每天几分钟至几小时。他们发现,被动牵拉对于改善关节被动活动范围的作用,存在相互矛盾的证据,而即使有改善,效果也并不明显。有证据表明,被动牵拉可以降低脑瘫儿童的痉挛,但尚未达到影响功能性活动的程度,如步行。统计学上的发现有时可能没有临床意义,但是对于一个发育中的年幼儿童来说,关节活动范围的微小增加甚至维持,都可能存在显著临床意义,并引起功能的改善。

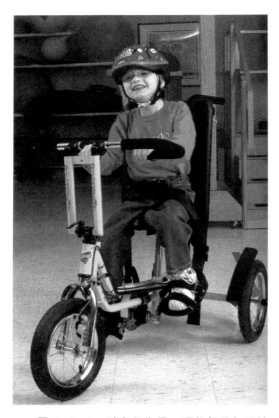

图4-1-1　骑自行车是一项很好的加强社会参与的活动。骑自行车作为 Noah 物理治疗的一部分,他很喜欢,并且他在家中也有一辆自己的自行车,可以与家人和朋友一起骑行

## (一)肌力强化

有充分的证据表明,脑瘫儿童比正常发育的同龄人肌力差(Wiley and Damiano 1998)。尽管最初由于担心增强平衡和改善步态的强化项目会增加脑瘫儿童痉挛而被避免使用,但是有证据显示他们享受并受益于这些项目(Dodd et al. 2002)。幼儿或选择性运动控制有限的儿童,可以在玩耍和功能性活动中得到力量强化。如果有足够的能力和理解力,可以通过循序渐进的抗阻训练来进行加强。可以通过阻力带、自重或器械来施加阻力。研究支持使用由测力计获得的最大动力的 65% 为阻力,每周 2～3 次,至少 6～10 周的强化训练(Berry et al. 2004；Dodd and Foley 2007)。其他强化方式可以包括游泳、骑自行车、舞蹈和其他体育活动,以及马术治疗(图 4-1-1)。孩子的兴趣和动机,以及家庭的选择,可以帮助选择训练的类型。

## (二)行走/步态训练

GMFCS 的 Ⅰ～Ⅲ级儿童通常会

选择步行作为他们的主要位移形式，至少在家中或其他室内环境中是这样。在静态或动态的站立设备或助行器中，鼓励年幼的孩子保持直立和负重姿势，而后随着他们力量、协调和平衡能力的提高，可以使用一些有限的辅助设备。步态训练通常是物理治疗干预的一个重点，这是儿童在日常生活中最需要的，因此也更加关注。新的方法提供部分减重以及在跑步机上进行训练，增加了练习的机会，并且有希望改善年幼脑瘫儿童的步态和功能性的技能（Dodd and Foley 2007）。GMFCS IV 级的儿童将严重依赖轮椅来进行转运，为幼儿引进电动轮椅，可以使他们更积极地参与到家庭和社会环境中。有些父母最初把电动轮椅作为终极手段而不愿使用，但他们最终会发现，孩子的独立性和参与活动的能力得到了提升，这些会改变他们先前的态度，并提高他们对电动轮椅的接受程度（Wiart et al. 2004）。

### （三）功能性活动（图 4-1-2）

随着运动技能的发育，幼儿学习探索周围环境以及建立与他人之间的联系。患有脑瘫的儿童通常需要额外的支持，以促进他们的运动发育和发挥他们的潜力。通常通过徒手物理治疗或环境改造，使儿童学习主动地运动启动。将功能运动与基于运动质量正常化的更传统的治疗方案进行比较，发现两组儿童在运动技能方面都有进步，但前一组儿童在日常生活环境中技能性方面的提升更多（Ketelaar et al. 2001）。

### 三、 青少年康复的考虑因素

在三篇系列文章中，Palisano（2006）使用 ICF 来明确儿科物理治疗中不同方法与临床决策之间的关系。他确定以家庭为中心的治疗是儿科实践的标准。这包括信息的共享、专业协作，以及与护理和其他参与人员之间的合作。儿科实践中的其他重要因素包括在自然学习环境中进行日常活动的实践，以及确定哪些是对儿童和家庭有意义的效果。Palisano（2006）明确了青少年与力线和活动范围受限相关的继发性损伤所引起

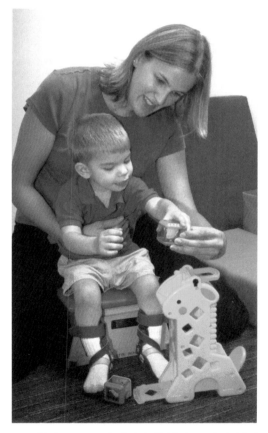

**图 4-1-2** 在治疗师的辅助下，坐在板凳上的 Pierce 在鼓励下拿起积木并将其投入相应形状的积木盒内。即便他无法独立完成，但是仍然获得了功能性活动的经验

的活动受限,他们增加了行走困难,导致功能性行走能力下降。因此,物理治疗应关注并解决与保护关节和减少耗能相关的平衡障碍、步行及运动。

对脑瘫青少年,还应当特别考虑到环境和生活状态的相关因素。这包括与同龄人的社交及参与学校活动的能力。一般来说,初中和高中的校园更大,对青少年的体能要求也更高,患者需要考虑如何在教室走廊及校园内活动。应重新评估其主要的行动方式,需要将耗时、耗能、疼痛及社交表现考虑在内。随着儿童的生长发育,对护理人员的要求也相应增加,可能需要对家庭环境和设备进行适应性改造。由于年龄增长、体型及一些独立性方面的变化,青少年需要在家庭和社区生活中调整他的活动,甚至在这一时期功能性的能力和表现也会随之发生改变。

O'neil 等(2006)将"物理治疗指南"与 ICF 中的身体结构和功能、活动、参与和环境因素进行结合,明确了功能效果评估、以家庭为中心的治疗、任务导向的方法和运动学习的动态系统理论是物理治疗干预的组成部分。O'Neil 等(2006)确定了在为青少年提供物理治疗建议时需要考虑的几个方面,包括功能性活动能力、曾经的干预措施及继发性损伤。

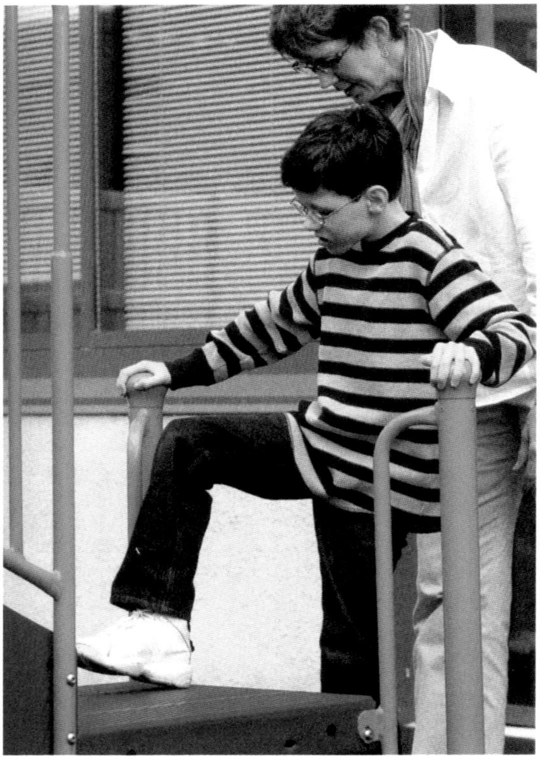

应当明确在参与家庭、学校和社区生活中所需的功能性运动技能。这包括转运、活动床、卫生间改造,以及房间之间的转移。青少年与幼儿阶段不同,爬行通常不再作为一种转移的方式,而在幼儿阶段,经常会强调与年龄相仿的同龄人一起在地板上玩耍及爬行。学校设施(必须考虑到如楼梯、教室之间的距离,以及课间休息时间和教室内转运等因素)也应当进行优化,考虑到青少年患者的需求。个体化教育计划(individual education plan,IEP)和适应性运动与治疗相配合(图 4-1-3)。

在提出建议、制订治疗计划和设定目标时,应将曾经的治疗考虑在内,如痉挛的控制和矫形手术。此外,还应评估继发性损伤、下肢力线和姿势异常,以及生长发育,从而能够更好地预测它们对于治疗计划和目标的影响。

图 4-1-3 Brandon 正在进行与功能性活动相关的强化训练。他需要有足够的下肢力量才能登上操场上或校车上的高台阶

幼儿可能会根据个体的教育需求,通过学校系统接受直接的物理治疗干预,而青少年只在初中和高中接受治疗咨询。因此,定期物理治疗干预在门诊环境中是合适的,通常在医疗处置后增加就诊频率。计划的治疗间隔应当根据患者面临的主要运动障碍来制订,但是目标和效果的评估需要考虑到实际的生活环境,解决由于运动障碍所导致的功能性活动异常。计划中所使用的物理治疗干预措施包括牵拉、强化肌力和改善心血管功能,需要能够达到既定效果。此外,还应强调功能活动和运动训练,以及促进平衡/姿势控制和协调。

物理治疗的间隙,积极参与健身和娱乐活动,能够持续强化心血管功能,并强化肌力,维持灵活的功能。而且,终生健身和娱乐活动也受到越来越多的重视。尤其在逐渐衰老的过程中,Damiano(2006)更强调保持一定的运动量对健康的促进作用。运动种类包括适应性循环训练(静态和动态)、部分负重步态训练、水上项目、举重和其他适应性运动。然而,对于残疾人来说,参加健身和娱乐活动存在一定障碍。常见原因包括:儿童/家庭缺乏兴趣、相关的资源缺乏、经济问题(资金支持不足)、社区项目缺乏及竞争优势不足(Goodgold 2005)。此外,没有物理治疗师的指导,训练的频率和强度很难达到产生生理变化所需的水平。

此外,向成年的过渡与对独立性需求的增加,以及在高中阶段如何给青少年提供更便利的生活也要纳入讨论的范畴。这包括建立自信、过渡前计划、为独立生活和(或)过渡到大学环境做准备。

临床标准化测试和工具有助于目标设定和疗效评估包括功能性活动量表(FMS)(完成家庭、学校和社区的活动)和粗大运动功能测量(如果孩子在 5 岁以下,可作为运动技能评估)。心血管耐力可以通过定时上下楼梯(timed up and down stairs,TUDS)测试和能量消耗指数(energy expenditure index,EEI)进行评估。步态效率可以通过 6 分钟步行测试和计时起跑(timed up and go,TUG)进行评估。徒手肌力测试和儿童伯格平衡测试(pediatric Berg balance test,PBBT)(14 项评估平衡的项目)也是有效的评估工具。此外,加拿大作业表现量表(Canadian occupational performance measure,COPM)(儿童/父母对表现和参与的评估)和儿童健康问卷(QOL)用于评估青少年的运动能力和活动参与程度,有助于设定对于青少年有意义的目标(O'Neil 2006)。

最近,粗大运动功能分级(GMFCS - 4)已经扩展到 12~18 岁的脑瘫患者,重点是环境因素及其对功能表现的潜在影响(Palisano et al. 2007)。FMS 是对 GMFCS 的另一种分类工具(Graham et al. 2004)。FMS 对功能移动进行评分,分为三个距离,代表家庭(5 m)、学校(50 m)和社区(500 m)。它还描述了在每个距离范围内辅助的设备,6 分代表不需要辅助设备,功能最好,而 1 分代表需要使用轮椅辅助移动。例如,一个 GMFCS Ⅲ级的孩子,虽然在家里不需要使用辅助设备,但通过扶住家具保持平衡,而在学校使用助行器,在社区内使用轮椅,他的得分是 4 - 2 - 1。FMS 在描述功能性移动方面为卫生专业人员之间提供了沟通的语言,而且对手术干预后的变化也很敏感。

## 四、 GMFCS Ⅰ级和Ⅱ级

处于 GMFCSⅠ级和Ⅱ级的青少年能够在大多数环境中自主活动,但是Ⅱ级儿童会受到一定环境因素的限制,对于在社区内长距离转运,可能需要轮椅辅助。平衡和协调也需要上肢辅助,如上下楼梯(Palisano et al. 2007)。

GMFCS Ⅰ级和Ⅱ级青少年能够从这些物理治疗干预中获益,包括牵拉、心血管功能、肌力强化、平衡和社区内转运。牵拉和肌力强化对维持姿势和下肢力线至关重要,从而优化功能性行走。推荐周期性强化计划,一般为每周 3 次,控制在最大自主收缩力的 65%。渐进式强化训练作为一种标准练习方式,而不再被认为会增加痉挛(Damiano et al. 1995a,b;Morton et al. 2005;O'neil et al. 2006)。肌力强化可以通过自重或举重器械来完成。电动自行车(Fowler et al. 2007)、自行车和游泳也可以用来促进和强化心血管功能(图 4-1-4)。部分负重步态训练可以提高耐力和改善功能性步态(Begnoche and Pitetti 2007;Provost et al. 2007)。后者团队研究了 6 名 6～14 岁诊断为脑瘫的儿童使用部分负重步态训练的有效性。入组患儿 GMFCS 均为Ⅰ级,通过使用 Lite 步态,每次 30 分钟,每天 2 次,每周 6 天,连续 2 周。所有儿童的耐力均有改善,通过 EEI 测量,行走速度和(或)GMFM 评分均有提高。根据单肢站立的测量结果,半数儿童的平衡能力得到了改善(Provost et al. 2007)。

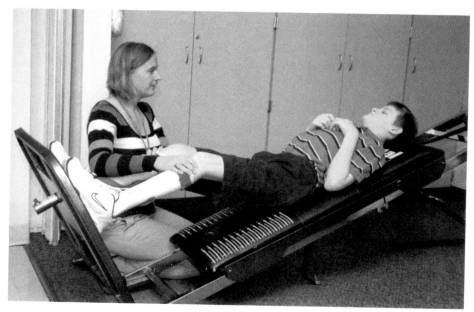

图 4-1-4　肌力强化训练可以利用自重或使用设备加重来完成

## 五、 GMFCS III级

III级青少年的活动表现更具多样性。通常情况下,他们能够在辅助设备的帮助下行走;然而,在学校或社区环境中,由于时间、精力和个人原因,他们可能会寻求另一种出行方式。包括手动轮椅或电动轮椅的使用。由于受到活动能力的限制,参与体育活动则需要进行适当调整(Palisano et al. 2007)。

GMFCS III级青少年通过物理治疗,能够根据实际的环境情况选择最有效的转运方式,并通过肌力强化和耐力训练来维持。继发性损伤的影响也需要通过日常牵拉和关节活动度练习来解决。在 Bjornson 等(2007)的一项研究中,将诊断为脑瘫青少年的活动水平与年龄匹配的同龄人进行了比较。使用 Step Watch 监视器来记录这些青少年每天的平均步数和运动时间的百分比。他们发现,与同龄人相比,患有脑瘫的青少年的活动水平总体上有所下降,并且 GMFCS III级的青少年的活动能力低于 I级和 II级。因此,认为III级活动水平的下降可能是由于其能够参与活动的种类及参与的机会减少有关(Bjornson et al. 2007)。由于运动的局限性,采用其他替代方法提高心血管耐力和强化力量显得非常重要(Fowler et al. 2007)。水上运动、适应性自行车和运动都是可选择的方式。III级的青少年也可以在自己的能力范围内参加渐进式强化项目(Damiano et al. 1995a、b;Damiano 2006)。

## 六、 GMFCS IV级和V级

IV级和V级青少年使用轮椅作为主要的转运方式,同时需要对轮椅进行改造以适应患儿的坐姿和给予额外的支撑。电动轮椅是独立移动的最佳选择。IV级可以在辅助下行走,但通常仅出于康复训练的目的。他们需要 1～2 个人辅助进行转运,但其下肢可以支撑参与转运过程。相比之下,V级因为他们无法支撑自己的重量,可能需要通过机械升降机的帮助(Palisano et al. 2007)。

站立训练对维持骨密度有帮助,对肠道、呼吸系统和消化系统也有积极的影响(Stuberg 1992;Pin 2007)。站立训练有能够减少挛缩且降低骨质疏松等其他优点,建议每周 4～5 次,每次 60 分钟。肌力强化可以通过其他功能活动和体位摆放来完成,包括俯卧位、垫上活动、水疗和辅助步行。步态训练器可以用来辅助步行,下肢能够动态负重,提供有氧运动的机会,还可以促进积极的社交互动。

在与IV级和V级青少年合作时,需要考虑的其他重要方面包括宣传教育和自我护理,以及为出行、电脑设备、环境控制和社区资源提供条件。此外,家庭/护理人员可能会担心对设备需求的改变。例如,由于青少年的体型和有限的活动能力,现在可能需要一个机械升降机或天花板升降机来进行转移。其他干预措施包括个人护理人员和(或)针对家庭护理人员有关关节活动范围、体位摆放、转运和其他在家庭中可以进行的训练的培训。

# 参考文献

［1］ Begnoche DM, Pitetti KH (2007) Effects of traditional treatment and partial body weight treadmill training on the motor skills of children with spastic cerebral palsy: a pilot study. *Pediatr Phys Ther* **19**:11 - 19.

［2］ Berry E, Giuliani CA, Damiano DL (2004) Intrasession and intersession reliability of handheld dynamometry in children with cerebral palsy. *Pediatr Phys Ther* **16**:191 - 8.

［3］ Bjornson KF, Belza B, Kartin D, Logsdon R, McLaughlin JF (2007) Ambulatory physical activity performance in youth with cerebral palsy and youth who are developing typically. *Phys Ther* **87**:248 - 57.

［4］ Bower E, Michell D, Burnett M, Campbell MJ, McLellan DL (2001) Randomized controlled trial of physiotherapy in 56 children with cerebral palsy followed for 18 months. *Dev Med Child Neurol* **43**:4 - 15.

［5］ Damiano DL (2006) Activity, activity, activity: rethinking our physical therapy approach to cerebral palsy. *Phys Ther* **86**:1534 - 40.

［6］ Damiano DL, Kelly LE, Vaughn CL (1995a) Effects of quadriceps femoris muscle strengthening on crouch gait in children with spastic diplegia. *Phys Ther* **75**:658 - 67.

［7］ Damiano DL, Vaughan CL, Abel MF (1995b) Muscle response to heavy resistance exercise in children with spastic cerebral palsy. *Dev Med Child Neurol* **37**:731 - 9.

［8］ Dodd KJ, Foley S (2007) Partial body-weight-supported treadmill training can improve walking in children with cerebral palsy: a clinical controlled trial. *Dev Med Child Neurol* **49**:101 - 5.

［9］ Dodd KJ, Taylor NF, Damiano DL (2002) A systematic review of the effectiveness of strength-training programs for people with cerebral palsy. *Arch Phys Med Rehabil* **83**:1157 - 64.

［10］ Fowler EG, Knutson LM, DeMuth SK, Sugi M, Siebert K, Simms V, Azen SP, Winstein CJ (2007) Pediatric endurance and limb strengthening for children with cerebral palsy (PEDALS) — a randomized controlled trial protocol for a stationary cycling intervention. *BMC Pediatr* **7**:14.

［11］ Goodgold S (2005) Wellness promotion beliefs and practices of pediatric physical therapists. *Pediatr Phys Ther* **17**:148 - 57.

［12］ Graham HK, Harvey A, Rodda J, Nattrass GR, Pirpiris M (2004) The Functional Mobility Scale (FMS). *J Pediatr Orthop* **24**:514 - 20.

［13］ Ketelaar M, Vermeer A, Hart H, van Petegern-van Beek E, Helders PJ (2001) Effects of a functional therapy program on motor abilities of children with cerebral palsy. *Phys Ther* **81**:1534 - 45.

［14］ Law M, Darrah J, Pollock N, Rosenbaum P, Russell D, Walter SD, Petrenchik T, Wilson B, Wright V (2007) Focus on function — a randomized controlled trial comparing two rehabilitation interventions for young children with cerebral palsy. *BMC Pediatr* **7**:31. Available at http://biomedcentral.com/1471-2431/7/31, accessed May 28, 2008.

［15］ Morton JF, Brownlee M, McFadyen AK (2005) The effects of progressive resistance training for children with cerebral palsy. *Clin Rehabil* **19**:283 - 9.

［16］ O'Neil ME, Fragala-Pinkham MA, Westcott SL, Martin K, Chiarello LA, Valvano J, Rose RU (2006) Physical therapy clinical management recommendations for children with cerebral palsy — spastic diplegia: achieving functional mobility outcomes. *Pediatr Phys Ther* **18**:49 - 72.

［17］ Østenjsø S, Carlberg EB, Vøllestad NK (2003) Everyday functioning in young children with cerebral palsy: functional skills, caregiver assistance, and modifications of the environment. *Dev Med Child Neurol* **45**:603 - 12.

［18］ Palisano RJ (2006) A collaborative model of service delivery for children with movement disorders: a framework for evidence-based decision making. *Phys Ther* **86**:1295 - 305.

［19］ Palisano R, Rosenbaum P, Walter S, Russell D, Wood E, Galuppi B (1997) Development and reliability of a system to classify gross motor function in children with cerebral palsy. *Dev Med Child Neurol* **39**:214 - 23.

［20］ Palisano RJ, Rosenbaum P, Bartlett D, Livingston M (2007) *GMFCS — E & R Gross Motor Function Classification System Expanded and Revised*. McMaster University: CanChild Centre for Childhood Disability Research.

［21］ Pin TW (2007) Effectiveness of static weight-bearing exercises in children with cerebral palsy. *Pediatr Phys Ther* **19**:62 - 73.

［22］ Pin T, Dyke P, Chan M (2006) The effectiveness of passive stretching in children with cerebral palsy. *Dev Med*

*Child Neurol* 48:855 – 62.

[23] Provost B, Dieruf K, Burtner PA, Phillips JP, Bernitsky-Beddingfield A, Sullivan KJ, Bowen CA, Toser L (2007) Endurance and gait in children with cerebral palsy after intensive body weight-supported treadmill training. *Pediatr Phys Ther* **19**:2 – 10.

[24] Stuberg WA (1992) Considerations related to weight-bearing programs in children with developmental disabilities. *Phys Ther* **72**:35 – 40.

[25] Wiart L, Darrah J, Hollis V, Cook A, May L (2004) Mothers' perceptions of their children's use of powered mobility. *Phys Occup Ther Pediatr* **24**:3 – 21.

[26] Wiley ME, Damiano DL (1998) Lower-extremity strength profiles in spastic cerebral palsy. *Dev Med Child Neurol* **40**:100 – 7.

# 第 2 章　矫形支具
## ORTHOSES

Tom F. Novacheck，Gary J. Kroll，George Gent，Adam Rozumalski，Camilla Beattie，Michael H. Schwartz

孔亚敏　张雪原　译，马丙祥　审校

## 一、 关键点

- 正确和适合的矫形器能够弥补神经运动缺陷。
- 矫形器通常用来解决身体结构和功能的缺陷，尽管有时这两方面满足程度不同，但任何一种矫形器的设计都无法在这两方面都达到完美的效果。
- 避免蹲伏步态、防止膝关节压力过大是矫形器长期使用的核心。
- 身体结构的节段性分析方法是必要的，以确保恰当的力线和功能。
- 力臂重建，改善踝关节跖屈/伸膝耦联。
- 目前的重点是改进测试方法和选择材料，以优化矫形器的刚度和能量的储存/吸收。

## 二、 相关病理生理学研究进展

正常步态的支撑相后期，通过踝关节跖屈/伸膝耦联，在无股四头肌的参与下，维持膝关节的稳定（参见第 1 篇第 3 章）。也就是说，比目鱼肌收缩所产生的踝关节的跖屈能够抑制胫骨过度前移，从而维持地反力作用于膝关节前方，产生伸膝力矩，使膝关节伸展而不需要股四头肌活动（视频 3 - 6 - 7）。这一动态耦联也能够避免膝关节过度屈曲（也称为蹲伏步态）。

脑瘫患者通常有：①跖屈肌无力（腓肠肌和比目鱼肌）；②股骨前倾角增大伴胫骨外旋，使足相对于膝关节轴线异常；③不稳定的外翻足，无法作为有效的杠杆。

上述每一项都会降低在步态第 2 滚轴时相中跖屈/伸膝耦联的作用，从而无法为膝关节提供足够的支持，以及在第 3 滚轴时相的前推无力（参见第 2 篇第 4 章）。因此，跖屈肌功能障碍可能导致支撑相（稳定性）和摆动相（推进性）的不足。幸运的是，力臂功能障碍通常可以通过适当的矫形手术和（或）支具来重建（Gage and Schwartz 2002）。只要肌肉功能存在，就可以恢复和保持直立姿势。

背屈肌力不足或背屈肌与跖屈肌之间的动力性失衡，通常会导致摆动相背屈不充分，从而造成足廓清障碍。中足畸形可能导致胫骨前肌的机械力线异常，降低其足廓清的功能。

阶段性评估足部畸形相对困难（参见第 3 篇第 2 章），但对于矫形器的适配至关重要。脑瘫儿童通常存在两种足部畸形：僵硬性跖屈高弓内翻在偏瘫患者中常见，单纯矫形器难以控制；而跖屈外翻主要见于双下肢瘫和四肢瘫患者，相对柔韧性好，更适合矫形器治疗。然而，要想取得较好的疗效，必须处理中足不稳和前足内翻畸形，这些复杂的足部畸形需要外科手术结合矫形器进行治疗（参见第 5 篇第 8 章）。

### 三、历史回顾

虽然矫形器使用的历史可以追溯到希波克拉底时代，闭合复位和夹板用来治疗骨折，但其用于神经肌肉疾病治疗的历史较短。Lewis A. Sayre 被许多人认为是"北美矫形手术之父"，他在 19 世纪中叶使用一种改良的鞋具来矫正先天性马蹄内翻足（Wenger 1993）。20 世纪初，美国 Winthrop Morgan Phelps 对脑瘫的治疗非常感兴趣。尽管他是一名骨科医生，但主张使用支具而不是手术作为控制脑瘫儿童肌肉骨骼畸形的主要方法（Phelps 1953）。他的支具主要由皮革和金属制成，是在脊髓灰质炎流行时代衍生出来的。第二次世界大战后，塑料的引入给矫形器世界带来了变革。直到今天，热塑性材料仍然是矫形器制造的主要选择。虽然塑料肯定比金属和皮革更好，但人们仍在继续寻找具备更好结构特性的材料，他们需要满足坚固、耐用、质轻这些特点。碳纤维材料可以满足这些需求，它潜在的应用价值目前正在研究中（Wolf et al. 2005；Desloovere et al. 2006；Novacheck et al. 2007）。

### 四、评估患者的适应证

#### （一）病史与体检

虽然有些患者曾经出现支具不耐受，但这并不是支具治疗的禁忌证，可能是因为以前的矫形器选择或制作不当。在行走时，足够的关节活动度和正常的力线是矫形器适配以及获得理想效果的关键。伸膝状态下踝关节需要至少能背屈达到中立位，并且没有膝关节屈曲挛缩。非负重状态下，将距下关节处于中立，足部力线满意，表明足部畸形非固定，是矫形器适配的适应证（参见下文的全接触足底部分）。踝关节-跖屈肌无力可以通过适当刚度的矫形器的支撑来代偿。过度的跖屈肌痉挛可能会妨碍矫形器穿戴，需要预先处理。股骨前倾和胫骨扭转会降低塑形良好的矫形器的效果，为最大限度地发挥矫形器的作用，应该及时予以识别并纠正骨性力线。力臂异常可以通过矫形器穿戴进行检查，以确保足相对于膝的正确对线，如第 2 趾测试。

#### （二）影像学

足部负重 X 线片有助于评估足部畸形（参见第 3 篇第 4 章）。穿戴矫形器拍摄 X 线片可以显示足部畸形是否得到纠正，以及功能力线是否获得支撑。

（三）观察性步态分析

通过观察矫形器穿戴前后的步态是评估的主要依据之一,观察性步态分析是定性评估正常步态的前提。后叶式(posterior leaf-spring,PLS)踝-足矫形器(ankle-foot orthosis,AFO)的适应证包括摆动相足下垂导致廓清不足,或由踝关节跖屈或肌力不平衡引起冠状面内/外翻导致的初触地时足预置不良。固定的 PLS-AFO 或定踝 AFO 的适应证包括支撑相稳定性不足,可有以下一种或多种表现:行走速度慢、宽基步态、足离地延迟、步长缩短,这些通过观察性步态分析可以清晰识别。然而,上节的"相关病理生理学研究进展"中所述的众多原因,不能仅仅通过观察来确定。对矫形器进行适当改进也可以帮助理解其原因,例如,当提高 AFO 的刚度后步态得到了改善,那就意味着:双足稳定性不足或踝跖屈肌无力与腘绳肌挛缩一样都是步态异常的主要原因。使用矫形器时,行进中的足偏角的变化提示足部畸形可能是一个原因。

（四）定量步态分析

每种病理性的问题都可以通过定量步态分析(gait analysis,GA)进行客观评估。可通过矫形器穿戴前后参数的变化来评估其有效性。如果无效,是否由于这种病理改变不能被矫形器矫正? 如果是,则应该放弃使用矫正器。抑或是由于矫形器选择不当? 如果是,是否可以通过修改矫形器以改善其效果?

- 第2滚轴时间延长和过渡。
- 摆动相足下垂。
- 初触地时足踝的位置。
- 踝跖屈肌推进力。
- 行进中的足偏角。
- 足趾离地延迟导致支撑相延长。
- 支撑相矢状面膝关节相对于足前进方向的对线。
- 矢状面伸膝力矩。

（五）步态效率（耗氧量检测）

正如氧耗是正常步态的先决条件之一,有无穿戴矫形器时的耗氧量检测可以评估所使用的矫形器是否能够提高步行效率。

五、 治疗目标

治疗目标包括改善在平整路面上正常行走所需要的先决条件(如稳定性、足廓清、足预置位、步长、步行效率)。在年幼时,体位转换性活动(如孩子从地面站起来)可能更为重要。有时候功能目标的设定是矛盾的,一个矫形器无法同时解决所有问题。虽然铰链式踝足矫形器可能有助于促进从地面站起来这种体位转换,但它也可能加重行走时的蹲伏步态。在目标设定方面,理疗师、物理治疗师和骨科医生之间可能存在意见分歧。

一些临床医生可能希望尽量减少矫形器的支撑以促进肌力强化。步行中对关节活动的限制和对肌肉的过度保护会加快肌肉萎缩。评估每个儿童踝跖屈肌的肌力和控制有助于确定需要穿戴矫形器行走的时间。如果神经损伤过于严重，运动控制能力和肌力受限，那么强调肌力强化或许并不是一个合理的目标。在这种情况下，没有AFO 支持的行走会对伸髋肌和股四头肌的依赖增加，长期会对髋、膝关节产生不利的影响以及肌肉劳损。

其他目标包括在负重活动时保护躯干，通过夜间矫形器持续牵拉肌腱防止挛缩，以及通过将矫形器的重量和体积最小化，增加舒适性和美观性，以提高矫形器的接受度。

## 六、治疗方案

在实际应用中，髋膝踝足矫形器（hip-knee-ankle-foot orthoses，HKAFO）几乎从未被用来解决脑瘫患者的行走问题。对于全身受累的儿童来说，在休息时HKAFO 有助于保持适当的力线，防止肌肉挛缩和髋关节半脱位的发生。

同样，膝踝足矫形器（knee-ankle-foot orthoses，KAFO）可以在休息状态下使用，以保持腘绳肌和腓肠肌的肌腱长度，并防止膝关节屈曲挛缩的进展。作为一种辅助行走的动态支具，KAFO 相对笨重，因此可能更适用于瘫痪而不是痉挛的情况。肌张力增高的多学科管理（参见第 4 篇第 3 章～第 5 篇第 4 章）以及校正力臂功能异常（参见第 5 篇第 5 章～第 8 章）通常能够简化那些影响行走功能的问题，从而减少对 KAFO 的需求。固定的关节挛缩可能会影响行走时关节的正常活动，从而导致包括蹲伏步态和步长缩短等步态异常。矫形器师还应当意识到，适配的矫形器无法达到预期效果的原因可能是存在髋关节或膝关节挛缩。这个时候最合适的选择是地反式 AFO。

在此讨论的每一种 AFO 设计，矫形器的足部部分都是单独考虑的。有关足部畸形类型和评估的内容，请参阅第 3 篇第 2 章。如果矫形器的目标是辅助行走这种动态功能，矫形器师首先要考虑的是力线，制作的矫形器需要能够耐受并且恢复骨性力线。但是有些问题无法通过矫形器获得矫正，包括僵硬的、无法矫正的足部畸形、胫骨扭转（最常见的是胫骨外旋）和胫骨远端外翻畸形。后者在脊髓脊膜膨出中常见，但脑瘫患者亦可发生，因为相关文献报道较少，更容易被漏诊。

### （一）踝上矫形器和加州大学生物力学矫形器

踝上矫形器（supramalleolar orthosis，SMO）和加州大学生物力学（University of California Biomechanics Lab，UCBL）矫形器通常用于脑瘫的治疗（图 4-2-1），两者都能控制后足内翻或外翻畸形，并矫正前足畸形。SMO 具有更大的杠杆作用，因为它可以包裹胫骨远端、踝关节和后足，对内翻和外翻有更强的矫正力，并且更好地控制严重的后足和中足畸形。仔细识别前足的固定畸形，并结合适当的前足位置引导，可以更好地恢复正确的力臂并实现功能目标，并通过改善胫骨前方力线来改善

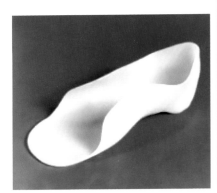
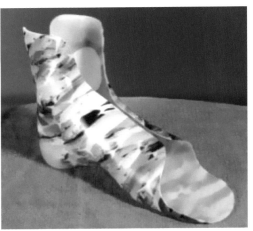

图 4-2-1　UCBL(加州大学生物力学矫形器)(左)和踝上矫形器(SMO)(右)

这两种矫形器都提供后足控制、足弓支撑和用于控制前足活动的内/外侧包裹。足托板的长度和内侧/外侧包裹根据患者的需要而有所不同。SMO 控制了踝关节,改善了后足的内/外翻。两者都可以改善行进中的足偏角和支撑相的稳定性(缩短过长的支撑相)

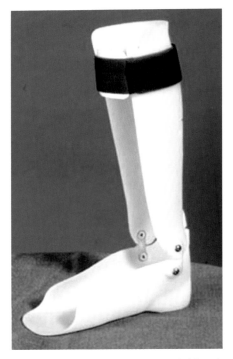

图 4-2-2　铰链式 AFO 内侧和外侧铰链允许自由背屈和跖屈。但是,在这个案例中,跖屈阻挡止于中立位 0°

足跟-足趾的步态模式。尽管 SMO 在某种程度上不能被动控制矢状位的踝关节力线,但有时能够减轻摆动相足下垂。

(二)铰链式踝足矫形器

铰链式踝足矫形器通常用于脑瘫儿童(图 4-2-2),其优点是提供了足够的踝关节活动度,从而使儿童能够完成从地面站立以及爬楼梯这样的活动。它们经常受到儿童物理治疗师和康复医生的青睐。踝关节的活动度对于儿童起身站立、体位转换及爬楼梯等功能活动来说是必需的。可以有多种不同的形式。铰链可以由多种材料制成,其原理是提供一个类似于弹簧的装置,使其能够自动回复至静息状态,即中立位(尽管在临床尚未得到证实)。关节活动范围不限制,根据不同需要,可以增加跖屈和(或)背屈制动装置。足部跖屈制动可防止摆动相足下垂。

但是随着孩子年龄增长,带有跖屈制动装置的铰链式 AFO 可能逐渐变得不合适,并且导致蹲伏步态的出现。铰链式 AFO 的设计可有效针对比目鱼肌并避免出现挛缩。比目鱼肌在偏瘫比双下肢瘫儿童(一般只有腓肠肌受累)中更容易受到影响。因此,在偏瘫患者中使用铰链式 AFO 更安全,因为偏瘫儿童出现蹲伏步态的可能性小。在患有双下肢瘫的儿童中,必须注意不可过度牵拉比目鱼肌。紧张的腓肠肌与过度拉伸的比目鱼肌共同作用于中立位的踝关节,可能会导致膝关节屈曲。对于这些儿童来说,随着时间的推移,铰链式 AFO 可能会产生更严重的蹲伏步态(图 4 - 2 - 3)。这种情况下,单关节的比目鱼肌事实上变得过度延长。必须注意不要为了双下肢瘫和四肢瘫儿童的短期目标而牺牲长期功能——铰链型踝足支具以增加膝关节屈曲为代价而获得跖行足,最终导致蹲伏步态进行性加重。如果腓肠肌出现了挛缩,这种支具能够有效地阻止踝关节跖屈超过中立位,挛缩的腓肠肌会引起膝关节屈曲。随着跖屈-伸膝耦联损伤越来越严重,腓肠肌的作用仅限于屈膝。对于儿童来说,带有跖屈阻挡的铰链式踝足矫形器可能是一个安全的选择,但随着儿童的年龄增长,有比持续使用铰链式踝足矫形器更好的方法来获得功能上的改善。

### (三) 后叶式弹性踝足矫形器

PLS - AFO 是一个整体,包括一个小腿后方托板、宽度向脚踝后方逐渐变窄(后叶),而后增宽包绕足跟并延伸至足趾末端。所使用的材料和后叶的宽度影响 AFO 的刚度(图 4 - 2 - 4)。支撑的结构刚度取决于材料的厚度、叶片的曲率半径以及所使用材料本身的刚度特性(Sumiya et al. 1996;Nagaya 1997;Convery et al. 2004)。最初,弹性后叶 AFO 的主要适应证是防止摆动相足下垂,并确保足在初始触地时的预置姿势。超轻的动态 AFO(Dynamic AFO,DAFO)主要适用于摆动相足下垂的儿童(图 4 - 2 - 5)。PLS - AFO 可以控制支撑相中的动态踝关节跖屈,其使用范围已经扩展到治疗支撑相的第 2 滚轴缺失。它消除了过早的足跟离地,避免了支撑相中期踝关节动能产生不足,提高了支撑相的稳定性。

"适当"硬度的叶片仍然是一个有意思且极具挑战性的问题,在这方面几乎没有有力证据来指导临床医生,但有研究正在开发设备来测试 AFO 的硬度特性(Katdare 1999;Cappa et al. 2003)。这些设备可以测量不同叶片设计和不同材料的刚度差异(Novacheck et al. 2007)。这一挑战的关键在于第 2 和第 3 滚轴之间踝关节功能的改善。有些材料和设计旨在促进机械能的储存:也就是说,它们有能力捕捉 AFO 形变至踝关节背屈时产生的机械能,首先它们将机械能储存到支撑相末期,而后足部蹬离地面时释放该能量。较新的 PLS 设计("V"字形、螺旋形和碳纤维)比单层 PLS - AFO 具有更大的机械储能能力(Wolf et al. 2005)。

在将来,有可能可以个性化的设计支具的刚度来满足患者的需求,以达到稳定第 2 滚轴中踝背屈,在第 3 滚轴足蹬离地面时释放能量。目前,矫形师利用其专业知识,通过设计和选择不同的材料来调整 AFO 的刚度以达到医生的要求。有几项研究发现了固定的 AFO 引起足跖屈不足对患者步态的影响(Hullin et al. 1992;Thompson

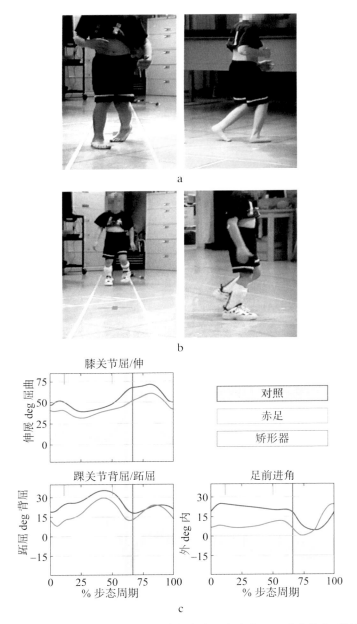

图 4-2-3 不恰当的铰链式踝足支具。伴有多水平痉挛的双下肢瘫儿童,曾接受单纯的跟腱延长手术。a. 赤足步态为蹲伏步态,伴踝关节过度背屈。b. 自由背屈铰链式 AFO:穿戴矫形器后未见任何改善(视频 4-2-1)。c. 运动学数据显示,与正常值(灰色带)相比,佩戴踝足矫形器(AFO)(实线)中蹲伏和过度踝关节背屈都比赤足(虚线)更差。力臂和力线异常会导致步态不稳,使用矫形器时步态也会更差。在为该患儿进行矫形器适配前(固定的 PLS 或地反式 AFO),需要先手术治疗

视频 4-2-1　蹲伏步态。a.赤足。
b.铰链式踝足支具

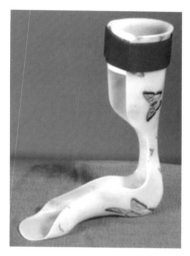

图 4-2-4　后叶弹簧(PLS) AFO。通过改变塑料的厚度以及叶片的曲率半径和宽度，这种 PLS-AFO 可以达到刚度适中的效果。这是下肢术后常用的 AFO，可在术后力量恢复时提供相对较强的支撑相支持。随着肌力和运动控制的提高，通过对后叶进行修剪以降低刚度。如果肌肉功能足以避免蹲伏，那么加州大学生物力学矫形器或踝上矫形器就足够了

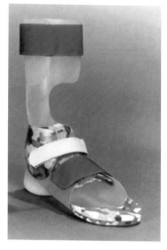

图 4-2-5　动态踝足矫形器 (DAFO)。DAFO 由非常薄的塑料制成，包裹着踝关节，并有足背部包裹。它的主要功能是改善摆动相足下垂

et al. 1999；Duffy et al. 2000)。迄今为止，医生或矫形器师还没有实用的量化方法来计算改变步态中异常的第 2 和第 3 滚轴所需的刚度。计算适合改善个体步态的能量储存更具挑战性，不过矫形器测试设备设计的改进将有助于满足这些需求。

（四）固定式踝足矫形器

继之前对 PLS 设计的讨论之后，读者将认识到固定式 AFO（solid ankle-foot orthosis，SAFO）（图 4-2-6）只是 PLS 设计的一种，它非常僵硬，以至于使用时踝关节无活动度。SAFO 的适应证是进行性的严重痉挛和肌力不足，通常伴有运动控制较差。主要目标是控制力线和提供稳定性。由于踝关节功能严重缺陷，所以只能牺牲踝关节的活动度，以保障其稳定性。

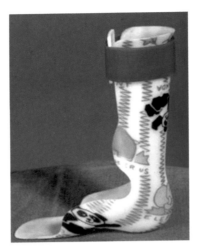

图4-2-6 固定式踝足矫形器(SAFO)。SAFO可稳定踝关节,如受损的远端力量和运动控制不适于穿戴允许一定活动度的矫形器时,则应选择 SAFO。它的作用包括改善行进中的足偏角、支撑相跖屈、摆动相的足下垂以及在站立时保护膝关节防止其过伸或者蹲伏

### (五) 地面反作用力 AFO

地面反作用力 AFO 是一种具有最大潜力恢复跖屈/伸膝耦联的后入式支具(图4-2-7)(Saltiel 1969)。地反 AFO 通常适用于跖屈功能严重受损的患者,无论是作为原发性病理,还是继发于之前的跟腱延长。这种 AFO 的适应证包括髋关节和膝关节无屈曲挛缩,以及无胫骨扭转或可能影响力线的足部畸形(Harrington et al. 1984)。如果存在,则在使用矫形器之前须进行手术矫正。如果伸膝肌功能缺陷(通常与高位髌骨有关),地反 AFO 可用于减少或消除蹲伏步态并缓解膝关节压力。

### (六) 足内托

未识别的冠状面前足(内翻或外翻)畸形是患者无法耐受矫形器或不能充分发挥功能的常见原因。随着对这些畸形的认识和理解的提高,矫形手术和外科治疗都能够恢复足部功能,成为踝关节跖屈肌的有效杠杆力臂。手术矫正将在第5篇第8章中讨论。内足托与 AFO 联合使用,通过前足内支撑获得足触地,以代偿前足畸形(图4-2-8)。内足托可单独作为足部矫形器使用,也可与 UCBL、SMO 和 AFO 结合使用。

几乎所有下肢矫形器的主要目标之一就是保持跟骨的中立位。当病理学证实存在后足畸形时,这种方法是有效的。相反,当足部的病理学来源于前足畸形时,治疗方式必须集中在前足,以保持跟骨的中立排列。当前足畸形没有得到适当的矫正时,会在矫形器内造成明显的旋转。例如,前足内翻支撑力不足通常表现为第5跖骨、舟骨、距骨和跟骨外侧处皮肤磨损或水疱。

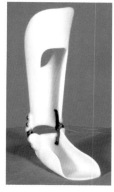
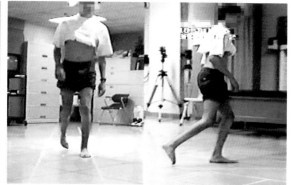

a                                    b

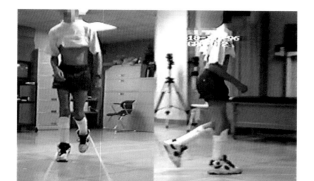

c

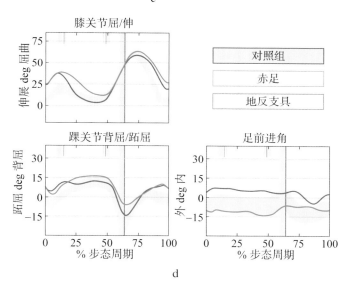

d

图 4-2-7　a. 地反作用力踝足矫形器(AFO)。地反 AFO 可以是固定的,也可以是铰链式的,背屈阻挡设置在 0°～10°。注意,此处所示的铰链是反向的。b. 一名双下肢瘫的 15 岁男孩在青春期因髌股应力过度增加而导致原本轻微的蹲伏步态恶化和膝前疼痛。由于踝跖屈肌无力(2＋/5),支撑相中期踝关节过度背屈。既往治疗包括选择性脊神经后根离断和纠正力臂功能障碍。他适合地反 AFO。c. 因为他的力线正常(赤足行走时足偏角是正常的)以及痉挛并不严重(摆动相膝关节活动范围正常)。d. 踝关节背屈阻挡在 10°(正常功能范围),防止胫骨过度前移。由于矫形器的作用,支撑相中期他不再表现为蹲伏步态。矫形器限制了第 2 滚轴时踝关节背屈,从而使膝关节疼痛得到缓解。在骨骼发育成熟时,治疗简化为 UCBL 矫形器,无膝关节疼痛或屈膝畸形复发。B,代表双侧;GRAFO 代表地面反作用力踝足矫形器(视频 4-2-2)

"全接触式足底"设计在矫形器内对前足部分进行了修改,旨在治疗前足畸形。当制作方法正确时,足内托的作用是将地面与足底达到完全接触(图 4-2-8),并防止矫形器内的旋转。这种设计需要独特的取模、调整、塑形和适配技术。

视频 4-2-2
蹲伏步态

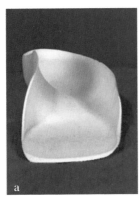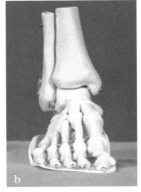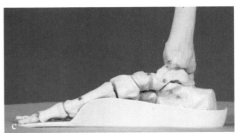

图 4-2-8　"足内托"(TCF)。a.最常见的设计包括足弓支撑延伸至前足内侧跖骨头部位以代偿负重位的前足内翻畸形以及避免中足塌陷和后足外翻。延伸的外侧支具边缘对于足部包容及控制外展是必需的。b.抬高第 1 跖骨以维持后足和中足的力线。c.注意中足足弓支撑的骤降,模拟第 1 跖骨干和头的足底表面形态

治疗的第一步是全面的足部评估,以确定前足畸形的具体类型和程度(参见第 3 篇第 2 章)。如果发现前足畸形,必须考虑几个关键因素,以确定足内托是否适合。

1. 足内托的适应证

- 关节松弛并且距下关节可达中立位。
- 存在前足内翻或外翻。
- 第 1 跖列僵硬性跖屈。

2. 足内托的禁忌证

- 僵硬的中足畸形。
- 在矫形器干预前(治疗前足内翻时)有明显的内八字步态(in-toeing)。

在取模过程中(包括前足的额状面),足部的对线必须保持在距下中立位。矫形器修改过程也是如此。减少畸形的角度会产生前足旋前,在第 2 滚轴时相触地。这种过度的活动会导致后足外翻和距下关节中立位的丢失。正是这种运动/旋转导致局部皮肤在矫形器内出现磨损或者形成水疱。

负重位时膝关节的力线和行进中的足偏角应当有明显改善。这种矫形器的设计可能会由于前足外展合并旋前从而掩盖了因股骨内旋和(或)胫骨扭转共同作用产生的内八字步态。通过使用足内托矫正前足内翻后,在行走过程中,如果有明显的内八字步态,说明近端长骨存在扭转畸形。踝关节应保持距下中立,第 1 跖骨头不应与踝

足矫形器的足底相接触。中足支撑应终止于第 1 跖骨头的近端，并且模拟第 1 跖骨干和跖骨头的跖面形态，在中足支撑末端陡然下降（图 4－2－8c），正是这种前足和中足的积极支撑有助于维持距下中立并防止第 1 跖骨头下降。前足畸形越严重，第 1 跖骨头抬高越明显。

足内托适配时，必须先手法矫正足的畸形。这一步是正确穿戴足内托的关键。首先将后足矫正至距下中立位，以暴露前足畸形。而后放松后足并继续控制前足，同时将足滑入矫形器，直到跟骨完全坐入矫形器的后跟。一旦矫形器穿戴完成，前足不应有向内侧或外侧的移动。固定足背带，确保足后跟在矫形器中的位置。为了维持足在矫形器中的最佳定位，建议采用动态足背带设计，它能够在足踝处提供向内侧或外侧定向的矫正力。背带固定必须要松紧合适，以保持足踝在支具内的理想力线。

矫形器边缘的设计对于成功适配和发挥功能至关重要。前足外侧边缘必须充分延伸至包围第 5 跖骨头，以防止前足外展。前足内侧缘可以到跖骨头近端，除了"Z"形足。

患者穿戴矫形器行走 20 分钟后，取下矫形器和患者的袜子，检查肢体是否有受压迹象。中足支撑不足可导致第 5 跖骨、跟骨外侧、舟骨和距骨头部的皮肤红肿和压力增加。中足支撑过度会导致第 5 跖骨基底部、第 5 跖骨干和外踝处皮肤受压发红，热敷很难解决这些问题。发红通常是由中足支撑不足或过度造成的。因此，通过改进中足支撑可以降低压力。

持续地穿戴支具能够改善足部骨性结构的排列，这一点得到了放射学证实（图 4－2－9）。前面讨论的重点是代偿前足内翻，但是通过维持适当的后足位置（保持距下关节中立），与前足外侧边缘的设计相结合，维持后足和中足的力线，足内托也可以用于控制前足外翻。

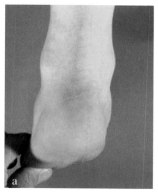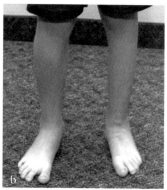

图 4－2－9　一名患有脑瘫的 12 岁男孩使用带有足内托的后叶弹簧踝足矫形器的案例。a. 非负重状态的左侧后足中立，中足不稳，前足内翻。b. 负重时，足处于扁平外翻（注意胫骨和膝盖向内旋转）

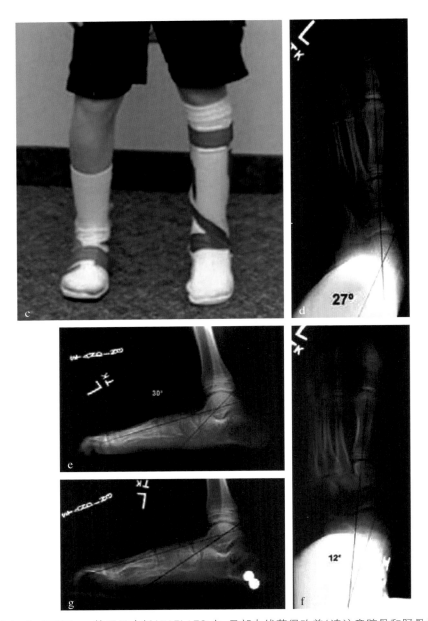

**图 4-2-9(续)** c 使用足内托(TCF)AFO 中,足部力线获得改善(请注意髌骨和胫骨相对于足的力线也获得改善)。赤足站立正位(d)和侧位(e)X 线片显示距舟关节向背侧半脱位、前足外展和距骨跖屈。使用 TCF 的后叶弹簧踝足矫形器的站立前后(AP)(f)和侧位(g)X 线片显示出骨骼对线的改善(视频 4-2-1)

## 七、 支持证据

在过去的 15～20 年里,运动分析实验室已经用来客观评估 AFO 对脑瘫儿童步态的影响。大量研究表明,当脑瘫儿童穿戴 AFO 进行测试时,步速、步长和步幅以及单肢支撑相时间的线性参数均有显著改善(Dursun et al. 2002；Romkes and Brunner 2002；White et al. 2002；Buckon et al. 2004；Lam et al. 2005；Radtka et al. 2005),这些改善表明运动功能有了实质性的提高。此外,当脑瘫儿童在穿戴 AFO 时进行测试时,净氧耗量可以减少 6%～9%(Maltais et al. 2001)。Hainsworth 等(1997)对 12 例 3～7 岁脑瘫儿童进行研究发现,未穿戴 AFO 时关节活动范围和步态会恶化。

除了整体功能改善,AFO 已被证明可以改善反映踝关节功能的特定步态参数(Abel et al. 1998；Rethlefsen et al. 1999),Abel 观察到无论是踝关节跖屈或外翻,支撑相中期的异常力量爆发减少,支撑相末期的踝关节力矩增加,这表明踝关节的排列更理想,从而提高了负重的能力。

骨盆、髋关节或膝关节的运动学或动力学的持续和实质性变化尚未确定。尽管 AFO 在整体和踝关节功能参数方面都有改善,但对下肢近端关节的影响很少(Õunpuu et al. 1996；Abel et al. 1998；Rethlefsen et al. 1999；Crenshaw et al. 2000；Buckon et al. 2004；Radtka et al. 2005)。另外,近端关节改善见于脊髓脊膜膨出和脊髓灰质炎等瘫痪性疾病(Hullin 1992；Thompson1999；Duffy 2000)。

矫形器的主要作用是纠正足部和踝关节的位置和运动病理。通过下肢的耦合动力学,对所有平面上的所有关节会产生继发性影响。通过将步态矫正为更正常的模式,改善关节的力线和位置,矫形器除了能够纠正踝关节和足部运动学,还可以改变个体的步态效率。一些研究表明,使用矫形器可以提高步态效率(Mossberg et al. 1990；Waters and Mulroy 1999；Maltais et al. 2001；Smiley et al. 2002)。最近,Brehm 和他的同事(2008)研究了矫形器引起的步态变化与脑瘫儿童耗能之间的相互作用。他们的研究表明,虽然效率提高的部分归功于步态模式的改善,但很大一部分是来源于行走速度的提高。步态模式改变带来的效率增加部分可归因于摆动相末期和支撑相中期膝关节伸展的改善,而后者可能继发于踝关节跖屈-伸膝耦联的增强。虽然步态效率的总体变化是积极的,但反应多样。一些儿童受益于矫形器,而另一些则没有,甚至恶化。这一发现表明,需要进一步分析以了解如何开发更加优化的矫形器。

特定的矫形器设计是否会引起可识别的差异这个问题已引起了一些关注。在对 115 例脑瘫患者的回顾性研究中,White 等(2002)发现步态改善与特定的 AFO 设计无关。不同的设计类型得到了相似的结果。Buckon 等(2004)证实不同设计的 AFO (定踝式的、铰链式的和 PLS)都倾向于将踝关节运动学正常化,增加步长、步幅,减少步频,并降低步态耗能。正如预期的那样,铰链式 AFO 与定踝式 AFO 相比,在支撑相末期能够产生更大的踝关节背屈,并且保留了摆动前期的跖屈力(Rethlefsen et al. 1999)。没有证据表明足内托配合 AFO 能够更大程度降低肌张力以及对步态参数的改善有额外的帮助(Crenshaw et al. 2000)。铰链式 AFO 在改善偏瘫儿童步态参数方面优于动态 AFO(SMO)(Romkes and Brunner 2002)。此外,动态 AFO 也没有像定踝式 AFO 那样显著减少肌肉的过度活动(Lam et al. 2005)。尽管如此,动态 AFO 在纠正支撑相和摆动相跖屈方面同样有效,而且对踝关节的运动限制也较少。作者指出,由于它们更轻、体积更小,患者依从性得到了提高。众所周知,即使在步态参数或耗能方面没有显著差异的情况下,儿童一般会选择最轻、最小和限制最少的支具类型(Smiley et al. 2002)。

允许背屈的铰链式 AFO,可能会对蹲伏步态产生不利影响。铰链式 AFO 能够控制踝关节痉挛和(或)腓肠肌收缩,但是异常的跨双关节肌肉会引起膝关节屈曲。换句话说,铰链式 AFO 可能会造成蹲伏。如上所述,尽管其有利于维持踝关节力量(Rethlefsen et al. 1999),作者更关注的是与定踝式 AFO 相比,铰链式在支撑相末期允许踝关节背屈。他们提示铰链式 AFO 应该只适用于"预先未存在蹲伏倾向的儿童"。Buckon 等(2004)确实注意到,一些大运动受累严重的儿童使用铰链式 AFO 时,确实会导致伸膝力矩恶化、踝关节过度背屈和耗能增加。另外,Radtka 等(2005)并未发现铰链式 AFO 对膝关节产生相似的不良影响,或许是因为这项研究中的患者大运动受累较轻。

许多患有神经功能障碍的儿童由于均存在踝关节跖屈功能异常,其支撑相的稳定性和推进肢体进入摆动相的推进力方面都存在缺陷。适配的 AFO 能够完成第3滚轴的中足支撑和能量恢复,或蹬离地面。而理论上来说,这就是 PLS - AFO 的目标,据此,设计出不同的类型。目前的设计似乎成功地实现了第一个目标,但尚未实现第二个目标。虽然 PLS - AFO 足够灵活,允许踝背屈,确实改善了摆动相足下垂,并增加了支撑相中期的能量吸收,但它并没有增加支撑相末期蹬离地面的作用力(Õunpuu et al. 1996),对膝关节运动学没有影响。因此,"后叶弹簧"这个名称有一定的误导性,因为这种支具并不能增强踝关节动能的产生。有证据支持,任何一个患者都有最佳适配的 AFO,一组偏瘫儿童接受两种不同材质定制的踝足矫形器,一组塑料材质,另一组碳纤维材质。分别在赤足、仅穿鞋子和 AFO 状态下收集运动分析数据。结果表明,使用踝足矫形器后,步态的许多方面都得到了改善,如肢体的预置位和步行速度。然而,并不是所有的变化都比只穿鞋的情况显著。作者得出结论,尽管在这组儿童中使用 AFO 改善了他们的步态,但重要的是,是鞋子联合矫形器共同影响了步态(Desloovere et al. 2006)。

矫形器刚度的技术评价是一个越来越受到关注的领域。已经研制并测试了几种测量第2、3滚轴时相力学特性的装置。这些装置并不复杂,如静态、手动装置用于测试背屈位置的 PLS - AFO 的刚度(Sumiya et al. 1996)。还有动态刚度测试仪已经可以检测不同材料（碳纤维、高分子板材和聚丙烯材质）的硬度、适度硬度和柔韧性之间的差异，并且能够区分不同材料（碳纤维、高分子板材和聚丙烯材质）的矫形器（Katdare 1999；Novacheck 2007）。更复杂的测试机制允许两个运动轴的自由度：屈曲/伸展和内收/外展（Cappa et al. 2003）。也有一些设计了运动捕捉系统接口（Katdare 1999；Nelson et al. 2003）。这些机械装置相对简单，可以动态测量刚度，从而直接测量机械能存储。然而，对动作捕捉系统的需求限制了这些设备的实用性。

其中更完善的设备包括一个可调整的模拟机械腿和足，该装置由手动驱动模拟踝关节背屈和足趾屈曲（图 4 - 2 - 10）（Bregman et al. 2008）。可以在不依赖运动捕捉系统情况下测量踝关节和跖趾关节的动态刚度。

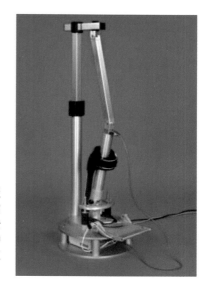

图 4 - 2 - 10　双关节交替式通用顺应性评估装置（BRUCE）。此装置包括一个可调节的机械模拟腿和足。它是手动驱动的，以模拟踝背屈和足趾屈曲。在这个图中，安装了一个碳纤维踝足矫形器（AFO）进行测试。可容纳多种AFO 和踏板尺寸。矫形器可以穿鞋或不穿鞋固定。连续监测力和力矩，以确定材料和结构的动态特性

所有的装置都经过了验证并且可对 AFO 的力学特征进行测量，具有良好的可重复性。然而，患者特点、AFO 特征和性能之间的功能联系尚未确定。

由于 AFO 设计、材料和制造以及患者诊断、能力和活动水平的不确定性，决定了最佳 AFO 刚度是一个具有挑战性的问题。仍需要回答的基本问题是：①特定的 AFO 是否适合特定患者需求？②是否存在最优 AFO 刚度？③如果存在一个最佳 AFO 刚度，它是否能够提供比当前最佳 AFO 更好的功能？④最后，假设存在最优 AFO，最优标准、AFO 的力学特性与患者特征（如体重、步行速度和力量）之间是否存在联系？

## 参考文献

[ 1 ] Abel M, Juhl GA, Vaughan CL, Damiano DL (1998) Gait assessment of fixed ankle-foot orthoses in children with spastic diplegia. *Arch Phys Med Rehabil* **79**:126 - 33.

[ 2 ] Bregman D, Rozumalski A, Koops D, De Groot V, Schwartz MS, Harlaar J (2008) A new method for evaluating ankle foot orthosis stiffness: BRUCE. Abstracts of the 17th Annual Meeting of ESMAC, Antalya, Turkey, 28 (Suppl 2) S45.

[ 3 ] Brehm MA, Harlaar J, Schwartz MH (2008) Effect of ankle-foot orthoses on walking efficiency and gait in children with cerebral palsy. *J Rehabil Med* **40**:529 – 34.

[ 4 ] Buckon C, Thomas SS, Jakobson-Huston S, Moor M, Sussman M, Aiona M (2004) Comparison of three ankle-foot orthosis configurations for children with spastic diplegia. *Dev Med Child Neurol* **46**:590 – 8.

[ 5 ] Cappa P, Patane F, Pierro MM (2003) A novel device to evaluate the stiffness of ankle foot orthosis devices. *J Biomech Eng* **125**:913 – 17.

[ 6 ] Convery P, Grieg RJ, Ross RS, Sockalingham S (2004) A three center study of the variability of ankle foot orthoses due to the fabrication and grade of polypropylene. *Prosthet Orthot Int* **28**:175 – 82.

[ 7 ] Crenshaw S, Herzog R, Castagno P, Richards J, Miller F, Michaloski G, Moran E (2000) The efficacy of tone-reducing features in orthotics on the gait of children with spastic diplegic cerebral palsy. *J Pediatr Orthop* **20**:210 – 16.

[ 8 ] Desloovere K, Molenaers G, Van Gestel L, Huenaerts C, Van Campenhout A, Callewaert B, Van de Walle P, Seyler J (2006) How can push-off be preserved during use of an ankle foot orthosis in children with hemiplegia? A prospective controlled study. *Gait Posture* **24**:142 – 51.

[ 9 ] Duffy CM, Graham HK, Cosgrove AP (2000) The influence of ankle foot orthoses on gait and energy expenditure in spina bifida. *J Pediatr Orthop* **20**:356 – 61.

[10] Dursun E, Dursun N, Alican D (2002) Ankle-foot orthoses: Effect on gait in children with cerebral palsy. *Disabil Rehabil* **24**:345 – 7.

[11] Gage JR, Schwartz MH (2002) Dynamic deformities and lever-arm considerations. In: Paley D, editor. *Principles of Deformity Correction*. Berlin: Springer. p 761 – 75.

[12] Hainsworth F, Harrison MJ, Sheldon TA, Roussounis SH (1997) A preliminary evaluation of ankle orthoses in the management of children with cerebral palsy. *Dev Med Child Neurol* **39**:243 – 7.

[13] Harrington E, Lin RS, Gage JR (1984) Use of the anterior floor reaction orthosis in patients with cerebral palsy. *Orthot Prosthet* **37**:34 – 42.

[14] Hullin M, Robb LE, Loudon IR (1992) Ankle-foot orthosis function in low-level myelomeningocele. *J Pediatr Orthop* **12**:518 – 21.

[15] Katdare K (1999) *The non-linear stiffness of ankle-foot orthoses: measurement and prediction*. University of Minnesota, Minneapolis: Biomedical Engineering Graduate Program. (Dissertation.)

[16] Lam W, Leong JCY, Li YH, Hu Y, Lu WW (2005) Biomechanical and electromyographic evaluation of ankle foot orthosis and dynamic ankle foot orthosis in spastic cerebral palsy. *Gait Posture* **22**:189 – 97.

[17] Maltais D, Bar-Or O, Galea V, Pierrynowski M (2001) Use of orthoses lowers the $O_2$ cost of walking in children with spastic cerebral palsy. *Med Sci Sports Exerc* **33**:320 – 5.

[18] Mossberg KA, Linton KA, Friske KF (1990) Ankle-foot orthoses: effect on energy expenditure of gait in spastic diplegic children. *Arch Phys Med Rehabil* **71**:490 – 4.

[19] Nagaya M (1997) Shoehorn-type ankle-foot orthoses: prediction of flexibility. *Arch Phys Med Rehabil* **78**:82 – 4.

[20] Nelson K, Kepple T, Lohmann Siegel K, Halstead L, Stanhope S (2003) Ankle foot orthosis contribution to net ankle moments in gait. Abstracts of the 27th Annual Meeting of ASB, Toledo, OH.

[21] Novacheck TF, Beattie C, Rozumalski A, Gent G, Kroll G (2007) Quantifying the spring-like properties of ankle-foot orthoses (AFOs). *J Pediatr Orthop* **19**:98 – 103.

[22] Õunpuu S, Bell KJ, Davis RB, DeLuca PA (1996) An evaluation of the posterior leaf spring orthosis using joint kinematics and kinetics. *J Pediatr Orthop* **16**:378 – 84.

[23] Phelps W (1953) Braces-lower extremity-cerebral palsies. *Am Acad Orthopaed Surg Instruct Course Lect* **10**:303 – 6.

[24] Radtka S, Skinner SR, Johanson ME (2005) A comparison of gait with solid and hinged ankle-foot orthoses in children with spastic diplegic cerebral palsy. *Gait Posture* **21**:303 – 10.

[25] Rethlefsen S, Kay R, Dennis S, Forsten M, Tolo V (1999) The effects of fixed and articulated ankle-foot orthoses on gait patterns in subjects with cerebral palsy. *J Pediatr Orthop* **19**:470 – 4.

[26] Romkes J, Brunner R (2002) Comparison of a dynamic and a hinged ankle-foot orthosis by gait analysis in patients with hemiplegic cerebral palsy. *Gait Posture* **15**:18 – 24.

[27] Saltiel J (1969) A one-piece, laminated, knee locking, short leg brace. *Orthot Prosthet* **23**:68-75.

[28] Smiley S, Jacobsen FS, Mielke C, Johnston R, Park C, Ovaska GJ (2002) A comparison of the effects of solid, articulated, and posterior leaf-spring ankle-foot orthoses and shoes alone on gait and energy expenditure in children with spastic diplegic cerebral palsy. *Orthopedics* **25**:411-15.

[29] Sumiya T, Suzuki Y, Kasahara T (1996) Stiffness control in posterior-type plastic ankle-foot orthoses: affect of trimline. Part 1: a device for measuring ankle moment. *Prosthet Orthot Int* **20**:129-31.

[30] Thompson J, Õunpuu S, Davis RB, DeLuca PA (1999) The effects of ankle-foot orthoses on the ankle and knee in persons with myelomeningocele: an evaluation using three-dimensional gait analysis. *J Pediatr Orthop* **19**:27-33.

[31] Waters R, Mulroy S (1999) The energy expenditure of normal and pathologic gait. *Gait Posture* **9**:207-31.

[32] Wenger DR (1993) Clubfoot. In: Wenger DR, Rang M, editors. *The Art and Practice of Children's Orthopaedics*. New York: Raven. pp.138-67.

[33] White H, Jenkins J, Neace WP, Tylkowski C, Walker J (2002) Clinically prescribed orthoses demonstrate an increase in velocity of gait in children with cerebral palsy: a retrospective study. *Dev Med Child Neurol* **44**:227-32.

[34] Wolf S, Knie I, Rettig O, Fuchs A, Doderlein L (2005) Carbon fiber spring AFOs for active push-off. *Paper presented at the Annual Gait and Clinical Motion Analysis Society Meeting, Portland, Oregon, 6-9 April.*

# 第 3 章

口服药物治疗

PHARMACOLOGIC TREATMENT WITH
ORAL MEDICATIONS

Marcie Ward

孔亚敏　张雪原　译，马丙祥　审校

## 一、关键点

在开始治疗之前，应明确使用口服药物的目的。

- 口服药物的不良反应和风险限制了它们的使用，医生必须评估患者对这些药物的反应，以明确是否能从中获益。
- 医生和家属要在治疗过程中定期进行沟通，了解这些口服药物的效果、不良反应和进行剂量的调整。
- 由于这些口服药物作用机制不同，联合使用可能产生更大的临床疗效。
- 随访过程中，需要进行血液学检查，以监测潜在的肝毒性。

## 二、相关病理生理学回顾

治疗痉挛的口服药物作用于整个脊髓牵张反射弧的不同部位，或者直接作用于肌肉本身(图 4-3-1)。大部分药物或增加 GABA 能的抑制，或抑制兴奋性神经递质。然而，丹曲林钠的作用机制是抑制肌浆网钙离子的释放，从而降低肌肉收缩力(Pinder et al. 1977)。一些药物抑制中枢神经系统的抗胆碱能作用，从而减少锥体外系的活动。这些常用的抗痉挛药物的不同作用机制使得联合应用成为可能，从而对缓解患者的肌张力和痉挛产生辅助作用。

## 三、历史回顾

在过去，儿童痉挛的治疗选择仅限于口服药物、酚类神经阻滞、关节活动练习、石膏、矫形器、肌肉松解和肌腱延长术。现在，其他的治疗方法，如巴氯芬泵(intrathecal baclofen，ITB)和选择性脊神经后根离断术(参见第 5 篇第 1 章和第 2 章)或更具选择性的治疗，如肉毒毒素注射(参见第 4 篇第 4 章)，使得口服药物不再作为常规使用，但仍然有一些情况必须使用。例如，ITB 泵的维护可能只能在部分医疗机构进行，而家庭可能由于缺乏相关资源而无法负担交通费用。对于年幼的孩子，腹腔容积有限，可能无法放置 ITB 泵。此外，一些家庭不愿接受 ITB 治疗，因为他们认为泵是

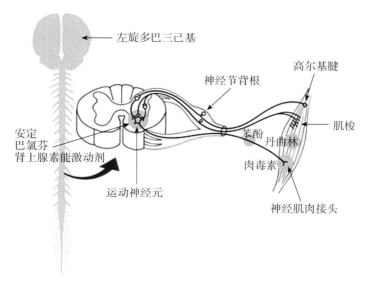

图 4-3-1　脊髓牵张反射弧和治疗痉挛和肌张力障碍药物的作用机制

"异物"，或者只是单纯害怕手术。对于这样的患儿，口服药物的充分应用是全面降低肌张力、改善舒适度和减轻照顾者负担的最佳途径。此外，接受局部抗痉挛药物（肉毒毒素和苯酚）治疗的儿童可能会出现夜间痉挛和不适，睡前服用口服药物可以改善睡眠和提高舒适度。当然，肌张力障碍的儿童可能会从 ITB 疗法中受益，但如果他们的肌张力障碍尚未达到使用泵的程度，抗胆碱能药物或多巴胺能激动剂可能更适合，用以改善功能和减少不必要的异常活动。

## 四、适应证评估

通过病史和体检判断脑瘫患者所存在的肌张力和运动障碍是否适合使用口服药物治疗。目前，实验室和影像学检查对这方面评估没有很大帮助。而运动分析在帮助判断肌张力障碍是否适合使用抗胆碱能药或多巴胺激动剂方面，作用有限。但是，在大多数情况下，如果在体检中发现患者存在痉挛和异常张力，以及已经影响到运动、舒适度和护理，则应考虑口服药物。

### （一）病史

对肌张力异常原因的诊断首先要从患者的病史开始。若儿童出生史与已知的可能造成大脑损伤的病因一致，则可以诊断为脑瘫。而对脑瘫的全面评估则需要在美国神经病学学会（The American Academy of Neurology）提出的指南指导下进行（Ashwal et al. 2004）。医生必须确认患者的病因与体检中发现的肌张力模式相符，以免忽略造成肌张力异常的真正原因。大多数脑瘫儿童都存在不同程度的痉挛，并且大部分也表现出不同程度的肌张力障碍，单纯的手足徐动型是很少见的，但在核黄挛导致的孤立性基底节损伤中可以出现。诊断的确认与医生的专业程度有关，也可通过咨询儿童康复科或儿童神经科医生，以明确诊断并就治疗方案提供意见。

了解异常肌张力如何影响孩子的日常生活是至关重要的。孩子疼吗？对孩子的护理或者保持姿势困难是否由肌张力高引起？他整晚睡得舒服吗？其他相关的医疗问题也可能会加剧运动障碍和增高肌张力，因此也有必要进行仔细的全面评估，从而发现一些有害刺激，包括致痛原因、感染、皮肤压疮、胃反流、焦虑和睡眠障碍。其中一些因素可能会导致肌张力的"恶性循环"，消除有害刺激后痉挛或许得以缓解。

（二）体格检查

对肌张力异常患者的检查包括评估关节活动范围、静息肌张力、肌肉快速牵伸时和主动运动产生的张力、运动控制和肌力。通过体检识别患者运动障碍所涉及的肌张力类型有助于口服药物的选择。对于肌张力障碍或痉挛的治疗，医生可能会选择不同的方法。肌张力障碍只有在活动中才能发现，抗胆碱能和多巴胺类药物更适用。此外，在体检中，有经验的医生通常可以识别异常肌张力如何影响姿势或护理，以及分辨疼痛导致的痉挛或关节活动中疼痛如何对舒适度产生影响。

## 五、 治疗目标

口服药物通常会全面降低异常肌张力并改善日常护理，所以更常用于治疗功能受损较严重的儿童（粗大运动功能分级Ⅳ级或Ⅴ级）。偏瘫或双下肢瘫患儿较少使用，除非情况严重。对于仅导致步态异常的高张情况，也很少使用。病史和体检结合，可以帮助医生了解异常肌张力是如何影响患者的生活质量，并设定理想的治疗目标。

## 六、 治疗选择

口服药物可以作为治疗脑瘫儿童痉挛的主要方式或辅助治疗方法，治疗目标和口服药物的潜在不良反应和风险必须慎重考虑。

不足的是，绝大多数口服药物并不能完全"治愈"高肌张力，也很少能绝对消除痉挛或运动障碍。口服药物治疗所能获得的效果需要与家属充分沟通，避免期望值过高。通常用药能够降低痉挛的程度和频率，减少角弓反张、不良运动和疼痛。这样的话，护理的舒适性和便利性就会提高。如果这些目标是符合家属期许的，那么就值得考虑使用口服药物。

口服药物不一定是儿童痉挛治疗的终点。有时它们仅作为临时干预，直到治疗团队或孩子的家人考虑其他更适合的选择（ITB、选择性脊神经后根离断术或骨科手术）。

然而，几乎所有药物都有可能产生镇静的不良反应，从而导致认知障碍。许多药物在肝脏中代谢，具有潜在的肝毒性。还有一些人可能会对药物产生生理依赖，如果停药，需要缓慢缩减药量。为了避免停药的不良后果，护理者必须持续定期给药。这对护理者来说有点难度，因为这些药物通常每天 3 次效果最好。

需要定期与家属沟通，以明确药物的效果和最佳的口服剂量、频率，并根据情况进行调整。在起始阶段，剂量逐渐增加至最大允许剂量，然后评估患者的肌张力情况、效果、舒适度和护理易行性，以确定药物疗效。如果在最大剂量下仍无效，或者因不良反应而无法继续增加剂量，则该药对患者无效，从而需要停止治疗。如果肌张力有一定改善，但需要进一步地控制肌张力，可以添加第二种药物。与第一种一样，剂量是缓慢递增的，并监测患者服药的疗效和不良反应。

下面将对一些常用的治疗脑瘫痉挛和运动障碍的药物进行讨论。需要强调的是，如果要尝试使用，医生必须评估患者对药物的反应，以确定其是否能够从中获益。

疼痛和焦虑障碍在脑瘫儿童中并不少见，并可能影响功能。这些问题的治疗对改善神经功能障碍儿童是有用的。尽管这方面也很重要，但关于抗焦虑药和镇痛药的讨论不在本章范围之内。

### （一）苯二氮䓬类

多年来，人们一直用苯二氮䓬类药物治疗痉挛。使用地西泮的时间最长（Whyte and Robinson 1990）。苯二氮䓬类药物与许多用于治疗痉挛的口服药物一样，虽然在临床长期使用，但并未包含在适应证内，而且尚未有在 <6 个月的儿童中使用的安全性和有效性在研究。

Schmidt 等（1967）研究了地西泮对猫的影响，发现其作用机制是增加脊髓水平的突触前抑制。在该研究之后，两项人类研究中证实了这一发现（Verrier et al. 1975；Kaieda et al. 1981）。地西泮直接增强 GABA 的突触后作用，在脊柱反射弧、脊髓以上水平和网状结构上产生抑制作用。它能减少单突触和多突触反射（Schlosser 1971），对减少可能导致失眠的疼痛性痉挛特别有效（Mathew and Mathew 2005）。

地西泮在肝脏中代谢途径复杂，且在儿童中更有效，但在新生儿和成人中又效率较低。它的代谢物与蛋白质相结合，在营养不良或低人血白蛋白的患者中，游离代谢物可能有增加不良反应的风险。峰值水平通常出现在给药后大约 1 小时，所以较频繁的剂量可以更稳定地缓解症状。半衰期在 15~95 小时（取决于患者的年龄和代谢水平）；氯硝西泮的半衰期为 30~40 小时（Drugdex System 2008）。

苯二氮䓬类药物的典型不良反应包括嗜睡、共济失调、身体失调、呼吸抑制、疲劳、欣快感、低血压、腹泻和皮疹。生理依赖确实会发生，因此如果要停止用药，需要考虑依赖反应，以避免戒断症状（Drugdex System 2008）。如果出现戒断症状，典型表现为焦虑、易怒、震颤、抽搐、恶心、失眠、发热，可能还有癫痫发作。由于半衰期相当长，停药后 2~4 天可能才会出现戒断症状（Gracies et al. 1997）。

儿童地西泮起始剂量为 0.12 mg/(kg·d)，可分为 3~4 次服用，最大剂量为 0.8 mg/(kg·d) 或 1 日总剂量不超过 60 mg（Gracies et al. 1997）。当然，如果出现镇静反应，需要减少剂量。氯硝西泮起始剂量为 0.01 mg/(kg·d)，分 2~3 次服用，可增加到 0.3 mg/(kg·d)，最高可达 20 mg/d。地西泮有片剂和液体剂型，氯硝西泮有片剂和咀嚼片两种剂型（Drugdex System 2008）。

### （二）巴氯芬

巴氯芬是治疗痉挛的代表性药物，常用于治疗与脑瘫相关的痉挛。它在脊髓水平上与 GABA－B 受体位点相结合，刺激该部位并抑制兴奋性神经递质的释放，增强 GABA 能活性可以减少痉挛，单突触反应比多突触反应更容易受到影响（Curtis et al. 1981；Hill and Bowery 1981）。巴氯芬经口服后，部分由肝脏代谢，其他几乎完全由肾脏代谢，巴氯芬的半衰期为 2～4 小时。

口服巴氯芬治疗的不良反应可能包括嗜睡、肌张力过低、乏力、恶心、呕吐和头晕（Drugdex System 2008），还会降低癫痫发作阈值（Young 1997；Krach 2001），出现生理依赖，突然停药可能会导致痉挛反弹、幻觉、意识不清、癫痫发作和体温升高（Krach 2001；Patel and Soyode 2005）。因此，如果要停用巴氯芬，建议逐渐撤药。如果患者计划进行手术治疗，巴氯芬有发生术后肠梗阻的风险，作为预防措施，在术前应尽可能减少剂量（Krach 2001）。在那些对口服巴氯芬不耐受或不吸收的患者，这可以避免巴氯芬突然停药的危急情况，术后肌张力和痉挛可以通过静脉注射地西泮来控制。

儿童的剂量建议包括初始剂量为 5～15 mg/d，分 2 次服用，8 岁以下儿童可增加到 40 mg/d，8 岁以上儿童最多 60 mg/d，分 3 次服用。在观察镇静症状时，剂量应该大约每 3 天增加 1 次（Drugdex System 2008）。最大剂量通常是每天 60 mg，但一些医生会用到 160 mg/d，只要在充分控制肌张力的情况下，没有无法接受的不良反应即可（Young 1997）。巴氯芬有片剂或鞘内制剂（参见第 5 篇第 1 章）。一些药店会配制一种巴氯芬口服混悬剂，这种混悬剂中药物会迅速溶出，必须提醒家庭在每次使用之前都要摇晃这种液体。因此，实际使用剂量可能并不统一（Krach 2001）。

### （三）丹曲林钠

丹曲林钠是一种专门用于治疗痉挛的药物，这是由于它本身作用于肌肉水平。其工作原理是抑制肌浆网钙离子的释放，从而减少肌肉收缩的力量。丹曲林钠对快速收缩肌肉的影响最大，对心肌没有影响（Young and Delwaide 1981）。然而，它也会导致非痉挛性肌肉的无力，因为它的选择性差，并不只针对痉挛性肌肉，这一因素使其不再是治疗脑瘫患者痉挛状态的有效药物（Young 1997）。对于患有严重心肌疾病、肺功能不稳定或正在活动期的患者使用丹曲林钠时应谨慎（Young and Delwaide 1981）。

丹曲林钠由肝脏代谢，并随尿液排出。这种药物确实有肝毒性（Drugdex System 2008），在接受治疗的患者中约有 1.8% 出现这种情况。为此，建议监测肝酶。如果发现转氨酶升高，则应逐渐减少用药并停药。据研究，在接受治疗的患者中，有 0.3% 的人患有致命性肝炎。30 岁以上的妇女中，如果每天接受的剂量≥300 mg，持续 2 个月以上，通常会出现（Ward et al. 1986）。由于丙戊酸钠可能会对肝脏产生不良反应，因此不推荐将这些药物联合使用。丹曲林钠的活性代谢物在 4～8 小时内达到峰值，半衰期约为 8.7 小时（Drugdex System 2008）。

丹曲林钠最常见的不良反应是虚弱和疲劳，还可能导致不适、头晕、腹泻和视觉障碍（Drugdex System 2008）。

在丹曲林钠的处方开具中，儿科剂量从 0.5～1.0 mg/（kg·d）开始，每天 1 次，此剂量可以每 7 天增加 1.5 mg/kg，最大剂量为 12 mg/（kg·d）或 400 mg/d，丹曲林钠可制成片剂或静脉制剂（Whyte and Robinson 1990；Drugdex System 2008）。

### （四）α₂ 肾上腺素激动剂

在一些研究中发现 $\alpha_2$ 肾上腺素激动剂有助于多发性硬化症、脊髓损伤和卒中等多种原因引起的痉挛（Nance 1997；Young 1997）。因此，它们也被用于治疗脑瘫引起的痉挛。

$\alpha_2$ 肾上腺素激动剂作用于大脑和脊髓水平，可能在突触前使运动神经元超极化并且减少兴奋性神经递质的释放，从而降低痉挛反应（Young 1997；Krach 2001；Patel and Soyode 2005）。$\alpha_2$ 肾上腺素激动剂也被确认具有镇痛作用（Nance 1997），这是与巴氯芬共有的特性。

替扎尼定是治疗痉挛最常用的 $\alpha_2$ 肾上腺素激动剂，它在肝脏中代谢，半衰期约为 2.5 小时。替扎尼定引起肝毒性的发生率为 2%～5%。出于这个原因，强烈建议医生在整个治疗过程中监测肝酶（Krach 2001；Edgar 2003）。可乐定也曾用于治疗痉挛，但部分通过肾脏代谢，其功能在 1.5～5 小时达到峰值，半衰期为 12～16 小时（Drugdex System 2008）。

使用 $\alpha_2$ 肾上腺素激动剂的不良反应包括镇静、低血压和口干（Drugdex System 2008）。Weingarden 和 Belen（1992）发现低血压这一不良反应可以通过使用可乐定透皮贴（非口服制剂）来最小化。虽然在开始使用 $\alpha_2$ 肾上腺素激动剂时，降低癫痫发作阈值并不是一个典型的问题，但 Feron 等（2008）发表了一篇病例报告，使用可乐定治疗注意缺陷障碍的脑瘫儿童后出现新的癫痫发作。

在开具口服替扎尼定的处方时，建议从 1 mg（10 岁以下）或 2 mg（10 岁以上）开始。可以选择在睡前开始给药，以避免与嗜睡不良反应相关的问题。在服用 1～2 小时后出现血浆水平峰值。替扎尼定的维持剂量通常为 0.3～0.5 mg/（kg·d），每天 4 次（Edgar 2003；Patel and Soyode 2005）。可乐定在睡前从 0.05 mg 开始口服，每 7 天增加 0.05 mg，每天最大剂量 0.3 mg，分 3 次服用。可乐定的透皮贴也可在临床中使用（Patel and Soyode 2005）。

### （五）左旋多巴

左旋多巴是作为一种可能的治疗脑瘫儿童运动障碍的方法，其最初用于帕金森病。它可以缓解帕金森病的症状，包括静止性震颤、僵硬和运动障碍。左旋多巴主要用于治疗锥体外系损伤（肌张力障碍）引起的高张力，在对成人卒中的疗效研究中发现左旋多巴能够显著促进运动功能恢复(Scheidtmann et al. 2001),同时也被证明可改善某些脑瘫患者的肌张力障碍或锥体外系活动(Brunstrom et al. 2000)。需要注意的是,左旋多巴是治疗多巴胺反应性肌张力障碍的首选药物。由于多巴胺反应性肌张力障碍可能被误诊为脑瘫,所以如果患者对药物效果明显则可能意味着误诊(Fink et al. 1988;Nygaard et al. 1994)。如果使用左旋多巴后运动障碍明显改善,医生可能需要考虑针对多巴胺反应性肌张力障碍进行相关检查,特别是对于不明病因的脑瘫患者。

左旋多巴是一种多巴胺前体,其作用机制是作为多巴胺受体激动剂穿过血脑屏障,在中枢神经系统中转化为多巴胺(Drugdex System 2008)。当左旋多巴与卡比多巴联合使用时,其半衰期大大延长,因此,需要降低左旋多巴的剂量才能获得合适的治疗效果。

左旋多巴治疗的不良反应包括运动障碍和恶心(Drugdex System 2008)。降低剂量可能会改善恶心,但也会限制其达到最佳治疗效果。

在儿科患者中,左旋多巴的使用具有挑战性,因为目前还没有儿童的使用指南。作者的经验是,一般较小的孩子每次服用 50 mg,每天 2 次,年龄较大的儿童和青少年每次服用 100 mg,每天 2 次。如果没有出现不良反应,逐渐增加剂量,每天总剂量增加 50 mg,分 3 次服用。儿童左旋多巴的最大剂量通常不超过 600～800 mg/d(Edgar 2003),建议随餐服用,以避免恶心。

### (六) 苯海索

苯海索仅被批准用于治疗帕金森病和锥体外系反应,但已被用于治疗与脑瘫相关的肌张力障碍(Hoon et al. 2001 年;Sanger et al. 2007)。

苯海索是一种作用于中枢的抗胆碱能药物,它阻断了乙酰胆碱对中枢 M 受体的作用。在缺氧动物模型中,残存的突触后靶点与损伤的多巴胺能神经元相比,纹状体胆碱能中间神经元的相对稳定,导致胆碱能活动的相对增加(Burke and Karanas 1990)。通过使用苯海索减少胆碱能传递,多巴胺能和胆碱能驱动之间重新建立平衡,减少肌张力障碍(Sanger et al. 2007)。

苯海索的代谢尚不清楚,它随尿液排泄,半衰期为 3.7 小时(Drugdex System 2008)。不良反应相对较小,但可能包括口干、便秘、视力模糊、头晕、恶心、意识不清和精神错乱(Drugdex System 2008),大多数不良反应似乎都能耐受。剂量建议是从 2～2.5 mg/d 开始服用,每隔 1 周增加 2～2.5 mg,最大剂量为每天 60 mg。苯海索有片剂或液体两种形式(Edgar 2003)。

## 七、 支持证据/结果数据

### (一) 苯二氮䓬类药物

关于地西泮对儿童痉挛影响的研究始于 40 多年前 Engle (1966)的工作,研究者采用双盲交叉研究与安慰剂进行对比发现地西泮在 16 名儿童中有 12 名获得了主观上更大的临床改善，不仅仅与痉挛相关。例如，这些孩子的行为也得到了改善，可能由儿童总体张力降低所致（Whyte and Robinson，1990）。最近进行的一项双盲随机安慰剂对照研究发现，180 名睡前服用地西泮或安慰剂儿童，地西泮优于安慰剂。根据护理者反馈，接受地西泮治疗的儿童睡眠更好。喂食、洗澡、玩耍和锻炼对孩子来说压力更小，哭闹、易怒也更少（Mathew and Mathew 2005）。然而，当开具苯二氮䓬类药物时，应该注意到，大约 9% 的脑瘫儿童会出现行为不良反应（Kalachnik et al. 2002）。

### （二）巴氯芬

Milla 和 Jackson（1977）报道了巴氯芬治疗 20 例脑瘫儿童痉挛的双盲、安慰剂对照交叉研究。研究中巴氯芬的起始剂量 10 mg/d，分次给药，逐渐增加，在 9 天内分 3 次递增。其中 2～7 岁的儿童最大日剂量为 40 mg，7 岁以上的儿童最大日剂量为 60 mg。研究发现口服巴氯芬在降低肌张力和改善关节主动和被动活动范围方面优于安慰剂（Milla and Jackson 1977）。一项双盲研究显示，脑瘫儿童每天服用 30 mg，6 岁及以下儿童每天服用 30 mg，6 岁以上儿童每天服用 70 mg（Schwartzman et al. 1976）。据报道，巴氯芬可降低成年痉挛患者对疼痛和有害刺激的反应，这是这种药物所潜在的优点（Pinto et al. 1972）。

### （三）丹曲林钠

丹曲林钠对于治疗痉挛的效果研究广泛。在 18 名患者（其中只有一些是儿童）中，丹曲林钠与安慰剂相比，有 50%患儿的痉挛和非自主运动获得中度到显著的改善（Chyatte and BasMajian 1973）。随后，在改善脑瘫儿童的生理学方面，其优于安慰剂（Joynt and Leonard 1980）。最有说服力的研究是 Haslam 和他的同事在 1974 年完成的。在一项双盲、安慰剂对照的交叉研究中，发现 23 名儿童每天服用 4 次丹曲林钠 1～3 mg/kg 总体可改善反射和痉挛。相比之下，也有研究认为其改善的效果微乎其微或结果模棱两可。15 名接受丹曲林钠治疗 8 周的儿童几乎没有改善（Ford et al. 1976），同样，一项双盲安慰剂对照交叉研究报告称，28 名儿童使用丹曲林钠的效果不明确（Denhoff et al. 1975）。

### （四）α₂ 肾上腺素激动剂

成年脊髓损伤、多发性硬化症和脑血管意外的患者中进行了许多 α₂ 肾上腺素激动剂及其对痉挛的影响的研究（Young 1997；Krach 2001；Montane et al. 2004）。替扎尼定对治疗多发性硬化症和脊髓损伤患者的痉挛状态有效（Nance 1997），但尚未有儿科相关研究发表。也有类似的研究支持使用可乐定治疗成人脊髓损伤痉挛，但是只有一个病例报道（1 个 17 岁的脑瘫患者使用安定和巴氯芬治疗失败）支持使用可乐定治疗脑瘫痉挛（Dall et al. 1996）。该研究采用可乐定 0.1 mg 经皮给药，可改善肌张力。

### （五）左旋多巴

唯一记载左旋多巴对脑瘫痉挛疗效的相关文献是一个病例报道，一名 16 岁的痉挛性四肢瘫伴躯干肌张力障碍的患者接受每天 100 mg 的左旋多巴进行试验性治疗。两周后，不自主的运动有所减少。剂量增加至每天 200 mg，功能得到了进一步的改善。而随着剂量的进一步增加，疗效反而减弱。作者得出结论：该患者的理想剂量为每天 200 mg。作者用运动测量系统记录不自主的上肢运动减少，以及治疗后动态肌电活动（Brunstrom et al. 2000）。

### （六）苯海索

Fahn（1979）报道说，儿童服用苯海索能更好地缓解肌张力障碍，反应明显，不良事件较少（Fahn 1983）。在一项双盲、随机、安慰剂对照试验中，Burke 等（1986）发现苯海索对肌张力障碍的年轻患者（平均年龄 18.9 岁）有积极作用。家长报告发现，一些锥体外系脑瘫儿童服用苯海索后，上肢功能和语言表达能力均有所改善（Hoon et al. 2001）。在有关苯海索治疗肌张力障碍脑瘫的最新研究中，23 例 4～15 岁继发性肌张力障碍患儿以 0.1 mg/（kg·d）的剂量开始服用苯海索，9 周增加至最高 0.75 mg/（kg·d），在第 10 周及在接下来的 5 周内逐渐减量，分别在起始、9 周和 15 周进行运动功能评估。一些受试者的上肢功能在 15 周后显著改善，但在 9 周的评估中不明显。作者认为，在持续服用苯海索足够的时间可能是有价值的，但尚未明确。因此，苯海索治疗脑瘫继发性肌张力障碍儿童的总体结果是确定的（Sanger et al. 2007）。

## 八、案例 1

一名患有四肢瘫的 3 岁患儿表现为肌肉紧张（主要是痉挛性的），整夜都难以入睡，而且由于痉挛，护理也变得困难。口服巴氯芬试验开始于睡前服用 2.5 mg，希望通过控制他的整体张力来改善睡眠。剂量每 3 天增加 1 次，每次 2.5～5 mg，每天 3 次，每晚增加 1 次地西泮。他的肌张力有所改善，但痉挛仍影响睡眠。因为白天的肌张力降低效果满意，所以地西泮并未在日间使用。如果患儿仍然存在睡眠问题，下一步考虑 α-2 肾上腺素激动剂或丹曲林钠。

## 九、案例 2

一名 9 岁的儿童在出生时因缺氧损伤继发肌张力障碍型脑瘫，她的右上肢控制不良，影响了许多日常生活活动。曾经口服巴氯芬并没有改善她的上肢功能，而且因它导致认知障碍而限制了剂量的增加。于是开始进行左旋多巴试验，每天 2 次，每次 100 mg，每周增加 50 mg，稳定在 100 mg，每天 3 次，症状有所改善。而后剂量增加至每天最大 600 mg，并显示出进一步的疗效。如果左旋多巴在开始时效果不明显，会逐渐减量和停药，之后考虑使用苯海索。

## 十、小结

许多口服药物可用于治疗脑瘫儿童肌张力异常和运动障碍。医生应权衡口服药物的疗效、不良反应及风险合理选择药物。对于具有功能性认知的儿童，应避免使用镇静药物。治疗的目标需与患者和家属讨论，使其在开始治疗之前了解采用药物治疗的益处及目标。同时必须向患者及其家人明确潜在的不良反应和预防措施，以便在优化剂量时评估不良反应的影响。由于这些口服药物作用部位不同，医生可能会选择联合使用这些药物，以期产生更大的临床效果。

## 参考文献

[ 1 ] Ashwal S, Russman BS, Blasco PA, Miller G, Sandler A, Shevell M, Stevenson R (2004) Practice parameter: diagnostic assessment of the child with cerebral palsy: report of the Quality Standards Subcommittee of the American Academy of Neurology and the Practice Committee of the Child Neurology Society. *Neurology* **62**: 851 – 63.

[ 2 ] Brunstrom JE, Bastian, AJ, Wong M, Mink JW (2000) Motor benefit from levodopa in spastic quadriplegic cerebral palsy. *Ann Neurol* **47**: 662 – 5.

[ 3 ] Burke RE, Karanas AL (1990) Quantitative morphological analysis of striatal cholinergic neurons in perinatal asphyxia. *Ann Neurol* **27**: 81 – 8.

[ 4 ] Burke RE, Fahn S, Marsden CD (1986) Torsion dystonia: a double-blind, prospective trial of high-dosage trihexyphenidyl. *Neurology* **36**: 160 – 4.

[ 5 ] Chyatte SB, Basmajian JV (1973) Dantrolene sodium: long-term effects in severe spasticity. *Arch Phys Med Rehabil* **54**: 311 – 15.

[ 6 ] Curtis DR, Lodge D, Bornstein JC, Peet MJ (1981) Selective effects of baclofen on spinal synaptic transmission in the cat. *Exp Brain Res* **42**: 158 – 70.

[ 7 ] Dall JT, Harmon RL, Quinn CM (1996) Use of clonidine for treatment of spasticity arising from various forms of brain injury: a case series. *Brain Inj* **10**: 453 – 8.

[ 8 ] Denhoff E, Feldman S, Smith MG, Litchman H, Holden W (1975) Treatment of spastic cerebral-palsied children with sodium dantrolene. *Dev Med Child Neurol* **17**: 736 – 42.

[ 9 ] DRUGDEX (r) System (retrieved 20 Dec 2008) http://www. thomsonhc. com. Greenwood Village, CO: Thomson Healthcare.

[10] Edgar TS (2003) Oral pharmacotherapy of childhood movement disorders. *J Child Neurol* **18**: S40 – 9.

[11] Engle HA (1966) The effect of diazepam (valium) in children with cerebral palsy: a double-blind study. *Dev Med Child Neurol* **8**: 661 – 7.

[12] Fahn S (1979) Treatment of dystonia with high-dosage anti-cholinergic medicine. *Neurology* **29**: 605.

[13] Fahn S (1983) High dosage anticholinergic therapy in dystonia. *Neurology* **33**: 1255 – 61.

[14] Feron FJ, Hendriksen JG, Nicolai J, Vles JS (2008) New-onset seizures: a possible association with clonidine? *Ped Neurol* **38**: 147 – 9.

[15] Fink JK, Filling-Katz MR, Barton NW, Macrae PR, Hallett M, Cohen WE (1988) Treatable dystonia presenting as spastic cerebral palsy. *Pediatrics* **82**: 137 – 8.

[16] Ford F, Bleck EE, Aptekar RG, Collins FJ, Stevick D (1976) Efficacy of dantrolene sodium in the treatment of spastic cerebral palsy. *Dev Med Child Neurol* **18**: 770 – 83.

[17] Gracies JM, Elovic E, McGuire J, Simpson DM (1997) Traditional pharmacological treatments for spasticity. part I: Local treatments. *Muscle Nerve Suppl* **6**: S61 – 91.

[18] Haslam RH, Walcher JR, Lietman PS, Kallman CH, Mellits ED (1974) Dantrolene sodium in children with spasticity. *Arch Phys Med Rehabil* **55**:384 - 8.

[19] Hill DR, Bowery NG (1981) 3H-baclofen and 3H-GABA bind to bicuculline-insensitive GABA B sites in rat brain. *Nature* **290**:149 - 52.

[20] Hoon AH Jr, Freese PO, Reinhardt EM, Wilson MA, Lawrie WT Jr, Harryman SE, Pidcock FS, Johnston MV (2001) Age-dependent effects of trihexyphenidyl in extrapyramidal cerebral palsy. *Ped Neurol* **25**:55 - 8.

[21] Joynt RL, Leonard JA Jr (1980) Dantrolene sodium suspension in treatment of spastic cerebral palsDy. *ev Med Child Neurol* **22**:755 - 67.

[22] Kaieda R, Maekawa T, Takeshita H, Maruyama Y, Shimizu H, Shimoji K (1981) Effects of diazepam on evoked electrospinogram and evoked electromyogram in man. *Anesth Analg* **60**:197 - 200.

[23] Kalachnik JE, Hanzel TE, Sevenich R, Harder SR (2002) Benzodiazepine behavioral side effects: review and implications for individuals with mental retardation. *Am J Ment Retard* **107**:376 - 410.

[24] Krach LE (2001) Pharmacotherapy of spasticity: oral medications and intrathecal baclofen. *J Child Neurol* **16**:31 - 6.

[25] Mathew A, Mathew MC (2005) Bedtime diazepam enhances well-being in children with spastic cerebral palsy. *Pediatr Rehabil* **8**:63 - 6.

[26] Milla PJ, Jackson AD (1977) A controlled trial of baclofen in children with cerebral palsy. *J Int Med Res* **5**: 398 - 404.

[27] Montane E, Vallano A, Laporte JR (2004) Oral antispastic drugs in nonprogressive neurologic diseases: a systematic review. *Neurology* **63**:1357 - 63.

[28] Nance PW (1997) Tizanidine: an alpha2-agonist imidazoline with antispasticity effects. *Todays Ther Trends* **15**: 11 - 25.

[29] Nygaard TG, Waran SP, Levine RA, Naini AB, Chutorian AM (1994) Dopa-responsive dystonia simulating cerebral palsy. *Pediat Neurol* **11**:236 - 40.

[30] Patel DR, Soyode O (2005) Pharmacologic interventions for reducing spasticity in cerebral palsy. *Ind J Pediatr* **72**:869 - 72.

[31] Pinder RM, Brogden RN, Speight TM, Avery GS (1977) Dantrolene sodium: A review of its pharmacological properties and therapeutic efficacy in spasticity. *Drugs* **13**:3 - 23.

[32] Pinto Ode S, Polikar M, Debono G (1972) Results of international clinical trials with lioresal. *Postgrad Med J* **48** (Suppl 5):18 - 25.

[33] Sanger TD, Bastian A, Brunstrom J, Damiano D, Delgado M, Dure L, Gaebler-Spira D, Hoon A, Mink JW, Sherman-Levine S, Welty LJ (2007) Prospective open-label clinical trial of trihexyphenidyl in children with secondary dystonia due to cerebral palsy. *J Child Neurol* **22**:530 - 7.

[34] Scheidtmann K, Fries W, Muller F, Koenig E (2001) Effect of levodopa in combination with physiotherapy on functional motor recovery after stroke: a prospective, randomised, double-blind study. *Lancet* **358**:787 - 90.

[35] Schlosser W (1971) Action of diazepam on the spinal cord. *Arch Int Pharmacodyn Ther* **194**:93 - 102.

[36] Schmidt RF, Vogel ME, Zimmermann M (1967) Effect of diazepam on presynaptic inhibition and other spinal reflexes. *Naunyn-Schmiedebergs Archiv Exp Path Pharmakol* **258**:69 - 82. (German.)

[37] Schwartzman JS, Tilbery CP, Kogler E, Gusman S (1976) Effects of lioresal in cerebral palsy. *Folia Med* **72**: 297 - 302.

[38] Verrier M, MacLeod S, Ashby P (1975) The effect of diazepam on presynaptic inhibition in patients with complete and incomplete spinal cord lesions. *Can J Neurol Sci* **2**:179 - 84.

[39] Ward A, Chaffman MO, Sorkin EM (1986) Dantrolene. A review of its pharmacodynamic and pharmacokinetic properties and therapeutic use in malignant hyperthermia, the neuroleptic malignant syndrome and an update of its use in muscle spasticity. *Drugs* **32**:130 - 68.

[40] Weingarden SI, Belen JG (1992) Clonidine transdermal system for treatment of spasticity in spinal cord injury. *Arch Phys Med Rehabil* **73**:876 - 7.

[41] Whyte J, Robinson K (1990) *Pharmacologic Management*. Philadelphia, PA: Lea and Febiger. p 201 - 26.

[42] Young R (1997) Current issues in spasticity management. *Neurology* **3**:261 - 75.

[43] Young RR, Delwaide PJ (1981) Drug therapy: spasticity. *N Engl J Med* **304**:96 - 9.

# 第4章 肉毒毒素的药物治疗
## PHARMACOLOGIC TREATMENT WITH BOTULINUM TOXIN

Guy Molenaers，Kaat Desloovere
孔亚敏 张雪原 译，马丙祥 审校

## 一、 相关病理生理学研究进展

痉挛的处理是脑瘫儿童临床治疗的核心（Graham et al. 2000；Papavasiliou 2009）。有多种抗痉挛措施，如口服药物、选择性脊神经后根离断术和鞘内注射巴氯芬。A型肉毒毒素（Botulinum toxin type A，BoNT‐A）是一种相对较新的治疗儿童脑瘫的药物。这种神经毒素注射于肌肉，并在胆碱能神经末梢选择性吸收，阻止乙酰胆碱的释放，导致选择性、暂时的肌肉失神经支配。尽管 BoNT‐A 作为降低肌张力药物具有很高的潜在治疗价值，但应注意的是，肉毒毒素是由肉毒杆菌分泌的，也可以被认为是世界上最强的毒物之一，如若使用不安全，可能会致命。

肉毒杆菌神经毒素有 7 种不同的免疫学形式，分别被命名为血清 A、B、C1、D、E、F 和 G 型（Aoki 2001）。不同的血清型在神经毒素复合物大小、激活水平、细胞内作用位点、受体/受体位点、肌肉减弱效力、作用持续时间和靶向亲和力方面都有所不同（Aoki 2002）。BoNT‐A 是临床使用时间最长的商业制品。BoNT‐A 有 4 种商业制剂可供选择：Botox（Allergan）、DySports（Ipsen）、Xeomin（Merz 制药公司；仅在德国有售）和中国衡力（Jankovic 2004；Aoki et al. 2006）。B 型配方在美国被称为 Myobloc，在美国以外被称为 Neurobloc。Botox、DySPOR 和 Myobloc、Neurobloc 是用于脑瘫儿童的制剂（Heinen et al. 2006b）。由于不同的商业制剂配方、分子结构和纯化方法不同，它们在临床上疗效及用途也不同，临床医生必须了解这些差异，以确保每种产品都能安全有效地使用。每种制剂的个体剂量应以该产品的具体剂量说明为指导，以患者既往反应和医生临床经验为基础进行独立计算，固定剂量转换系数不适用于治疗脑瘫儿童的痉挛（Heinen et al. 2006b）。

单个 BoNT‐A 分子量为 150 kDa，由一条重链和一条轻链通过二硫键相连，在其天然形式下，毒素与辅助蛋白相结合，产生从 150～900 kDa 不同大小的复合物，该复合物的分子量与市售的肉毒杆菌毒素制剂不同，从而产生不同的疗效曲线、安全性和治疗范围。重链与胆碱能运动神经元的突触前膜具有高度的亲和力和特异性，当毒素附着于远端轴突上的受体时，毒素通过受体介导的内摄而内化，这是神经细胞的质膜嵌入毒素受体复合体,在神经末梢内形成含毒素的囊泡的过程(图4-4-1a)。内化后,毒素分子的轻链被释放至神经末梢的细胞质中,BoNT-A通过切割SNAP-25来阻断乙酰胆碱的释放,而SNAP-25是释放该递质所需的细胞质蛋白(图4-4-1b)。因此,受影响的末端被抑制,无法刺激肌肉收缩。有证据表明,最初的神经恢复是通过受影响的远端轴突新神经末梢的末端萌发来实现的,在动物研究中,这种萌发的神经再支配在注射后28天可见(图4-4-1c)。在后期,最终修复是囊泡在神经末梢内逐渐消耗殆尽,原来的神经肌肉接头再次开始正常工作,末端萌芽逐渐退化(Aoki 2001,2003;Dolly 2003)(图4-4-1d)。突触功能恢复到起始状态大约需要91天,临床上通常采用12~16周治疗间隔(de Paiva et al. 1999;Aoki 2003;Aoki et al. 2006)。为清楚起见,对BoNT-A的生物化学特性进行了说明。

## 二、 历史回顾

20世纪80年代初,美国的Allan Scott首次将BoNT-A注射技术应用于斜视的治疗。在随后的几年里,BoNT-A的治疗范围不断扩大,如眼睑痉挛、颈部肌张力障碍、面肌痉挛、多汗症、膀胱和尿道痉挛,以及偏头痛(Denislic et al. 1994;Jankovic and Brin 1991)。1988年,L. Andrew Koman、Beth Petreson Smith和Amy Goodman发起了BoNT-A治疗脑瘫患者痉挛的首次临床试验,Koman等(1993年)对此进行了报道。同时,Cosgrove和Graham发现,生长期注射BoNT-A可以使遗传性痉挛小鼠的肌肉正常生长(Cosgrove and Graham 1994)。自第一份关于BoNT-A治疗痉挛型脑瘫儿童的文献发表以来,已有大量关于BoNT-A对脑瘫儿童的影响的研究(Corry et al. 1998;Wissel et al. 1999;Heinen et al. 2006b;Nolan et al. 2006;Papavasiliou 2009)。

### (一) 苯酚神经松解 *

BoNT-A并不是第一种用于痉挛肌肉化学去神经的药物。在BoNT-A出现之前,苯酚注射治疗痉挛已有几十年的历史。

苯酚或石炭酸的浓度超过5%会使蛋白质变性并导致组织坏死(Glenn 1990)。当苯酚注射到运动神经元上时,会发生化学性神经松解,从而使特定的肌肉失神经支配,减少从肌梭到肌肉的传入和传出冲动,从而降低痉挛。几十年来,苯酚一直用来治疗儿童痉挛(Easton et al. 1984)。因苯酚不容易在组织中扩散,所以必须在运动神经元周边几毫米范围内通过电刺激来充分定位靶神经进行注射。苯酚可以注射到运动点,即肌肉内的运动神经元;或运动神经即在其进入肌肉之前。运动神经元的定位需要非常精确,在注射过程中需要儿童充分合作,并尽量减少移动。苯酚神经松解术大概需要10~60分钟,这取决于注射神经的种类及数量。电刺激可能会引起不

---

\* 许多关于苯酚神经松解的讨论是由Mark Gormley医学博士在本书的第一版中提到的。

神经毒素通过内噬作用
进入神经末梢

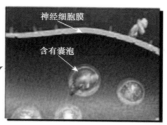

神经细胞膜

含有囊泡

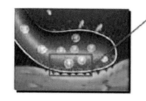

a

由于SNAP-25蛋白被裂解
含有乙酰胆碱的囊泡不再
与细胞膜融合

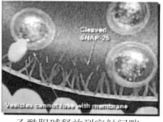

乙酰胆碱释放到突触间隙
被抑制

b

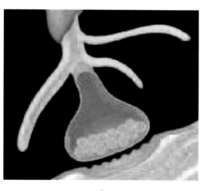

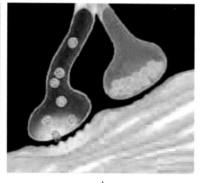

c d

图 4-4-1 肉毒毒素内噬作用机制。a. 神经毒素通过内噬作用进入神经末梢。b. 由于
SNAP-25 蛋白被裂解,含有乙酰胆碱的囊泡不再与细胞膜融合。乙酰胆碱释放到突触间隙被抑
制。c. 乙酰胆碱阻断后,侧支轴突萌发。d. 萌发新芽建立新的神经肌肉接点(NMJ)。最终,原始的
NMJ 恢复功能,萌芽退化

适,注射苯酚时会感到疼痛。由于这些原因,儿童苯酚神经松解术通常需要全身麻
醉,成人注射苯酚的致死剂量约为 8.5 g(Wood 1978),建议一次治疗的最大剂量小于
1 g/疗程(Glenn 1990)。儿童的剂量尚未明确,但低于 30 mg/kg 时被认为是安全的

(Morrison et al. 1991)。在一个特定的疗程中该剂量通常用于 2～4 个主要肌肉群。例如,在每个肌肉群中使用几立方厘米的 5%～7%的苯酚,可以同时注射双侧内收肌和腘绳肌。

苯酚神经松解术最常见的不良反应是感觉障碍,如果将苯酚注射到感觉神经中,通常会导致持续数周的灼热感和(或)触摸敏感。上肢和下肢进行远端注射时发生感觉障碍的风险最高,因为此处的运动神经元和感觉神经元非常接近。如果发生感觉障碍,可以用布洛芬、加巴喷丁或卡马西平治疗,儿童感觉障碍的发病率通常＜5%,明显低于成人 15%的发病率(Glenn 1990)。据报道,儿童疼痛的发生率较低,也可能只是由于儿童与成人相比,对疼痛抱怨更少。

苯酚阻滞是暂时的,通常持续 3～12 个月(Spira 1971),重复注射可能会产生一些累积效应,导致持续时间可能超过 1 年,这种情况常发生于那些神经易于定位的肌肉中。例如,闭孔神经(髋内收肌)和肌皮神经(肱二头肌),而内侧腘绳肌和上肢远端肌肉内的运动点则相反。然而,尽管上肢远端运动点难于定位,但该区域的苯酚神经松解术仍可显著改善功能。

苯酚注射至选定肌肉运动点的神经周围,可持续降低肢体张力。苯酚和 BoNT－A 均可引起选择性和暂时性的肌肉失神经支配,因此对局灶性痉挛有效,但它们的化学去神经效应与不同的作用机制有关,苯酚主要用于成人卒中或脑外伤患者。尽管已证明苯酚作为一种有效的化学去神经剂,起效快,成本低,作用时间长,但近几十年来苯酚受欢迎程度不如 BoNT－A。这可能是由于与给药相关的技术难度以及对安全性和不良反应的担忧有关(Kolaski et al. 2008)。此外,苯酚作为神经阻滞剂,有引起疼痛的风险,故认为比 BoNT－A 选择性更低。近年来,大多数痉挛儿童的化学失神经治疗都是使用 BoNT－A 进行的。临床医生通常将苯酚与 BoNT－A 联合注射使用,这样可以在不超过两种药物推荐剂量的情况下同时处理更多的肌肉(Gormley 1999；Kolaski et al. 2008)。

## (二) 关键点

- 脑瘫儿童以保守治疗为主,直至运动模式发育成熟(通常在 8～10 岁)。延缓手术很重要,因为早期手术的结果难以预测,失败和复发的风险较高。现有证据表明,当保守疗法(如物理疗法和矫形器)辅之以 BoNT－A 选择性注射治疗痉挛时,可能会限制持续性的肌张力增加(Graham et al. 2000；Heinen et al. 2006b；Molenaers et al. 2006；Desloovere et al. 2007)。
- BoNT－A 进行的选择性张力控制从小年龄开始,通过降低肌张力为治疗干预提供机会,从而增加关节活动范围,发挥拮抗肌的潜能以及为运动控制和平衡能力的发展提供机会。
- 单次多水平手术的理念和效果也引发了多部位单次治疗方法的发展,即在一个疗程中多个肌肉群接受 BoNT－A 注射(Molenaers et al. 1999a；Heinen et

al. 2006a)。需要强调的是,安全多水平应用 BoNT－A 需要熟练的技术。
- 根据患儿情况制订个体化的治疗目标并指导多节段治疗计划。
- BoNT－A 作为脑瘫儿童的一种主要的但非独立使用的治疗方法,应用过程中,"反思"比"注射"更重要(Molenaers et al. 1999a;Heinen et al. 2006b)。
- 适当的后续治疗,包括矫形器使用、连续石膏固定和强化物理治疗对于将 BoNT－A 注射后发挥最大作用至关重要。

### 三、 患者的适应证评估

BoNT－A 通常推荐用于运动发育落后、肌肉进行性挛缩、矫形器日常穿戴不耐受和(或)功能减退的脑瘫儿童。适用于多种不同类型(主要是痉挛型偏瘫、双下肢瘫、三肢瘫和四肢瘫)和粗大运动功能(GMFCS)Ⅰ～Ⅴ级患儿的治疗。针对具体问题设定治疗目标、功能,以及累及水平不同的患儿均可从中获益。BoNT－A 疗法也可以成功治疗由其他原因导致的儿童肌肉过度活跃,如创伤性脑损伤(Van Rhijn et al. 2005)、遗传性痉挛性截瘫和脊髓脊膜膨出(Boyd and Graham 1997;Heinen et al. 1997;Graham et al. 2000)。BoNT－A 最近也更频繁地用于脑瘫上肢问题的治疗(Lowe et al. 2006;Reeuwijk et al. 2006;Wallen et al. 2007)。

主要的适应证是肌张力增高导致的功能障碍,若不治疗,很可能导致固定挛缩畸形(Flett 2003)。理想情况下,BoNT－A 应当在步态模式和运动功能尚未稳定的小年龄开始,利于在肌张力降低后的时间窗内发展粗大运动功能。据报道,最佳时机通常在 2～6 岁(Boyd and Graham 1997;Wissel et al. 1999;Graham et al. 2000),通常更有针对性的治疗方法则适用于年龄较大的儿童。选择性运动控制良好的局灶性痉挛患者,效果最好。过于"泛化"的痉挛需要多学科干预。此外,BoNT－A 还可与其他治疗方法联合使用,如口服药物和鞘内巴氯芬注射,也可用于其他目的,如治疗上肢、膀胱痉挛、流涎、头痛等(Graham et al. 2000;Tilton 2006),未来面临的挑战将是为同一患者进行不同目的的 BoNT－A 治疗。

理想的治疗方法建立在对儿童彻底、全面评估的基础上,选择 BoNT－A 的靶向肌肉。进行评估时,联合使用有效的工具和方法,重点关注临床评估参数、运动能力(如步态)和功能至关重要。由于痉挛是速度依赖性的,动态评估如观察性步态分析被认为是对可行走患儿进行 BoNT－A 治疗"微调"的决定性因素,因此,步态分析在识别目标肌肉方面起着至关重要的作用(Desloovere et al. 2001)。客观的三维步态分析有助于识别引起病理性运动模式的肌肉,更好地了解运动问题的复杂性,以便于早期发现多层次问题,识别步态的不成熟性及原发性(神经)问题对步态的影响。痉挛的迹象可以在病理运动模式、原始肌电数据(反射活动、不同速度行走、阵挛活动)以及运动数据和肌电数据之间的差异[过早和(或)延长活动]中发现。从个体化目标设定和相关的评估中确定需要进行注射的肌肉非常关键。在麻醉(或使用或不使用面罩麻醉下的镇静)下的辅助临床评估可以提供额外的信息。

## 四、治疗目标

近来,BoNT‐A 的治疗的范围有所扩大。由于治疗适应证的延伸,且脑瘫儿童在运动障碍和功能方面表现多样,因此治疗目标需要根据患者的个人需求确定和调整。如前所述,只要目标设定针对具体的问题,无论是受累严重的还是功能较好的患儿,均可在 BoNT‐A 治疗中受益。

针对不同适应证,治疗目标可能集中于改善功能(步态),从而影响功能较好患儿的病理过程(GMFCS Ⅰ～Ⅲ级);或者对于无法行走的患儿(GMFCS Ⅳ～Ⅴ级),改善其平衡、坐姿控制和护理及支具的使用。下面列出了更具体的目标(Graham et al. 2000；Boyd et al. 2001；Chambers 2001；O'Brien 2002；Flett 2003；Mall et al. 2006；Rutz et al. 2008):

- 促进支具治疗管理。
- 维持保守治疗,直至步态发育成熟。
- 评估短期功能改善,为未来的治疗计划提供关键信息。
- 模拟骨科手术或神经外科手术效果。
- 促进训练的效果以便在手术前达到更好的状态。
- 使用髋外展支具控制髋内收肌和屈肌的痉挛,协助预防髋关节脱位。
- 减少上下肢肌张力高度波动患者的痉挛。
- 改善体位摆放和姿势控制。
- 缓解痉挛所致疼痛(痉挛‐手足徐动型)。
- 腰大肌张力降低对减轻腰椎过度前凸引起的背部疼痛有帮助。
- 缓解术后疼痛。
- BoNT‐A 作为局部或全身性痉挛的辅助治疗。

## 五、治疗方案

首次发表的采用 BoNT‐A 治疗脑瘫儿童的研究中,作者选择 1～2 U/kg 注射腓肠肌以改善跖屈步态(Koman et al. 1993)。随着更多关于 BoNT‐A 安全性和有效性信息的出现,BoNT‐A 广泛应用于脑瘫儿童的痉挛治疗。注射技术得到了改善,剂量和肌肉数量都相应增加,注射后护理的作用也更重要(Gormley et al. 2001；Heinen et al. 2006b；Molenaers et al. 2006；Desloovere et al. 2007)。

### (一)肌肉选择

根据临床评估结果(特别是主动肌和拮抗肌的痉挛状态、选择性控制和肌力)、步态分析和功能评估,针对每位患者的肌肉选择进行微调。这些评估的结论与个体的目标设定相关,对于最终选择注射哪块肌肉至关重要。在注射前对麻醉下的肌张力和关节活动范围进行再次评估可以提供更多的信息。

（二）剂量

虽然 BoNT－A 能够产生剂量依赖性化学去神经支配，但随着 BoNT－A 总剂量的增加，会出现全身副作用或不良反应。因此，BoNT－A 剂量是决定疗效的关键因素。对于 BoNT－A 的每种制剂，单个剂量必须独立计算。需要了解的是，商业产品之间的固定剂量转换系数并不适用（Heinen et al. 2006b）。本章中提到的剂量适用于注射用 A 型肉毒毒素（保妥适），因为在一次治疗期间通常同时注射几块肌肉，所以多水平治疗可能涉及比单水平治疗更高的总剂量（Molenaers et al. 1999a；Kinnett 2004）。每种剂量应以 U/kg 表示，总剂量也必须以 U/kg 表示，每块肌肉的最佳剂量取决于肌肉体积、痉挛程度和肌肉参与病理运动模式的程度。与严重受累的肌肉相比，受累较少的肌肉需要较低的剂量，而严重受累的肌肉在形成病理性步态模式方面起着重要作用。以下是下肢肌群注射肉毒杆菌毒素的剂量范围（表 4－4－1）。

表 4-4-1　下肢各肌群肉毒杆菌毒素适用剂量范围

| 肌群 | 剂量（U/kg 体重） |
|---|---|
| 腓肠肌 | 4～6 |
| 比目鱼肌 | 1～3 |
| 胫骨后肌 | 1～2 |
| 内侧腘绳肌（半腱肌、半膜肌、股薄肌） | 3～5 |
| 外侧腘绳肌 | 1～2 |
| 髋内收肌 | 1～3 |
| 股直肌 | 1～2 |
| 髂腰肌 | 2～4 |
| 每个注射部位的剂量 | 最多 50 U 肉毒杆菌素/位点 |

每 100 U 的肉毒杆菌通常用 1～2 mL 的生理盐水进行稀释。最近的研究结果表明，更高的浓度会增加疗效，与低浓度相比，较高浓度能够增加疗效的一个可能的原因是，较大的体积/浓度可以使毒素更大程度地扩散到神经肌肉接头，从而改善痉挛和降低肌张力（Kawamura et al. 2007）。

对于每个选定的肌肉，应在多个部位进行 BoNT－A 注射，以便在肌肉内均匀扩散，获得更好的效果，并防止毒素可能"溢出"进入循环系统中。因此，应该在每个选定的肌肉中的多个位点进行注射，最大剂量 50 U，间距至少为 4～5 cm（Sanders et al. 1999；Chell and Hunter 2001）。多位点注射技术可以覆盖所涉及肌肉群的主要区域，然而，BoNT-A 的理想作用位置是运动终板（muscle endplates，MEP）处的神经肌肉接头。Shaari 和 Sanders（1993）在大鼠的胫骨前肌实验中证实，在 MEP 带或附近注射对产生有效的减张至关重要。即便毒素被注射到 MEP 附近，减张的效果也会急剧下降。不幸的是，与成人和青少年肌肉中神经肌肉接头详细分布的相关信息很少或根本不存在。

文献中报道的总剂量为 2～29 U/kg，由于大多数早期研究仅限于踝关节跖屈的治疗，因此最常用的剂量范围为 4～8 U/kg。而当使用多水平治疗时，文献中的最大剂量范围为 10～29 U/kg。在一项研究中（Awaad et al. 1999,2000）提出在多水平治疗中使用高达 40 U/kg 的剂量。由此，研究者认为：大剂量的肉毒杆菌毒素治疗是安全的。Aoki 等（1997 年）在对猴子进行的多水平/多位点注射技术研究的概述中指出，当剂量低于 33 U/kg 时，没有观察到系统性影响，但在剂量为 38～42 U/kg 时，毒性会进展至死亡。鉴于可以使用的 BoNT-A 总剂量存在上限，因此联合使用苯酚，例如，在内收肌中注射苯酚，可以将 BoNT-A 用于其他肌肉。

最近文献中报道的脑瘫儿童安全推荐总剂量如下（Heinen et al. 2006b）：

（1）Botox：剂量范围：6～25 U/kg，总剂量：400～600 U。

（2）Dysport：剂量范围：15～25 U/kg，总剂量：900 U。

（3）Neurobloc/Myobloc：剂量范围：150～400 U(?)，总剂量：10 000 U(?)。

指南表示注射频率至少间隔 3 个月。但是，推荐更长的时间间隔，尤其是在总剂量较高的方案中。通过 BoNT-A 注射结合石膏固定、矫形治疗和强化物理治疗相结合的方法，延长 BoNT-A 效应的持续时间。这种方法的平均有效时间超过 1 年（Molenaers et al. 2001）。

### （三）注射技术

肌内注射 BoNT-A 可以在局部麻醉、清醒镇静或全身麻醉下进行（Graham et al. 2000）。如果涉及多水平，我们强烈建议在全身麻醉下注射。同时允许在患儿镇静情况下进行其他临床评估。

必须进行明确的定位。对于大肌肉，不同肌群的正确进针点（针的规格通常为 26 号×23 mm 和 22 号×30 mm）可以通过拉伸肌肉后进行触诊和手动测试来确定。通过被动活动关节，针将与肌肉一起移动，从而可以明确针的正确位置，这对于区分跨双关节和单关节肌群尤其适用。经典的神经生理学定位方法（肌电图、电刺激）有助于定位目标肌肉（Graham et al. 2000；Suputtitada 2000；Willenborg et al. 2002），超声检查是目前最合适的技术，可以准确无痛地识别任何目标肌肉（Berweck et al. 2002；Westhoff et al. 2003；Heinen et al. 2006b）。

脑瘫儿童腰大肌经常受累，也应接受治疗。这需要准确、简单、安全的腰大肌注射技术（Molenaers 1999c；Berweck and Heinen 2004）。

### （四）不良反应

增大 BoNT－A 的剂量可能增加不良反应。然而,因为总剂量分布在多块肌肉以及每块肌肉的多个注射位点(Molenaers et al. 1999a；Desloovere et al. 2001；Heinen et al. 2006a；Goldstein 2006),严重的不良反应很少见(Bakheit et al. 2001；Flett 2003；Naumann and Jankovic 2004；Heinen et al. 2006a,b),从而支持了脑瘫患儿使用高剂量 BoNT－A 注射治疗的安全性。不良事件往往是肌张力降低后的预期结果,如肌无力或早期的功能丧失,这可能在患儿学习重新调整其姿势控制以应对肌张力改变时发生(Koman et al. 2001；Goldstein 2006),康复和加强锻炼及矫形器能够纠正这些问题。然而,对于吞咽困难的严重痉挛型四肢瘫患儿需要注意,慎重计算总剂量(<18 U/kg 体重)。

影响 BoNT－A 长期疗效的主要因素是中和抗体的产生,这可能是由多水平、高剂量的 BoNT－A 反复注射所致。产生抗体的证据主要在颈部肌张力障碍治疗的长期研究中发现,并且与早期研究中的继发性无应答相关(Greene et al. 1994；Jankovic and Schwartz 1995；Zuber et al. 1995；Göschel et al. 1997；Dressler 2002；Herrmann et al. 2004)。在多种方法联合使用时,脑瘫儿童的治疗间隔大约为 1 年(Molenaers et al. 1999a),远远超过通常至少 3 个月的注射间隔,以防止抗体产生耐药性。由于平均总剂量并没有增加,而平均治疗间隔在重复治疗期间也并没有减少。最近的研究结果为脑瘫儿童对长期、高总剂量 BoNT－A(肉毒杆菌毒素)治疗的稳定反应提供了证据,从而间接避免了抗体的产生(Molenaers et al. 2009)。

B 型肉毒杆菌(BTX－B，Neurobloc/Myobloc)和 BoNT－A 的不良反应有很大不同。BTX－B 在用于治疗成人肌张力障碍患者的运动障碍时,会产生大量的全身性抗胆碱能不良反应,如口干和吞咽困难(Schwerin et al. 2004；Dressler and Eleopra 2006)。迄今为止,几乎没有使用 BTX－B 治疗后出现视觉障碍的报道(Dubow et al. 2005)。

### （五）护理

石膏固定和全天矫形器穿戴与物理疗法结合使用,延长所改善肌肉的长度并促进 BoNT－A 注射后运动控制的进展,研究发现,不同的组合在联合治疗中至关重要,应被视为一个连续统一体,其中的治疗方式之间彼此密切相关,物理治疗是主线。

### （六）石膏固定

一段时间以来,毒素注射的指征是"影响功能的动态痉挛,尚未出现肌肉挛缩"(Boyd and Graham 1997)。然而,在许多情况下,存在动态肌肉短缩和早期挛缩的成分,可适当进行周期性的注射与石膏固定各种组合,并且可以延长 BoNT－A 治疗的时间。有证据表明,在动态跖屈的治疗中,单独使用 BoNT－A 与单独使用石膏固定一样有效,具有相似的反应幅度,但单独使用 BoNT－A 持续时间更长(Corry et al. 1998；Flett et al. 1999；Graham et al. 2000）。从 Molenaers（1999b）和 Desloovere 等（2000）的研究中可发现联合治疗的额外好处显而易见，与不进行石膏固定的儿童相比，接受 BoNT‑A 注射并打石膏的儿童在步态周期第 2 滚轴时相的改善更明显和更持久。从 Desloovere 等（2001）所做的一项前瞻性研究中可得出结论，与注射前打石膏的儿童相比，注射后打石膏的儿童改善更多，主要体现在近端关节。

大多数研究都涉及石膏对痉挛型踝关节跖屈的影响。然而，石膏也可以应用于其他部位的肌肉。由于近端肌肉和关节的石膏固定会引起生活不便，因此这种石膏应该是可拆卸的，并仅在一天中部分时间内穿戴。应该注意的是，尽管一些研究和长期的临床实践表明，将 BoNT‑A 注射与石膏固定相结合有一定的优势，但 Blackmore 等（2007）在他们的综述中发现，并没有一致有力的证据表明，联合石膏固定和 BoNT‑A 相结合优于单独使用任何一种干预措施，如仅进行单独石膏固定或 BoNT‑A 注射，效果也类似。

### （七）物理疗法

如前所述，总体目标是改善功能，或者至少在中长期内保持现状。许多研究强调物理治疗与 BoNT‑A 治疗相结合的重要性（Leach 1997；Boyd et al. 2001；Damiano et al. 2001；Love et al. 2001；Ong et al. 2001；Smedal et al. 2001）。令人惊讶的是，尽管物理治疗在临床实践中普遍使用，但很少有关脑瘫物理治疗客观结果的前瞻性研究报道（Coleman et al. 1995；Fetters and Kluisick 1996；Law et al. 1997；Reddihough et al. 1998；Boyd et al. 2001），目前为止，尚缺少 BoNT‑A 治疗前后针对性物理治疗的研究。

在 Pellenberg 大学医院（比利时），根据运动训练的一般原则，为正在准备接受 BoNT‑A 注射的儿童制订了针对性的治疗计划。首先，物理治疗师应确保儿童在接受 BoNT‑A 前完善准备，包括目标制订、开始新的特定运动训练（新姿势和特定动作）。提醒患儿在注射后不久可能会丧失原本的功能，因此需要更密集的物理治疗干预。

对于功能较好的患儿，在主动运动中培养新动作的感觉和完整的关节活动范围尤为重要。系统的分析方法可以用来帮助建立主动肌、拮抗肌和协同肌肉之间的平衡（Hoare and Imms 2004）。将肌肉功能转化为功能性活动也很重要，能够更好地自动执行新的运动模式（如通过跑步机训练），以确保效果延续。采用动态的方法并结合多样性的功能性活动会使患儿的学习过程更加有趣，并有助于防止重新回到以前的姿势和动作。BoNT‑A 注射后的强化物理治疗从石膏固定阶段开始，重点在于：①通过电刺激和（或）本体感觉训练进行解析，如通过臀中肌的电刺激和（或）本体感觉训练，在开环和闭环中进行特定的肌肉训练、快速运动练习，以及训练儿童在某些活动范围内（如全髋关节和膝关节伸展）的特定肌肉活动，而这些活动范围是患儿之前未涉及的；②通过积极的步态康复并在日常生活中使用新恢复的肌肉活动来进行功能治疗。长期物理治疗应侧重于通过拉伸和使用矫形器、石膏和体位、持续加强拮抗肌和(或)主动肌的本体感觉训练以及自动形成新的运动发育方式来维持所获得的肌肉长度。

在严重受累的患儿中,由于肌肉挛缩和骨骼、关节变形引起的姿势问题是最主要的。注射和康复技术适用于控制肌张力,物理疗法更适用于主动姿势控制,主要集中在躯干主动控制上。此外,这些儿童还会受到坐、站和其他治疗方式的干预,如步行吊带、站立架、坐姿辅助、压力夹板和(或)紧身衣。

### (八)矫形器管理

BoNT－A注射后,夜间和日间矫形器的使用似乎是影响BoNT－A长期效果的关键因素(对保持肌肉长度和提供远端关节稳定性的影响方面很重要)。这为更多近端肌群的选择性训练("目标训练")提供条件。对一些儿童来说,日间矫形器有助于本体感觉改善,而对某些缺乏肌群选择性控制的儿童来说,日间矫形器对于恢复正常步态(如纠正足下垂)至关重要(Molenaers et al. 1999a)。矫形器提供适当的生物力线,以便在康复训练之外延续功能。双侧后叶弹簧式踝足支具是注射后常用的矫形器。对于内收肌痉挛(髋关节高危),可联合使用BoNT－A和各种类型的髋关节外展支架(Graham et al. 2000,2008)。夜间(或晚上),配合使用外展-外旋的膝踝足支具(Huenaerts et al. 2004)。

## 六、证据支持/效果

BoNT－A治疗后的步态分析随访可以客观评估疗效,我们不仅要关注个体的治疗感受,也应关注治疗效果的评估。

个体的治疗感受提供了新的有用的信息,这些信息可能对进一步发展新的运动功能或微调该患儿的整体治疗策略很重要。通过细致的评估治疗结果,我们了解到儿童如何在治疗、步态和日常生活中发展新的运动功能。特别是拮抗肌的功能性使用和主动肌/拮抗肌平衡的恢复非常重要。注射BoNT－A后的客观评估也有助于发现其他问题,特别是无力、平衡不良和躯干稳定性不足。此外,BoNT－A注射后步态分析数据有助于区分主要步态偏差和应对机制。两者之间的差异可能非常微妙;然而,根据定义,一旦主要的步态问题得到解决,应对机制就会自动消失(Gage 1991)。最后,BoNT－A对于那些预备进行手术(骨科或神经外科)但难以预测疗效的,或者需要了解更多潜在运动问题的基本信息才能明确手术"剂量"的患儿,具有术前评估的作用(Rutz et al. 2008)。

BoNT－A注射后评估也可用于判断目前的治疗假说。BoNT－A有多种短期成功的效果参数,如降低肌张力(Corry et al. 1998;Wissel et al. 1999)、增加关节运动范围(Corry et al. 1998;Sutherland et al. 1999;Wissel et al. 1999;Koman et al. 2000)、步态模式改善(Sutherland et al. 1999;Koman et al. 2000)、肌肉长度增加(Eames et al. 1999)和GMFM评分改善(Scholtes et al. 2006)。在最近几年的研

究中使用了不同类型的评估工具,这可能解释了治疗结果参数的多样性;结果的可变性也可能与剂量、抗体形成、术后护理和年龄等重要因素相关(Wissel et al. 1999;Goldstein 2006)。

关于长期效果的研究数量有限,Molenaers 等(2006)和 Desloovere 等(2007)的研究表明,BoNT‐A 与常见的保守治疗方案相结合,可延迟和减少手术的频率,使 5～10 岁儿童较少因继发性问题(如骨骼畸形)影响步态模式,最大限度地减少后期复杂手术的需要,并提高生活质量。

### 临床案例

在视频 4‐4‐1 案例 2 上可以找到显示多水平 BoNT‐A 治疗效果的图片。该病例展示了基于联合/多水平的方法单次对一名 6 岁痉挛型偏瘫男孩进行治疗,在全身麻醉下,该患儿接受了多个肌群(腓肠肌、比目鱼肌、腘绳肌内侧头、髋内收肌和腰大肌)的肉毒杆菌注射,总剂量为 23.5 U/kg。注射 BoNT‐A 后,患儿接受了持续石膏固定并穿戴适合的日间和夜间矫形器,同时进行每周 3 次的物理治疗。

视频 4‐4‐1
案例 2

### 参考文献

[ 1 ] Aoki KR (2001) Botulinum toxin type A and other botulinum toxin serotypes: a comparative review of biochemical and pharmacological actions. *Eur J Neurol* **8**:21‐9.

[ 2 ] Aoki KR (2002) Immunologic and other properties of therapeutic botulinum toxin serotypes. In: Brin MF, Hallett M, Jankovic J, editors. *Scientific and Therapeutic Aspects of Botulinum Toxin*. Philadelphia: Lippincott Williams & Wilkins. p 103‐13.

[ 3 ] Aoki KR (2003) Pharmacology and immunology of botulinum toxin type A. *Clin Dermatol* **21**:47‐80.

[ 4 ] Aoki KR, Ismail M, Tang-Lui D, Brar B, Wheeler LA (1997) Botulinum toxin type A: from toxin to therapeutic agent. *Eur J Neurol* **4**:S1‐3.

[ 5 ] Aoki KR, Ranoux D, Wissel J (2006) Using translational medicine to understand clinical differences between botulinum toxin formulations. *Eur J Neurol* **13**:10‐19.

[ 6 ] Awaad Y, Tayem H, Elgamal A, Coyne MF (1999) Treatment of childhood myoclonus with botulinum toxin type A. *J Child Neurol* **14**:781‐6.

[ 7 ] Awaad Y, Tayem H, Munoz S (2000) High dose of botulinum toxin type-A (BTX): safety and efficacy in patients with cerebral palsy. *Mov Disord* **15**:137.

[ 8 ] Bakheit AM, Severa S, Cosgrove A, Morton R, Roussounis SH, Doderlein L, Lin JP (2001) Safety prolfie and efficiacy of botulinum toxin A (Dysport) in children with muscle spasticity. *Dev Med Child Neurol* **43**:234‐8.

[ 9 ] Berweck S, Heinen F (2004) Use of botulinum toxin in pediatric spasticity (cerebral palsy). *Mov Disord* **19**:S162‐7.

[10] Berweck S, Feldkamp A, Francke A, Nehles J, Schwerin A, Heinen F (2002) Sonography-guided injection of botulinum toxin A in children with cerebral palsy. *Neuropediatrics* **33**:221‐223.

[11] Blackmore AM, Boettcher-Hunt E, Jordan M, Chan MD (2007) A systematic review of the effects of casting on equinus in children with cerebral palsy: an evidence report of the AACPDM. *Dev Med Child Neurol* **49**:781‐90. (Review.)

[12] Boyd R, Graham HK (1997) Botulinum toxin A in the management of children with cerebral palsy: indications and outcome. *Eur J Neurol* **4**:S15‐22.

[13] Boyd RN, Morris ME, Graham HK (2001) Management of upper limb dysfunction in children with cerebral palsy: a systematic review. *Eur J Neurol* **8**:150‐66.

[14] Chambers HG (2001) Treatment of functional limitations at the knee in ambulatory children with cerebral palsy. *Eur J Neurol* **8**:59 – 74.

[15] Chell J, Hunter JB (2001) Urinary incontinence following botulinum toxin A injection in cerebral palsy. Abstract of the 20th EPOS meeting, Montpellier, France, 4 – 7 April.

[16] Coleman GJ, King JA, Reddihough DS (1995) A pilot evaluation of conductive education based intervention for children with cerebral palsy: the Tongala project. *J Pediatr Child Health* **31**:412 – 17.

[17] Corry IS, Cosgrove AP, Duffy CM, McNeill S, Taylor TC, Graham HK (1998) Botulinum toxin A compared with stretching casts in the treatment of spastic equinus: a randomised prospective trial. *J Pediatr Orthop* **18**: 304 – 11.

[18] Cosgrove AP, Graham HK (1994) Botulinum toxin A prevents the development of contractures in the hereditary spastic mouse. *Dev Med Child Neurol* **36**:379 – 85.

[19] Cosgrove A, Corry I, Graham J (1994) Botulinum toxin in the management of the lower limb in cerebral palsy. *Dev Med Child Neurol* 36:386 – 96.

[20] Damiano DM, Quinlivan J, Owen BF, Shaffrey M, Abel MF (2001) Spasticity versus strength in cerebral palsy: relationships among involuntary resistance, voluntary torque, and motor function. *Eur J Neurol* **8**:40 – 9.

[21] Denislic M, Pirtosek Z, Vodusek DB, Zidar J, Meh D (1994) Botulinum toxin in the treatment of neurological disorders. *Ann NY Acad Sci* **710**:76 – 87.

[22] de Paiva A, Meunier FA, Molgó J, Aoki KR, Dolly JO (1999) Functional repair of motor endplates after botulinum neurotoxin type A poisoning: biphasic switch of synaptic activity between nerve sprouts and their paren terminals. *Proc Natl Acad Sci USA* **9**:3200.

[23] Desloovere K, Molenaers G, Jonkers I, Van Deun S, Nijs J (2000) The effect of combined botulinum toxin injections and serial casting on gait disorders in cerebral palsy. *Gait Posture* **12**:57.

[24] Desloovere K, Molenaers G, Jonkers I, De Cat J, De Borre L, Nijs J, Eyssen M, Pauwels P, De Cock P (2001) A randomised study of combined botulinum toxin A and casting in the ambulant child with cerebral palsy using objective measures. *Eur J Neurol* **8**:75 – 87.

[25] Desloovere K, Molenaers G, De Cat J, Pauwels P, Van Campenhout A, Ortibus E, Fabry G, De Cock P (2007) Motor function following multilevel botulinum toxin for children with cerebral palsy. *Dev Med Child Neurol* **49**: 56 – 61.

[26] Dolly O (2003) Synaptic transmission: inhibition of neurotransmitter release by botulinum toxins. *Headache* **43**: S16 – 24.

[27] Dressler D (2002) Clinical features of antibody-induced complete secondary failure of botulinum toxin therapy. *Eur Neurol* **48**:26 – 9.

[28] Dressler D, Eleopra R (2006) Clinical use of non-A botulinum toxins: botulinum toxin type B. *Neurotox Res* **9**:121 – 5.

[29] Dressler D, Munchau A, Bhatia KP, Quinn NP, Bigalke H (2002) Antibody-induced botulinum toxin therapy failure: can it be overcome by increased botulinum toxin doses? *Eur Neurol* **47**:118 – 21.

[30] Dubow J, Kim A, Leikin J, Cumpson K, Bryant S, Rezak M (2005) Visual system side effects caused by parasympathetic dysfunction after botulinum toxin type B injections. *Mov Disord* **20**:877 – 80.

[31] Eames NW, Baker R, Hill N, Graham K, Taylor T, Cosgrove A (1999) The effect of botulinum toxin A on gastrocnemius length: magnitude and duration of response. *Dev Med Child Neurol* **41**:226 – 32.

[32] Easton J, Ozel T, Halpern D (1984) Intramuscular neurolysis for spasticity in children. *Arch Phys Med Rehabil* **60**:156 – 8.

[33] Fetters L, Kluisick J (1996) The effect of neurodevelopmental treatment versus practice on the reaching of children with spastic cerebral palsy. *Phys Ther* **76**:346 – 58.

[34] Flett PJ (2003) Rehabilitation of spasticity and related problems in childhood cerebral palsy. *J Paediatr Child Health* **39**:6 – 14.

[35] Flett PJ, Stern LM, Waddy H, Connell TM, Seeger JD, Gibson SK (1999) Botulinum toxin A versus fixed cast stretching for dynamic calf tightness in cerebral palsy. *J Paediatr Child Health* **35**:71 – 7.

[36] Gage R (1991) *Gait Analysis in Cerebral Palsy*. London: Mac Keith Press. p 101 – 31.

[37] Glenn M (1990) Nerve blocks. In: Glenn M, Whyte J, editors. *The Practical Management of Spasticity in Children and Adults*. Philadelphia, PA: Lea and Febiger. p 230.

[38] Goldstein EM (2006) Safety of high-dose botulinum toxin type A therapy for the treatment of pediatric spasticity. *J Child Neurol* **21**:189 – 92.

[39] Gormley ME (1999) Management of spasticity in children. Part I. Chemical denervation. *J Head Trauma Rehabil* **14**:97 – 9.

[40] Gormley ME, Gaebler-Spira D, Delgado MR (2001) Use of botulinum toxin type A in pediatric patients with cerebral palsy: a three-center retrospective chart review. *J Child Neurol* **16**:113 – 18.

[41] Göschel H, Wohlfarth K, Frevert J, Dengler R, Bigalke H (1997) Botulinum A toxin therapy: neutralizing and nonneutralizing antibodies — therapeutic consequences. *Exp Neurol* **147**:96 – 102.

[42] Graham HK, Aoki RK, Autti-Rämo I, Boyd RN, Delgado MR, Gaebler-Spira DJ, Gormley ME, Guyer BM, Heinen F, Holton AF, Matthews D, Molenaers G, Motta F, Garcia Ruiz PJ, Wissel J (2000) Recommendations for the use of botulinum toxin type A in the management of cerebral palsy. *Gait Posture* **11**: 67 – 79.

[43] Graham HK, Boyd R, Carlin JB, Dobson F, Lowe K, Nattrass G, Thomason P, Wolfe R, Reddihough D (2008) Does botulinum toxin A combined with bracing prevent hip displacement in children with cerebral palsy and 'hips at risk'? A randomized, controlled trial. *J Bone Joint Surg Am* **90**:23 – 33.

[44] Greene P, Fahn S, Diamond B (1994) Development of resistance to botulinum toxin type A in patients with torticollis. *Mov Disord* **9**:213 – 17.

[45] Heinen F, Wissel J, Philipsen A, Mall V, Leititis J-U, Schenkel A, Stücker R, Korinthenberg R (1997) Interventional neuropediatrics: treatment of dystonic and spastic muscular hyperactivity with botulinum toxin A. *Neuropediatrics* **28**:307 – 13.

[46] Heinen F, Schroeder AS, Fietzek U, Berweck S (2006a) When it comes to botulinum toxin, children and adults are not the same: multi-muscle option for children with cerebral palsy. *Mov Disord* **21**:2029 – 30.

[47] Heinen F, Molenaers G, Fairhurst C, Carr LJ, Desloovere K, Chaleat Valayer E, Morel E, Papavassiliou AS, Tedroff K, Ignacio Pascual-Pascual S, Bernert G, Berweck S, Di Rosa G, Kolanowski E, Krägeloh-Mann I. (2006b) European consensus table 2006 on botulinum toxin for children with cerebral palsy. *Eur J Paediatr Neurol* **10**:215 – 25. (Review.)

[48] Herrman J, Geth K, Mall V, Bigalke H, Schulte Mönting J, Linder M, Kirschner J, Berweck S, Korinthenberg R, Heinen F, Fietzek UM (2004) Clinical impact of antibody formation to botulinum toxin A in children. *Ann Neurol* **55**:732 – 5.

[49] Hoare BJ, Imms C (2004) Upper-limb injections of botulinum toxin-A in children with cerebral palsy: a critical review of the literature and clinical implications for occupational therapists. *Am J Occup Ther* **58**:389 – 97.

[50] Huenaerts C, Desloovere K, Molenaers G, Nijs J, Callewaert B (2004) The effects of ankle-foot orthoses on the gait of children with cerebral palsy after treatment with botulinum toxin A: effects on temporal-spatial parameters and kinematics and kinetics of the proximal joints. *Gait Posture* **20**:S63.

[51] Jankovic J (2004) Botulinum toxin in clinical practice. *J Neurol Neurosurg Psychiatry* **75**:951 – 7.

[52] Jankovic J, Brin MF (1991) Therapeutic uses of botulinum toxin. *N Engl J Med* **324**:1186 – 94.

[53] Jankovic J, Schwartz K (1995) Response and immunoresistance to botulinum toxin injections. *Neurology* **45**: 1743 – 6.

[54] Kawamura A, Cambell K, Lam-Damji S, Fehlings D (2007) A randomized controlled trial comparing botulinum toxin A dosage in the upper extremity of children with spasticity. *Dev Med Child Neurol* **49**:331 – 7.

[55] Kinnett D (2004) Botulinum toxin A injections in children: technique and dosing issues. *Am J Phys Med Rehabil* **83**:S59 – 64.

[56] Kolaski K, Ajizian SJ, Passmore L, Pasutharnchat N, Koman LA, Smith BP (2008) Safety profile of multilevel chemical denervation procedures using phenol or botulinum toxin or both in a pediatric population. *Am J Phys Med Rehabil* **87**:556 – 66.

[57] Koman LA, Mooney III JF, Smith B, Goodman A, Mulvaney T (1993) Management of cerebral palsy with botulinum A toxin: preliminary investigation. *J Pediatr Orthop* **13**:489 – 95.

[58] Koman LA, Mooney III JF, Smith BP, Goodman A, Mulvaney T (1994) Management of spasticity in cerebral palsy with botulinum-A toxin: report of a preliminary, randomized, double-blind trial. *J Pediatr Orthop* **14**:229 – 303.

[59] Koman LA, Mooney JF, Smith BP, Walker F, Leon JM (2000) Botulinum toxin type A neuromuscular blockade in the treatment of lower extremity spasticity in cerebral palsy: a randomized, double-blind, placebo-controlled trial. *J Pediatr Orthop* **20**:108 – 15.

[60] Koman LA, Brashear A, Rosenfeld S, Chambers G, Russman B, Rang M, Root L, Ferrari E, Garcia de Yebenes Prous J, Smith BP, Turkel C, Walcott JM, Molloy PT (2001) Botulinum toxin type A neuromuscular

blockade in the treatment of equinus foot deformity in cerebral palsy: a multicenter, open-label clinical trial. *Pediatrics* **108**:1062 – 71.

[61] Law M, Russell D, Pollock N, Rosenbaum P, Walter S, King G (1997) A comparison of intensive neurodevelopmental therapy plus casting and a regular occupational therapy program for children with cerebral palsy. *Dev Med Child Neurol* **39**:664 – 70.

[62] Leach J (1997) Children undergoing treatment with botulinum toxin: the role of the physical therapist. *Muscle Nerve* **6**:S194 – 207.

[63] Love SC, Valentine JP, Blair EM, Price CJ, Cole JH, Chauvel PJ (2001) The effect of botulinum toxin type A on the functional ability of the child with spastic hemiplegia, a randomised controlled trial. *Eur J Neurol* **8**:50 – 8.

[64] Lowe K, Novak I, Cusick A (2006) Low-dose/high-concentration localized botulinum toxin A improves upper limb movement and function in children with hemiplegic cerebral palsy. *Dev Med Child Neurol* **48**:170 – 5.

[65] Mall V, Heinen F, Siebel A, Bertram C, Hafkeymeyer U, Wissel J, Berweck S, Haverkamp F, Nass G, Döderlein L, Breitbach-Faller N, Schulte-Mattler W, Korinthenberg R (2006) Treatment of adductor spasticity with BTX-A in children with CP: a randomised, double-blind, placebo-controlled study. *Dev Med Child Neurol* **48**:10 – 13.

[66] Molenaers G, Desloovere K, Eyssen M, Decat J, Jonkers I, De Cock P (1999a) Botulinum toxin type A treatment of cerebral palsy: an integrated approach. *Eur J Neurol* **6**:S51 – 7.

[67] Molenaers G, Eyssen M, Desloover K, Jonkers I, de Cock P (1999b) The effect of multilevel botulinum toxin type A treatment combined with short leg casting and orthotic management on the gait of CP children. *Gait Posture* **10**:74.

[68] Molenaers G, Eyssen M, Desloovere K, Jonkers I, De Cock P (1999c) A multilevel approach to botulinum toxin type A treatment of the (ilio) psoas in spasticity in cerebral palsy. *Eur J Neurol* **6**:S59 – 62.

[69] Molenaers G, Desloovere K, De Cat J, Jonkers I, De Borre L, Pauwels P, Nijs J, Fabry G, De Cock P (2001) Single event multilevel botulinum toxin type A treatment and surgery: similarities and differences. *Eur J Neurol* **8**:88 – 97.

[70] Molenaers G, Desloovere K, Fabry G, De Cock P (2006) The effects of quantitative gait assessment and botulinum toxin A on musculoskeletal surgery in children with cerebral palsy. *J Bone Joint Surg Am* **88**:161 – 70.

[71] Molenaers G, Schörkhuber V, Fagard K, Van Campenhout A, De Cat J, Pauwels P, Ortibus E, De Cock P, Desloovere K (2009) Long-term use of botulinum toxin type A in children with cerebral palsy: treatment consistency. *Eur J Paediatr Neurol*, in press.

[72] Morrison J, Matthews D, Washington R, Fennessey P, Harrison L (1991) Phenol motor point blocks in children: plasma concentrations and cardiac dysrhythmias. *Anesthesiology* **75**:359 – 62.

[73] Naumann M, Jankovic J (2004) Safety of botulinum toxin type A: a systematic review and meta-analysis. *Curr Med Res Opin* **20**:981 – 90.

[74] Nolan KW, Cole LL, Liptak GS (2006) Use of botulinum toxin A in children with cerebral palsy. *Phys Ther* **86**:573 – 84.

[75] O'Brien CF (2002) Treatment of spasticity with botulinum toxin. *Clin J Pain* **18**:S182 – 90.

[76] Ong HT, Chong HN, Yap SSP (2001) Comprehensive management of spasticity in cerebral palsy: Role of physical therapy and other adjunctive treatments. *Singapore Pediatr J* **43**:133 – 6.

[77] Papavasiliou AS (2009) Management of motor problems in cerebral palsy: a critical update for the clinician. *Eur J Paediatr Neurol*, in press.

[78] Reddihough DS, King J, Coleman G, Catanese T (1998) Efficacy of programs based on conductive education for young children with cerebral palsy. *Dev Med Child Neurol* **40**:763 – 70.

[79] Reeuwijk A, Van Schie PE, Becher JG, Kwakker G (2006) Effects of botulinum toxin type A on upper limb function in children with cerebral palsy: a systematic review. *Clin Rehabil* **20**:375 – 87.

[80] Rutz E, Hofmann E, Brunner R (2008) Preoperative botulinum toxin to avoid poor surgical results of muscle lengthening in patients with cerebral palsy. *Gait Posture* **28**:S2.

[81] Sanders I, Shaari C, Amirali LAY (1999) The glycogen depletion assay and the measurement of botulinum toxin injections. Abstract from International Conference on basic and therapeutic aspects of botulinum and tetanus toxins, Orlando, FL, 16 – 18 Nov. p 33.

[82] Scholtes VA, Dallmeijer AJ, Knol DL, Speth LA, Maathuis CG, Jongerius PH, Becher JG (2006) The

combined effect of lower-limb multilevel botulinum toxin type A and comprehensive rehabilitation on mobility in children with cerebral palsy: a randomized clinical trial. *Arch Phys Med Rehabil* **87**:1551 – 8.

[83] Schwerin A, Berweck S, Fietzek UM, Heinen F (2004) Botulinum toxin B treatment in children with spastic movement disorders: a pilot study. *Pediatr Neurol* **31**:109 – 13.

[84] Shaari CM, Sanders I (1993) Quantifying how location and dose of botulinum toxin injections affect muscle paralysis. *Muscle Nerve* **16**:964 – 9.

[85] Smedal T, Gjelsvik B, Lygren H, Borgmann R, Waje-Andreassen U, Gronning M (2001) Botulinum toxin A and effect on spasticity. *Tidsskr Nor Laegeforen* **121**:3277 – 80.

[86] Spira R (1971) Management of spasticity in cerebral palsied children by peripheral nerve block with phenol. *Dev Med Child Neurol* **13**:164 – 73.

[87] Suputtitada A (2000) Managing spasticity in pediatric cerebral palsy using very low dose of botulinum toxin type A: preliminary report. *Am J Phys Med Rehabil* **79**:320 – 6.

[88] Sutherland DH, Kaufman KR, Wyatt MP, Chambers HG, Mubarak SJ (1999) Double-blind study of botulinum A toxin injections into the gastrocnemius muscle in patients with cerebral palsy. *Gait Posture* **10**:1 – 9.

[89] Terence ES (2001) Clinical utility of botulinum toxin in the treatment of cerebral palsy: comprehensive review. *J Child Neurol* **16**:37 – 46.

[90] Tilton AH (2006) Therapeutic interventions for tone abnormailities in cerebral palsy. *NeuroRx* **3**:217 – 24.

[91] Van Rhijn J, Molenaers G, Ceulemans B (2005) Botulinum toxin type A in the treatment of children and adolescents with an acquired brain injury. *Brain Inj* **19**:331 – 5.

[92] Wallen M, O'Flaherty SJ, Waugh M-CA (2007) Functional outcomes of intramuscular botulinum toxin type A and occupational therapy in the upper limbs of children with cerebral palsy: a randomized controlled trial. *Arch Phys Med Rehabil* **88**:1 – 10.

[93] Wenger DR, Rang M (1993) *The Art and Practice of Children's Orthopaedics*. New York: Raven.

[94] Westhoff B, Seller K, Wild A, Jaeger M, Krauspe R (2003) Ultrasound-guided botulinum toxin injection technique for the iliopsoas muscle. *Dev Med Child Neurol* **45**:829 – 32.

[95] Willenborg MJ, Shilt JS, Smith BP, Estrada RL, Castle JA, Koman LA (2002) Technique for iliopsoas ultrasound-guided active electromyography-directed botulinum A toxin injection in cerebral palsy. *J Pediatr Orthop* **22**:165 – 8.

[96] Wissel J, Heinen F, Schenkel A, Doll B, Ebersbach G, Müller J, Poewe W (1999) Botulinum toxin A in the management of spastic gait disorders in children and young adults with cerebral palsy: a randomized, double-blind study of 'high-dose' versus 'low-dose' treatment. *Neuropediatrics* **30**:120 – 4.

[97] Wood K (1978) The use of phenol as a neurolytic agent: a review. *Pain* **5**:205 – 29.

[98] Zuber M, Sebald M, Bathien N, de Recondo J, Rondot P (1995) Botulinum antibodies in dystonic patients treated with type A botulinum toxin: frequency and significance. *Neurology* **43**:1715 – 18.

# 第 1 章 鞘内巴氯芬治疗痉挛

## TREATMENT OF SPASTICITY WITH INTRATHECAL BACLOFEN

Linda E. Krach

詹琪佳 译，肖 波 审校

## 一、 病理生理学和药理学

痉挛影响大约 70% 的脑瘫患者，同时也是与脑瘫相关的最常见的肌张力异常形式（Matthews and Wilson 1999）。痉挛是指过强的腱反射和阵挛相关的速度依赖性的运动阻力。肌张力障碍是与脑瘫相关的另一种常见的肌张力增高类型。肌张力障碍是指在意向运动期间肌肉出现的不自主运动，其特征是肌张力随着意向或情绪的变化而增加，并出现姿势异常（Sanger et al. 2003）。肌肉的高张状态，无论是痉挛还是肌张力障碍，都会影响运动能力，导致软组织挛缩、骨骼畸形以及由此引发的患者的不适感。鞘内注射巴氯芬已被证实是减少这两种肌张力异常的有效干预措施。

巴氯芬作为一种治疗肌张力增高的口服药物已经有至少 30 年的历史。化学结构为 4-氨基-3-[对氯苯基]丁酸，结构类似于 γ-氨基丁酸，γ-氨基丁酸是一种重要的抑制性神经递质（Murphy et al. 2002）。巴氯芬可以降低神经初级传入末梢的兴奋性，增加突触前抑制，抑制单突触和多突触反射，减少 γ 运动神经元和肌梭活动。但口服给药的效果非常有限，常常出现药物尚未达到有效剂量，而患者已无法耐受所产生的抑郁和（或）头晕的副作用。巴氯芬的作用部位在脊髓水平。因此，通过鞘内注射途径给药是合乎逻辑的。当鞘内给药时，它可以以较低的剂量获得更大的效用，从而避免因剂量过大对大脑产生的副作用。据报道，鞘内持续输注 400 μg/d 巴氯芬（ITB），其在脑脊液（cerebro-spinal fluid，CSF）内的浓度为 380 μg/L，而其血浆浓度则低于 5 μg/L。此外，鞘内注射相比口服给药途径，其脑脊液内的浓度将高出 10 倍（Albright 1995）。当鞘内注射导管位于低位胸椎或高位腰椎水平时，腰椎区域巴氯芬的相对浓度比颈椎区域的要高出 4 倍。巴氯芬在脑脊液中的半衰期为 4～5 小时，脑脊液的循环和再吸收模式限制了巴氯芬对大脑的作用（Albright 2003）。

## 二、 历史

鞘内巴氯芬注射最初用于脊髓损伤或多发性硬化等脊髓源性痉挛，但最近已被批准用于脑源性痉挛和儿童患者。美国食品药品管理局（Food and Drug

Administration，FDA）于 1996 年批准了鞘内巴氯芬注射的适应证（Penn 1992；Krach et al. 2006）。鞘内巴氯芬注射目前由植入式药物输注泵进行输送，输注泵通常置于腹部皮下或筋膜下，导管经皮下隧道从背部进入鞘内。目前临床上多使用可编程调节的输注泵，这样就可以在不改变泵内药物浓度的情况下进行剂量调整，同时，也能够保证恒定的流速，这对于可持续输注泵是相当重要的。输注泵通过手术植入，目前美国境内可用的可编程输注泵（Synchromed Ⅱ，Medtronic，Inc.）预计使用寿命约为 7 年，设备使用寿命耗尽后需要手术取出并更换新的输注泵以继续治疗。鞘内巴氯芬注射治疗需要经验丰富的专业人员进行持续管理，并需使用专用的设备对输注泵进行加注和程序调整。已知鞘内注射的巴氯芬药物可在 6 个月内维持稳定，因此根据药物剂量和所用药物浓度的不同，至少需要每 6 个月进行一次药液补充，不过，通常情况下药液补充的频率会高于此频率。在输注泵植入术后的早期，需要频繁地随访患者，观察效果并进行巴氯芬剂量的调整。达到稳定剂量可能需要 6～12 个月，这与随访和剂量调整的频率相关（Meythaler et al. 2001；Albright and Ferson 2006）。在输注泵植入后的最初阶段，主要是进行疗效评估以及装置调整，避免输注泵被过分压迫（轮椅安全带、矫形器等）。如果患者在输注泵植入前能够行走，植入后应确保患者能够承受转移或行走时的负重（Krach 2004）。

### 三、关键点

- 鞘内巴氯芬注射可降低痉挛和肌张力障碍。
- 需要经验丰富的专业人员管理。
- 感染、硬件故障或药物相关的不良事件是主要风险。
- 需要更多的研究来评估鞘内巴氯芬注射用于脑瘫患者所产生的功能改变。

### 四、鞘内巴氯芬注射的适应证

目前，使用鞘内巴氯芬注射的适应证包括：①影响运动功能或日常护理；②显著增高的肌张力（>3 级，Ashworth 肌张力 5 级量表）；③缓解痉挛状态。也可用于肌张力增高而引起畸形复发的患者。巴氯芬过敏的患者禁忌鞘内巴氯芬注射（Albright and Ferson 2006）。相对禁忌证为抑郁症或精神病。据报道，口服或鞘内巴氯芬注射会增加抑郁症的发生（Sommer and Petrides 1992）。此外，由于故障排除是鞘注巴氯芬泵管理的一个重要组成部分，因此从患者或其护理人员处获得清晰的病史非常重要。在选择鞘内巴氯芬注射治疗之前，是否需要先尝试所有可能的治疗高张力的口服药物目前尚未达成共识。

在输注泵植入前应考虑泵的尺寸与患者的体型。输注泵安装在肋骨下缘和髂前上棘之间、肚脐外侧（Albright 2003）。手术时需要建立一个皮下腔来容纳输注泵，并且缝合时伤口应处于无张力的状态。因此患者的营养状况以及有足够的皮下组织层非常重要。

　　另一个重要的考虑因素是个人/家庭是否能够按照要求进行输注泵植入后的定期随访。巴氯芬在泵内的稳定时间仅有 6 个月,因此至少每 6 个月加注一次药物。输注泵植入的早期,需要根据个体对药物的反应调整输注药物的速率,随访频率相对较高。随后剂量的调整基于患者的个体反应,因此,波动范围较大。当怀疑系统或药物输注出现故障时,有效的输注泵管理流程对于排除故障十分重要(Albright and Ferson 2006)。

　　目前建议在植入前进行鞘内巴氯芬试验性注射,但在一些治疗中心并不常规使用试验性注射或试验剂量。由于鞘内巴氯芬注射在治疗痉挛方面几乎总是有效的,因此对于那些主要问题是痉挛的患者来说,进行试验性注射是无意义的。此外,通过腰椎穿刺进行的试验性注射,常用剂量为 50 μg,这一剂量对患者产生的效果不代表泵植入后的功能改变,并且也无法为泵植入后的个体化剂量调整提供参考。在鞘内试验性注射 50 μg 巴氯芬后,患者肌张力的下降通常会比输注泵植入后更明显,尽管输注泵的常规起始剂量为 100 μg/d(Albright and Ferson 2006 年)。对于混合性肌张力障碍、非典型运动障碍以及尚未确定导管放置水平的患者,可以进行试验性注射。麻醉下置入导管,稳定固定于皮肤,并连接到输注泵,通过编程可以调整鞘内注射巴氯芬的剂量(Albright and Ferson 2006)。此外,如果导管末端初始位置位于高位颈髓,可通过拔出一小段导管,运用影像学检查重新确认导管末端的位置。通常在试验性注射期间,尤其是在导管末端位于脊髓较高水平时,需使用血氧饱和度监测仪监测患者的呼吸频率和血氧饱和度。我们发现某些对鞘内注射巴氯芬敏感的患者,当输注导管末端位于较高脊髓水平时,他们只能耐受低剂量的巴氯芬。注射剂量每天最多可调整两次,导管末端位置也可每日改变,但重要的是,不要同时改变注射剂量和导管末端的位置,同时需要仔细地、系统地评估患者对不同剂量和导管水平的反应。尽管这项技术使得患者在输注泵植入后似乎出现了功能上的改善,但对于某些患者经过一段时间后对鞘内注射巴氯芬产生了一定的耐药性而需要调整注射剂量的原因仍不是很明确。此外,为了优化疗效,应当制订基于患者个体化目标的治疗方案。既往有脊柱融合手术史的患者是禁忌进行试验性输注的,因为这些患者在试验后出现脑脊液漏和中枢感染的可能性会增加。与植入性输注泵相比,这种试验性注射的一个缺点是鞘内注射巴氯芬剂量通常较大,这可能会影响其在鞘内空间的扩散特性。我们的中心发现有必要从极低的输注率开始并将导管末端置于颈髓区域,以避免不必要的如心动过缓和恶心等的不良反应。

　　一般来说,为了降低感染的风险,试验性注射时长仅限于 5～7 天,并且患者需要住院。若 Ashworth 评分下降大于 1 分,则试验结果即为阳性。

　　鞘内巴氯芬的输注泵可根据患者需求,通过编程实现固定剂量连续输注或在一天中不同时段自动调整剂量。通常情况下,初始均采用固定剂量持续输注的程序。

何时需要改变输注程序，目前尚无系统性评估的结论。有报道称，通过预测昼夜肌张力的变化，调整输注泵的剂量或在 24 小时内给予稳定的低剂量间断进行大剂量输注来"优化"鞘内注射巴氯芬的效果（Rawlins 2004；Krach et al. 2007）。对于不同给药方法的效果，进行前瞻性系统评估是有帮助的。

不同患者对鞘内巴氯芬泵的反应也是特异性的。初始剂量调整要保守，这一点非常重要，观察不同个体对剂量的反应，并根据反应情况来调整剂量。在脑瘫患者中，剂量调整的幅度通常在预估剂量的 5%～20%。而剂量与年龄或体型没有明显相关性。有脑室腹腔分流手术史的患者通常比没有分流手术史的患者需要更低的药物剂量（Meythaler et al. 2001）。肌张力障碍的控制比痉挛需要的药物剂量更高。此外，一旦达到稳定的治疗剂量，并不需要进行大幅的调整，如果出现治疗无效，则应首先评估输注泵和导管的情况，以确保药物输注系统没有故障。脑瘫患者所需的剂量范围相当大，从 30～1 500 μg/d 或更多（Albright and Ferson 2006）。

## 五、 治疗目标

鞘内注射巴氯芬治疗的目标因人而异，单纯的肌张力增高不是治疗的指征。鞘内巴氯芬泵治疗的主要目标是减少痉挛和（或）肌张力障碍，以增加患者舒适度、降低畸形复发的可能、提高日常生活活动能力和增加护理的便利程度。

## 六、 治疗方案

有关手术植入输注泵的经典论文是 Albright 等在 2006 年发表的（Albright et al. 2006）。作者指出，手术效果与术者的手术经验有相关性，对于从事泵植入手术的外科医生，每年需要进行 10 次或以上手术来维持他们的手术技能。输注泵可以放置于皮下或筋膜下。部分作者指出，输注泵置于筋膜下相较于皮下外观上更美观；然而，在我们中心随访的患者反馈，筋膜下植入后需要更长的时间才能适应，并且进行药物填充时与皮下植入相比，更加困难和疼痛。

无论是置于皮下还是筋膜下，外科医生都需要建立一个口袋样的空间来容纳输注泵。输注泵通过缝合环固定在其中，或将其放置在涤纶袋中并将袋子固定。手术切口位于背部，中线旁开约 5 mm 处旁正中入路穿刺，Tuohy 针穿过筋膜并向头端倾斜 1～2 节段，进入硬脊膜在确认针在鞘内位置后通过 Tuohy 针引入导管，注意不要在引入的过程中回退导管，因为这可能引起导管损伤甚至断裂。建议使用 L2～L3 或 L3～L4 间隙进入，与 L4～L5 水平相比，此处腰椎的运动较少，因此导管上的应力较小。在导管出筋膜处收紧荷包线，并用适合的工具将导管固定在筋膜或肌肉上，导管通过皮下隧道连接到输注泵（Albright 2003；Albright et al. 2006；Sgouros 2007）。

鞘内巴氯芬泵对下肢张力降低的作用大于上肢。有文献报道，可通过将导管末端置于较高的颈髓或胸髓水平以增加对上肢的作用（Grabb et al. 1999）。导管末端放置的水平还需要考虑对降低躯干张力的影响，以及是否对患者的功能改善或体位放置有意义。据报道，鞘内巴氯芬泵还可降低口腔/面部的肌张力。然而，迄今为止，尚无对导管末端位置与药物作用之间相关性的系统评估。

## 七、潜在并发症

虽然鞘内巴氯芬泵在降低肌肉高张状态方面有效，但并非没有风险。风险与装置、手术及药物本身均有关。

手术涉及异物植入，因此存在感染的风险。可以是表面缝线感染或伴发中枢系统感染如脑膜炎，发生率 0～24%。为了降低感染的风险，可以在围手术期使用抗生素。术后 90 天内，最有可能出现感染，而迟发的感染可能是体外加注药物时感染细菌所致。如果是这样，感染细菌应当多是存在于皮肤表面的细菌，但有文献报道，最常见的细菌是革兰阴性菌。不过，迟发感染并不常见。典型的严重感染需要取出输注泵和一个疗程的静脉抗生素治疗。在少数病例报告中报道，不移除输注泵，而是通过向泵中添加抗生素来治疗感染（Campbell et al. 2002；Murphy et al. 2002；Boviatsis et al. 2004；Fitzgerald et al. 2004；Gooch et al. 2004；Guillaume et al. 2005；Albright and Ferson 2006；Krach et al. 2006；Wunderlich and Krach 2006；Sgouros 2007）。除了治疗感染，输注泵去除后需要同时主动监测和治疗可能出现的巴氯芬戒断症状。

伤口裂开也是术后并发症之一。患儿由于肌张力异常可能会影响进食，另外，进食也需要消耗大量摄入的能量，所以营养和体重增加非常困难。术前需要对患儿营养状况进行评估，确保体型及软组织厚度足够进行泵植入，术前营养支持也非常重要。手术切口不应位于输注泵的上方，以免对切口产生张力影响愈合。手术建立皮下囊腔时，也要考虑到这种情况。输注泵导管接入部分应置于偏内侧，可降低泵对周围皮肤的张力和应力。

术后可能会发生脑脊液漏。为了避免这种情况，通常在导管周围的硬脊膜上做荷包缝合。根据治疗中心经验的不同，通常患者需保持去枕平卧 12～72 小时。其中一些脑脊液漏的情况是由隐匿性脑积水引起的，导管穿刺点使得脑脊液可通过其漏出。脑脊液可能会积聚在背部皮下或建立的皮下囊腔中。如果脑脊液漏是由隐匿性脑积水所致，则患者可能需要接受脑室-腹腔分流术（Murphy et al. 2002；Albright et al. 2005）。然而，如果脑脊液漏不是由隐匿性脑积水所致，则可以尝试保守措施，包括卧床休息一段时间、降低输注泵处的张力（局部绷带）和（或）口服乙酰唑胺（Gooch et al. 2003；Fitzgerald et al. 2004）。如有必要，可以行脑脊液血液补片封堵渗漏。严重的脑脊液漏会导致患者头痛（Guillaume et al. 2005）。

另一个潜在的硬件相关并发症是导管问题。包括导管在鞘内移位、破裂或穿孔、阻塞、导管从输注泵上脱落及导管连接处断开（两片式导管）。同样，导管并发症的发生率变化很大，从 4%～20%（Stempien and Tsai 2000；Murphy et al. 2002；Gooch et al. 2003；Albright and Ferson 2006；Kolaski and Logan 2007）。导管吸引是排查导管功能障碍的筛查工具。造影剂注射常常不能发现导管的问题。可能是由液体的性质和输送机制不同造成的。造影剂比巴氯芬黏性更大，流动速度更快，可能不会从导管破损处漏出，而巴氯芬流动速度较慢，使得其很容易从导管的破口处外漏（Krach and Partington 2008）。

还有输注泵在皮下囊腔中发生翻转的报道（Gooch et al. 2003,2004）。在皮下囊腔中积聚了大量脑脊液或渗液导致缝线断裂的时候，这样的情况最可能发生。往往是在输注泵护理人员尝试重新给输注泵补充药物而无法找到注药口时发现。影像学检查可以确认输注泵是否出现翻转，如果需要，可以小心地尝试将输注泵转回正确的方向，以便重新加注药物。如果翻转继续发生，导管可能会发生堵塞或从鞘内滑脱。而如果翻转已经持续较长时间，则需要通过手术重新固定。

药物相关不良事件通常与剂量有关。由编程错误导致的药物过量是可以避免的。当改变泵内药物浓度时，需要根据导管和输注泵内部管路内的药物浓度重新编程。在导管排空后再充填药物时，仅需考虑导管中的药物量。如果将输注泵内部管路的空间也考虑在内，则可能导致药物过量（Gooch et al. 2003）。如果出现明显药物过量，可通过导管抽出 30～40 mL 脑脊液，以减少脑脊液中的巴氯芬总量，密切监测患者生命体征，必要时提供呼吸支持（Yeh et al. 2004）。

有时，导管障碍可能会导致巴氯芬药物剂量不足和过量交替出现，并产生与之相关的各种体征和症状（Bardutzky et al. 2003；Krach and Partington 2008）。

据报道，认知功能下降、淡漠和乏力是一种剂量依赖性不良反应（Gooch et al. 2003；Albright and Ferson 2006）。

鞘内巴氯芬治疗中也有出现便秘的病例报道（Stempien and Tsai 2000；Albright and Ferson 2006）。

有关鞘内巴氯芬对癫痫发作的影响，目前尚无一致的意见。有说法认为会增加癫痫发作频率，但对接受鞘内巴氯芬治疗的儿童进行的前瞻性研究发现，癫痫发作频率无明显变化（Gilmartin et al. 2000；Campbell et al. 2002）。

部分患者在鞘内巴氯芬治疗开始后出现体重增加，这对于术前体重偏低的四肢瘫患儿是有利的，但需要密切监测泵植入后的体重变化，防止过度增加（McCoy et al. 2006）。

同样，对于鞘内巴氯芬是否与脊柱侧凸的发生率增加存在相关性，目前还没有达成共识。而最近研究报道的结果正好相反。Senaran 等（2007）和 Shilt 等（2008）发现鞘内巴氯芬与脊柱侧凸的进展之间没有相关性。Ginsburg 和 Lauder（2007）则报道脊柱侧凸的进展加快。后期有必要针对这一问题进行进一步研究。

尿失禁和尿潴留的并发症也有报道（Guillaume et al. 2005）。外括约肌活动减少可能导致压力性尿失禁，而逼尿肌活动减少可能导致尿潴留。在因脊髓损伤引起痉挛而接受鞘内巴氯芬治疗的男性中，也有剂量依赖性阳痿或勃起持续时间缩短或勃起硬度不足的报道（Denys et al. 1998；Dario et al. 2004）。我们也观察到 1 例患有脑瘫的年轻男性出现剂量依赖性阳痿。

鞘内巴氯芬危及生命的并发症是戒断综合征。任何原因导致巴氯芬输注中断时，可能会出现，但并不是一定有症状。患者表现为肌张力迅速增加和痉挛、不适、躁动、感觉障碍，通常是瘙痒、幻觉、发汗，如果不治疗，可能进展为横纹肌溶解、肌酸激酶水平升高和多系统器官衰竭。也有关于巴氯芬戒断可出现类脓毒血症症状并可导致呼吸窘迫的报道（Reeves et al. 1998；Coffey and Ridgely 2001；Coffey et al. 2002；Greenberg and Hendrickson 2003；Kao et al. 2003；Santiago Palma et al. 2004）。另外，戒断综合征可发生于输注泵内药物量较低导致的鞘注巴氯芬剂量不足（Rigoli 2004）。还有 1 例出现了巴氯芬戒断综合征后，经历了长达 2 个月的治疗（Douglas 2005；Hansen et al. 2007）。虽然苯二氮䓬类药物、口服巴氯芬、丹曲林钠、赛庚啶、小剂量异丙酚和其他药物已用于治疗巴氯芬戒断综合征，但最有效的干预措施是尽快恢复鞘内巴氯芬的注射（Khorasani and Peruzzi 1995；Meythaler et al. 2003；Zuckerbraun et al. 2004；Ackland and Fox 2005）。一些临时措施，如将腰椎引流管连接至外部输注泵，像鞘内巴氯芬输注试验时的操作，可以暂时缓解症状（Duhon and MacDonald 2007）。

如前所述，一支具有丰富鞘内巴氯芬管理经验的团队为患者提供专业的护理是非常重要的。排除故障并确定是否存在输注泵或导管问题或其他原因导致痉挛加剧是非常具有挑战性的。应始终牢记：肌张力异常升高的原因也可能是感染、疾病、便秘、癫痫发作频率变化及疼痛。有研究者提出，瘙痒可以用于鉴别鞘内巴氯芬泵患者的异常肌张力增高是否由戒断引起（Smail et al. 2005）。

### 八、循证

如前所述，大量研究报道，鞘内巴氯芬可缓解高张状态，且效果持久。神经生理学评估发现，包括 H 反射、H/M 比率、屈曲反射及牵张反射的肌电图在内，均出现减少（Sgouros and Seri 2002；Stokic et al. 2005；Kolaski and Loga 2008）。

许多文献报道评估了鞘内巴氯芬与功能改善之间的关系。部分报道了患者在姿势、日常生活、转运、睡眠、口部活动、手部活动和舒适度等方面的改善（Fitzgerald et al. 2004；Gooch et al. 2004；Krach et al. 2006）。粗大运动功能评估量表（GMFM）、儿科残疾评估量表（PEDI）、儿童功能独立性量表（WeeFIM）和功能独立性量表（FIM）对患者的运动功能评估发现均有所改善（Awaad et al. 2003；Krach et al. 2005；Guillaume et al. 2005）。然而，还有一些研究发现 GMFM 和 PEDI 评分并没有变化(Campbell et al. 2002)。加拿大作业量表测评的患者满意度和绩效表现,均提示鞘内巴氯芬治疗后有所好转(Guillaume et al. 2005)。

有一项研究评估了接受鞘内巴氯芬治疗儿童其口部运动、语言交流和营养等状况的变化。作者发现了各个方面的结果不尽相同,以上几个方面中,有些表现出改善,有些则恶化,但在言语、使用辅助技术进行交流、食欲、进食和流涎控制等方面,改善多于恶化。然而,对于大便频率,恶化的儿童多于改善的(Bjoson et al. 2003)。而其他文献则报道消化道和膀胱功能都得到改善(Stempien and Tsai 2000)。

也有个例报道,一位成人脑瘫患者在鞘内巴氯芬治疗后,其睡眠呼吸暂停得到缓解,睡眠中不再依赖持续气道正压通气(Fuller et al. 2001)。

Meythaler 等(2001)报道了一组接受鞘内巴氯芬治疗超过 12 个月的青少年和成人患者的研究结果发现,患者下肢和上肢的肌张力得到了有效且持久的降低。在泵植入术后的第 1 年,2 例需要脊柱融合治疗脊柱侧弯。患者日常活动、转运、构音障碍都获得了改善,舒适度以及控制电动轮椅和通信设备能力也获得了提高。他们还提出,术后密集的康复训练对患者功能的改善有帮助。Dario 等报道了一组成人后天性脑损伤患者鞘内巴氯芬泵植入后的效果。术后,患者停用口服降低肌张力的药物,随着这些药物的停用,其所带来的镇静作用降低,患者功能有所提高。其中 1 例从术前使用轮椅移动到术后通过辅助工具行走,同时对他人护理方面的依赖有不同程度的降低(Dario et al. 2002)。一项关于鞘内巴氯芬治疗成人因脊柱或大脑原因引起痉挛的综述指出,鞘内巴氯芬有效增加了患者的独立性、运动能力和生活自理能力。同时,患者的睡眠模式得到改善,膀胱过度充盈减少,疼痛感减轻(Xieh and Penn 2006)。

关于鞘注巴氯芬对步态影响的报道相对较少。一项对 7 名痉挛性偏瘫患者(包括一名脑瘫患者)的步态研究显示,巴氯芬鞘内注射后,患者的最大步行速度和步幅都有所增加。运动学方面,最小伸膝和最大踝关节背屈角度增加。此外,痉挛肌肉活动的持续时间缩短(Remy Neris et al. 2003)。另一项关于 28 例获得性脑损伤患者经鞘内巴氯芬注射治疗后的步态研究显示,患者的步幅有显著改善。虽然治疗对步速的影响结果变化较大,但大多数患者的平均步速都是增加的(Ho et al. 2005)。Francisco 和 Boake(2003)报道,10 例患者在卒中后平均 28.6 个月进行鞘内巴氯芬泵植入,术后平均 8.9 个月,他们的步行速度、功能活动度评分和 Ashworth 评分在统计学上有显著改善(基于功能独立性评估中的移动步行和楼梯专项、社区评估中的功能评估项目以及两个未公认的项目——从坐到站和从站到坐)。另一项对 24 名患者的研究指出(其中 21 名为痉挛性脑瘫,其余患者为创伤性脑创伤引起的痉挛),9 名患者的功能水平改善了 1 级,12 名患者没有变化,3 名患者的步态恶化。功能水平定义为社区内行走、室内行走、非功能性行走和无行走能力。然而,根据患者和家人反馈,0 名患者行走能力改善,2 名无变化,2 名出现减退(Gerszten et al. 1997)。

一般认为,鞘内巴氯芬治疗可减少脑瘫患者接受骨科手术的数量。一部分骨科医生倾向于在进行骨性畸形手术矫正之前给予持续鞘内巴氯芬降低患者的痉挛,或者若术后畸形复发,则推荐进行评估考虑鞘内巴氯芬治疗。一项研究回顾了 48 名接受鞘内巴氯芬治疗的儿童及成人,在输注泵植入时,有 28 例患者拟进行骨科手术,但最终只有 10 人接受了手术治疗(Gerszten et al. 1998)。也有学者建议,当患者处于青春期生长发育高峰阶段时,可考虑鞘内巴氯芬泵,以降低在骨骼快速生长期间发生挛缩的可能性。理论上,这可以作为一种短时间干预措施,待患者生长结束后可停止使用。

一些研究也探讨了接受鞘内巴氯芬治疗高张力患者的生活质量的变化(图 5-1-1)。一项包括 30 名成人在内的 49 名患者的调查显示,88% 的患者认为鞘内巴氯芬治疗改善了他们的生活质量,8% 的人不确定是否有改善。最常见的积极作用是在无抑郁不良反应的情况下肌张力降低、便于护理人员护理、易于变换体位、患者疼痛减少/舒适度增加,以及改善患者转运能力(Staal et al. 2003)。两项针对脊髓损伤或多发性硬化症患者的研究表明,接受鞘内巴氯芬治疗的患者在疾病影响调查中的各项得分显著提高,特别是在身体健康、心理健康、活动能力、睡眠、休息及霍普金斯症状量表这些方面尤为显著(Middel et al. 1997; Gianino et al. 1998)。

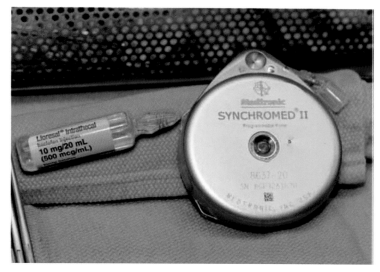

图 5-1-1　一个 SyncroMed Ⅱ型巴氯芬输注泵和一支巴氯芬注射液。输注泵的大小和厚度与冰球差不多。输注泵内的蓄电池预期寿命约为 7 年,之后必须手术更换

鞘内巴氯芬治疗的卫生经济学效益已被详细研究讨论。Sampson 等(2002)回顾分析了鞘内巴氯芬治疗对功能和生活质量的影响,结果用于评估质量-调整生命年内

的潜在收益。这项在英国进行的研究获得了一个可接受的成本效益比。另一组专门研究与脑瘫相关的痉挛,发现鞘内巴氯芬治疗使美国 5 年的治疗成本增加了 49 000 美元,但同时增加了 1.2 个质量-调整生命年,结果位于公认的成本效益比率范围内(diLissovoy et al. 2007)。第三项研究表明,鞘内巴氯芬治疗比标准疗法更昂贵、更有效,但总体上与荷兰定义的低成本高效益相符合(Hoving et al. 2008)。

视频 5-1-1
案例 3

尽管存在潜在的并发症,鞘内巴氯芬仍然是治疗肌张力增高的常用干预措施。最近的文献报道表明,已有超过 10 000 枚输注泵用于痉挛状态的治疗(Kolaski and Logan 2008)。此外,尽管存在并发症,但大多数接受鞘内巴氯芬治疗的患者表示,他们仍然会选择使用输注泵治疗他们的异常肌张力(Krach et al. 2006)(图 5-1-2)。鞘内巴氯芬对肌张力增高的治疗比口服药物更有效,同时与选择性神经脊神经后根离断术的治疗相比,是可逆的(视频 5-1-1)。

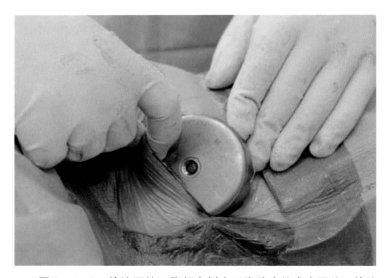

图 5-1-2 输注泵植入腹部右侧皮下囊腔内的术中照片。输注导管通过背部的切口穿刺插入硬脊膜,然后经皮下隧道绕至身体前部并与输注泵相连

## ● 参考文献 ●

[ 1 ] Ackland GL, Fox R (2005) Low-dose propofol infusion for controlling acute hyperspasticity after withdrawal of intrathecal baclofen therapy. *Anesthesiology* **103**:663 - 5.

[ 2 ] Albright AL (1995) Spastic cerebral palsy: approaches to drug treatment. *CNS Drugs* **4**:14 - 27.

[ 3 ] Albright AL (2003) Neurosurgical treatment of spasticity and other pediatric movement disorders. *J Child Neurol* (Suppl 1) **18**:S67 - 78.

[ 4 ] Albright AL, Ferson SS (2006) Intrathecal baclofen therapy in children. *Neurosurg Focus* 21: E3 - 8.

[ 5 ] Albright AL, Ferson SS, Carlos S (2005) Occult hydrocephalus in children with cerebral palsy. *Neurosurgery* **53**: 93 - 7.

[ 6 ] Albright AL, Turner M, Pattisapu JV (2006) Best-practice surgical techniques for intrathecal baclofen therapy. *J Neurosurg* (*4 Suppl Pediatr*) **104**:233 - 9.

[ 7 ] Awaad Y, Tayem H, Munoz S, Ham S, Michon AM, Awaad R (2003) Functional assessment following intrathecal baclofen therapy in children with spastic cerebral palsy. *J Child Neurol* **18**:26 - 34.

[ 8 ] Bardutzky J, Tronnier V, Schwab S, Meinck H (2003) Intrathecal baclofen for stiff-person syndrome: life-threatening intermittent catheter leakage. *Neurology* **60**:1976 - 8.

[ 9 ] Bjornson K, McLaughlin J, Loeser J, Novak-Cooperman K, Russel M, Bader K, Desmond S (2003) Oral motor, communication and nutritional status of children during intrathecal baclofen therapy. *Arch Phys Med Rehabil* **84**:500 - 6.

[10] Boviatsis EJ, Kouyialis AT, Boutsikakis I, Korfias S, Sakas DE (2004) Infected CNS infusion pumps. Is there a chance for treatment without removal? *Acta Neurochir* **146**:463 - 7.

[11] Campbell WM, Ferrel A, McLaughlin JF, Grant GA, Loeser JD, Graubert, C, Bjornson K (2002) Long-term safety and efficacy of continuous intrathecal baclofen. *Dev Med Child Neurol* **44**:660 - 5.

[12] Coffey RJ, Ridgely PM (2001) Abrupt intrathecal baclofen withdrawal: management of potentially life-threatening sequelae. *Neuromodulation* **4**:146.

[13] Coffey RJ, Edgar TS, Francisco GE, Graziani V, Meythaler JM, Ridgely PM, Sadiq SA, Turner MS (2002) Abrupt withdrawal from intrathecal baclofen: recognition and management of a potentially life-threatening syndrome. *Arch Phys Med Rehabil* **83**:735 - 41.

[14] Dario A, DiStefano MG, Grossi A, Casagrande F, Bono G (2002) Long-term intrathecal baclofen infusion in supraspinal spasticity of adulthood. *Acta Neurol Scand* **105**:83 - 7.

[15] Dario A, Scamoni C, Casagrande F, Tomei G (2004) Pharmacological complications of the chronic baclofen infusion in the severe spinal spasticity: personal experience and review of the literature. *J Neurosurg Sci* **48**: 177 - 81.

[16] Denys P, Mane M, Azouvi P, Chartier-Kastler E, Thiebaut J, Bussel B (1998) Side effects of chronic intrathecal baclofen on erection and ejaculation in patients with spinal cord lesions. *Arch Phys Med Rehabil* **79**: 494 - 6.

[17] diLissovoy G, Matza LS, Green H, Werner M, Edgar T (2007) Cost-effectiveness of intrathecal baclofen therapy for the treatment of severe spasticity associated with cerebral palsy. *J Child Neurol* **22**:49 - 59.

[18] Douglas AF, Weiner HL, Schwartz DR (2005) Prolonged intrathecal baclofen withdrawal syndrome: case report and discussion of current therapeutic management. *J Neurosurg* **102**:1133 - 6.

[19] Duhon BS, MacDonald JD (2007) Infusion of intrathecal baclofen for acute withdrawal: technical note. *J Neurosurg* **107**:878 - 80.

[20] Fitzgerald JJ, Tsegaye M, Vloeberghs MH (2004) Treatment of childhood spasticity of cerebral origin with intrathecal baclofen: a series of 52 cases. *Br J Neurosurg* **18**:240 - 5.

[21] Francisco GE, Boake C (2003) Improvement in walking speed in poststroke spastic hemiplegia after intrathecal baclofen therapy: a preliminary study. *Arch Phys Med Rehabil* **84**:1194 - 9.

[22] Fuller McCarty S, Gaebler-Spira D, Harvey RL (2001) Improvement of sleep apnea in a patient with cerebral palsy. *Am J Phys Med Rehabil* **80**:540 - 2.

[23] Gerszten PC, Albright AL, Barry MJ (1997) Effect on ambulation of continuous intrathecal baclofen infusion. *Pediatr Neurosurg* **27**:40 - 4.

[24] Gerszten PC, Albright AL, Johnstone GF (1998) Intrathecal baclofen infusion and subsequent orthopedic surgery in patients with spastic cerebral palsy. *J Neurosurg* **88**:1009 - 13.

[25] Gianino JM, York MM, Paice JA, Shott S (1998) Quality of life: effect of reduced spasticity from intrathecal baclofen, *J Neurosci Nursing* **30**:47 - 54.

[26] Gilmartin R, Bruce D, Storrs BB, Abbott R, Krach L, Ward J, Bloom K, Brooks WH, Johnson DL, Madsen JR, McLaughlin JF, Nadell J (2000) Intrathecal baclofen for management of spastic cerebral palsy: multicenter trial. *J Child Neurol* **15**:71 - 7.

[27] Ginsburg GM, Lauder AJ (2007) Progression of scoliosis in patients with spastic quadriplegia after insertion of an intrathecal baclofen pump. *Spine* **32**:2745 - 50.

[28] Gooch JL, Oberg WA, Grams B, Ward LA (2003) Complications of intrathecal baclofen pumps in

children. *Pediatr Neurosurg* **39**:1 - 6.

[29] Gooch JL, Oberg WA, Grams B, Ward LA, Walker ML (2004) Care provider assessment of intrathecal baclofen in children. *Dev Med Child Neurol* **46**:548 - 52.

[30] Grabb PA, Guin-Renfroe S, Meythaler JM (1999) Midthoracic catheter tip placement for intrathecal baclofen administration in children with quadriparetic spasticity. *Neurosurgery* **45**:833 - 7.

[31] Greenberg MI, Hendrickson RG (2003) Baclofen withdrawal following removal of an intrathecal baclofen pump despite oral baclofen replacement. *Clin Toxicol* **41**:83 - 5.

[32] Guillaume D, Van Havenbergh A, Vloeberghs M, Vidal J, Roeste G (2005) A clinical study of intrathecal baclofen using a programmable pump for intractable spasticity. *Arch Phys Med Rehabil* **86**:2165 - 71.

[33] Hansen CR, Gooch JL, Such-Neibar T (2007) Prolonged, severe intrathecal baclofen withdrawal syndrome: a case report. *Arch Phys Med Rehabil* **88**:1468 - 71.

[34] Horn TS, Yablon SA, Stokic D (2005) Effect of intrathecal baclofen bolus injection on temporospatial gait characteristics in patients with acquired brain injury. *Arch Phys Med Rehabil* **86**:1127 - 33.

[35] Hoving MA, Evers SMAA, Ament AJHA, van Raak EPM, Vles JSH (2008) Intrathecal baclofen therapy in children with intractable spastic cerebral palsy: a cost-effectiveness analysis. *Dev Med Child Neurol* **50**:450 - 5.

[36] Hsieh JC, Penn RD (2006) Intrathecal baclofen in the treatment of adult spasticity. *Neurosurg Focus* **21**:E5 - 10.

[37] Kao LW, Amin Y, Kirk MA, Turner MS (2003) Intrathecal baclofen withdrawal mimicking sepsis. *J Emerg Med* **24**:423 - 7.

[38] Khorasani A, Peruzzi WT (1995) Dantrolene treatment for abrupt intrathecal baclofen withdrawal. *Anesthes Analges* **80**:1054 - 6.

[39] Kolaski K, Logan LR (2007) A review of the complications of intrathecal baclofen in patients with cerebral palsy. *NeuroRehabil* **22**:383 - 95.

[40] Kolaski K, Logan LR (2008) Intrathecal baclofen in cerebral palsy: a decade of treatment outcomes. *J Pediatr Rehabil Med* **1**:3 - 32.

[41] Krach LE (2004) Rehabilitation following spasticity reduction. In: Gage JR, editor. *The Treatment of Gait Problems in Cerebral Palsy*. London: Mac Keith Press. p 305 - 13.

[42] Krach LE, Partington MD (2008) Injected contrast study fails to demonstrate catheter-pump connector tear: a case report. *J Pediatr Rehabil* **1**:175 - 8.

[43] Krach LE, Kriel RL, Gilmartin R, Swift DM, Storrs B, Abbott R, Ward J, Bloom K, Brooks WH, Madsen JR, McLaughlin JF, Nadell J (2005) GMFM 1 year after continuous intrathecal baclofen infusion. *Pediatr Rehabil* **8**:207 - 13.

[44] Krach LE, Nettleton A, Klempka B (2006) Satisfaction of individuals treated long-term with continuous infusion of intrathecal baclofen by implanted programmable pump. *Pediatr Rehabil* **9**:210 - 18.

[45] Krach LE, Kriel RL, Nugent AC (2007) Complex dosing schedules for continuous intrathecal baclofen infusion. *Pediatr Neurol* **37**:354 - 9.

[46] Matthews DJ, Wilson P (1999) Cerebral palsy. In: Molnar GE, Alexander MA, editors. *Pediatric Rehabilitation*, 3rd edn. Philadelpia, PA: Hanley and Belfus. p 193 - 217.

[47] McCoy AA, Fox MA, Schaubel DE, Ayyangar RN (2006) Weight gain in children with hypertonia of cerebral origin receiving intrathecal baclofen therapy. *Arch Phys Med Rehabil* **87**:1503 - 8.

[48] Meythaler JM, Guin-Renfroe S, Law C, Grabb P, Hadley MN (2001) Continuously infused intrathecal baclofen over 12 months for spastic hypertonia in adolescents and adults with cerebral palsy. *Arch Phys Med Rehabil* **82**:155 - 61.

[49] Meythaler JM, Roper JF, Brunner RC (2003) Cyroheptadine for intrathecal baclofen withdrawal. *Arch Phys Med Rehabil* **84**:638 - 42.

[50] Middel B, Kuipers-Upmeijer H, Bouma J, Staal M, Oenema D, Postma T, Terpstra S, Stewart R (1997) Effect of intrathecal baclofen delivered by an implanted programmable pump on health related quality of life in patients with severe spasticity. *J Neurol Neurosurg Psychiatr* **63**:204 - 9.

[51] Murphy NA, Irwin MCN, Hoff C (2002) Intrathecal baclofen therapy in children with cerebral palsy: efficacy and complications. *Arch Phys Med Rehabil* **83**:1721 - 5.

[52] Penn RD (1992) Intrathecal baclofen for spasticity of spinal origin: seven years of experience. *J Neurosurg* **77**:236 - 40.

[53] Rawlins PK (2004) Intrathecal baclofen therapy over 10 years. *J Neurosci Nurs* **36**:322 - 7.

[54] Reeves RK, Stolp-Smith KA, Christopherson MW (1998) Hyperthermia, rhabdomyolysis, and disseminated intravascular coagulation associated with baclofen pump catheter failure. *Arch Phys Med Rehabil* **79**:353 – 6.

[55] Remy-Neris O, Tiffreau V, Bouilland S, Bussel B (2003) Intrathecal baclofen in subjects with spastic hemiplegia: assessment of the antispastic effect during gait. *Arch Phys Med Rehabil* **84**:643 – 50.

[56] Rigoli G (2004) Intrathecal baclofen withdrawal syndrome caused by low residual volume in the pump reservoir: a report of two cases. *Arch Phys Med Rehabil* **85**:2064 – 6.

[57] Sampson FC, Hayward A, Evans G, Morton R, Collett B (2002) Functional benefits and cost/benefit analysis of continuous intrathecal baclofen infusion for the management of severe spasticity. *J Neurosurg* **96**:1052 – 7.

[58] Sanger TD, Delgado MR, Gaebler-Spira D, Hallett M, Mink JW and the Task Force on Childhood Motor Disorders (2003) Classification and definition of disorders causing hypertonia in childhood. *Pediatrics* **111**:e89 – 97.

[59] Santiago-Palma J, Hord D, Vallejo R, Trella J, Ahmed SU (2004) Respiratory distress after intrathecal baclofen withdrawal. *Anesthes Analges* **99**:227 – 9.

[60] Senaran H, Shah SA, Presedo A, Dabney KW, Glutting JW, Miller F (2007) The risk of progression of scoliosis in cerebral palsy patients after intrathecal baclofen therapy. *Spine* **32**:2348 – 54.

[61] Sgouros S (2007) Surgical management of spasticity of cerebral origin in children. *Acta Neurochirurg Suppl* **97**:193 – 203.

[62] Sgouros S, Seri S (2002) The effect of intrathecal baclofen on muscle co-contraction in children with spasticity of cerebral origin. *Pediatr Neurosurg* **37**:225 – 30.

[63] Shilt JS, Lai LP, Cabrera MN, Frino J, Smith BP (2008) The impact of intrathecal baclofen on the natural history of scoliosis in cerebral palsy. *J Pediatr Orthop* **28**:684 – 7.

[64] Smail DB, Hugeron C, Denys P, Bussel B (2005) Pruritus after intrathecal baclofen withdrawal: a retrospective study. *Arch Phys Med Rehabil* **86**:494 – 7.

[65] Sommer BR, Petrides G (1992) A case of baclofen-induced psychotic depression. *J Clin Psychiatr* **53**:211 – 12.

[66] Staal C, Arends A, Ho S (2003) A self-report of quality of life of patients receiving intrathecal baclofen therapy. *Rehabil Nurs* **28**:159 – 63.

[67] Stempien L, Tsai T (2000) Intrathecal baclofen pump use for spasticity: a clinical survey. *Am J Phys Med Rehabil* **79**:536 – 41.

[68] Stokic DS, Yablon SA, Hayes A (2005) Comparison of clinical and neurophysiologic responses to intrathecal baclofen bolus administration in moderate-to-severe spasticity after acquired brain injury. *Arch Phys Med Rehabil* **86**:1801 – 6.

[69] Wunderlich CA, Krach LE (2006) Gram-negative meningitis and infections in individuals treated with intrathecal baclofen: a retrospective study. *Dev Med Child Neurol* **48**:450 – 5.

[70] Yeh RN, Nypaver MM, Deegan TJ, Ayyangar R (2004) Baclofen toxicity in an 8-year-old with an intrathecal baclofen pump. *J Emerg Med* **26**:163 – 7.

[71] Zuckerbraun NS, Ferson SS, Albright AL, Vogeley E (2004) Intrathecal baclofen withdrawal: emergent recognition and management. *Pediatr Emerg Care* **20**:759 – 64.

# 第 2 章　选择性脊神经后根离断术治疗痉挛

TREATMENT OF SPASTICITY WITH SELECTIVE DORSAL RHIZOTOMY

Joyce P. Trost，Mary E. Dunn，Linda E. Krach，Nelleke G. Langerak，Tom F. Novacheck, Michael H. Schwartz

蒋文彬　译，肖　波　审校

## 一、关键点

（1）需要满足选择性脊神经后根离断术的适应证

- 早产。
- 影像学检查符合脑室周围白质软化。
- 肌张力以痉挛为主。
- 一定的选择性运动控制能力。
- 相对好的肌肉力量。
- 步态耗能大于速度匹配对照组的 2 倍以上。
- 能够配合和完成康复训练。

（2）其他需要考虑的治疗方法包括

- 全身性口服药物。
- 肉毒毒素和苯酚用于局部/暂时性的痉挛状态治疗。
- 鞘内注射巴氯芬治疗混合型肌张力升高。
- 骨骼畸形的手术矫正。

（3）手术技术与预后的相关指标

- 无术前镇静。
- 正常浓度的丙泊酚。
- 椎板成形术。
- 每个节段显微镜下离断 150～250 神经小束。
- 无阈上刺激。
- 离断 25%～45% 神经小束。

（4）术后短期和长期结果表明

- 肌张力降低。
- 肌力提升或维持不变。
- 步态改善。

- 运动氧耗降低。
- 整体功能改善，包括助行器使用比例降低。

（5）以下方向需要进行更多研究

- 还有哪些患者能通过该手术获益？
- 手术效果差的具体风险因素是什么？
- 大样本的纵向研究。

尽管痉挛是造成脑瘫患者行走能力受损的主要原因之一，其评估和治疗标准仍然不统一（Vaughan et al. 1998；Steinbok 2001）。目前的治疗选择包括口服药物、物理治疗、支具、肉毒毒素或苯酚的化学性去神经治疗、鞘内巴氯芬泵、骨科矫形手术和选择性脊神经后根离断术（selective dorsal rhizotomy，SDR）（Gormley et al. 2001；Abbott 2004；Tilton 2004）。治疗可能包括一种或多种。无论任何一种治疗痉挛的手术方法，患者的选择至关重要，尤其是手术的安全性和效果（Arens et al. 1989；Vaughandeng 1998；Gormley et al. 2001）。

## 二、　相关的病理生理学基础

痉挛是脑瘫最常见的肌张力异常，影响了约 75% 脑瘫患者（Matthews and Wilson 1999；Sanger et al. 2003）。痉挛被定义为对牵拉产生的速度依赖性抵抗，通常具有以下一种或两种征象：①肌肉产生的抵抗与运动速度呈正相关，并且随着关节运动方向发生变化；②肌肉产生的抵抗迅速升高，超过关节角速度的阈值（痉挛性顿挫感）（Sanger et al. 2003；Ivanhoe and Reistetter 2004）。痉挛的定义意味着它同时涉及运动和感觉系统，被动运动时，根据本体感觉系统的传入反馈，关节运动的角度和速度发生变化（Sanger et al. 2003；Ivanhoe and Reistetter 2004）。正常的肌张力的产生依赖于 α 运动神经元兴奋性和抑制性的平衡（Young 1994；Albright 1995）。抑制性作用是由 γ-氨基丁酸介导的，通过中间神经元的突触与 α 运动神经元相连。兴奋性作用是由谷氨酸和天冬氨酸介导的，通过肌梭和高尔基腱器传入（Davidoff 1985；Albright 1995）。在脑瘫患者中，大脑损伤造成下行传导束无法提供正常的抑制性作用，因此兴奋性作用过度而形成不平衡状态（Davidoff 1985；Albright 1995；Dietz 1999；Burchiel and Hsu 2001；Ivanhoe and Reistetter 2004）。在第 2 篇第 1 章和第 2 章中有详细的关于痉挛状态的病因和指征讨论。SDR 被用于降低兴奋性的输入，以减少脑瘫患者中异常升高的肌张力（图 5-2-1）。

## 三、　历史回顾

1913 年，Foerster 首次发表了关于痉挛性脑瘫儿童的神经后根分区，概述了"痉挛状态神经后根离断"的手术指征。但是，并未有他人使用 Foerster 的技术。直至 1960 年，法国蒙彼利埃的 Gros 进行了部分神经背根离断术（Steinbok 2007）。自此

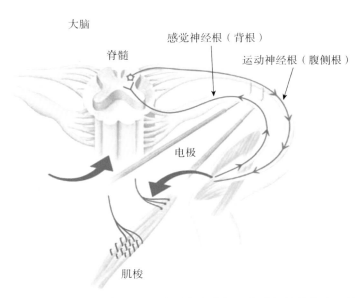

大脑

脊髓

感觉神经根（背根）

运动神经根（腹侧根）

电极

肌梭

图 5-2-1　SDR 在 L1～S2 脊髓节段进行手术减轻易化作用。神经根分为运动和感觉根。感觉根在显微镜下再度进行分离为神经束，每一份神经束使用双极刺激，阈值为 0.2～3 mA。与异常临床反应及异常 EMG 有关的神经束被切断，以降低肌梭的敏感性，从而降低肌张力

以后，Fasano 和 Peacock 对 SDR 的理论和技术发展做出了重大贡献（Fasano et al. 1978,1979,1980,1988；Peacock and Arens 1982；Peacock et al. 1987；Peacock and Staudt 1990,1991）。

　　美国运用 SDR 手术治疗脑瘫儿童痉挛状态的历史已有 20 余年。这期间有许多关于 SDR 手术效果良好的报道（Privat et al. 1976；Fasano et al. 1978,1980；Peacock and Arens 1982；Laitinen et al. 1983；Peacock et al. 1987；Vaughan et al. 1988；Abbott et al. 1989；Arens et al. 1989a,b；Staudt et al. 1990；Giuliani 1991；Abbott et al. 1993；Boscarino et al. 1993；McDonald and Hays 1994；McLaughlin et al. 1994；Abbott 1996,2004；Subramanian et al. 1998；Vaughan et al. 1998；Steinbok 2001）。然而，该手术一直备受争议。一部分的原因是围术期和术后的并发症（Abbott 1992；Steinbok and Schrag 1998；Trost et al. 2008）。蹲伏步态、脊柱畸形、足畸形、髋关节脱位、感觉受损和运动功能减退等症状在术后长期随访中可能出现（Yasuoka et al. 1982；Landau and Hunt 1990；Greene et al. 1991；Abbott 1992,2004；Montgomery 1992；Abbott et al. 1993；Payne and DeLuca 1993；McLaughlin et al. 1998；Steinbok and Schrag 1998；Johnson et al. 2004；Molenaers et al. 2004）。也有人认为那些适合做 SDR 手术的孩子，其肌力、运动控制及行走的能力均较好，即便不做 SDR 而是其他的手术，也可能获得较好的预后和

功能(Landau and Hunt 1990)。"脑瘫儿童的运动和协调能力随着年龄增长发生的改善需要与治疗所产生的效果相鉴别"(Paine 1962)。"痉挛状态对脑瘫儿童造成的功能受限影响有多大?""哪些患儿能够真正从手术中获益?"这些始终是选择 SDR 手术前需要考虑的问题(Landau and Hunt 1990)。

年龄、脑瘫严重程度及其他疾病都可能会增加医源性并发症的风险,从而在选择进行 SDR 手术时产生疑虑。即使对于实施 SDR 手术的医生而言,究竟什么样的患儿最适合进行 SDR 手术以及最适合哪种手术方式并不明确,这也导致了对于手术效果进行研究的困难和一致性不佳(Foerster 1913;Cahan et al. 1987;Peacock et al. 1987;Arens et al. 1989b;Cohen and Webster 1991;McLaughlin et al. 1998,2002;Vaughan et al. 1998;Krach 2000a;Park 2000;van Schie et al. 2005;Kim et al. 2006;Steinbok 2007;Trost et al. 2008)。一些作者研究发现,如果手术适应证选择正确,手术安全的前提下(Steinbok 2007;Trost et al. 2008),诸如髋关节脱位等骨性畸形的发病率与自然病史相似或更低(Park et al. 1994;Heim et al. 1995;Hicdonmez et al. 2005)。而 SDR 术后脊柱畸形风险,现有的报道观点不统一。术后脊柱畸形发生与脑瘫严重程度,以及采用椎板成形术或椎板切除术有一定关系(Peter et al. 1993;Johnson et al. 2004;Spiegel et al. 2004;Steinbok et al. 2005)。尽管目前证实 SDR 在手术操作得当的情况下是安全有效的,并且 SDR 只是在治疗痉挛性脑瘫时的一种方法,需要配合其他的治疗措施共同使用,但是对于 SDR 的使用仍然存在争议。

## 四、 适应证的选择

脑瘫儿童的病史、病因及由痉挛所导致的累及程度不同,是否存在其他类型的肌张力异常,肌力、骨骼力线和下肢肌肉的选择性控制也有差异。这些因素中的任何一个都会对 SDR 手术的成功产生影响。SDR 通常用于降低脑瘫患者的肌张力,以使其功能获得改善。但是适应证的选择各异,甚至在同一机构都会存在差异(Vaughan et al. 1998;Steinbok 2001;McLaughlin et al. 2002)。已经公开发表了一系列的选择和排除标准,包括年龄、诊断、肌张力、行走能力、出生史、运动控制能力、其他疾病、骨科评估、术后康复要求和智力情况。在对已发表的关于 SDR 预后的研究回顾中发现,尽管在文中对理想的手术适应证进行了阐述,但是具体的选择标准、对标准的实际遵循情况和评估决策过程并未充分阐明(Arens et al. 1989b;Boscarino et al. 1993;Thomas et al. 1996;Buckon et al. 1997;Steinbok et al. 1997;Subramanian et al. 1998;Wright et al. 1998;Graubert et al. 2000;Steinbok 2001;McLaughlin et al. 2002;Mittal et al. 2002;van Schie et al. 2005)。

### 选择过程和标准

作为评估的一部分,患儿应就诊于多学科联合门诊来明确他们升高的肌张力是否对功能产生影响，是否需要干预，以及如果确实需要干预时，哪种方式最为适合。门诊评估包括物理治疗评估、计算机步态分析、社工咨询和儿童骨科、儿童神经外科及儿童康复科医生的评估。多学科联合评估是治疗抉择过程不可或缺的组成部分，下面将会详细讨论。

在多学科门诊就诊时，三名医生（儿童骨科、儿童神经外科、儿童康复科医生）对已有的患者资料进行回顾和讨论。首先是外院的就诊记录，包括出生史、影像学检查或报告，以及之前接受过的治疗等，然后是物理治疗评估和计算机步态分析的结果。医生会特别注意痉挛的程度、肌张力对功能的影响，以及是否存在其他的肌张力障碍。如果体检未发现关节挛缩，但步态数据中髋关节与膝关节矢状面关节活动度减小，则支持存在痉挛状态。步态周期摆动相中如同时存在屈髋、屈膝和踝关节背屈，则提示存在反射性的联合运动模式。如果在步态分析检查中，矢状面关节活动范围变化较大，则提示存在肌张力障碍的可能。另外，患儿的粗大运动功能量表（GMFM）子量表评分、患儿的配合能力、步态视频，以及其他的步态分析信息、氧耗及患儿和家长的期望都是多学科门诊讨论的内容。

在诊室内，多学科医生团队需要根据已知的病史进一步明确相关的情况并进行扩展，评估患儿的肌张力类型以及严重程度、关节活动范围及是否存在骨性畸形。通过观察患儿对功能性任务的完成情况，可以衡量其是否存在利用肌张力的情况。例如，在医生提供安全保护的情况下要求患儿从直立站立状态到下蹲，然后再回到站立状态。这一套动作的完成模式能够帮助判断患儿是混合屈伸运动还是独立的关节运动模式。同时，髋、膝和踝关节的分离运动的能力也能有效得到评定。物理治疗和步态分析视频也能用于该部分评估。

在完成评估并整合物理治疗和步态实验室的分析后，医生团队通过讨论并达成共识，并将治疗计划与患者及其家庭进行讨论。判断患儿是否适合进行 SDR 手术时，五个因素非常关键，同时是 Peacock 原始的病例纳入指标，修改后应用于临床。这一筛选标准也应用于一项在 Gillette 进行的 136 例病例回顾性疗效研究中（Trost et al. 2008）。SDR 理想的手术适应证如下。

1. 出生史

早产的定义是出生妊娠周数小于 36 周，并且神经影像学提示有脑室旁白质软化。这两个特征通常提示临床上以痉挛为主要表现，而不是混合型肌张力异常（参见第 2 篇第 1 章和第 2 章）。早产可能引起上运动神经元的损伤，从而导致肌张力升高，通常为单纯的痉挛；而足月生的脑瘫儿童通常表现为混合型肌张力升高及肌张力障碍。神经影像学除了能明确患儿是否存在脑室旁白质软化，还能用于发现患儿是否存在其他的神经系统疾病，如神经元移行异常、未经治疗的脑积水或脊髓病理改变等，因为这些病理状态也可能是造成痉挛的潜在原因，尤其是如果患儿的病史和体格检查有异常发现的时候。

### 2. 肌张力

临床检查与计算机步态分析首先明确患儿肌张力升高(反复行走观察重复的步态模式、矢状面关节活动范围受限以及与之对应异常的肌电图)。步态评估、物理治疗师和医生体检发现以单纯痉挛为主,不存在或者很少有混合型肌张力异常。股直肌、腘绳肌、髋屈肌、内收肌和跖屈肌的 Ashworth 评分在 2~4 分(Lee et al. 1989)。肌强直或者若患儿维持姿势的肌肉尤其是躯干肌表现为低肌张力,而肢体表面为高肌张力,那么此类患者也不是 SDR 的理想适应证(Nazar et al. 1990)。

### 3. 选择性运动控制

体检时,需要在卧位、坐位和站立位测试患者能否部分或者完全独立进行髋关节、膝关节和踝关节的活动,这反映了选择性运动控制的能力。如果在行走过程中,患者表现为反射性运动模式缺失,说明他的选择性运动控制功能良好(反射性运动模式,如摆动相过度的髋关节、膝关节屈曲和踝关节背屈),同时意味着这些患者有能力向正常的运动模式发展。选择性运动控制良好的患者,在主动进行踝关节背屈的时候,不会同时出现髋关节屈曲及同侧的伸膝,或者主动屈髋时不同时伴随出现踝关节背屈,这些都说明患者不存在"被动协同活动"(Sanger et al. 2006)。如果脑瘫患者具备 Sanger 所定义的"良好的选择性运动控制能力",也就是对肌肉和肌力的控制,在术后康复期间他们肌力提高的潜能更大(Sanger et al. 2003)。第 3 篇第 1 章中详细描述了 Gillette 使用的选择性肌肉控制分级系统。0 级提示患儿仅具备模式化运动,不适合进行 SDR 手术。

### 4. 肌力

良好的预后至少需要患者的屈髋肌能够抗重力。研究提示,SDR 术后并不会导致肌无力(Buckon et al. 2002);但是,如果术前患者屈髋肌力无法达到抗重力程度,说明其功能处于可行走的临界状态。这些处于临界状态的患者,通常需要依靠痉挛肌肉的高张状态协助来抵抗重力的作用,SDR 手术会显著降低痉挛肌肉的张力,从而影响这些患者的行走能力。因此,在术前需要明确患者的肌力情况,以预测术后下肢肌张力降低对其行走能力的影响,有益或是有害。

### 5. 步态效能

儿童行走过程中的能耗是通过氧耗进行计算的(Schwartz et al. 2006)。氧耗值大于速度匹配对照组 2 倍以上则提示存在痉挛状态(Schwartz 2001)。通常幼儿无法按照要求完成测试(Schwartz 2007),所以在年幼患者中,氧耗不是手术决策的一部分(Trost et al. 2008)。

其他一些重要的筛选因素包括患儿的合作程度、年龄这些与术后康复有关的,以及曾经接受过的治疗。康复训练的条件及患儿合作的主动性、成熟的认知和智力发育情况都是必须考虑在内的(Nazar et al. 1990)。理想的手术年龄是 4~10 岁,这个阶段肌张力降低以后,患儿有足够的时间来学习新的运动模式。而有关青年和成年人 SDR 的报道很少。Peter 和 Arens(1994)在一项 30 名青年、成年人的报道中指出，所有病例的肌张力均降低且大部分患者的运动功能得以改善。Gillette 在这方面也有类似的治疗经验，但是成年脑瘫患者会在 SDR 术后承受更多的疼痛，同时术后康复进展相对缓慢。一些研究者指出不恰当的骨科手术史是 SDR 的禁忌证(McDonald and Hays 1994)。肌肉延长后会造成相应的肌力薄弱，因此在实施过延长术的肌肉神经支配节段上需要尽量减少神经束离断的量。

## 五、 治疗目标

手术效果是否满意是由治疗团队共同进行评估的，然而，患者与其家庭满意与否则取决于治疗前的目标设定。在选择 SDR 手术前，必须制订出明确的目标。目标的制订非常重要，因为 SDR 对于脑瘫儿童而言仅仅是总的长期治疗计划中的一部分。临床医生应当和患儿及其家庭讨论他们的想法，并就预期的目标达成共识。

术前制订的目标会具体落实到身体结构/功能，以及运动功能水平国际功能分类(ICF)、残疾和健康框架内(Rosenbaum and Stewart 2004)。其中涵盖的类别包括痉挛状态、关节活动范围、活动的难易程度、舒适度、肌力、外观、步态质量、功能性步行能力、日常活动及步态效率等。明确康复的阶段性目标包括短期及长期目标。通常来说家庭的目标是改善患儿在日常生活中的活动，例如，希望他们能更轻松地和朋友们在操场上玩耍。但是，临床医生需要帮助他们了解将来的功能状态，一个 5 岁孩子如何在未来能够保持长距离行走的能力以实现社会独立。因此，家人和医生的想法和观点都要在术前进行充分讨论。

## 六、 治疗选择

在完成患者评估及治疗目标后，医生可能发现患儿并不符合上述的适应证而不适合进行 SDR 手术，或者手术无法达到家长的期望。这时，需要其他的治疗方法减轻患儿的痉挛状态并改善功能。治疗方法包括口服药物、肉毒毒素或苯酚注射、鞘内巴氯芬泵或骨科矫形手术。口服药物通常会引起深度精神抑制，造成全身性的影响(参见第 4 篇第 3 章)。对有行走能力的患儿，口服药物产生的诸如肌肉无力和精神抑制的不良反应并不会对其产生功能上的影响(Tilton 2003)。肉毒毒素和苯酚能用于降低局灶性肌张力，然而同时能治疗的肌肉数量有限(参见第 4 篇第 4 章)。由于肉毒毒素的效果维持时间短，需要周期性重复注射。鞘内巴氯芬泵可以治疗多种形式的肌张力增高(Abbott 2004；Steinbok 2007)。相关研究已经证实了鞘内巴氯芬泵治疗后患者的肌张力、痉挛、挛缩疼痛均获得改善，但步态和功能方面并不显著(Gerszen et al. 1997；Gormley et al. 2001；Kan et al. 2008)。与 SDR 相比，鞘内巴氯芬泵并发症的发生率更高(Kolaski and Logan 2007)。在 Gillette 的研究中，对可行走患儿，鞘内巴氯芬泵治疗的适应证与 SDR 不同(参见第 5 篇第 1 章)，所以，两者没有可比性。矫形手术是另一种改善可行走患儿步态效率、功能性行走能力和病理步态的治疗方式（Marty et al. 1995；Buckon et al. 2004；Schwartz et al. 2004）。Schwartz 等（2004）发现在矫形手术前未行 SDR 手术的患者，有潜在更高的可能性需要进行软组织手术。这也再次强调了在治疗过程中控制痉挛与矫形手术之间相辅相成的作用。

　　如果患儿符合 SDR 的手术指征，并制订了治疗的目标，那么最重要的一步就是手术了。目前有多种不同类型的神经后根离断术，包括选择性和非选择性，也有不同的入路方式如 L1～S1 多节段入路及单椎板圆锥入路。Gillette 的研究中，SDR 手术方式是建立在 Peacock 和 Fasano 报道的基础上，在电生理引导下通过细致解剖进行的高度选择性神经后根离断术。

### 手术过程

　　在 Gillette 的研究中，手术方案结合了 Fasano 和 Peacock 手术入路，以及更细致的显微解剖，术中探测的神经束多达 250 根。同时，椎板处理方式并非使用椎板切除术，而是椎板解剖学复位的椎板成形术。从 1987 年开始，在 Gillette 和 Shriner Hospital Twin-Cities Unit 共同完成了约 400 台手术。详细的手术过程如下。

　　由于镇静药物可能会影响术中电生理，因此术前并不使用镇静剂（Fasano et al. 1988；Mittal and Farmer 2001）。通过 4%～6% 地氟醚或 1.0%～1.5% 七氟醚完成麻醉诱导及维持。气管插管时会使用短效肌松药（不使用镇静剂、苯二氮䓬类或琥珀酰胆碱）。高浓度的一氧化氮会影响神经刺激阈值，因此最理想的一氧化氮浓度是 50%。丙泊酚并不会影响 H 反射，因此正常浓度的丙泊酚可以用来维持麻醉状态（Kerz et al. 2001）。

　　患者俯卧位，在双侧内收肌、股四头肌、内外侧腘绳肌、胫骨前肌、腓肠肌、臀中肌和肛门括约肌留置绝缘的针式电极监测刺激后的肌肉反应。

　　单开门（trap door laminaplasty）椎板成形术暴露硬膜（Fasano et al. 1988）。从中线切开硬膜囊，向两侧牵拉以暴露马尾神经。探测电极间距 1 cm，运动刺激模式为 0.1 mA，50 Hz，500 ms（图 5-2-1）。一旦确定了运动根的水平，神经根被分成运动和感觉纤维。解剖感觉神经根（150～250 神经束），从 S1 节段开始，每一神经束均以阈值刺激来观察刺激后反应。从 S1 节段开始是因为该节段反映了最高的痉挛状态，消除该阶段有异常反应的神经束会影响其他节段的电生理记录。感觉刺激的阈值波动在 0.2～3 mA。需要小心操作避免阈上刺激。

　　需要记录每根神经束受到刺激后的肌电（EMG）反应和临床表现。正常的肌电反应是单次抽搐、肌电表现为递减和方形波。渐强型、阵挛型、多相型、持续型及播散至 3 块肌肉以上或者超过原始刺激阶段或者播散至对侧下肢的肌电反应被认为是异常的（图 5-2-2）。切断表现出异常刺激反应的神经束。从 S1 节段开始，重复操作，直至探测完 S1 至 L1 节段所有感觉根为止。如果神经束刺激后仅产生肛门括约肌的肌电活动，那么该神经束需要保留而不能被离断。

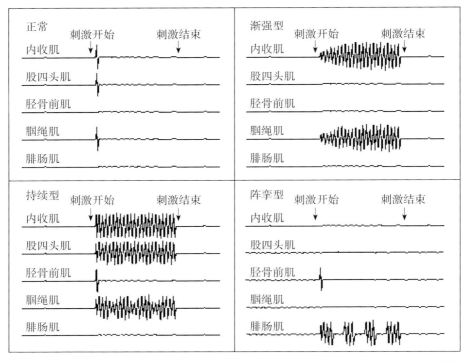

图 5-2-2 正常和痉挛肌肉在阈值刺激状态下的典型肌电图反应。渐强型、持续型和阵挛型肌电反应是异常的

30%～40% 神经束在术中被离断。上限通常不超过 45%，尽管在某个阶段中可能会离断超过 45% 的神经束。在某一个节段中，当异常肌电反应的总数超过 45%，临床查体（对功能影响最大的痉挛节段）及步态分析数据（与正常偏移最大的肌肉）用于决定哪些神经束需要切断。

静脉镇静药物及 0.25% 布比卡因椎旁肌内注射可减轻术后疼痛。膝关节固定支具可用于减轻术后肌肉痉挛；术后 48 小时内可使用酮咯酸、镇静药物及肌松药。

使用上述的手术技术，术中、围手术期和术后并发症较低（表 5-2-1）并且均在出院时缓解（术后 6 周）。这也说明这种手术方式具有高度的安全性（Steinbok and Schrag 1998）。谨慎的术中监测、确切止血及术中限制神经束离断数量的决策，都有助于提高手术的安全性和效果（Trost et al. 2008）。Gillette 的研究尚未进行远期并发症的随访，但是 Langerak 等（2008b）通过术后长期随访报道了一些远期并发症，在本章末尾详细叙述。一些研究强调了在 SDR 术后骨科随访的必要性，脊柱畸形、髋关节脱位、力臂功能异常、足部畸形和残余的肌肉挛缩在 SDR 术后可能出现，为了获得理想的远期效果，仍然需要骨科干预（Carroll et al. 1998；Schwartz et al. 2004；Spiegel et al. 2004）。

表 5 - 2 - 1　Trost 等关于 136 例患者手术结果研究中短期并发症的记录(2008)

| 分类 | 数量(例) | 百分比(%) |
|------|----------|-----------|
| 大小便 | 11 | 8 |
| 皮肤相关 | 9 | 7 |
| 伤口愈合 | 8 | 6 |
| 头痛 | 6 | 4 |
| 感觉异常 | 5 | 4 |
| 肌无力 | 4 | 3 |
| 其他相关症状 | 5 | 4 |
| 其他无关症状 | 3 | 2 |

虽然很多关于 SDR 的研究均强调在术后患者需要接受高强度康复治疗,但是有关具体内容并未阐述。在一些研究中,术后短期内患者即可出院,在门诊接受不同的物理康复和作业治疗,而其他研究中,患者术后需要住院 4～6 周进行康复训练(Engsberg et al. 1998；Krach 2000b；McLaughlin et al. 2002)。目前暂没有对于不同术后康复方案效果的比较研究。术前强化物理治疗并无明显益处。Gillette 的研究中,康复训练在术后 3 天即开始,住院时间约 40 天,强化康复训练包括每天 2 次物理康复和作业治疗(occupational therapy,OT)。康复训练方案强调从低阶的运动技能开始,熟练掌握后再进行高阶运动训练、力量强化和选择性运动控制(参见第 5 篇第 4 章)。

### 七、循证/预后

尽管仍有人对 SDR 持有怀疑态度,且在不同诊疗中心手术方式不尽相同,但 SDR 已经成为一个标准的神经外科手术方式,造福了许多脑瘫儿童(Steinbok 2007；Trost et al. 2008)。虽然研究的证据等级不同,但是 SDR 能降低肌张力,改善关节活动度、功能和自我护理,并且能使步态正常化方面的作用已经得到了证实(Steinbok 2001)。一些研究者试图发现可能导致预后不良的原因,Kim 等(2006)认为诊断是一个很强的预测指标；Chicoine 等(1996)提出年龄、术前步态评分、主动踝关节背屈及诊断是步行能力能否获得改善的预后指标。目前尚无研究证实手术适应证选择不当会导致预后不良。Trost 等 2008 年发表的研究中,尝试评估适应证选择不当所带来的风险(图 5 - 2 - 3)。虽然文中数据表明,如果患者越满足手术适应证,其不良预后的风险越低,但该研究未得出定论(Trost et al. 2008)。

在 Trost 等一篇 2008 年对 136 例患者的全面回顾性研究中,术中平均离断了 36% 神经束(表 5 - 2 - 2a)。患者并非根据其 GMFCS 分级选择决定是否实施 SDR 手术,然而对 GMFCS 分级与肌力、肌张力、氧耗的关系分析中显示,接受 SDR 手术

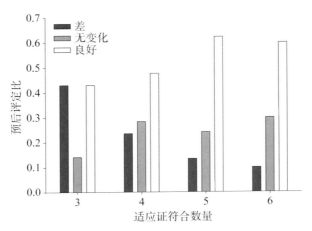

图 5 - 2 - 3　适应证符合数量与预后之间的关系。患者满足的适应证越多，预后越好

的大部分为 GMFCS Ⅱ 级和Ⅲ级的患儿（表 5 - 2 - 2b）。在评定预后的时候使用统一的方法，将预后评定为差（恶化或丧失日常活动能力）、中等（无改变或维持日常运动能力）或良好（日常运动能力改善或提高）。符合手术适应证患者，术后在多个区域的评估结果均有显著改善（图 5 - 2 - 4，表 5 - 2 - 3）。SDR 能有效降低肌张力（Ashworth 评分）、改善步态质量（GGI）、提高步态效率（氧耗）并改善整体的运动功能（Gillette 功能评估问卷- FAQ）（Lee et al. 1989；Novacheck et al. 2000；Schutte et al. 2000；Romei et al. 2005；Schwartz et al. 2006）。

表 5 - 2 - 2a　Trost 研究对象的基本信息和手术中离断神经根比例（2008）

| 性别 | 数量 | 年龄 | | 随访时间（月） | 神经根离断（%） |
| --- | --- | --- | --- | --- | --- |
| | | 平均值 | 标准差 | | |
| 女性 | 55 | 7 年 7 个月 | 2 年 1 个月 | 19.1（4.9） | 35 |
| 男性 | 81 | 6 年 11 个月 | 2 年 0 个月 | 17.8（4.0） | 37 |
| **总数** | **136** | **7 年 3 个月** | **2 年 1 个月** | **18.3（4.4）** | **36** |

表 5 - 2 - 2b　患者的功能分级

| 性别 | GMFCS -术前 | | | | | GMFCS -术后 | | | |
| --- | --- | --- | --- | --- | --- | --- | --- | --- | --- |
| | 数量 | Ⅰ | Ⅱ | Ⅲ | Ⅳ | Ⅰ | Ⅱ | Ⅲ | Ⅳ |
| 女性 | 55 | 3 | 25 | 24 | 3 | 13 | 25 | 16 | 1 |
| 男性 | 81 | 3 | 39 | 35 | 4 | 16 | 35 | 30 | 0 |
| **总数** | **136** | **6** | **64** | **59** | **7** | **29** | **60** | **46** | **1** |

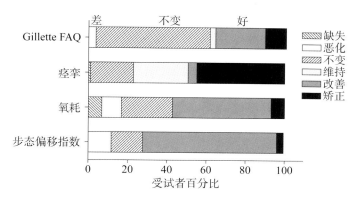

图 5-2-4　研究中所涵盖的一系列评估结果。包括整体功能（FAQ）、肌张力（Ashworth 评分）、步态效率（氧耗）以及步态偏移指数（GGI）。获得改善从 30%（FAQ）～70%（GGI），而不良预后的概率较低（约 10%）

表 5-2-3　**Trost 等全面预后评估结果（2008）**

| 测量指标 | 数量（n） | 占比 | 术前均值（SD） | 术后均值（SD） | 正常值 | 平均改善（SD） | 获益率 | P | Test |
|---|---|---|---|---|---|---|---|---|---|
| 步态偏移指数 | 136 | 100 | 242(123) | 180(128) | 15 | −62(105) | 27% | <0.001 | Paired t |
| 整体功能 | 121 | 89 | 7.3(1.7) | 8.2(1.3) | 10 | 0.9(1.5) | 33% | <0.001 | Wilcoxon |
| 氧耗（%typical） | 96 | 71 | 343(149) | 291(142) | 100 | −53(132) | 22% | <0.001 | Paired t |
| 无维度步速 | 96 | 71 | 0.26(0.11) | 0.29(0.09) | 0.43 | 0.03(0.07) | 27% | <0.001 | Paired t |
| 肌张力评分　*Sides（n）* | | | | | | | | | |
| 屈髋肌 | 133 | 98 | 1.6(0.8) | 1.1(0.3) | 1 | 0.5(0.8) | 83% | <0.001 | Wilcoxon |
| 髋内收肌 | 134 | 99 | 2.8(0.8) | 1.3(0.6) | 1 | 1.4(0.7) | 78% | <0.001 | Wilcoxon |
| 腘绳肌 | 135 | 99 | 2.1(0.7) | 1.1(0.4) | 1 | 1.0(0.8) | 91% | <0.001 | Wilcoxon |
| 股直肌 | 135 | 99 | 2.5(1.1) | 1.3(0.6) | 1 | 1.2(1.1) | 80% | <0.001 | Wilcoxon |
| 跖屈肌 | 135 | 99 | 3.0(0.8) | 1.6(0.6) | 1 | 1.3(0.9) | 65% | <0.001 | Wilcoxon |

　　主要的肌群中肌张力出现大幅下降（表 5-2-4）。术前很大一部分比例的肌张力升高在术后获得完全矫正（术后 Ashworth 评分 1 分）：屈髋肌（83%）、内收肌（72%）、腘伸肌（84%）及股直肌（74%）。跖屈肌张力的完全矫正并不常见（41%）。尽管切断更高比例的神经束后患儿肌张力会下降得更多，但残留部分肌张力有利于有轻度运动损害的患儿关节稳定及产生动力。缓解痉挛的目的是改善功能，在一些

有关预后的研究中，有很强的证据表明 SDR 能够在短期和长期的随访中降低下肢肌张力（Steinbok et al. 1997；Engsberg et al. 2002，2006；Farmer and Sabbagh 2007）。

SDR 不会造成肌力的改变（Engsberg et al. 1998，2002，2006；Steinbok 2001；Buckon et al. 2002）。

其他一些研究应用 GMFM 和 PEDI 或 WeeFIM 量表对 SDR 的效果进行评估，结果发现患者术后功能性和自我护理方面的改善间接证明了肌力的增加。多项研究提示术后这些方面均有改善，但是仅有两项研究显示出与单纯康复训练相比，患者的 GMFM 增加（Steinbok et al. 1997；Wright et al. 1998）。一些前瞻性的病例研究提示自我护理的功能改善（Nishida et al. 1995；Loewen et al. 1998；Mittal et al. 2002；van Schie et al. 2005）。

在 Gillette 的研究中，我们用 GGI 来判断步态模式的变化，其中步态好转的比例是恶化的 7.5 倍（Trost et al. 2008）。71%的患者中预后良好，16%患者无明显改变，12%患者预后不佳（表 5 - 2 - 5）。GGI 主要表现在矢状面上活动的改善（图 5 - 2 - 5）。一部分是源于关节活动度的增加和（或）调控，而另一部分是关键步态时相正常化。而对于骨盆，结果好坏参半："双峰"模式改进，但是骨盆前倾加重。髋关节的活动度和最大伸髋增加，同时膝关节屈伸活动改善（初触地、承重反应期、最大伸膝、关节活动范围和摆动相最大屈膝）。踝阵挛明显降低，运动模式趋于一致。这些变化都与 SDR 术后的肌张力降低有关。此外，即使与未受损步态相比，SDR 术后，GGI 也有显著提升。骨骼畸形、肌无力和运动控制缺陷则是术后病理步态的常见原因。

表 5 - 2 - 4　五个主要下肢肌群在选择性脊神经后根离断术前的肌张力评分和痉挛状态（Ashworth 评分）（灰色部分表示术后肌张力无变化，术后有改善的在空白灰色方格的上方，术后变差的在空白灰色方格下方）

a. 屈髋肌肌张力 Ashworth 评分

| | | 选择性脊神经后根离断术前 | | | | | 总数 |
|---|---|---|---|---|---|---|---|
| | | 1 | 2 | 3 | 4 | 5 | |
| 选择性脊神经后根离断术后 | 1 | 90 | 9 | 26 | | | **125** |
| | 2 | 1 | 2 | 4 | | | **7** |
| | 3 | | | 1 | | | **1** |
| | 4 | | | | | | **0** |
| | 5 | | | | | | **0** |
| **总数** | | **91** | **11** | **31** | **0** | **0** | **133** |

### b. 髋内收肌肌张力 Ashworth 评分

| | | 选择性脊神经后根离断术前 | | | | | 总数 |
|---|---|---|---|---|---|---|---|
| | | 1 | 2 | 3 | 4 | 5 | |
| 选择性脊神经后根离断术后 | 1 | 5 | 40 | 42 | 10 | | 97 |
| | 2 | 1 | 6 | 15 | 7 | | 29 |
| | 3 | | | 1 | 6 | | 7 |
| | 4 | | | 1 | 1 | | 1 |
| | 5 | | | | | | 0 |
| | 总数 | 6 | 46 | 58 | 24 | 0 | 134 |

### c. 腘绳肌肌张力 Ashworth 评分

| | | 选择性脊神经后根离断术前 | | | | | 总数 |
|---|---|---|---|---|---|---|---|
| | | 1 | 2 | 3 | 4 | 5 | |
| 选择性脊神经后根离断术后 | 1 | 26 | 58 | 31 | 1 | | 116 |
| | 2 | 1 | 10 | 5 | 1 | | 17 |
| | 3 | | | 1 | 0 | | 1 |
| | 4 | | | | | | 0 |
| | 5 | | | | | | 0 |
| | 总数 | 27 | 68 | 37 | 2 | 0 | 134 |

### d. 股直肌肌张力 Ashworth 评分

| | | 选择性脊神经后根离断术前 | | | | | 总数 |
|---|---|---|---|---|---|---|---|
| | | 1 | 2 | 3 | 4 | 5 | |
| 选择性脊神经后根离断术后 | 1 | 23 | 44 | 20 | 14 | 3 | 104 |
| | 2 | 2 | 12 | 6 | 4 | 2 | 26 |
| | 3 | | 2 | 1 | 1 | 1 | 3 |
| | 4 | | | 1 | | 1 | 2 |
| | 5 | | | | | | 0 |
| | 总数 | 26 | 56 | 28 | 19 | 7 | 135 |

### e. 跖屈肌肌张力 Ashworth 评分

| | | 选择性脊神经后根离断术前 | | | | | 总数 |
|---|---|---|---|---|---|---|---|
| | | 1 | 2 | 3 | 4 | 5 | |
| 选择性脊神经后根离断术后 | 1 | | 16 | 26 | 12 | | 54 |
| | 2 | 2 | 16 | 39 | 16 | 1 | 74 |
| | 3 | | 2 | 3 | 1 | | 6 |
| | 4 | | | | | | 0 |
| | 5 | | | | | | 0 |
| | 总数 | 2 | 34 | 68 | 29 | 1 | 134 |

表 5-2-5　136 例患者 GMFCS 分组后的预后（Trost 等 2008）

| 测量指标 | 术前 | 好 | | 可 | | 差 | |
| --- | --- | --- | --- | --- | --- | --- | --- |
| | | 矫正 | 改善 | 维持 | 不变 | 差 | 缺失 |
| 速度 | GMFCS I | | | 4 | 1 | | |
| | GMFCS II | 7 | | 33 | 1 | 1 | 1 |
| | GMFCS III | 10 | 12 | 9 | 9 | 3 | 2 |
| | GMFCS IV | 1 | 1 | | 1 | | |
| 氧耗 | GMFCS I | | 4 | | 1 | | |
| | GMFCS II | 6 | 23 | | 10 | 3 | 1 |
| | GMFCS III | 1 | 20 | | 13 | 8 | 3 |
| | GMFCS IV | | 1 | | 1 | | 1 |
| 步态偏移指数 | GMFCS I | | 3 | | | 3 | |
| | GMFCS II | 4 | 44 | | 12 | 4 | |
| | GMFCS III | | 43 | | 10 | 6 | |
| | GMFCS IV | | 3 | | | 4 | |
| 整体功能 | GMFCS I | 1 | | 3 | 2 | | |
| | GMFCS II | 10 | 9 | | 35 | 1 | |
| | GMFCS III | 2 | 16 | | 31 | 4 | |
| | GMFCS IV | | 5 | | 2 | | |
| GMFCS | GMFCS I | N/A | N/A | 6 | N/A | N/A | |
| | GMFCS II | 22 | N/A | N/A | 40 | 2 | N/A |
| | GMFCS III | 1 | 20 | N/A | 38 | | N/A |
| | GMFCS IV | | 6 | N/A | 1 | | N/A |

　　脑瘫儿童行走过程中通常存在氧耗升高，而反映整体步态效率的氧耗在 Gillette 病例中出现整体降低（表 5-2-3）。同样降低的是无维度变量速度（定义为速度/[重力×腿长]$^{0.5}$）（表 5-2-3）。然而，结果也同样有例外（图 5-2-6）。术后最主要的改变是步速增加、氧耗降低。超过半数的手术患者术后能量效率改善（表 5-2-5）。痉挛状态、肌无力、骨骼畸形和运动控制受损均会导致能效效率低下。这些因素能解释为何术后出现 25% 患者氧耗无变化，也能说明为何在很多手术患者中残余能量消耗增加的情况。

　　SDR 术后总体的行走能力（FAQ）提高。术前行走功能受限的患儿在术后表现出功能提高或维持不变（FAQ 8 级或 9 级）（表 5-2-5）。由于天花板效应及 FAQ 功能提升 1 级被定义为"无变化"，因此，术前 FAQ 8 级或以上的患者术后更多的是维持之前的功能。对于这些患者，达到预后"良好"的标准是术后 FAQ 10 级。

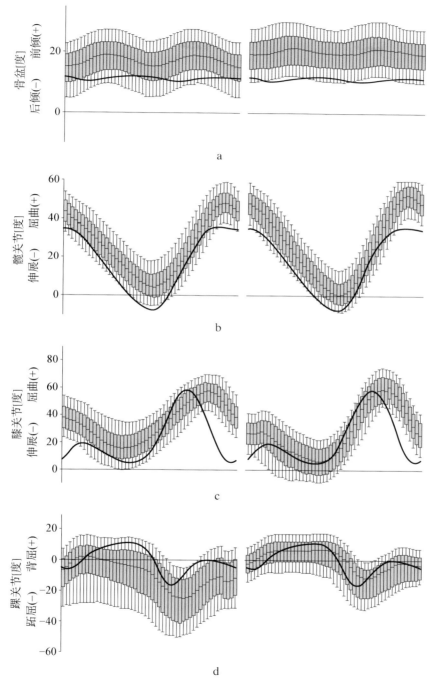

图 5-2-5　矢状面运动学曲线术后改善最明显。箱图显示第 25～75 百分数范围(条形)和第 5～95 百分数范围(虚线)。平均的参考值(对照组)用粗线表示

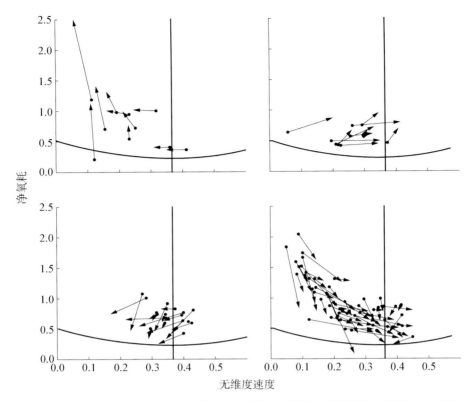

图 5-2-6 箭头起点表示术前速度-氧耗值,末端是术后的速度-氧耗值。对照的速度-氧耗值在图中用抛物线表示,垂直线表示的是对照的自由速度。这4个小图代表的是四种状态:a. 差:速度慢、效率低。b. 混合:速度快、效率低。c. 混合:速度慢、效率高。d. 优秀:速度快、效率高

术前借助辅具行走的患儿(GMFCS Ⅲ级或Ⅳ级)术后步态(GGI 和步速)及行走能力(FAQ)好转或维持不变的概率几乎相等(表 5-2-5)。在这些患儿中,32%在术后无须再使用辅具。而有 3%的患儿从独立行走转变到术后需要使用辅具。术前借助辅具行走的患儿与能独立行走的患儿相比,术后步速的改善更明显,部分是因为独立行走的患儿术前步速相对较快。

### 远期疗效

在 Gillette 的研究中,有些患者或许能通过 SDR 获得改善,但由于不符合严格的手术适应证而未接受手术治疗。将这些患者作为对照组与接受 SDR 手术的患者在长期随访中进行比较,或许能够通过协作研究明确是否需要拓宽手术适应证,抑或是 SDR 在哪些方面有效。未来的研究需要考虑因为某些原因进行 SDR 手术患者的相关数据。Trost 等(2008)表明,如果按照本文所述的适应证和术式进行操作,SDR 在短期内是安全、有效的。至于"患儿成年后会怎样",Langerak 等(2007)的数据可以

完美回答。因为 SDR 手术在 1980 年早期就在南非 Cape Town 开展,所以该研究团队对手术的长期疗效研究深入。

与术后 1 年、3 年、10 年步态随访相延续,Langerak 和其团队成员进行了 SDR 术后 20 年的随访研究(Vaughan et al. 1988,1991; Langerak et al. 2008a)。该研究的对象是 14 名术前具有行走能力的痉挛性双下肢瘫患者,1985 年他们均在美国 Red Cross Children's Hospital 接受 SDR 手术,术者为 Warwick Peacock。2005 年,对所有患者(6 名女性,8 名男性,平均年龄 27 岁,年龄 22~33 岁)均进行了追踪随访。随访时,患者需要在至少 11m 长步道上赤足行走。预后评估指标包括:①关节活动度:膝、髋关节活动度及中位数(mid-range values,MRV);②时间-距离参数:Hof(1996)标准化的无维度步频和步长。因为其中一个患者在 SDR 术后 20 年无法行走,所以剩余 13 名患者被纳入该项研究。同时,纳入 12 名年龄匹配的健康志愿者作为对照。

图 5-2-7 和图 5-2-8 提供了术前和术后 1 年、3 年、10 年和 20 年的步态参数的变化(Langerak et al. 2008a)。运动学数据在 SDR 术后 1 年明显增加,而后出现降低,再趋于稳定。无维度的步频在 SDR 术后无明显改善。无维度的步长的变化与膝关节活动度的增加相关。在术后 3 年内步长显著增加,然后出现轻微降低,术后 10~20 年趋于稳定。

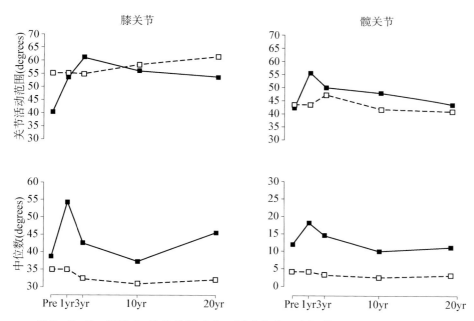

图 5-2-7 髋关节、膝关节活动度及活动度范围中间数的预后。术前、术后 1 年、术后 3 年、术后 10 年和术后 20 年痉挛性双下肢瘫患者(黑色方块)以及年龄匹配正常对照组(方块)膝关节和髋关节运动学数据的中位数(关节活动范围和中位数)对比(经允许引自 Langerak et al. 2008)

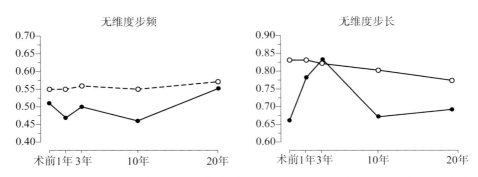

图 5‑2‑8　步速和步频预后。术前、术后 1 年、术后 3 年、术后 10 年和术后 20 年痉挛性双下肢瘫患者(黑色圆圈)以及年龄匹配正常对照组(圆圈)无维度空间‑距离参数(步频和步长)中位数的对比(经允许引自 Langerak et al. 2008)

　　除了步态的随访研究,Cape Town 研究小组还在同一患者群体中进行了 SDR 术后 1 年(Berman 1989；Berman et al. 1990)和 20 年(Langerak et al. 2008b)神经肌肉和功能的评估。按照 Berman(1989)描述的,评估指标包括肌张力、关节活动受限程度、自主和功能性运动。该研究的结果同长期步态随访的结果类似；患者术后 1 年神经肌肉和功能状态出现改善,术后 20 年这一状态表现为维持或更进一步转好。这一结果与随访期间大运动功能分级(GmgCS)的改变是一致的。

　　除了这项 20 年的随访研究,Langerak 要求这 14 名痉挛性双下肢瘫成年患者(SDR 手术组)完成了一项问卷调查。Andersson 和 Mattson(2001)曾发表了一项描述性研究,着重于调查未接受 SDR 手术的成年脑瘫患者的运动状态(非 SDR 手术组)。表 5‑2‑6 展示了两个研究的结果比较。手术组的行走能力更好,其中 79% 的患者 SDR 术后 20 年在室内外行走无须借助辅具,而非手术组中仅 48% 的患者具有类似的运动能力。与此结果相像的是,手术组中 86% 的患者不需要使用轮椅,而非手术组仅 12% 不需要轮椅。两组患者在物理治疗师处随访的频率相同,但是手术组接受的康复训练较少。

表 5‑2‑6　SDR 术后 20 年的痉挛性双下肢瘫成年患者的运动能力与未接受 SDR 手术患者的比较

| 项目 | SDR 手术组[a](%) | SDR 非手术组[b](%) |
|---|---|---|
| *行走能力* | | |
| 无须辅具 | 79 | 48 |
| 需要辅具 | 14 | 32 |
| 无法行走 | 7 | 20 |
| *轮椅使用* | | |
| 从不 | 86 | 12 |
| 很少 | 7 | 6 |
| 可行走有时需要轮椅 | 0 | 44 |
| 总是 | 7 | 21 |
| 无回复 | 0 | 17 |

续　表

| 项目 | SDR 手术组[a]（%） | SDR 非手术组[b]（%） |
|---|---|---|
| *康复训练* | | |
| 从不 | 71 | 31 |
| 规律训练 | 0 | 16 |
| 负重训练 | 0 | 9 |
| 家庭训练 | 0 | 6 |
| 混合 | 14 | 14 |
| 其他 | 14 | 21 |
| 无回复 | 0 | 3 |
| *康复治疗* | | |
| 从不 | 64 | 55 |
| 偶尔 | 21 | 14 |
| 1 月 1 次 | 0 | 1 |
| 1 周 1 次 | 7 | 17 |
| 1 周几次 | 0 | 5 |
| 每天 | 0 | 0 |
| 不确定 | 7 | 4 |
| 无回复 | 0 | 4 |

注：该结果来源于：[a]Langerak 等 2007,2008（$n=14$）SDR 术后 20 年随访；[b]Anderssion 和 Mattsson 2001（$n=77$）的描述性研究。

　　当手术组患者被问及对于 SDR 手术的感受时，12 名患者给予正向回复，而另 2 名患者感受复杂。尽管所有的患者均在术前、术后接受高强度的康复训练，但是这 2 名患者在术后有肌无力的表现。其中 1 名患者在随访前一段时间甚至需要依赖轮椅。除此之外，术后 20 年所有患者的平衡能力相对较弱。超过半数患者诉背部疼痛，并影响到他们的正常活动。

　　Langerak 和同事对于 SDR 术后 20 年的随访研究（2008a，b）证实了 SDR 对痉挛性双下肢瘫患者的远期效果。然而，他们也认为，该研究的样本数有限、缺乏成年非手术组脑瘫患者作为对照。未来的研究应该致力于在脑瘫患者中比较 ICF 模型（Rosenbaum and Stewart 2004）所有维度的长期疗效。此外，也应该将 SDR 患者与采取其他方法治疗痉挛的患者进行比较。

## 八、病例（视频 5-2-1）

　　为了更好地诠释适应证的选择和治疗结果，视频内的这个病例包括了：SDR 术前评估、SDR 术后/骨科术前评估，以及 SDR 术后 7 年随访。完整的视频资料和图表在视频中可以看到。

视频 5-2-1
案例 4

（一）首次评估

BC 是一个 4 岁 10 月龄女孩，诊断为痉挛性双下肢瘫。由于肌张力升高、骨骼畸形，转诊至步态分析室进行三维步态分析。

（二）适应证

- 出生史。符合要求：早产儿，出生体重 1 kg。
- 肌张力。符合要求：无混合型肌张力表现。下肢肌张力升高，Ashworth 评分 2～4 分。
- 选择性运动控制。符合要求：具有独立或部分独立的控制能力。
- 肌力。符合要求：髋屈肌肌力较好。
- 步态效率低下。符合要求：标准化氧耗 0.16，无维度速度 0.26。这相当于速度匹配对照值的 265%。

（三）既往史

BC 大运动发育落后，2 岁 6 个月开始使用助行器和固定的踝足支具行走。

BC 无既往骨科矫形手术史。但在本次评估前 2 年，接受了双侧腘绳肌 2 次肉毒毒素注射，双侧腓肠肌 4 次肉毒毒素注射。

步态观察（GBO）（图 5-2-9，视频 5-2-1）：穿戴铰链式踝足支具，BC 能独立完成有限的社区内行走，而在人群中或者地面不平时，需要借助辅具。赤足行走呈现双侧跖屈步态，足前进角内旋。在步态周期的起始时，膝关节轻度过屈，同时在整个支撑相膝关节处于屈曲状态。摆动相，BC 膝关节活动范围减少并且达到最大屈膝角度时相延迟。双侧股骨内收。在初触地（initial contact，IC）时，髋关节过度屈曲、骨

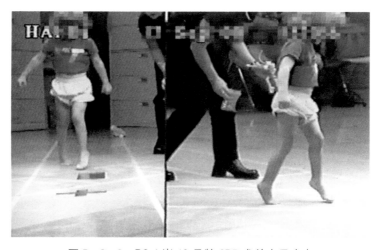

图 5-2-9 BC 4 岁 10 月龄 SDR 术前赤足步态

盆前倾，支撑相末期伸髋受限。在步态周期中骨盆的活动度过大。

（四）体格检查

她的下肢肌张力整体升高（下肢所有主要肌群的 Ashworth 评分 2～4 分，无混合型肌张力表现）。双侧髋关节 20°屈曲挛缩、右侧膝关节 10°屈曲挛缩，以及双侧腓肠肌比目鱼肌挛缩。具有独立-部分独立的下肢选择性运动控制能力，肌力为中等到良好。

骨性结构测量显示：双侧股骨前倾角 70°、左侧胫骨内旋 15°、右侧前足内收、双下肢不等长（右侧较左侧长 1.5 cm）。

（五）计算机三维步态分析

相关数据如图 5-2-10 和图 5-2-11 所示，视频中也包含部分数据。动态肌电图显示下肢所有肌肉均出现过度活动。步态过程中运动学表现均一，提示无混合型肌张力异常。关节活动受限和痉挛导致了髋关节、膝关节和踝关节的活动范围减小。

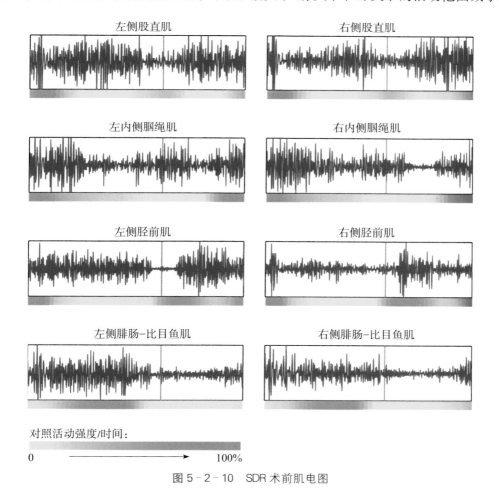

图 5-2-10　SDR 术前肌电图

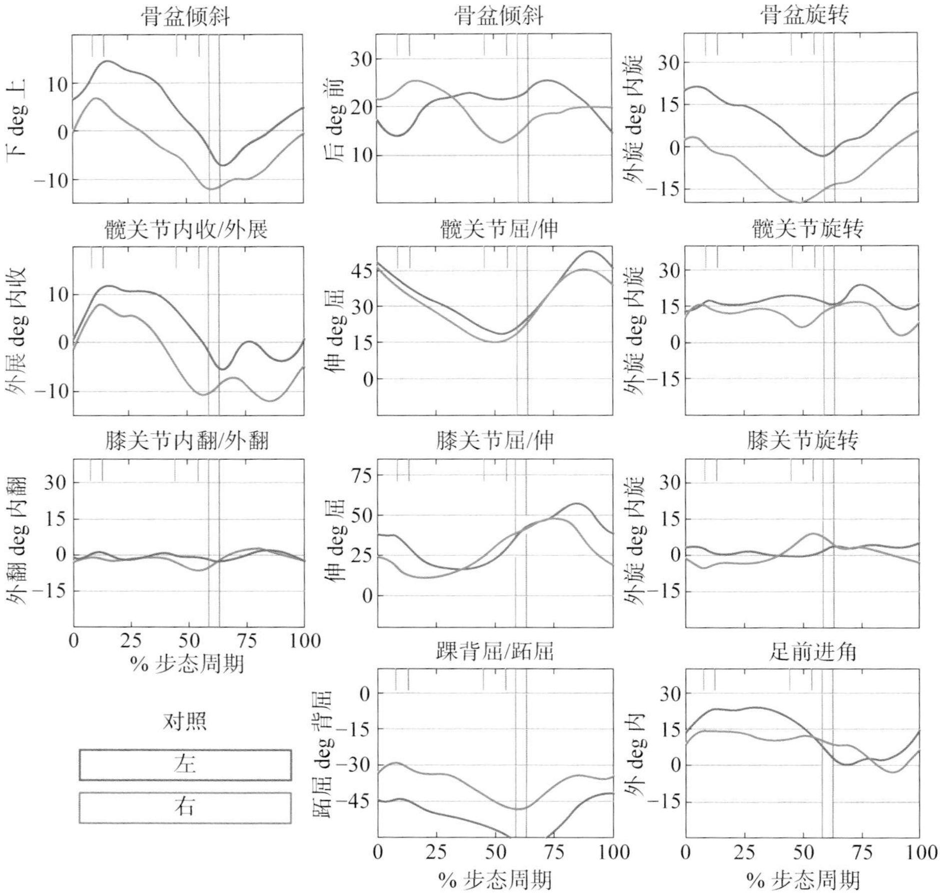

**图 5-2-11　SDR 术前运动学曲线**

股骨前倾角增大和双侧髋关节过度内旋有关，而下肢不等长和骨盆倾斜有关。

髋关节周围肌肉无力与髋关节过度的外展（内收）有关。骨盆前倾增加出现双峰模式，与体检发现的屈髋挛缩和痉挛及伸髋无力一致。右侧身体在步态过程中上下起伏更为明显。

（六）术前小结

BC 存在骨性旋转畸形、软组织挛缩及痉挛，选择性运动控制降低，影响了她的步态。治疗计划是在 L1-S2 水平进行 SDR，离断 40% 神经束。由于 SDR 手术并不会纠正骨性畸形（力臂功能异常），因此可能在未来需要矫正股骨前倾和足部畸形。

（七）SDR 术后 1 年随访评估

BC 的父母对手术效果非常满意。现在她能够在社区内行走并跟上同龄的孩子。

可以上下楼梯和台阶而不需要手扶栏杆,很好地控制身体进行跑步运动,并且能够跳跃一级台阶(表5-2-7)。

表5-2-7 BC术前、SDR术后1年和术后7年的效果评估

| | SDR术前 | SDR术后1年 | SDR术后7年 |
|---|---|---|---|
| GMFCS | Ⅱ | Ⅱ | Ⅱ |
| FAQ | 6 | 9 | 8(疼痛) |
| GDI | 58 | 75.5 | 75.5 |
| 氧耗 | 256% | 202% | 159% |
| 痉挛程度(下肢平均) | 2.8 | 1.4 | 1.2 |

注:SDR术后1年,骨性手术矫正力臂功能异常。

## (八) 步态观察(图5-2-12,参见视频5-2-1)

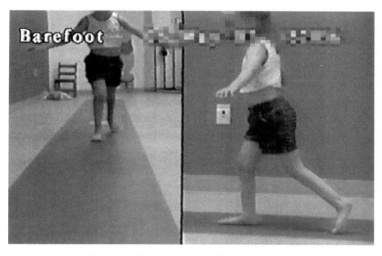

图5-2-12 BC SDR术后1年赤足步态

BC在使用铰链式踝足支具时能在社区、人群中和不平的地面上独立行走。赤足状态下,左侧初触地时完成全足触地、右侧为足跟触地,双侧足前进角内旋。在步态周期的起始,膝关节轻度过屈,其右膝在整个支撑相维持轻度屈曲状态。摆动相膝关节活动度良好,但是达到最大屈膝角度稍有延迟。双侧股骨轻度内旋。骨盆前倾增加,初触地髋关节屈曲增大、支撑相末期伸髋减小。在静态站立时,表现为全足触地,轻度扁平足畸形,伸趾后足外翻无改善(Root征)。

## （九）体格检查

骨性测量包括股骨前倾角测量和扁平足畸形评估。体检发现屈髋紧张、轻度髋外展无力和轻度左侧腓肠肌紧张。下肢肌张力显著降低,但仍残留轻度的跖屈肌痉挛。选择性运动控制与肌力与术前相似。

## （十）计算机步态分析（图 5-2-13,更多数据参见视频 5-2-1）

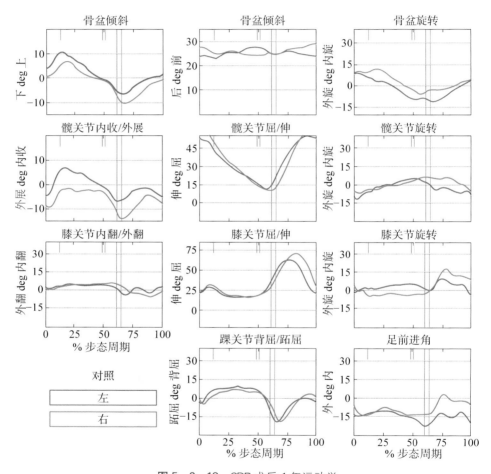

图 5-2-13 SDR 术后 1 年运动学

BC 的步态模式一致性好。由于支撑相伸髋轻度减小、骨盆前倾增加,因此骨盆活动范围受限。股骨前倾与双髋内旋有关。髋关节周围肌肉无力同样与支撑相过度髋内收有关。

## (十一) SDR 术后小结(表 5 - 2 - 7)

BC 仍需要进一步治疗,包括双侧股骨截骨、双侧跟骨延长、双侧腓肠肌筋膜松解 (Strayer 手术),以及骨盆缘的双侧腰大肌延长术。如果读者对矫形术后最终的结果感兴趣,可以在视频 5 - 2 - 1 案例 4 中看到完整的讨论。

## 九、致谢

作者对本章节所引用的与术后远期疗效有关的研究者所做的工作表示感谢。作者详列如下:Christopher L. Vaughan PhD, Hyman Goldberg Professor of Biomedical Engineering, and Director:MRC/UCT Medical Imaging Research Unit, Department of Human Biology, Faculty of Health Sciences, University of Cape Town, Observatory, Western Cape 7925, South Africa;Robert P. Lamberts MSc, MRC/UCT Medical Imaging Research Unit, Department of Human Biology, Faculty of Health Sciences, University of Cape Town, Observatory, Western Cape 7925, South Africa;A. Graham Fieggen FCS, Division of Paediatric Neurosurgery, Red Cross Children's War Memorial Hospital, Rondebosch, Western Cape, South Africa;Jonathan C. Peter FRCS, Division of Paediatric Neurosurgery, Red Cross Children's War Memorial Hospital, Rondebosch, Western Cape, South Africa;Lize van der Merwe PhD, Biostatistics Unit, South African Medical Research Council, Tygerberg, Western Cape, South Africa;and Warwick J. Peacock FRCS, Department of Neurological Surgery, University of California, San Francisco, USA.

## • 参考文献 •

[ 1 ] Abbott R (1992) Complications with selective posterior rhizotomy. *Pediatr Neurosurg* **18**:43 - 7.

[ 2 ] Abbott R (1996) Sensory rhizotomy for the treatment of childhood spasticity. *J Child Neurol* **11** (Suppl 1):S36 - 42.

[ 3 ] Abbott R (2004) Neurosurgical management of abnormal muscle tone in childhood. *Pediatr Clin N Am* **51**:457 - 75.

[ 4 ] Abbott R, Forem SL, Johann M (1989) Selective posterior rhizotomy for the treatment of spasticity: a review. *Childs Nerv Syst* **5**:337 - 46.

[ 5 ] Abbott R, Johann-Murphy M, Shiminski-Maher T, Quartermain D, Forem SL, Gold JT, Epstein FJ (1993) Selective dorsal rhizotomy: outcome and complications in treating spastic cerebral palsy. *Neurosurg* **33**:851 - 7.

[ 6 ] Albright AL (1995) Spastic cerebral palsy: approaches to drug treatment. *CNS Drugs* **4**:17 - 27.

[ 7 ] Andersson C, Mattsson E (2001) Adults with cerebral palsy: a survey describing problems, needs, and resources, with special emphasis on locomotion. *Dev Med Child Neurol* **43**:76 - 82.

[ 8 ] Arens LJ, Peacock WJ, Peter J (1989a) Selective posterior lumbar rhizotomy: criteria for selection of cases. *Physiother* **45**:97 - 9.

[ 9 ] Arens LJ, Peacock WJ, Peter J (1989b) Selective posterior rhizotomy: a long-term follow-up study. *Child's Nerv Syst* **5**:148 - 52.

[11] Berman B, Vaughan CL, Peacock WJ (1990) The effect of rhizotomy on movement in patients with cerebral palsy. *Am J Occup Ther* **44**:511 – 16.

[12] Boscarino LF, Õunpuu S, Davis RB 3rd, Gage JR, DeLuca PA (1993) Effects of selective dorsal rhizotomy on gait in children with cerebral palsy. *J Pediatr Orthop* **13**:174 – 9.

[13] Buckon CE, Thomas S, Pierce R, Piatt JH Jr, Aiona MD (1997) Developmental skills of children with spastic diplegia: functional and qualitative changes after selective dorsal rhizotomy. *Arch Phys Med Rehabil* **78**:946 – 51.

[14] Buckon CE, Thomas SS, Harris GE, Piatt JH Jr, Aiona MD, Sussman MD (2002) Objective measurement of muscle strength in children with spastic diplegia after selective dorsal rhizotomy. *Arch Phys Med Rehabil* **83**: 454 – 60.

[15] Buckon CE, Thomas SS, Piatt JH Jr, Aiona MD, Sussman MD (2004) Selective dorsal rhizotomy versus orthopedic surgery: a multidimensional assessment of outcome efficacy. *Arch Phys Med Rehabil* **85**:457 – 65.

[16] Burchiel KJ, Hsu FPK (2001) Pain and spasticity after spinal cord injury. *Spine* **26**:S146 – 60.

[17] Cahan LD, Kundi MS, McPherson D, Starr A, Peacock W (1987) Electrophysiologic studies in selective dorsal rhizotomy for spasticity in children with cerebral palsy. *Appl Neurophysiol* **50**:459 – 62.

[18] Carroll KL, Moore KR, Stevens PM (1998) Orthopedic procedures after rhizotomy. *J Pediatr Orthop* **18**:69 – 74.

[19] Chicoine MR, Park TS, Vogler GP, Kaufman BA (1996) Predictors of ability to walk after selective dorsal rhizotomy in children with cerebral palsy. *Neurosurgery* **38**:711 – 14.

[20] Cohen AR, Webster HC (1991) How selective is selective posterior rhizotomy? *Surg Neurol* **35**:267 – 72.

[21] Davidoff RA (1985) Antispasticity drugs: mechanisms of action. *Ann Neurol* **17**:107 – 16.

[22] Dietz V (1999) Supraspinal pathways and the development of muscle – tone dysregulation. *Dev Med Child Neurol* **41**:708 – 15.

[23] Engsberg JR, Olree KS, Ross SA, Park TS (1998) Spasticity and strength changes as a function of selective dorsal rhizotomy. *J Neurosurg* **88**:1020 – 6.

[24] Engsberg JR, Ross SA, Wagner JM, Park TS (2002) Changes in hip spasticity and strength following selective dorsal rhizotomy and physical therapy for spastic cerebral palsy. *Dev Med Child Neurol* **44**:220 – 6.

[25] Engsberg JR, Ross SA, Collins DR, Park TS (2006) Effect of selective dorsal rhizotomy in the treatment of children with cerebral palsy. *J Neurosurg* **105**:8 – 15.

[26] Farmer JP, Sabbagh AJ (2007) Selective dorsal rhizotomies in the treatment of spasticity related to cerebral palsy. *Childs Nerv Syst* **23**:991 – 1002.

[27] Fasano VA, Broggi G, Barolat-Romana G, Sguazzi A (1978) Surgical treatment of spasticity in cerebral palsy. *Childs Brain* **4**:289 – 305.

[28] Fasano VA, Barolat-Romana G, Zeme S, Squazzi A (1979) Electrophysiological assessment of spinal circuits in spasticity by direct dorsal root stimulation. *Neurosurgery* **4**:146 – 51.

[29] Fasano VA, Broggi G, Zeme S, Lo Russo G, Sguazzi A (1980) Long-term results of posterior functional rhizotomy. *Acta Neurochir Suppl (Wien)* **30**:435 – 9.

[30] Fasano VA, Broggi G, Zeme S (1988) Intraoperative electrical stimulation for functional posterior rhizotomy. *Scand J Rehabil Med Suppl* **17**:149 – 54.

[31] Foerster O (1913) On the indications and results of the excision of posterior spinal nerve roots in men. *Surg Gynecol Obstet* **16**:463 – 75.

[32] Gerszten PC, Albright AL, Barry MJ (1997) Effect on ambulation of continous intrathecal baclofen infusion. *Pediatr. Neurosurg* **27**:40 – 4.

[33] Giuliani CA (1991) Dorsal rhizotomy for children with cerebral palsy: support for concepts of motor control. *Phys Ther* **71**:248 – 59.

[34] Gormley ME, Krach LE, Piccini L (2001) Spasticity management in the child with spastic quadriplegia. *Eur J Neurol* **8**:127 – 35.

[35] Graubert C, Song KM, McLaughlin JF, Bjornson KF (2000) Changes in gait at 1 year post-selective dorsal rhizotomy: results of a prospective randomized study. *J Pediatr Orthop* **20**:496 – 500.

[36] Greene WB, Dietz FR, Goldberg MJ, Gross RH, Miller F, Sussman MD (1991) Rapid progression of hip subluxation in cerebral palsy after selective posterior rhizotomy. *J Pediatr Orthop* **11**:494 – 7.

[37] Heim RC, Park TS, Vogler GP, Kaufman BA, Noetzel MJ, Ortman MR (1995) Changes in hip migration after selective dorsal rhizotomy for spastic quadriplegia in cerebral palsy. *J Neurosurg* **82**:567 – 71.

[38] Hicdonmez T, Steinbok P, Beauchamp R, Sawatzky B (2005) Hip joint subluxation after selective dorsal

rhizotomy for spastic cerebral palsy. *J Neurosurg* **103**:10 – 16.

[39] Hof AL (1996) Scaling data to body size. *Gait Posture* **4**:222 – 3.

[40] Ivanhoe CB, Reistetter TA (2004) Spasticity: the misunderstood part of the upper motor neuron syndrome. *Am J Phys Med Rehabil* **83** (Suppl): S3 – 9.

[41] Johnson M, Goldstein L, Sienko Thomas S, Piatt JH, Aiona MD, Sussman MD (2004) Spinal deformity after selective dorsal rhizotomy in ambulatory patients with cerebral palsy. *J Pediatr Orthop* **24**:529 – 36.

[42] Kan P, Gooch J, Amini A, Ploeger D, Grams B, Oberg W, Simonsen S, Walker M, Kestle J (2008) Surgical treatment of spasticity in children: comparison of selective dorsal rhizotomy and intrathecal baclofen pump implantation. *Childs Nerv Syst* **24**:239 – 43.

[43] Kerz T, Hennes HJ, Feve A, Decq P, Filipetti P, Duvaldestin P (2001) Effects of propofol on H-reflex in humans. *Anesthesiology* **94**:32 – 7.

[44] Kim HS, Steinbok SP, Wickenheiser D (2006) Predictors of poor outcome after selective dorsal rhizotomy in treatment of spastic cerebral palsy. *Childs Nerv Syst* **22**:60 – 6.

[45] Kolaski K, Logan LR (2007) A review of the complications of intrathecal baclofen in patients with cerebral palsy. *Neurorehabilitation* **22**:383 – 95.

[46] Krach LE (2000) Selective dorsal rhizotomy in the treatment of cerebral palsy. *Phys Med Rehabil: State of the Art Rev* **14**:263 – 74.

[47] Laitinen LV, Nilsson S, Fugl-Meyer AR (1983) Selective posterior rhizotomy for treatment of spasticity. *J Neurosurg* **58**:895 – 9.

[48] Landau WM, Hunt CC (1990) Dorsal rhizotomy, a treatment of unproven efficacy. *J Child Neurol* **5**:174 – 8.

[49] Langerak NG, Lamberts RP, Fieggen AG, Peter JC, Peacock WJ, Vaughan CL (2007) Selective dorsal rhizotomy: long term experience from Cape Town. *Childs Nerv Syst* **23**:1003 – 6.

[50] Langerak NG, Lamberts RP, Fieggen AG, Peter JC, van der Merwe L, Peacock WJ, Vaughan CL (2008) A prospective gait analysis study in patients with diplegic cerebral palsy 20 years after selective dorsal rhizotomy. *J Neurosurg Pediatr* **1**:180 – 6.

[51] Lee KC, Carson L, Kinnin E, Patterson V (1989) The Ashworth Scale: a reliable and reproducible method of measuring spasticity. *J Neurorehabil* **3**:205 – 9.

[52] Loewen P, Steinbok P, Holsti L, MacKay M (1998) Upper extremity performance and self-care skill changes in children with spastic cerebral palsy following selective posterior rhizotomy. *Pediatr Neurosurg* **29**:191 – 8.

[53] Marty GR, Dias LS, Gaebler-Spira D (1995) Selective posterior rhizotomy and soft-tissue procedures for the treatment of cerebral diplegia. J Bone Joint Surg Am**77**:713 – 18.

[54] Matthews DJ, Wilson, P (1999) Cerebral palsy. In: Molnar GE, Alexander MA, editors. *Pediatric Rehabilitation*, 3rd edn. Philadelphia, PA: Hanley & Belfus. p 193 – 217.

[55] McDonald CM, Hays RM (1994) Selective dorsal rhizotomy: Patient selection, intraoperative electrophysiologic monitoring, and clinical outcome. *Phys Med Rehabil: State Art Rev* **8**:579 – 603.

[56] McLaughlin JF, Bjornson KF, Astley SJ, Hays RM, Hoffinger SA, Armantrout EA, Roberts TS (1994) The role of selective dorsal rhizotomy in cerebral palsy: critical evaluation of a prospective clinical series. *Dev Med Child Neurol* **36**:755 – 769.

[57] McLaughlin JF, Bjornson KF, Astley SJ, Graubert C, Hays RM, Roberts TS, Price R, Temkin N (1998) Selective dorsal rhizotomy: efficacy and safety in an investigator-masked randomized clinical trial. *Dev Med Child Neurol* **40**:220 – 32.

[58] McLaughlin J, Bjornson K, Temkin N, Steinbok P, Wright V, Reiner A, Roberts T, Drake J, O'Donnell M, Rosenbaum P, Barber J, Ferrel A (2002) Selective dorsal rhizotomy: meta-analysis of three randomized controlled trials. *Dev Med Child Neurol* **44**:17 – 25.

[59] Mittal S, Farmer J (2001) Reliability of intraoperative electrophysiologic monitoring in selective posterior rhizotomy. *J Neurosurg* **95**:67 – 75.

[60] Mittal S, Farmer JP, Al-Atassi B, Montpetit K, Gervais N, Poulin C, Benaroch TE, Cantin MA (2002) Functional performance following selective posterior rhizotomy: long-term results determined using a validated evaluative measure. *J Neurosurg* **97**:510 – 18.

[61] Molenaers G, Desloovere K, De Borre L, Pauwels P, De Cat J, Eyssen M, De Cook P, Nuttin B, Nijs J (2004) Effect of selective dorsal rhizotomy on gait in children with CP: the risk of including soleus and gluteus rootlets in the SDR procedure. *Eur Soc for Movement Analysis in Adults and Children*23 – 5 Sept: 130.

[62] Montgomery PC (1992) A clinical report of long-term outcomes following selective posterior rhizotomy:

implications for selection, follow-up and research. *Phys Occup Ther Pediatr* **12**:69 – 88.

[63] Nazar GB, Linden RD, Badenhausen W (1990) The role of functional dorsal rhizotomy for the treatment of children with spastic dorsal rhizotomy. *J Ky Med Assoc* **88**:483 – 7.

[64] Nishida T, Thatcher SW, Marty GR (1995) Selective posterior rhizotomy for children with cerebral palsy: a 7-year experience. *Childs Nerv Syst* **11**:374 – 80.

[65] Novacheck TF, Stout JL, Tervo R (2000) Reliability and validity of the Gillette Functional Assessment Questionnaire as an outcome measure in children with walking disabilities. *J Pediatr Orthop* **20**:75 – 81.

[66] Paine RS (1962) On the treatment of cerebral palsy: The outcome of 177 patients, 74 totally untreated. *Pediatrics* **29**:605 – 16.

[67] Park TS (2000) Selective dorsal rhizotomy: an excellent therapeutic option for spastic cerebral palsy. *Clin Neurosurgery* **47**:422 – 39.

[68] Park TS, Vogler GP, Phillips LH 2nd, Kaufman BA, Ortman MR, McClure SM, Gaffney PE (1994) Effects of selective dorsal rhizotomy for spastic diplegia on hip migration in cerebral palsy. *Pediatr Neurosurg* **20**:43 – 9.

[69] Payne LZ, DeLuca PA (1993) Heterotopic ossification after rhizotomy and femoral osteotomy. *J Pediatr Orthop* **13**:733 – 8.

[70] Peacock WJ, Arens LJ (1982) Selective posterior rhizotomy for the relief of spasticity in cerebral palsy. *S Afr Med J* **62**:119 – 24.

[71] Peacock WJ, Staudt LA (1990) Spasticity in cerebral palsy and the selective posterior rhizotomy procedure. *J Child Neurol* **5**:179 – 85.

[72] Peacock WJ, Staudt LA (1991) Functional outcomes following selective posterior rhizotomy in children with cerebral palsy. *J Neurosurg* **74**:380 – 5.

[73] Peacock WJ, Arens LJ, Berman B (1987) Cerebral palsy spasticity. Selective posterior rhizotomy. *Pediatr Neurosci* **13**:61 – 6.

[74] Peter JC, Arens LJ (1994) Selective posterior lumbosacral rhizotomy in teenagers and young adults with spastic cerebral palsy. *Br J Neurosurg* **8**:135 – 9.

[75] Peter JC, Hoffman EB, Arens LJ (1993) Spondylolysis and spondylolisthesis after five-level lumbosacral laminectomy for selective posterior rhizotomy in cerebral palsy. *Childs Nerv Syst* **9**:285 – 8.

[76] Privat JM, Benezech J, Frerebeau P, Gros C (1976) Sectorial posterior rhizotomy, a new technique of surgical treatment for spasticity. *Acta Neurochir* **35**:181.

[77] Romei M, Galli M, Motta F, Schwartz M, Crivellini M, diMilano P (2005) Reply letter to the editor. *Gait Posture* **22**:378.

[78] Rosenbaum P, Stewart D (2004) The World Health Organization International Classification of Functioning, Disability, and Health: a model to guide clinical thinking, practice and research in the field of cerebral palsy. *Semin Pediatr Neurol* **11**:5 – 10.

[79] Sanger TD, Delgado MR, Gaebler-Spira D, Hallett M, Mink JW (2003) Classification and definition of disorders causing hypertonia in chilhood. *Pediatrics* **111**:89 – 97.

[80] Sanger TD, Chen D, Delgado MR, Gaebler-Spira D, Hallett M, Mink JW, Taskforce on Childhood Motor Disorders (2006) Definition and classification of negative motor signs in childhood. *Pediatr* **118**:2159 – 67.

[81] Schutte LM, Narayanan U, Stout JL, Selber P, Gage JR, Schwartz MH (2000) An index for quantifying deviations from normal gait. *Gait Posture* **11**:25 – 31.

[82] Schwartz MH (2001) The effect of gait pathology on the energy cost of walking. *Gait Posture* **13**:260.

[83] Schwartz MH (2007) Protocol changes can improve the reliability of net oxygen cost data. *Gait Posture* **26**:494 – 500.

[84] Schwartz MH, Viehweger E, Stout J, Novacheck TF, Gage JR (2004) Comprehensive treatment of ambulatory children with cerebral palsy: an outcome assessment. *J Pediatr Orthop* **24**:45 – 53.

[85] Schwartz MH, Koop SE, Bourke JL, Baker R (2006) A nondimensional normalization scheme for oxygen utilization data. *Gait Posture* **24**:14 – 22.

[86] Spiegel DA, Loder RT, Alley KA, Rowley S, Gutknecht S, Smith-Wright DL, Dunn ME (2004) Spinal deformity following selective dorsal rhizotomy. *J Pediatr Orthop* **24**:30 – 6.

[87] Staudt LA, Peacock WJ, Oppenheim WL (1990) The role of selective posterior rhizotomy in the management of cerebral palsy. *Infants Young Children* **2**:48 – 58.

[88] Steinbok P (2001) Outcomes after selective dorsal rhizotomy for spastic cerebral palsy. *Childs Nerv Syst* **17**:1 – 18.

[ 89 ] Steinbok P（2007）Selective dorsal rhizotomy for spastic cerebral palsy: a review. *Childs Nerv Syst* 23:
       981 – 90.

[ 90 ] Steinbok P, Kestle JR（1996）Variation between centers in electrophysiologic techniques used in lumbosacral
       selective dorsal rhizotomy for spastic cerebral palsy. *Pediatr Neurosurg* **25**:233 – 39.

[ 91 ] Steinbok P, Schrag C（1998）Complications after selective posterior rhizotomy for spasticity in children with
       cerebral palsy. *Pediatr Neurosurg* **28**:300 – 13.

[ 92 ] Steinbok P, Reiner AM, Beauchamp R, Armstrong RW, Cochrane DD, Kestle J（1997）A randomized clinical
       trial to compare selective posterior rhizotomy plus physiotherapy with physiotherapy alone in children with
       spastic diplegic cerebral palsy. *Dev Med Child Neurol* **39**:178 – 84.

[ 93 ] Steinbok P, Hicdonmez T, Sawatzky B, Beauchamp R, Wickenheiser D（2005）Spinal deformities after
       selective dorsal rhizotomy for spastic cerebral palsy. *J Neurosurg* **102**:363 – 73.

[ 94 ] Subramanian N, Vaughan CL, Peter JC, Arens LJ（1998）Gait before and 10 years after rhizotomy in children
       with cerebral palsy spasticity. *J Neurosurg* **88**:1014 – 19.

[ 95 ] Thomas SS, Aiona MD, Pierce R, Piatt JH 2nd（1996）Gait changes in children with spastic diplegia after
       selective dorsal rhizotomy. *J Pediatr Orthop* **16**:747 – 52.

[ 96 ] Tilton AH（2003）Approach to the rehabilitaion of spasticity and neuromuscular disorders in children. *Neurol
       Clin N Am* **21**:853 – 81.

[ 97 ] Tilton AH（2004）Management of spasticity in children with cerebral palsy. *Semin Pediatr Neurol* **11**:58 – 65.

[ 98 ] Trost JP, Schwartz MH, Krach LE, Dunn ME, Novacheck TF（2008）Comprehensive short-term outcome
       assessment of selective dorsal rhizotomy. *Dev Med Child Neurol* **50**:765 – 71.

[ 99 ] Turi M, Kalen V（2000）The risk of spinal deformity after selective dorsal rhizotomy. *J Pediatr Orthop* **20**:
       104 – 7.

[100] van Schie PE, Vermeulen RJ, van Ouwerkerk WJ, Kwakkel G, Becher JG（2005）Selective dorsal rhizotomy
       in cerebral palsy to improve functional abilities: evaluation of criteria for selection. *Childs Nerv Syst* **21**:
       451 – 7.

[101] Vaughan CL, Berman B, Staudt LA, Peacock WJ（1988）Gait analysis of cerebral palsy children before and
       after rhizotomy. *Pediatr Neurosci* **14**:297 – 300.

[102] Vaughan CL, Berman B, Peacock WJ（1991）Cerebral palsy and rhizotomy. A 3-year follow-up evaluation
       with gait analysis. *J Neurosurg* **74**:178 – 84.

[103] Vaughan CL, Busse ME（1998）Selective dorsal rhizotomy as a treatment option for children
       with spastic cerebral palsy. *Gait Posture* **8**:43 – 59.

[104] Wright FV, Sheil EM, Drake JM, Wedge JH, Naumann S（1998）Evaluation of selective dorsal rhizotomy for
       the reduction of spasticity in cerebral palsy: a randomized controlled tria. *Dev Med Child Neurol* **40**:239 – 47.

[105] Yasuoka S, Peterson HA, MacCarty CS（1982）Incidence of spinal column deformity after multilevel
       laminectomy in children and adults. *J Neurosurg 57*:441 – 45.

[106] Young RR（1994）Spasticity: a review. *Neurology* **44**:S12 – 20.

# 第 **3** 章　肌张力障碍的神经外科治疗

## NEUROSURGICAL TREATMENT OF DYSTONIA

Leland Albright

魏 民 李 森 译，肖 波 审校

　　肌张力障碍是一种不自主的持续性肌肉收缩，可导致扭曲和姿势异常，尤其在脑瘫患者中，是仅次于痉挛的第二大运动障碍，但临床缺乏对它的认识。而对治疗脑瘫的骨科医生来说，肌张力障碍的诊断和治疗是很重要的。原因正如一位儿童骨科医生所言，"骨科手术治疗对于肌张力障碍是无效的"。

### 一、 相关病理生理学基础

　　肌张力障碍是由连接前运动皮质和辅助运动皮质与基底神经节的两条神经回路异常，导致前运动皮质和辅助运动皮质过度兴奋引起的。初级运动皮质产生的异常冲动沿着皮质脊髓束通过脊髓腹侧神经根传导，引起肌肉异常收缩。因此，治疗可以针对过度刺激的皮质、基底神经节和皮质之间功能失调的神经环路，抑或支配肌肉的神经。

### 二、 历史回顾

　　在 20 世纪上半叶，曾通过运动皮质和前运动皮质消融术治疗肌张力障碍，结果证明无效。20 世纪 50 年代，Cooper 通过对苍白球和丘脑进行损毁，并报道了 70%的患者得到了改善，但其他医生未获得类似的结果（Cooper 1969）。丘脑切开术，即损伤丘脑腹外侧，可改善大约 25%患者的肌张力障碍，但其效果不可预测，并且可能会在术后几个月才出现（Andrew et al. 1983）。手术造成的双侧丘脑和苍白球损伤常伴有语言和吞咽困难，因此该术式也不再使用。自 20 世纪 70 年代中期以来，局灶性肌张力障碍引起的斜颈一直通过选择性 C1～C5 去神经支配——Bertrand 手术（Bertrand 1993)进行治疗。

### 三、 关键点

- 必须将肌张力障碍与可能同时存在的痉挛和手足徐动症区分开。
- 除非肌张力障碍得到治疗，否则其仍会引起的肌肉挛缩会增加矫形松解术失败的可能性。

## 四、 适应证评估

重要的是确定患者的肌张力障碍是否为原发性(这种情况下,它可能会对深部脑刺激敏感),是否对多巴胺敏感(这种情况下,多巴治疗有效,如服用左旋多巴-卡比多巴),是否遗传性(这种情况下,随着疾病的进展,治疗需做相应的调整),或者继发性(如脑瘫、创伤或其他结构性损伤的后果)。骨科医生遇到的肌张力障碍的绝大多数病例是继发性肌张力障碍,如脑瘫,它对于患者的影响可以是局灶性的、区域性的、半震颤性的或全身性的。迄今为止,最常见的影响类型是全身性的(约占 90%)。

如果口服药物和(或)肉毒毒素注射对患者无效,可以考虑神经外科手术治疗。肌张力障碍影响患者活动功能并导致护理困难,还会导致患者不适的感觉。持续的肌张力异常有时会引起肌肉挛缩,尤其是跖屈肌和胫骨后肌。由于肌张力障碍患者的肌张力异常发生的部位不固定,且不会持续很长时间,因此肌肉骨骼挛缩畸形比痉挛患者少见。

## 五、 治疗目标

治疗的主要目标是增加患者的舒适度和降低护理难度。严重的肌张力障碍会引起疼痛性肌肉痉挛:患者颈部强力后仰,甚至会折断轮椅上的头枕;躯干过伸使得患者在无膝关节支撑的情况下,很难坐在轮椅上;腿和脚向下过度伸展,损坏轮椅踏板。

功能改善通常不是神经外科手术干预的主要目标,特别是对肌张力障碍型脑瘫。虽然原发性肌张力障碍手术治疗后功能有可能获得改善,但在继发性肌张力障碍患者中改善的比例较低,平均为 1/3。与治疗痉挛相比,肌张力障碍的手术治疗都不是以预防肌肉挛缩、骨骼畸形为目标的。

## 六、 治疗方案

肌张力障碍的治疗方法包括口服药物、肌内药物注射、鞘内药物注射、神经离断和脑深部刺激。

口服药物主要用于较年幼儿童的全身性肌张力障碍,如 2~8 岁,其效果有限。常见的口服药物有巴氯芬、三己苯尼(artane)和左旋多巴-卡比多巴(sinemet)。GABA 激动剂(巴氯芬)、抗胆碱能(三己苯尼)和多巴激动剂(左旋多巴-卡比多巴)使用表明,在肌张力障碍中不是单一的神经递质传导异常。巴氯芬的剂量通常为 10~30 mg,每天 3 次;三己苯尼的剂量为 3~7 mg,每天 3 次;左旋多巴-卡比多巴的剂量为 25/100 mg,每天 1~3 次。口服替扎尼定和丹曲林已经很少使用。平均而言,26% 的患者口服药物后,症状有改善(Chuang et al. 2002)。联合治疗比单一治疗效果更好。

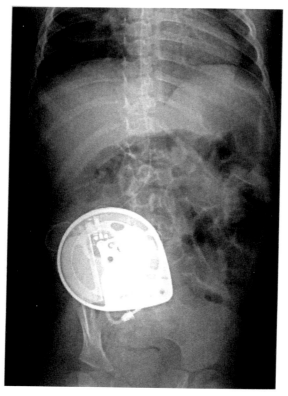

图 5 - 3 - 1 输注泵及鞘内导管

巴氯芬几乎是唯一的鞘内注射用药。鞘内使用可乐定治疗肌张力障碍罕见。鞘内注射巴氯芬（ITB）可在皮质水平上通过抑制过度刺激的前运动皮质和辅助运动皮质治疗肌张力障碍，不过，作用的靶点尚不明确。包括运动诱发电位和H反射在内的电生理数据提示了脊髓内可能的作用部位（Dachy and Dan 2004），同时影响了皮质和脊髓。ITB包括植入可编程输注泵，通过鞘内导管持续注入巴氯芬（图5-3-1）。可以以连续或可变的速度进行输注，如每4小时输注200 mg。目前尚无标准来判断哪种方式更好。如果儿童对持续输注800~1 000 mg/d无反应，可以尝试间歇用药。

神经离断术，如外周神经切除术、神经支切断术和神经根离断术，都是将支配肌张力异常肌肉的神经运动部分分离并切断的手术。与美国相比，这些方法在欧洲、印度和发展中国家使用的频率更高，治疗局灶性痉挛多于局灶性肌张力障碍，但由于它们对运动神经根进行分离并切断，因此能够同时治疗痉挛和肌张力障碍。下面章节将更详细地进行讨论。

深部脑刺激（deep brain stimulation，DBS）包括将电极立体定向植入基底节（通常是内部的苍白球）和一个可植入的、可编程的脉冲发生器（图5-3-2）。电极可以根据磁共振（MR）扫描计算出的坐标来植入，或者用微电极记录的数据来确定坐标。在后者中，微电极被插入目标上方约2.5 cm的深度，然后以亚毫米的增量推进，同时记录单个神经元的放电。壳核、外侧苍白球和内侧苍白球的神经元具有放电特征，可以在示波器上观察到波形的变化或者放大器上听到变化。当微电极记录识别出最佳目标后，移除微电极，插入一个永久电极，并通过延长线与脉冲发生器连接，将脉冲发生器植入锁骨下皮下组织。术后，通常需要几个月的时间来确定最佳的刺激参数而后进行编程。编程是复杂的，可以在单极或双极模式下调整电压、脉冲宽度、刺激频率和触点。DBS编程远比ITB复杂。

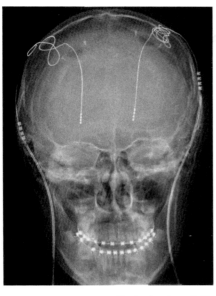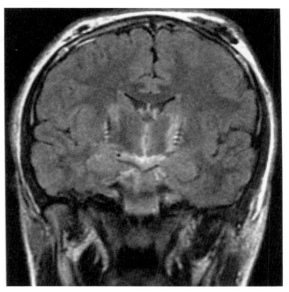

图 5 - 3 - 2　正位片(上)和冠状位核磁共振(下)显示在苍白球内部的双侧 DBS 电极

## 七、 局灶性肌张力障碍

口服药很少用于治疗局灶性肌张力障碍。肌内注射肉毒杆菌毒素(血清型 A - 肉毒杆菌毒素、血清型 B - 肉毒杆菌毒素)是主要的非手术治疗方法,可以在数年内有效。美国神经病学学会最近回顾了已发表的关于肉毒杆菌毒素的文献,包括 7 个对于颈部肌张力障碍应用的 Ⅰ 级研究,1 项 Ⅰ 级和 3 项 Ⅱ 级针对局灶性上肢肌张力障碍的研究,1 项 Ⅱ 级针对下肢肌张力障碍的研究(Simpson et al. 2008)。治疗肌张力障碍所需的肉毒毒素剂量通常高于治疗痉挛所需的剂量。

当肉毒杆菌毒素无效或需要更长效的治疗时,可以进行神经外科手术。虽然外周神经离断术通常适用于四肢局灶性痉挛,但很少用于上肢局灶性肌张力障碍,因为它们会使肢体部分失神经,且无法改善功能。然而,有时部分去神经支配后产生的跛行相对于一个严重肌张力障碍的肢体来说也是一个显著的改善。局灶性颈部肌张力障碍(可引起某种类型的斜颈)可以通过离断 C1～C5 后支来治疗,这是对原有 Bertrand 方法的改进(Bouvier and Molina-Negro 2004)。对于无功能的儿童或在无 ITB 和 DBS 的情况下,局灶性肢体肌张力障碍可以用腹侧神经根离断术,将产生肌张力障碍的腹侧神经根离断大约 85%。这种程度的去神经支配不会产生肌肉麻痹,但会显著降低肌张力异常的严重程度。如果肌张力障碍与痉挛同时存在,则可同时进行背侧神经根离断术治疗痉挛(Albright and Tyler-Kabara 2007)。

我们使用硬膜外运动皮质刺激方法(epidural motor cortex stimulation,EMCS)

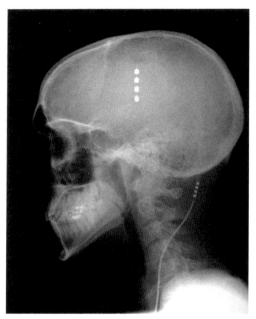

图 5 - 3 - 3　用于硬膜外运动皮质的条形电极

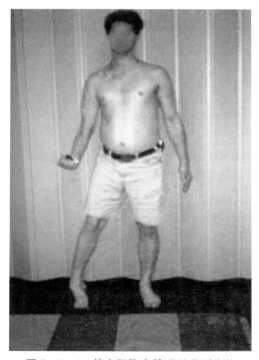

图 5 - 3 - 4　偏身肌张力障碍的典型姿势

治疗了 3 例青少年上肢局灶性继发性肌张力障碍。EMCS 包括将条形电极植入硬膜外运动皮质，支配肌张力异常的上肢(Priori and Lefaucheur 2007)(图 5 - 3 - 3)。电极通过延长线连接到与 DBS 同一类型的脉冲发生器上。3 名患者中有 1 名获得了轻度的持续性肌张力改善，但在另外 2 名患者中只有一过性改善。EMCS 治疗局灶性上肢肌张力障碍与 DBS 相比没那么复杂，但其应用尚处于起步阶段。

## (一)偏身肌张力障碍

图 5 - 3 - 4 展示了偏身肌张力障碍患者的典型外观，其与痉挛性偏瘫患者略有不同。持续的"等长"肌肉收缩以及缺乏多个关节的特征性屈曲，偏身肌张力障碍患者患侧肢体的肌肉体积通常明显大于健侧肢体。如图所示，若肌肉挛缩持续进展有时需要手术松解。与此同时，如果不解决肌张力障碍和肌肉痉挛等问题，那么肌肉挛缩可能会复发。

偏身肌张力障碍通常继发于基底神经节或丘脑的结构性病变，如果口服药物无效，可以通过鞘注巴氯芬或脑深部电刺激术治疗。ITB 是一种比 DBS 更简单的治疗肌张力障碍的方法，但是目前尚无研究对 ITB 和 DBS 的疗效进行比较。ITB 不仅操作简单，还可以通过连续试验性输注评估其对肌张力障碍的治疗效果。

在筛选试验中，患者被置入鞘内导管并外接到微型输注泵。ITB 连续输注，从 $200\,\mu g/d$ 开始，每 8 小时增加 $50\,\mu g$，直到肌张力障碍得到明显改善，或者出现不良反应，或者每天总剂量达到 $900\,\mu g$ 仍然无法改善肌张力障碍时停止。尽管接受过治疗的偏身肌张力障碍患者较少，无法准确了解其有效性，但从 ITB 的数据推断全身性肌张力障碍可以获得 85%～90% 改善。理想情况下，肌张力障碍在试验前和试验期间可以由物理治疗师进行评分。两种经过验证的量表，即 Barry-Albright 肌张力障碍（Barry-Albright dystonia scale，BAD）量表或 Burke-Fahn-Marsden（Burke-Fahn-Marsden scale，BFM）量表（Barry 1999）均可使用。BAD 量表主要用于儿童继发性肌张力异常评分，BFM 量表主要针对成年人原发性肌张力异常。

脑深部电刺激术已被用于治疗少数患者的肌张力障碍。在 Zhang 等（2006）对 9 例继发性肌张力障碍患者的系列研究中，2 例偏身肌张力障碍患者接受了下丘脑 DBS 治疗。一位患者有轻微的改善，另一位肩部的僵硬程度有所减轻，姿势也有轻微的改善。Loher 等（2000）使用深部电刺激苍白球治疗了一例继发性偏身肌张力障碍患者。该患者 15 岁时发生颅脑创伤，在 24 岁接受了 DBS 手术，经过 4 年的术后随访，其肌张力、疼痛和姿势持续获得改善。

### （二）全身性肌张力障碍

脑瘫患者中大约 90% 的肌张力障碍是全身性的，其中大部分是无法行走的，属于大运动功能分级（GMFCS）中的 IV 级和 V 级。如果他们口服药物治疗无效，神经外科手术干预可作为治疗手段的补充。对于肌张力障碍严重的患者，由于依赖口服药物获得有效治疗的可能性较低，即使是多种药物口服，疗效也不甚满意，因此此类患者也有神经外科手术干预的指征。

ITB 是严重全身性肌张力障碍脑瘫的首选治疗。我们在前 100 例或更多患者中使用了连续 ITB 试验性输注，发现 90% 甚至更多的患者对输注有反应，肌张力障碍显著降低，因此现在不再进行筛查试验。相较于治疗痉挛性四肢瘫，治疗肌张力障碍的鞘内导管往往放置于更高的位置，如 C1～C4。一般来说，治疗肌张力障碍所需的 ITB 剂量是治疗痉挛（作用部位明显在脊髓水平）所需剂量的 2 倍或更多。最近，脑室内巴氯芬输注（intraventricular baclofen，IVB）已被用于治疗全身性肌张力障碍性脑瘫（Albright 2009）。IVB 特别适用于脊柱融合术后的患者，获得满意的肌张力改善所需的药物剂量也低于 ITB。

在我们 2001 年的报道中，共有 89 名肌张力障碍患者接受了 1 年或更长时间的 ITB 治疗，我们发现治疗后患者 BAD 量表上的肌张力障碍评分显著改善。接受 ITB 治疗前的平均评分为 18（最高可能为 32），术后 3 个月 13 分，6 个月 10 分，12 个月后为 7 分，$P<0.001$（Albright et al. 2001）。92% 的患者在随访 2 年中仍能维持最初的效果。患者和护理人员的报告显示生活质量提高了 85%，护理便利性提高了 86%，语言功能改善了 33%，四肢功能改善了 34%（上肢）和 36%（下肢）。自该研究发表以来，其他作者也报道了 ITB 对继发性肌张力障碍患者的好处（Dachyand Dan 2004；Woon et al. 2007；Motta et al. 2008）。Motta 等（2008）通过比较 ITB 术后

3、6 和 12 个月 BFM 和 BAD 评分,评估了 ITB 对大运动功能分级(GMFCS)中Ⅴ级患者的影响。两个量表的分数均显著下降,降幅大致相同。

　　相比于治疗痉挛,在肌张力障碍中使用 ITB 并发症发生率更高。在我们 2001 年的研究中,36% 的患者出现了手术并发症,其中脑脊液漏 8%,感染 14%,导管障碍 21%,数名患者合并多种并发症(Albright et al. 2001)。然而,自研究发表后,并发症发生率开始大幅下降。感染率随着更高级抗生素的应用而降低,包括使用氯己定和最近出版的有关 ITB 治疗最佳实践中列出的其他方法(Albright et al. 2006)。同时目前可用的鞘内导管远优于 2001 年之前使用的导管,并且在过去 2 年中仅有 5% 的患者出现导管相关并发症。

　　对于对 ITB 反应不良的全身继发性肌张力障碍患者,可以考虑采用脑深部电刺激术治疗。DBS 是原发性肌张力障碍的首选治疗方法,但对于继发性全身性肌张力障碍,通常只有在 ITB 无效时才使用。为了治疗全身性肌张力障碍,通常将电极双侧插入苍白球内部(globus pallidus,GPi)(Starr et al. 2006)。最近研究建议将电极插入到皮下核中,但尚无明确研究数据以评价哪种疗效更佳。

　　继发性肌张力障碍对 DBS 的反应明显小于原发性肌张力障碍。Cif 等(2003)报道了 21 例 DBS 刺激 GPi 的患者,在平均 23 个月的随访中,Burke-Fahn-Marsden 评分下降了 31%。Alterman 和 Tagliati(2007)采用 DBS 治疗了 5 名继发性肌张力障碍的儿童,观察到术后 1 年后 BFM 评分降低 33%。Zhang 等(2006)用 DBS 治疗了 9 名继发性肌张力障碍的患者,电极部位主要是丘脑底核,术后肌张力障碍仅轻度改善。在 Eltahawy 等(2004)报告的 6 名患者中采用 DBS 刺激 GPi,患者的肌张力障碍有轻微改善或没有改善,功能也无明显改善。

## 八、 小结

　　过去十年中,脑瘫患者肌张力障碍的治疗卓有成效。局灶性肌张力障碍可以通过外周神经切除术或腹侧神经根切除术进行改善。鞘注巴氯芬或脑深部电刺激术均可治疗偏身肌张力障碍脑瘫,但两者孰优孰劣仍需进一步研究证明。广泛性肌张力障碍作为最常见的脑瘫类型,在接受鞘注巴氯芬后绝大多数患者可显著改善肌张力;同时对于鞘注巴氯芬不耐受的患者,脑深部电刺激术可作为其降低肌张力的替代方案。尽管脑深部电刺激术对肌张力障碍患者的治疗有效率仅在 30%～35%,但对于口服药物、肉毒杆菌毒素注射和 ITB 治疗无效的严重肌张力障碍患者,DBS 为他们提供了更多可能性。

●　　参 考 文 献　　●

[ 1 ] Albright AL, Ferson, SS (2009) Intraventricular baclofen for dystonia: techniques and outcomes. *J Neurosurg*

*Pediatr* **3**:11 – 14.

[ 2 ] Albright AL, Tyler-Kabara EC (2007) Combined ventral and dorsal rhizotomies for dystonic/spastic extremities. *J Neurosurg Pediatr* **107**:324 – 7.

[ 3 ] Albright AL, Barry MJ, Shafron DH, Ferson SS (2001) Intrathecal baclofen for generalized dystonia. *Dev Med Child Neurol* **43**:652 – 7.

[ 4 ] Albright AL, Turner M, Pattisapu JV (2006) 'Best practice' surgical techniques for intrathecal baclofen therapy. *J Neurosurg Pediatr* **104**:233 – 9.

[ 5 ] Alterman RL, Tagliati M (2007) Deep brain stimulation for torsion dystonia in children. *Childs Nerv Syst* **23**: 1033 – 40.

[ 6 ] Andrew J, Fowler CJ, Harrison MJG (1983) Stereotaxic thalamotomy in 55 cases of dystonia. *Brain* **106**: 981 – 7.

[ 7 ] Barry MJ, Van Swearingen, Albright AL (1999) Reliability and responsiveness of the Barry-Albright Dystonia Scale. *Dev Med Child Neurol* **41**:404 – 11.

[ 8 ] Bertrand CM (1993) Selective peripheral denervation for spasmodic torticollis: surgical technique, results and observations in 260 cases. *Surg Neurol* **40**:96 – 103.

[ 9 ] Bouvier G, Molina-Negro P (2004) Selective peripheral denervation for spasmodic torticollis. In: Winn HR, editor. *Youman's Neurological Surgery*, 5th edn. Philadelphia: W. B. Saunders. p 2891 – 9.

[10] Burke RE, Fahn S, Marsden CD, Bressman SB, Moskowitz C, Friedman J (1995) Validity and reliability of a rating scale for the primary torsion dystonias. *Neurology* **35**:73 – 7.

[11] Chuang C, Fahn S, Frucht SJ (2002) The natural history and treatment of acquired hemidystonia: report of 33 cases and review of the literature. *J Neurol Neurosurg Psychiatry* **72**:57 – 67.

[12] Cif L, El Fertit H, Vayssiere N, Hemm S, Hardouin E, Gannau A, Tuffery S, Coubes P (2003) Treatment of dystonic syndromes by chronic electrical stimulation of the internal globus pallidus. *J Neurosurg Sci* **47**:52 – 5.

[13] Cooper IS (1969) *Involuntary Movement Disorders*. New York: Harper & Row. p 131 – 292.

[14] Dachy B, Dan B (2004) Electrophysiological assessment of the effect of intrathecal baclofen in dystonic children. *Clin Neurophysiol* **115**:774 – 8.

[15] Eltahawy HA, Saint-Cyr J, Giladi N, Lang AE, Lozano AM (2004) Primary dystonia is more responsive than secondary dystonia to pallidal interventions: outcome after pallidotomy or pallidal deep brain stimulation. *Neurosurgery* **54**:610 – 21.

[16] Loher TJ, Hasdemir MG, Burgunder J-M, Krauss JK (2000) Long-term follow-up study of chronic globus pallidus internus stimulation for posttraumatic hemidystonia. *J Neurosurg* **92**:457 – 60.

[17] Motta F, Stignani C, Antonello CE (2008) Effect of intrathecal baclofen on dystonia in children with cerebral palsy and the use of functional scales. *J Pediatr Orthop* **28**:213 – 17.

[18] Priori A, Lefaucheur J-P (2007) Chronic epidural motor cortical stimulation for movement disorders. *Lancet Neurol* **6**:279 – 86.

[19] Simpson DB, Blitzer A, Brashear A, Comella C, Dubinsky R, Hallett M, Jankovic J, Karp B, Ludlow CL, Miyasaki JM, Naumann M, So Y (2008) Assessment: botulinum neurotoxin for the treatment of movement disorders (an evidence-based review): report of the Therapeutics and Technology Assessment Subcommittee of the American Academy of Neurology. *Neurol* **70**:1699 – 706.

[20] Starr PA, Turner RS, Rau G, Lindsey N, Heath S, Volz M, Ostrem JL, Marks WJ (2006) Microelectrode-guided implantation of deep brain stimulators into the globus pallidus internus for dystonia: techniques, electrode locations, and outcomes. *J Neurosurg* **104**:488 – 501.

[21] Woon K, Tsegaye M, Vloeberghs MH (2007) The role of intrathecal baclofen in the management of primary and secondary dystonia in children. *Br J Neurosurg* **21**:355 – 8.

[22] Zhang J-G, Zhang K, Wang Z-C, Ge M, Ma Y (2006) Deep brain stimulation in the treatment of secondary dystonia. *Chin Med J* **119**:2069 – 74.

Linda E. Krach

沈　敏　译，沈　敏　审校

# 第4章　降低痉挛术后的康复
## REHABILITATION FOLLOWING SPASTICITY REDUCTION

降低肌张力只是多学科联合治疗的一部分，通常需要根据患儿的情况制订个体化的治疗方案（Petropoulou et al. 2007）。人们普遍认为，降低痉挛后，患者应进行强化康复训练，但目前尚无针对此目的进行康复干预后疗效的评估。然而，已有学者提出，肌张力降低后可以增加主动肌活动，进而增加肌力强化训练的效果（van Doornik et al. 2008）。已发表文献中描述的康复训练种类繁多。

尤为重要的是，痉挛只是与脑瘫相关的损害之一。即使在肌张力降低后，平衡能力、运动控制、肌肉力量、协调性和感觉功能方面的缺陷可能仍然存在，并影响康复的效果。继发性问题包括骨骼畸形和肌肉挛缩（McDonald 1991），也可能同时存在。生长中的骨骼受到肌肉异常拉力作用而导致畸形。如果畸形严重，会影响到肌肉正常的生物力学和康复的效果。而肌张力降低以后，可更容易地进行牵伸训练改善挛缩，从而减少手术干预的需求。

总体而言，减张术后的康复与术前制订的治疗目标密切相关。如果放置鞘内巴氯芬泵的目的是患者的舒适度以及方便护理，术后这方面的评估以及对辅具的需求是主要的。但是，如果治疗目标是改善步行能力，则术后需要进行更高强度的肌力、牵伸训练及运动锻炼。

## 一、选择性脊神经后根离断术

通常，选择性脊神经后根离断术（SDR）适用于功能相对较好的 GMFCS Ⅰ～Ⅲ级的脑瘫儿童，治疗目标与行走功能有关（Chan et al. 2008）。SDR 术前，患儿习惯于利用肌肉的高张状态帮助完成活动，而术后显著降低的肌张力导致功能下降，家长多认为是手术造成了患儿的无力状态。因此，术后需要一段时间的康复训练，帮助患儿强化肌力、拉伸肌肉，以及重新学习建立新的运动模式（Giuliani 1991）。在目前文献中，关于 SDR 术后康复过程的报道差异性较大。通常术后 48～96 小时卧床休息，让硬脊膜有足够的时间闭合，避免脑脊液外漏的发生。在卧床休息期间，治疗师可以开始与患儿互动，建立一种融洽信任的关系，并进行柔和的被动关节活动。与患儿熟悉并获得他们的信任后，可以逐步开展更积极的主动活动。之后，一些研究者认为患儿可以继续进行门诊康复并回归日常生活；而另一部分研究者则主张进行 3 个月的住院康复，后转入门诊康复训练（McDonald 1991；Buckon et al. 2002；Krach 2004；Chan et al. 2008）。Chan 等（2008）详细描述了 SDR 术后 12 个月的强化训练计划，包括目标、项目和强度。即 4 周的住院治疗，保证每天 5 小时的训练，并在 SDR 术后 12 个月内，每周继续 3～6 小时的门诊康复。虽然相关的治疗干预内容有详细的记录，但相关原理不明。研究者普遍认为，SDR 术后的强化康复训练，无论是住院还是门诊，都需要持续一段时间，一般认为是在 6～12 个月（Oppenheim 1990；Bleck 1993；Nishida et al. 1995；Steinbok et al. 1997；McLaughlin et al. 1998；Wright et al. 1998；Olree et al. 2000）。

有种假说认为术后腘绳肌的被动牵拉可能会将张力从神经节传导至硬膜，从而影响术后硬膜切口的愈合。因此，术后需要限制一段时间的被动腘绳肌牵拉训练，通常为 3～6 周（McDonald 1991；Krach 2004）。我们在术后 6 周内，也会限制被动躯干旋转，但允许在患儿无痛的情况下，主动进行躯干旋转。

术后使用膝关节固定器，以改善患儿体位。根据我们的经验，这不仅有助于牵拉腘绳肌，还可以减轻 SDR 术后出现的髋膝屈肌痉挛。一旦结束平卧，患儿可置于俯卧位，肘部支撑或上肢伸展，牵拉屈髋肌同时训练颈部、上背部和肩带肌的力量和稳定性（Krach 2004）。

如果术前存在跖屈肌挛缩，SDR 术后早期是进行系列石膏矫形的最佳时间。由于术后肌张力的降低，这种方法进行的牵拉会比术前更加有效。通常每 7～10 天更换一次，并且可在石膏固定下进行适度的负重训练（Krach 2004）。在尽可能短的时间内完成石膏矫形有助于康复训练计划的推进，这点非常重要，因为 SDR 的目标通常是改善步行能力，特别是在 FDA 批准了鞘内巴氯芬用于儿童和脑源性痉挛后。

在术后康复过程中，为患儿制订个体化的干预方法是非常必要的。随着患儿关节活动范围和肌力的增加，通常需要辅具和矫形支具。而随着康复过程的进展，患儿所需的支持会越来越少，直至达到平台期。患儿伸髋和髋外展肌肌力越强，对辅具的使用越少（Krach 2004）。

SDR 术后的持续肌无力状态也是一些临床医生所担心的。一些定量肌肉力量评估显示，SDR 术后 8～12 个月伸膝肌、屈膝肌和踝关节背屈肌肌力均有改善，而踝关节跖屈力量无明显变化（Steinbok et al. 1995；Engsberg et al. 1998，2000；Buckon et al. 2002）。然而，应该注意的是，这些研究中并未将 SDR 术后的生长考虑在内，是否根据患儿的体格将肌力评估进行标准化后再进行检查方面，尚无一致意见。Buckon 等（2002）确实注意到，尽管绝对力量增加，但当根据患儿的身高和体重进行标准化处理后，并未发现肌力的显著变化。

SDR 术后的康复治疗方法多种多样，包括神经发育治疗、本体感觉神经肌肉促通，以及与运动控制相结合等。建立相对正常的运动模式需要很长时间，因此在康复期间通过借助辅具行走，能够帮助患儿更有意识地练习和改进运动模式（Peacock et al. 1987；Wright et al. 1998）。

上肢康复同样重要，包括精细运动技能，以及提高日常生活活动的独立性，也是 SDR 术后康复的一部分。通常情况下，SDR 术后患儿更容易触摸到自己的脚，并且穿脱衣物这种日常生活技能也变得更轻松（McDonald 1991；Nishida et al. 1995；Krach 2004）。

研究报道了一组 26 名患儿 SDR 术后 1 年上肢力量、活动度、精细运动协调和日常生活活动方面的变化（Buckon et al. 1995）。握力和操作模式明显改善。此外，如厕、穿脱衣的能力也有显著提高。Albright 等（1995）报道了 SDR 术后手功能和日常活动能力的改善。另一份报道研究了 SDR 术后 3～5 年的精细运动技能（Mittal et al. 2002）。患儿在术后接受了为期 6 周的住院强化康复训练，包括作业疗法和物理治疗，并在出院后继续门诊康复训练，结果发现在精细运动技能上有了显著的提高。

另一组研究评估了在 SDR 术前进行强化康复治疗的效果。虽然治疗师认为患儿在术后早期开始康复会取得更快的进步，但在术后 2 年两组效果无明显差异（Steinbok and McLeod 2002）。

## 二、 鞘内巴氯芬泵（ITB）

关于 ITB 植入后康复的研究很少，这与治疗的对象和目标有关。通常需要进行 ITB 治疗的是具有严重运动障碍的患儿，治疗的主要目标是提高患儿的舒适度和方便护理。对以方便护理为目的的患儿，在泵植入后常需要调整座椅系统（Steinbok and McLeod 2002）。出院前，需要对轮椅安全带的位置以及其他可能导致泵压力增高的装置进行检查和调整（Krach 2004）。关于这一点，研究者认为需要根据患儿的需求制订（Awaad et al. 2003；Krach 2004；Marra et al. 2007）。

泵植入术后的常规康复能够增加剂量变化对患儿肌张力和功能影响的反馈，以及是否需要进一步的剂量调整，是常规康复治疗需要考虑的重要方面（Krach 2004）。

另外，术后进行门诊或者住院康复也尚无共识。有研究认为，术后 1～3 个月的门诊康复能够获得小幅度的功能改善（Scheinberg et al. 2001）。Meythaler 等（2001）报道，在 ITB 泵植入后，住院康复能够明显改善患者肌张力下降后的功能以及运动的控制。

患者什么时候开始康复训练是另一个有争议的话题。术后需要几周到几个月的时间才能获得降低肌张力所需的最适合 ITB 剂量，因此是等待直到调整至最适合剂量还是术后早期就开始尚无一致意见（Krach 2004）。

康复治疗的频率与降低肌张力的目标有关（Albright 1996）。如果泵植入的主要目的是改善功能，则治疗应围绕这一目标进行。据报道，ITB 泵植入后使用加拿大作业量表（COPM）可帮助患者和护理人员参与目标的设定（Guillaume et al. 2005）。

另外,虽然没有详细叙述康复治疗方案,但研究发现在泵植入后 3 个月和 12 个月的 COPM 评分有显著改善。

如果患者在泵植入前下肢能够负重,那么术后也需要维持这一功能,这一点非常重要。对于辅助站立转运以及那些能够独立或者借助辅具行走的患者,早期或许需要残余的痉挛来协助进行活动(Krach 2004;Dones 2007)。

ITB 泵植入后,对严重运动障碍患者术前的"常规护理"需要重新评估。有时高张力或者痉挛对于缓解患儿卧床或者坐轮椅时减轻压力有一定帮助,术后由于肌张力的降低,因此需要对患儿进行重新评估,以确定是否需要调整坐垫或者其他的减压方式以防止皮肤破损。此外,如果术前由动态挛缩导致矫形器穿戴困难或者体位摆放受限,术后也应当进行重新评估,必要时可以修改或者重新适配(Krach 2004)。如果严重的运动障碍患者有自主运动,并且在 ITB 治疗后由于肌张力降低而得到改善,需要重新评估他们使用工具进行交流、环境控制或移动设备的能力(Krach 2004)。

## 三、 小结

在计划进行这些干预时,应仔细考虑降低肌张力的目的和术后可能需要的康复干预。在目标设定和计划康复训练时,需重点关注脑瘫儿童不仅存在肌张力异常,还存在运动控制障碍、肌力下降、平衡障碍及继发性损伤如肌肉挛缩或骨畸形等问题。

降低痉挛后,康复治疗介入的最佳时间和方案尚存在争议,而目前的文献多为经验性而且缺乏具体相关康复训练的描述。

## ◆ 参考文献 ◆

[ 1 ] Albright AL (1996) Intrathecal baclofen in cerebral palsy movement disorders. *J Child Neurol* **11** (Suppl 1): S29 – 35.

[ 2 ] Albright AL, Barry MJ, Fasick MP, Janosky J (1995) Effects of continuous intrathecal baclofen infusion and selective posterior rhizotomy on upper extremity spasticity. *Pediatr Neurosurg* **23**:82 – 5.

[ 3 ] Awaad Y, Tayem H, Munoz S, Ham S, Michon AM, Awaad R (2003) Functional assessment following intrathecal baclofen therapy in children with spastic cerebral palsy. *J Child Neurol* **18**:26 – 34.

[ 4 ] Bleck E (1993) Posterior rootlet rhizotomy in cerebral palsy. *Arch Dis Child* **68**:717 – 19.

[ 5 ] Buckon CE, Thomas SS, Aiona MD, Piatt JH (1995) Assessment of upper-extremity function in children with spastic diplegia before and after selective dorsal rhizotomy. *Dev Med Child Neurol* **38**:967 – 75.

[ 6 ] Buckon CE, Thomas SS, Harris GE, Piatt JH, Aiona MD, Sussman MD (2002) Objective measurement of muscle strength in children with spastic diplegia after selective dorsal rhizotomy. *Arch Phys Med Rehabil* **83**: 454 – 60.

[ 7 ] Chan SH, Yam KY, Yiu-Lau BP, Poon CY, Chan NN, Cheung HM, Wu M, Chak WK (2008) Selective dorsal rhizotomy in Hong Kong: multidimensional outcome measures. *Pediatr Neurol* **39**:22 – 32.

[ 8 ] Dones I (2007) Intrathecal baclofen for the treatment of spasticity. *Acta Neurochir Suppl* **97**:185 – 8.

[ 9 ] Engsberg JR, Olree KS, Ross SA, Park TS (1998) Spasticity and strength changes as a function of selective dorsal rhizotomy. *J Neurosurg* **88**:1020 – 6.

[10] Engsberg JR, Ross SA, Olree KS, Park TS (2000) Ankle spasticity and strength in children with spastic diplegic cerebral palsy. *Dev Med Child Neurol* **42**:42 – 7.

[11] Giuliani C (1991) Dorsal rhizotomy for children with cerebral palsy: support for concepts of motor control.

*Phys Ther* **71**:248‐59.

[12] Guillaume D, Van Havenbergh A, Vloeberghs M, Vidal J, Roeste G (2005) A clinical study of intrathecal baclofen using a programmable pump for intractable spasticity. *Arch Phys Med Rehabil* **86**:2165‐71.

[13] Krach LE (2004) Rehabilitation following spasticity reduction. In: Gage JR, editor. *The Treatment of Gait Problems in Cerebral Palsy*. London: Mac Keith Press. p 305‐313.

[14] Marra GA, D'Aleo G, Di Bella P, Bramanti P (2007) Intrathecal baclofen therapy in patients with severe spasticity. *Acta Neurochir Suppl* **97**:173‐80.

[15] McDonald CM (1991) Selective dorsal rhizotomy: a critical review. *Phys Med Rehabil Clin N Am* **2**:891‐915.

[16] McLaughlin JF, Bjornson KF, Astley SJ, Graubert C, Hays RM, Roberts TS, Price R, Temkin N (1998) Selective dorsal rhizotomy: efficacy and safety in an investigator-masked randomized clinical trial. *Dev Med Child Neurol* **40**:220‐32.

[17] Meythaler JM, Guin-Renfroe S, Law C, Grabb P, Hadley MN (2001) Continuously infused intrathecal baclofen over 12 months for spastic hypertonia in adolescents and adults with cerebral palsy. *Arch Phys Med Rehabil* **82**:155‐61.

[18] Mittal S, Farmer J, Al-Atassi B, Montpetit K, Gervais N, Poulin C, Benaroch TE, Cantin MA (2002) Impact of selective posterior rhizotomy on fine motor skills: long-term results using a validated evaluative measure. *Pediatr Neurosurg* **36**:133‐41.

[19] Nishida T, Thatcher SW, Marty GR (1995) Selective posterior rhizotomy for children with cerebral palsy: a 7-year experience. *Childs Nerv Syst* **11**:374‐80.

[20] Olree KS, Engsberg JR, Ross SA, Park TS (2000) Changes in synergistic movement patterns after selective dorsal rhizotomy. *Dev Med Child Neurol* **42**:297‐303.

[21] Oppenheim WL (1990) Selective posterior rhizotomy for spastic cerebral palsy. *Clin Orthop Rel Res* **253**:20‐9.

[22] Peacock WJ, Arens LJ, Berman B (1987) Cerebral palsy spasticity. Selective posterior rhizotomy. *Pediatr Neurosci* **13**:61‐6.

[23] Petropoulou KB, Panourias IG, Rapidi C, Sakas DE (2007) The importance of neurorehabilitation to the outcome of neuromodulation in spasticity. *Acta Neurochir Suppl* **97**:243‐50.

[24] Scheinberg AM, O'Flaherty S, Chaseling R, Dexter M (2001) Continuous intrathecal baclofen infusion for children with cerebral palsy: a pilot study. *J Paediatr Child Health* **37**:283‐8.

[25] Steinbok P, McLeod K (2002) Comparison of motor outcomes after selective dorsal rhizotomy with and without preoperative intensified physiotherapy in children with spastic diplegic cerebral palsy. *Pediatr Neurosurg* **36**:142‐7.

[26] Steinbok P, Gustavsson B, Kestle JR, Reiner A, Cochrane DD (1995) Relationship of intraoperative electrophysiological criteria to outcome after selective functional posterior rhizotomy. *J Neurosurg* **83**:18‐26.

[27] Steinbok P, Reiner AM, Beauchamp R, Armstrong RW, Cochrane DD (1997) A randomized clinical trial to compare selective posterior rhizotomy plus physiotherapy with physiotherapy alone in children with spastic diplegic cerebral palsy. *Dev Med Child Neurol* **39**:178‐84.

[28] van Doornik J, Kukke S, McGill K, Rose J, Sherman-Levine S, Sanger TD (2008) Oral baclofen increases maximal voluntary neuromuscular activation of ankle plantar flexors in children with spasticity due to cerebral palsy. *J Child Neurol* **23**:635‐9.

[29] Wright FV, Sheil EMH, Drake JM, Wedge JH, Naumann S (1998) Evaluation of selective dorsal rhizotomy for the reduction of spasticity in cerebral palsy: a randomized controlled trial. *Dev Med Child Neurol* **40**:239‐47.

# 第5章　肌肉挛缩的骨科治疗

ORTHOPAEDIC TREATMENT OF MUSCLE CONTRACTURES

Tom F. Novacheck

李连永　译，冯　林　审校

## 一、关键点

- 本书所提出的治疗原则是建立在处理痉挛、矫正骨骼畸形，以及将关节动能最大化的理念上。手术延长挛缩肌腱则是最后的选择。
- 脑瘫所致神经损伤主要影响跨双关节的肌肉，因为它们比跨单关节肌肉更容易出现挛缩。
- 准确评估跨双关节肌肉动态长度和速度（延长率），这是决定软组织延长或转位的重要依据。一些骨骼肌肉模型能够提供相关信息，但是仍然需要进一步的研究评估所有问题肌肉。同时，必须整合运动学和动力学数据，以指导临床决策。
- 虽然偶尔也有指征，但单纯软组织延长很少是有效和（或）有用的。通常，这些术式可作为单次多水平手术（SEMLS）中的一部分。

## 二、相关病理生理学基础

如第2篇第4章所述，脑瘫的神经病理学特征是选择性地累及跨双关节的肌肉，如腰大肌、股直肌、腘绳肌和腓肠肌。单关节肌肉通常不受痉挛的影响。此外，与脑瘫步态的发育模式和运动生物力学相关，跨单关节的肌腱单元很少发生短缩。事实上，如果出现蹲伏步态，它们反而会过度延长。

如果说脑瘫的主要病理是单纯的肌张力增高（痉挛和肌张力障碍），那就太简单了。其他主要损伤还包括平衡差、肌肉无力和选择性运动控制缺乏；正常的大运动发育里程碑延迟，以及异常的步态模式导致进一步骨与关节的畸形。

步态中的肌肉功能明显比大学和医学院生理学课上学到的更复杂。肌肉不仅通过主动收缩，而且通过肌腱单元的被动属性来实现关节运动（参见第2篇第5章）（Delp et al. 1995）。肌肉力量产生的两个组成部分（被动和主动）都受关节及身体各部分处于功能位时结构长度的影响。而脑瘫反过来又影响了肌节的长度、肌纤维-类型比例、肌纤维的长度和延展性（Shortland et al. 2002）。诱导加速模型越来越清楚地表明,步态过程中的肌肉动态功能具有重要的局部和远程效应,一些跨关节肌肉以一种矛盾的方式发挥作用(参见第 3 篇第 6 章)(Kimmel and Schwartz 2006)。

当我们讨论和考虑肌腱挛缩时,不应该只关注跨双关节肌肉的挛缩。也必须注意单关节肌肉,它可能因医源性或病理性的步态模式而出现过度延长。当然,应当避免通过手术导致医源性过度延长。此外,单关节肌肉是步态支撑相关键的稳定装置,必须更加重视重建其张力(紧缩)。髌骨下移就是一个成功的例子(参见第 5 篇第 11 章)(Stout et al. 2008)。我们还可通过大转子下移来恢复无力或被拉长的髋外展肌功能。类似肌肉止点移位的手术希望能够对其他单关节肌肉(如臀大肌和比目鱼肌)也可发挥积极作用。

### 三、历史回顾

脑瘫儿童的骨科治疗历史主要集中在肌肉延长术上(图 5 - 5 - 1,视频 5 - 5 - 1)。如果单独实施这些术式,则需要频繁手术(由于几乎每年都要进行手术,Mercer Rang 称之为"生日综合征")。本书中所概括的治疗流程的重点是通过减轻或最小化高肌张力所带来的损害,从而增强肌肉功能(参见第 4 篇第 3 章和第 4 章,第 5 篇第 1 章和第 2 章),并优化肌肉做功时的骨骼力臂(参见第 5 篇第 6~8 章)。痉挛可导致肌肉在做功时过度紧张以及在不恰当时相的反射性收缩,随患儿的生长发育,出现挛缩。针对最常见的蹲伏步态和腰椎前凸,跟腱、腘绳肌和内收肌一直是传统手术延长的主要对象。

视频 5 - 5 - 1 肌肉挛缩的治疗——痉挛性双下肢瘫

此外,人们就脑瘫对单关节和跨双关节肌肉的不同作用认识不足。因此,跟腱延长(比目鱼肌是跟腱的重要组成部分,为单关节肌肉)是一种常见的手术方式。类似地,过去在小转子处行髂腰肌肌腱的松解也忽略了这一区别,这样做的结果是导致屈髋肌力减弱(Bleck 1971)。而内收肌(长收肌、短收肌和大收肌)也是导致脑瘫病理性步态常见的问题肌肉,这些单关节肌肉过去一直被不恰当地或过度地延长。

直到 20 世纪 70 年代和 80 年代,股骨和胫骨旋转畸形的矫正(本书中治疗方法的主要部分)还未被充分认识。

### 四、患者的适应证评估

#### (一)体格检查

1. 腰大肌

髋关节屈曲挛缩可通过 Thomas 试验确定(参见第 3 篇第 1 章)。作为髋关节活动范围的参照,骨盆位置必须标准化,髂前上棘和髂后上棘需位于同一垂线上。当儿童仰卧位时,如果存在腰椎过度前凸,提示屈髋肌紧张。最后,比较单侧和双侧腘股角之间的差异可作为判定对侧屈髋肌紧张的依据。例如,左侧骨盆位置矫正和未矫

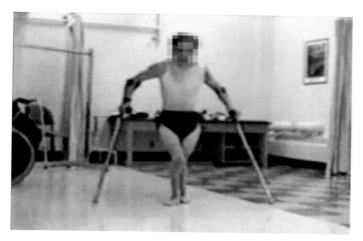

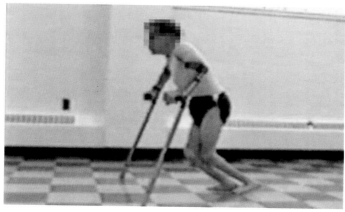

图 5-5-1　双下肢瘫青少年在童年期间接受了一系列软组织延长手术,但力臂异常未得到任何矫正。他的双下肢僵硬、无力、对线不良。同时支撑体重和向前推进的力量明显不足。因此,他在很大程度上需要依赖手臂来完成这些功能。为了避免这一结果,手术治疗的重点是痉挛的处理和矫正力臂异常,同时将软组织延长的频率和数量最小化(视频 5-5-1)

正的腘股角之间存在差异表明右侧髋关节屈曲畸形。正常步态支撑相末期需要髋关节达到 7°伸展,因此即使髋关节轻微屈曲畸形也会影响行走功能。屈髋肌痉挛的存在进一步加剧了这种情况。

　　2. 内收肌

　　当体格检查发现髋关节外展受限时,除非很严重受限,否则很少作为内收肌延长手术的指征。步态周期中正常髋关节内收/外展运动范围为外展 10°至内收 10°。因此,除非存在明显的痉挛,否则尽管存在内收挛缩,只要髋外展可达到 15°(髋和膝伸直),即可满足正常步态动力学要求。

3. 腘绳肌

腘绳肌挛缩经常被认为是脑瘫患者蹲伏步态的原因之一。传统治疗主要集中在腘绳肌延长。然而,步态分析数据显示,体检时的腘股角大小与蹲伏步态之间没有明显相关性(Delp et al. 1996；Thompson et al. 2001；Desloovere et al. 2006；Louis et al. 2008)。因此,在针对腘绳肌的手术决策过程中,静态测量结果应慎重考虑。骨盆前倾时腘绳肌的有效长度受限,同时也被过度拉长(Hoffinger et al. 1993；Arnold et al. 2006)。虽然单侧腘股角(参见第 3 篇第 1 章)更能代表所需要最大腘绳肌长度,但是如果其他治疗已成功纠正步态过程中骨盆前倾,则双侧腘角更能提示腘绳肌的有效长度。多数人认为双侧腘股角小于 30°不会导致明显步态异常。区分膝关节挛缩是否来自腘绳肌挛缩非常重要,这些体检结果代表不同的病理需要不同的方法进行治疗。

4. 股直肌

俯卧位膝关节屈曲受限和(或)股直肌痉挛表明股直肌存在病理性异常,这是唯一针对股直肌的体检表现。

5. 腓肠肌

Silverskiold 试验是区分比目鱼肌和腓肠肌挛缩的检查方法。对于双瘫和四肢瘫的儿童,他们之间几乎总是存在明显的区别。腓肠肌挛缩常见,而比目鱼肌挛缩很少见。在偏瘫患者中,两者同时挛缩更为常见,但即使在这种情况下,腓肠肌也是两者中挛缩程度最重的。

如第 3 篇第 1 章所述,将后足和中足保持在适当位置对于准确评估腓肠肌长度至关重要。而在第 3 篇第 2 章提到,维持足与距下关节中立位是准确进行上述评估的关键。如果足不能被矫正到距下中立位,那么首先需要对足畸形进行手术矫正,以恢复其正常的位置。然后可以在麻醉下评估腓肠肌和比目鱼肌的长度,最终决定是否需要延长。

6. 痉挛与挛缩的鉴别

痉挛和挛缩均可限制运动范围。体检过程中必须注意区分这两种情况(参见第 3 篇第 1 章)。如果患者在体检时不合作或痉挛严重,可能需要在麻醉下对部分或所有这些软组织结构进行检查。在麻醉下痉挛消失,此时体格检查对判断肌腱长度的短缩更具针对性。

(二)影像学检查

目前,仰卧位前后位(AP)骨盆 X 线片是唯一有助于评估肌腱挛缩的影像学检查(参见第 3 篇第 4 章)。骨盆倾斜、股骨内收提示髋内收肌挛缩;骨盆前倾提示髋关节屈曲挛缩。另外,放射学评估时骨盆位置异常也可能由痉挛引起。这些放射学指标不能作为手术干预的唯一标准。髋关节内收或屈曲挛缩可能与髋关节发育不良相关，而髋关节发育不良只能通过放射学检查确定。骨盆后倾（骨盆出口位像、闭孔投影改变）可能是严重腘绳肌挛缩的迹象。足部负重 X 线照片可以着重显示由腓肠肌挛缩导致的跟骨跖屈畸形。

在未来，软组织成像（如超声或磁共振弹性成像）可能是帮助判断肌肉肌腱挛缩的辅助手段（Shortland et al. 2002）（参见第 2 篇第 5 章）。术中激光衍射已用于评估肌节长度，以指导术中软组织的张力调整，从而优化在功能性体位下肌肉产生的作用力（Lieber and Friden 2002）。

### （三）观察性步态分析

很难通过观察评估骨盆位置和运动范围，但根据经验可以准确地评估骨盆在矢状面的过度活动。从步态的中期至末期，当髋关节逐渐达到最大伸展时，骨盆表现为前倾增加，表明腰大肌柔韧性降低，提示腰大肌或腘绳肌挛缩。而在摆动末期，骨盆的进行性后倾则提示腘绳肌挛缩。

在过去，我们通常将剪刀步态归因于内收肌的病理改变，但实际上几乎均是由髋和膝关节过度屈曲以及髋关节过度内旋所导致的错觉。骨盆的侧方倾斜可能是由内收肌挛缩引起的，但也可能是由多种其他原因引起，如双下肢不等长、髋关节发育不良和髋外展肌功能不全等。

僵膝步态是脑瘫儿童的常见表现。股直肌的病理问题是这种步态常见的原因之一。其他原因还包括在摆动前期和足尖离地时因肌肉动力不足导致（屈髋肌、屈膝肌和踝关节跖屈肌）膝关节屈曲速度减慢，以及行走速度缓慢等（参见第 3 篇第 6 章）（Goldberg et al. 2004）。

腘绳肌紧张导致背部扁平、骨盆后倾、步幅短以及摆动相后期伸膝受限。然而，步长缩短的其他原因也包括对侧肢体支撑相稳定性差以及中枢平衡机制受损等。

仅凭视觉观察很难区分"真性"和"假性"跖屈畸形。这两种情况在足触地时均表现为前足触地，并在支撑相中期足跟过早离地。在假性踝关节跖屈，病变位于踝关节近端。膝关节伸展受限导致小腿前倾，使得后足无法先触地。由于视觉观察的误解，这种假性踝关节跖屈导致许多不恰当的跟腱延长。最后，虽然摆动相足下垂可由腓肠肌挛缩引起，但也可由踝关节背屈肌功能障碍导致。

研究者已经开发并验证了各种观察性步态分析量表的有效性，如果无法建立步态实验室，可以使用这些量表进行评估。他们可用于评估步态质量，以及患者间的比较研究。一些已经根据 GGI（Gillette gait index）进行了验证，交叉试验研究也表明了其可靠性（Mackey et al. 2003；Maathuis et al. 2005；Wren et al. 2007；Brown et al. 2008）。

### 五、 定量步态分析

对定量步态数据的全面分析不是本书的主要内容,但是在许多章节中都有涉及(参见第 1 篇第 3 章、第 2 篇第 6 章、第 3 篇第 5 章以及本部分中的大部分章节)。掌握这些复杂内容需要对步态分析课程深入学习并进行全面的培训。每种临床表现都可能由多种病理因素导致,当对个体进行分析时,必须谨慎考虑和解读,避免过于简单化。当达到最大延伸率和总步长时,这些组织的痉挛和挛缩会在步态周期的时相中表现出来。因此,在选择软组织延长手术时,了解这些时相对解读定量的步态数据至关重要。

1. 腰大肌

提示屈髋肌功能异常的常见表现包括:

● 骨盆过度前倾。

● 骨盆过度倾斜,双瘫和四肢瘫痪患者骨盆运动呈双峰模式,偏瘫患者呈单峰模式。

● 支撑相中末期髋关节伸展减少。

● 从伸髋力矩向屈髋力矩转换延迟(通常发生在步态周期的 25%),称为伸髋支配模式。

● 屈髋肌力峰值降低、平缓或不规则。

2. 内收肌

摆动相外展减小可能是髋内收挛缩的唯一可靠指标。在支撑相,髋关节病变、髋外展肌功能不全或双下肢不等长均可能导致过度内收。

3. 腘绳肌

在摆动相的后半程,腘绳肌必须延长,在不引起骨盆后倾的情况下,屈髋同时伸展膝关节。这时腘绳肌达到最大长度,并且在步态周期的这一时相需要以最快的速度延长。因此,摆动相末期是步态周期中识别腘绳肌挛缩[和(或)痉挛]的最佳时间。这与传统的将蹲伏步态与腘绳肌病理学联系起来的教学有着鲜明的区别。许多因素会影响支撑相中期膝关节的位置(参见第 5 篇第 11 章),因此在步态周期的这一时相无法判断腘绳肌的病理状态。当肢体位于摆动相时,可以更好地分辨腘绳肌的作用。

4. 股直肌

摆动相膝关节屈曲峰值减小或延迟,结合摆动前期股直肌肌电图(EMG)表现已成为公认的股直肌转位的指征(Gage et al. 1987;Perry 1987)。在过去几年的临床实践中发现,有些患者术后改善但是有些却无明显改善。足尖离地时的屈髋力(H3)和摆动相前期的踝关节跖屈力(A2)是推动肢体进入摆动相的主要作用力。如果支撑相腘绳肌和腓肠肌不能维持膝关节在伸直位,会导致髋关节和膝关节屈曲。同样,任何这些功能的缺陷也会导致摆动相髋关节和膝关节屈曲不足。此外，在支撑相后期，股肌（股内、外及股中间肌）作用产生的过度膝关节伸展力矩来代偿蹲伏体位，导致足尖离地时膝关节屈曲速度降低（Goldberg et al. 2004；Reinbolt et al. 2008）。先进的肌肉骨骼建模和统计建模与模拟有助于进一步完善我们对股直肌病理学的理解，并可能改进我们对于股直肌转位手术指征的决策（参见第 3 篇第 6 章）。

　　5. 腓肠肌

腓肠肌延长的主要指征包括：

- 从初始触地到支撑相中期或摆动相中期，踝关节过度跖屈。
- 第 2 滚轴踝关节背屈延迟或减少。
- 第 1 滚轴缺失（初触地时即产生踝关节跖屈力矩）。
- 踝关节力学曲线呈双峰。
- 支撑相中期不适当的跖屈肌做功。

必须牢记两个重要的干扰因素。首先，上述列出的许多表现也可以在"假性跖屈"中看到。其次，距舟关节的中足塌陷也可以掩盖上述表现。痉挛和挛缩的腓肠肌限制了跟骨运动，从而产生了这种足部畸形。如果踝关节无法获得足够的背屈，则前足过度和过早的负重导致中足应力增加，距舟关节过度活动（背屈和外展）（参见第 3 篇第 2 章）。正是由于这些干扰因素，腓肠肌延长不能仅仅依赖于定量步态数据。另外两个因素也很重要。首先，对于腓肠肌挛缩的患者，可以表现为多种不同的运动学和动力学组合模式。其次，简化的单节段足模型（参见第 3 篇第 2 章、第 5 篇第 8 章）使得定量步态数据的应用受到一定限制。表面上看起来发生在踝关节的背屈，事实上发生在距舟关节。最后，在第 2 滚轴，踝关节需在膝关节最大伸展的同时达到最大背屈，这就要求腓肠肌在这一时相必须达到其最大长度。因此，腓肠肌挛缩可导致支撑相中期膝关节过度屈曲（蹲伏）。

## 六、治疗目标

　　一般来说，延长挛缩的肌腱（或如股直肌转位）的目的是使关节在步态过程获得满意的位置和足够的关节活动范围。如果不能实现这一目标，则会产生代偿运动模式。在考虑肌腱延长时，手术医生必须牢记，肌肉-腱单元是驱动身体各节段所需动力的"发动机"，并产生对抗重力所必需的关节力矩。如果肌肉肌腱长度不能使关节获得正常位置，则需要对肌肉-腱单元进行手术治疗。然而，必须仔细考虑导致关节位置或活动范围异常的其他潜在原因，以避免延长未发生挛缩或者痉挛的肌腱单元。此外，为了使肌肉在长度-张力曲线上发挥正常功能，肌肉必须在适当的长度上工作，并在关节和身体各部分的功能位置保持适当的张力（图 5-5-2）。如果排除了其他潜在原因，那么进行肌肉延长是正确的，也是安全和恰当的。

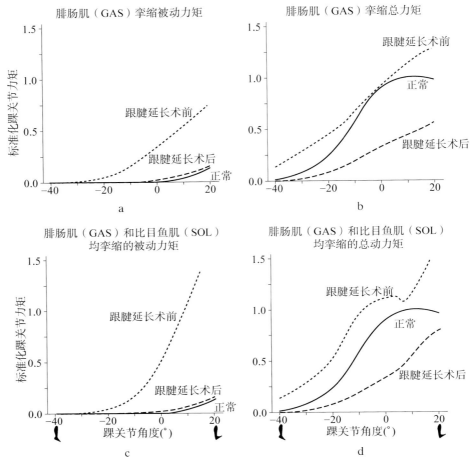

图 5 - 5 - 2　跟腱延长的效果。单纯腓肠肌(GAS)挛缩(a 和 b)和腓肠肌和比目鱼肌(SOL)挛缩(c 和 d)均进行模拟跟腱延长(TAL)手术前后踝关节力矩与踝关节角度的关系。跟腱延长后，小腿三头肌产生的被动力矩恢复到接近正常(a 和 c)；然而，总力矩明显小于正常值(b 和 d)。数据表明，跟腱延长不应用于治疗单纯腓肠肌挛缩，因为这样做可能会大大降低跖屈肌的力量(Delp et al. 1995)

### 七、 治疗选择

　　因为脑瘫患者的肌肉骨骼挛缩主要是由肌张力异常而产生的，所以在小年龄初始治疗时应侧重于非手术治疗(参见第4篇第1章和第2章)，而后在稍大年龄时侧重于肌张力管理(参见第4篇第3章和第4章，第5篇第1～3章)。如果患者年龄合适，并且具有局部或整体处理痉挛的指征，则通常首先进行这些治疗。如果这些治疗有效，那么很少需要软组织手术。例如，在选择性脊神经后根离断术后，很少再需要行腘绳肌延长和股直肌转位(Schwartz et al. 2004；Trost et al. 2008)(表 5 - 5 - 1)。如果患者不适合进行肌张力治疗，或者已出现挛缩，则需考虑进行软组织手术。

表 5-5-1　脑瘫肌肉-腱延长/转移手术的具体目标

| | |
|---|---|
| 腰大肌 | ● 不增加骨盆前倾的情况下获得足够长度以完成正常伸髋 |
| 内收肌 | ● 髋外展肌无力情况下,改善与内收肌挛缩之间的平衡(主要在支撑相)<br>● 摆动相允许髋关节充分外展,改善足廓清问题 |
| 腘绳肌 | ● 摆动相末期不增加骨盆后倾的情况下允许膝关节充分伸展,增加步长 |
| 股直肌 | ● 改善摆动相膝关节屈曲峰值及时相,利于摆动相足廓清<br>● 将股直肌从屈髋/伸膝肌转化为屈髋/屈膝肌 |
| 腓肠肌 | ● 减轻对中足的影响<br>● 通过获得跖行足改善支撑相稳定性同时充分伸展膝关节 |

**（一）腰大肌（参见视频"骨盆边缘腰大肌延长术"）**

骨盆边缘腰大肌延长术是首选的治疗方法,有多种不同的术式（Skaggs et al. 1997；Sutherland et al. 1997；Novacheck et al. 2002）。

**手术技术**

（1）作者首选的切口是沿着腹股沟韧带从髂前上棘开始,向内下 3～4 cm 的斜切口（Novacheck et al. 2002）。不熟悉腹股沟韧带附近的腹部肌肉组织解剖的手术医生,更喜欢用靠近近端的髂骨嵴处切口,于髂骨的皮下边缘分离腹部肌肉组织。由于腰大肌肌腱位于骨盆缘的同一水平面,因此从更近端的切口暴露肌腱更加困难。Sutherland 等（1997 年）倾向于腹股沟韧带的远端暴露。所有入路均在髂肌肌腹部下方（外侧）的同一深部组织平面显露（图 5-5-3）。

（2）识别腹外斜肌筋膜于腹股沟韧带上方的附着点并分离。

（3）于髂前上棘内侧紧邻髂前上棘钝性剥离腹内斜肌和腹横肌后,骨膜外暴露髂骨内板。股外侧皮神经通常穿过手术伤口,需识别和保护,但有时它位于内侧,不会遇到。

（4）屈曲髋关节,手指沿着耻骨上支向下触及髂肌和腰大肌,通过触诊识别腰大肌肌腱。用 Army-Navy 牵开器将髂肌向内侧牵开,即可显露腰大肌肌腱。

（5）用直角钳钩住腰大肌腱,并将其与周围肌肉分离,确认其结构为腰大肌肌腱。股神经血管与腰大肌肌腱仅相距 2～3 mm（Skaggs et al. 1997）,操作需谨慎。事实上,一些医生更喜欢在术中使用神经刺激来确认这些解剖结构。

（6）牵开肌肉纤维,用电刀切断腱性部分,保留肌肉组织完好。任何无弹性的组织（腱性组织或肌筋膜组织）均应切断。需注意,许多患者都存在腰大肌小肌腱,必须对其进行识别和切断,保留肌肉组织完整,以维持髋屈肌功能。

**（二）内收肌（参见视频 5-5-2）**

对于内收肌挛缩引起的步态异常,通常仅需要延长内收长肌。而

视频 5-5-2
内收长肌
肌腱切断术

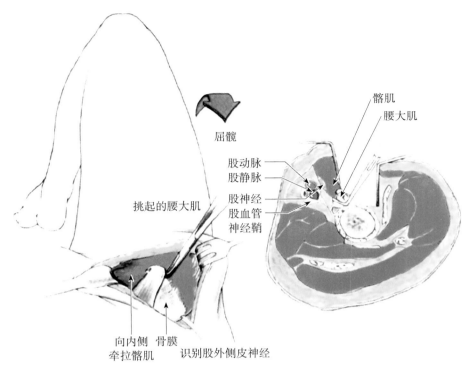

**图 5‑5‑3** 经骨盆缘腰大肌肌腱延长。保护股神经血管,用 Army-Navy 牵开器将髂肌向内侧牵开,即可显露腰大肌肌腱。图中直角钳挑起的为腰大肌肌腱,将其与周围肌肉分离,并确认其为腰大肌腱

股薄肌也是内收肌之一。如果体格检查显示膝关节伸直时存在明显的髋外展受限,那么股薄肌也是主要的病理因素。可以在延长内侧腘绳肌时(参见下一小节),同时行远端股薄肌延长。或者,可在进行内收长肌肌腱切断术时,通过同一切口完成股薄肌近端筋膜松解。对于 GMFCS Ⅲ级和Ⅳ级患者,由于肌肉力量不足和缺乏运动控制能力,维持骨盆-股骨之间稳定更依赖于内收肌。在这种情况下,内收肌的延长应非常谨慎,不仅要考虑是否需要手术,还要考虑延长的程度。对有行走能力患者行内收肌延长,通常只需单纯延长内收长肌肌腱。如果同时存在髋关节发育不良,请参见第 5 篇第 7 章的手术注意事项。

　　手术技术
- 通常在触及内收长肌起点处后,于上方做横向小切口(常用)或纵向切口。
- 分离内收长肌肌腱与周围组织(外侧的耻骨肌、内侧的股薄肌、短收肌和闭孔神经前支)。
- 尽可能靠近内收长肌肌腱附着点分离切断。对于有行走能力患者,这通常是唯一需要延长的组织。

### (三) 腘绳肌(参见视频 5-5-3)

最常用的术式是内侧腘绳肌延长术。由于担心术后骨盆前倾,很少进行外侧腘绳肌延长(尽管在存在骨盆后倾的情况下是安全的)。如果同时进行内侧和外侧腘绳肌延长术,可能需要将半腱肌单独转移至大收肌止点,以保护腘绳肌的伸髋功能。进行半腱肌转位时,应注意避免肌腱过度紧张,而导致步长缩短。该术式的作用和指征尚不明确且有争议。我们曾尝试对该手术的效果进行回顾研究,但同时进行

视频 5-5-3
内侧腘绳
肌延长术

的其他手术的混杂效应使得难以直接评估手术效果。腘绳肌完全转位至股骨的操作已成为历史,应当避免(Eggers 1952)。

**手术技术**

- 沿着腘窝褶皱上方内侧腘绳肌止点上方做切口。
- 分离内侧腘绳肌与周围软组织。
- 如果腱性部分较短,半腱肌可做肌间延长,保持肌肉完整。否则,可将行肌腱 Z 形延长。
- 斜行切断半膜肌筋膜进行延长。在保持肌肉完整的情况下,根据所需延长长度,可进行多处斜行切断(通常 1 处或 2 处)。
- 如果不同时进行股直肌转位,可以行肌间延长股薄肌。在大多数情况下,会同时进行股直肌转位。在这种情况下,于近端切断股薄肌,保留远端附着,不可吸收缝线缝合近端。
- 向深层解剖,显露股内侧肌间隔并纵向打开,进入前间室,可见股内侧肌。然后将缝合线和股薄肌肌腱残端穿过肌间隔,与股内侧肌相邻。随后可转移至股直肌。
- 延长量以术中腘股角达到 30° 为宜。

### (四) 股直肌(参见视频 5-5-4)

脑瘫神经肌肉功能异常引起的病理生理改变中,股四头肌功能障碍是显而易见的。跨单关节的股肌(股四头肌中除股直肌外的肌肉)肌力差且出现延长,而跨双关节的股直肌则短缩且痉挛。20 世纪 80 年代,随着更复杂的步态分析技术的出现,Gage 医生和 Jacqueline Perry 博士(Perry 1987)在进行交流时提出了股直肌转位手术,并由 Gage 等(1987)首次实施。当时发现僵膝步态与摆动相股直肌异常活

视频 5-5-4
股直肌转
位术

动有关。从那时起,这一术式获得了广泛推广和应用(Gage 1990; Sutherland et al. 1990; Novacheck 1996; McMulkin et al. 2001)。手术方法各不相同,但关于实际操作细节的报道很少。最初,将股直肌转位到缝匠肌,但在过去 10~15 年中,最多应用的是转位至股薄肌。半膜肌、半腱肌、股二头肌和髂胫束也被用作

转移部位,但没有证据表明哪一个效果更好(Õunpuu et al. 1993a)。简单的股直肌松解术已被证明不如转位有效(Sutherland et al. 1990；Õunpuu et al. 1993b)。目前的共识更主张股直肌转位。

手术技术

- 从髌骨上极开始向近端和内侧做斜切口。
- 暴露股四头肌腱和股直肌远端。
- 从近端分离股直肌和其余股肌,并向远端延伸至股四头肌腱。将一定厚度股直肌腱从股四头肌肌腱上剥离,向下延伸至髌骨上极,在其髌骨止点处切断。
- 在肌腱末端用不可吸收线进行 Krackow 缝合。
- 修补股四头肌腱缺损。
- 向近端游离股直肌,以使其在转位后更靠内侧且保持直线。
- 于股内侧肌的内侧进行筋膜下剥离至内侧肌间隔。打开肌间隔,于肌间暴露并确认股薄肌肌腱,方法如在腘绳肌延长手术技术中所述。如果首先进行腘绳肌延长,则通过此间隔可见股薄肌腱残端和缝合线。
- 在膝屈曲 30°位,不可吸收缝线将股直肌与股薄肌进行侧对侧缝合并维持适宜的张力。在转位后,维持膝关节伸直不受限。

**（五）腓肠肌（参见视频 5-5-5）**

已报道多种腓肠肌延长的方法(Strayer、Baumann、Vulpius),研究结果在不同方法之间并没有任何显著的差异。然而,跨双关节的腓肠肌(短缩、痉挛)和跨单关节的比目鱼肌(无力、延长)在病理学上则存在明显的区别。肌肉骨骼模型显示比目鱼肌延长 1 cm 会导致其做功能力损失 50%(Delp et al. 1995)。比目鱼肌的双羽状肌纤维方向和短肌纤维长度,使它对延长特别敏感。在双瘫或四肢瘫的儿童中,

视频 5-5-5
Strayer 腓肠肌松解术

比目鱼肌很少需要延长。腓肠肌对延长不太敏感,通常是唯一需要延长的肌肉。对于偏瘫患者,比目鱼肌可能也需要延长。幸运的是,偏瘫患者矫正过度的风险远低于双瘫或四肢瘫患者。Baker 延长术比跟腱延长术(TAL)更保守,可以考虑应用(Borton et al. 2001)。在晚期病例中,TAL 可能是获得必需肌肉长度的唯一选择(如果儿童在多学科协作中心随访治疗,这种情况很少见)。

1. 手术技术(Strayer,作者通常选择的方法)

- 小腿后部正中 4 cm 切口,暴露腓肠肌肌性和腱性连接处。识别并保护腓肠肌内侧头和外侧头之间的腓肠神经。
- 钝性分离腓肠肌与比目鱼肌之间的间隙(通常由内侧向外侧更容易操作)。
- 自腓肠肌肌性与腱性结合部向远端分离至与比目鱼肌筋膜融合处近端。
- 伸膝同时背屈踝关节切断腓肠肌筋膜。

- 如果无论伸膝或屈膝,踝关节仍存在背屈受限,则表明比目鱼肌存在挛缩。切断的腓肠肌筋膜向两端回缩,下方暴露比目鱼肌筋膜,可以在同一水平,切断比目鱼肌筋膜,进行延长(通常约 1 cm)。
- 不可吸收缝线间断缝合将腓肠肌肌腱与下方的比目鱼肌筋膜固定。延长总量通常约为 2 cm。

### 2. 禁忌证

脑瘫软组织手术的主要问题如下:

- 未认识痉挛是导致挛缩的主要原因。处理痉挛应是首要考虑的因素。过去对于痉挛的处理方法有限,但现在有多种不同方法可供选择。因此,肌腱手术应尽可能推迟。
- 对导致步态异常的病理学原因的误解引起手术适应证选择不当。内收肌延长治疗剪刀步态就是一个很好的例子。如前所述,内收肌挛缩被认为是导致剪刀步态的原因。而 3D 步态分析将真正的髋内收畸形与引起剪刀步态的常见原因进行了区分(髋关节和膝关节同时屈曲,同时由于股骨前倾角过大导致下肢内旋)。
- 不恰当延长跨单关节的肌肉将导致肌肉无力,TAL 和在小粗隆处松解髂腰肌腱就是两个这样的例子。
- 对病理学因素判断困难而导致治疗不足。腰大肌就是一个很好的例子。不正确的体检方法(诊断不足)和对手术后肌无力的担忧(经小转子肌腱完全松解),导致治疗不足。
- 对单一结构进行过度激进的手术。TAL、内侧和外侧腘绳肌联合延长、将所有腘绳肌完全转移到股骨(Eggers)、闭孔神经切断术和小转子处髂腰肌松解术都是这样的例子。这些术式很少(如果有的话)用于治疗步态异常。
- 单水平手术可能导致关节失平衡,常需多次手术治疗。

## 八、术后护理问题

这些手术的康复方案细节参见第 5 篇第 9 章。术后早期活动和力量训练以避免关节僵硬与肌肉无力非常重要。尤其是术后体位的摆放,对于维持肌腱延长术后的效果非常关键。两个显著的例子是腰大肌延长和股直肌转位。腰大肌术后髋关节固定屈曲体位可能会导致髋关节挛缩,与术前相比,可能会更严重。股直肌转位术后,鼓励早期开始关节活动,这对于转位肌腱通过新的非解剖区域形成自由滑动的通道至关重要,因而不应进行长腿石膏固定。

## 九、并发症

- 骨盆环处腰大肌延长的主要问题是股血管神经损伤,因为股神经和动脉与腰大肌肌腱十分接近（Skaggs et al. 1997）。

- 前面提到了粗大运动功能分级（GMFCS）Ⅲ/Ⅳ级患者内收肌手术后出现骨盆股骨不稳定。
- 不恰当的腘绳肌延长会导致与骨盆位置相关的不良后果（骨盆前倾增加）（Arnold et al. 2006）。
- 采用第 5 篇第 9 章提供的术后康复方案，可以避免股直肌转位术后持续存在的膝关节僵硬。
- TAL 术后，蹲伏步态更为常见（Dietz et al. 2006；Filho et al. 2008）。

## 十、　手术效果

由于下肢手术很少单独进行，因此通过对多水平手术后的整体力线和功能进行分析，已经证明软组织手术是有效的（Schwartz et al. 2004；Gough et al. 2004；Rodda et al. 2006；Thomason et al. 2008）。

### （一）腰大肌

髋关节囊内侧髂腰肌肌腱松解会导致过度无力（Bleck 1971）。在进行结果评估时，应将多变量工具（如髋屈肌指数，HFI）用于描述屈髋肌功能，而不应该将其完全作为单一的运动学或动力学变量（Schwartz et al. 2000）。相关变量和冗余很难得出有意义的统计学结果。已证明在骨盆环处行腰大肌延长的优点和安全性（Matsuo et al. 1987；Chung et al. 1994；Skaggs et al. 1997；Sutherland et al. 1997；Novacheck et al. 2002；Filho et al. 2006）。当与股骨去旋转截骨术联合进行时，可以观察到骨盆前倾改善（Novacheck et al. 2002）。另外，也有研究发现单纯腰大肌延长并不能改善骨盆前倾（DeLuca et al. 1998）。对手术适应证的选择可能是导致这种差异产生的原因，同时这些术式在一些治疗中心（DeLuca et al. 1998）的适应证选择也更加严格（Novacheck et al. 2002）。测量 H3 爆发力获得的屈髋力和功能效果评估表明在骨盆环处腰大肌延长对屈髋肌力量未产生任何损伤，因此该术式是有效和安全的（Novacheck et al. 2002）。

### （二）内收肌

关于内收肌手术治疗可行走脑瘫儿童的适应证和疗效，近期尚无相关报道。1990 年之前的报道仅记录了髋关节外展活动范围（损伤程度）的改善，而没有基于步态分析的髋内收肌功能的动力学改变或者对功能水平的影响（功能水平）。因此，几乎没有有价值的文献可供参考。

### （三）腘绳肌

自步态分析出现以来，大多数关于腘绳肌延长的报道都集中于支撑相伸膝功能的改善（Gage 1990；Sutherland and Davids 1993；Kay et al. 2002）。内侧和外侧腘绳肌同时延长有可能使支撑相伸膝得到更大的改善，但也会增加术后患者膝关节过伸的风险（Kay et al. 2002）。腘绳肌挛缩一定会影响支撑相膝关节的位置，但许多其他因素也会产生影响（参见第 5 篇第 11 章）。在过去 10 年中，腘绳肌延长效果评估的重点已转移到摆动相时肌肉的长度数据，此时腘绳肌必须快速延长至其最大动态长度（参见第 3 篇第 6 章）（Delp et al. 1996；Arnold et al. 2006）。选择进行腘绳肌延长时，要同时考虑肌肉长度和速度数据，才能获得摆动相后期伸膝的改善（Arnold et al. 2006）。在腘绳肌功能正常的情况下（正常的肌肉长度和摆动时的速度）进行腘绳肌延长时，则可能会出现骨盆前倾和运动范围过大。

## （四）股直肌

将股直肌转位手术添加到脑瘫所致儿童僵膝步态的治疗计划中，摆动相膝关节屈曲可获得改善（Gage et al. 1987；Sutherland et al. 1990）。毫无疑问，股直肌转位已帮助许多僵膝步态患者改善了功能。但仍然存在许多问题，比如为什么有些患者的预后很差？手术是否达到了将股直肌转化为屈膝肌的目的？手术指征是否正确？是否所有"僵膝步态"的儿童都因股直肌病理改变而出现"膝关节僵硬"？在摆动相，推动力缺乏无法产生屈曲下肢的力矩？支撑相的蹲伏体位产生的伸膝力矩在足尖离地时，限制了膝关节屈曲的速度？这些重要问题在第 3 篇第 6 章"僵膝步态的肌肉驱动前向动力学模拟"中讨论。

尚无股直肌转位造成功能不良的报道，也没有证据表明它会加剧伸膝无力。股直肌是在快速行走和跑步时控制膝关节屈曲的重要肌肉。有人猜测，如果对一名功能良好且能够跑步的患者进行股直肌移位，可能导致其术后跑步困难，但这并未得到证实。

## （五）腓肠肌

许多作者对腓肠肌松解术进行了研究，结果表明腓肠肌松解术可以改善双峰力矩模式和第 2 滚轴，减少支撑相中期异常动力的产生（Saraph et al. 2000），支撑相后期踝关节爆发力得到很好的保留甚至增强（Rose et al. 1993）。然而，这些研究只是短期的随访，短期看来是安全的；长期随访发现，TAL 术后过度矫正（跟骨畸形）的风险高于近端筋膜延长术（Baker 手术）（Borton et al. 2001）。已经有研究发现，比目鱼肌延长（计算机模拟）（Delp et al. 1995）后会降低肌肉做功的能力，并且比目鱼肌在支撑相对于维持踝关节稳定非常重要（Winter 1991；Gage and Schwartz 2004），TAL 可能会因损伤跖屈/伸膝耦联而产生蹲伏步态（参见第 2 篇第 4 章）。虽然这一点尚未得到证实，但最近的三项研究表明，在青少年时期接受过 TAL 手术的儿童中，蹲伏步态的发生率较高（Dietz et al. 2006；Filho et al. 2008）。人们普遍认为腓肠肌是导致足部畸形的重要因素。与股直肌转位和腘绳肌延长不同，选择性脊神经后根离断术后行腓肠肌筋膜松解者并不少见（Schwartz et al. 2004）。

### 十一、案例研究（参见视频 5-5-6）

这是一位 10 岁的痉挛性双下肢瘫患者（GMFCS Ⅱ级），可不借助辅具或支具在社区独立行走。1 岁时，他接受了双侧 TAL 和跖筋膜松解术。

视频 5-5-6
案例 5

通过观察步态发现，双侧足尖先触地，右侧更严重（图 5-5-4）。支撑相中期双侧膝关节过伸和足内旋明显。

体格检查显示轻度髋关节屈曲挛缩（5°），双侧腘绳肌和股直肌挛缩，双侧股骨前倾角（右侧 40°，左侧 50°）增大，左侧胫骨轻度内旋，以及双侧踝关节跖屈挛缩（右侧较左侧严重）。运动控制良好，肌力一般为 3～4 级/5 级。髋关节和膝关节轻度痉挛，踝关节跖屈肌中度痉挛。

横断面运动学显示双侧髋关节过度内旋，右侧更重，但左侧足内旋更显著（图 5-5-5、图 5-5-6）。这些表现提示双侧股骨前倾角过大和左侧胫骨内旋是主要原因。

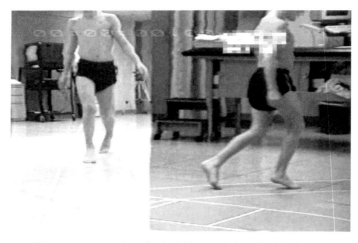

图 5-5-4　10 岁男孩，痉挛性双下肢瘫。术前步态表现为前足触地模式、初始触地时膝关节过度屈曲、轻度僵膝步态、膝关节内旋和足内旋（参见视频 5-5-7）

视频 5-5-7
术前

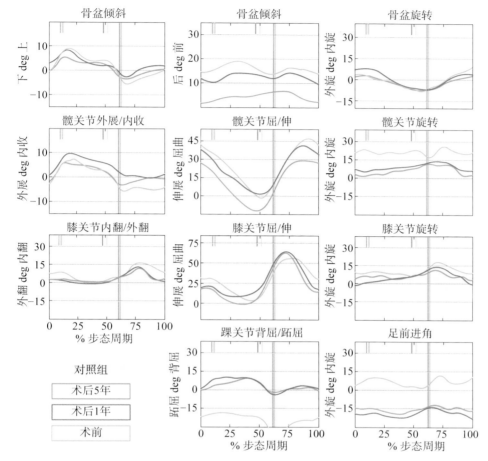

图 5-5-5　运动学分析,右侧。术前数据(浅蓝色)显示踝关节跖屈,摆动相后期伸膝减少,初始触地和承重期膝关节过度屈曲,摆动相膝关节屈曲轻度受限,支撑相末期伸髋轻度受限,这与骨盆前倾增加相关(双峰模式),髋关节过度内旋,导致足内旋。术后 1 年的数据(深蓝色)显示,踝关节跖屈畸形得到矫正,摆动相后期伸膝改善,支撑相膝关节控制能力得到改善,摆动相膝关节屈曲改善,骨盆双峰模式降低,髋关节旋转功能改善,足内旋过度矫正。5 年的术后数据(绿色)显示,除可能由于腘绳肌紧张导致的轻微骨盆后倾外,其他结果维持不变

　　矢状面运动学也表现为多关节水平痉挛/挛缩。骨盆呈双峰模式,支撑相末期伸髋受限,初始触地时膝关节过度屈曲,摆动相膝关节最大屈曲减少,摆动相后期伸膝受限,支撑相中期膝关节轻度过伸,双侧踝关节跖屈(右侧比左侧更严重)。

　　冠状面检查结果正常,除了骨盆倾斜(右侧抬高)和右髋过度内收。这可能是双侧踝关节跖屈畸形程度不同导致下肢不等长所产生的代偿(右侧跖屈更严重)。

　　矢状面动力学显示第 1 滚轴缺失、异常和早期的踝关节力矩、踝关节推进动力不

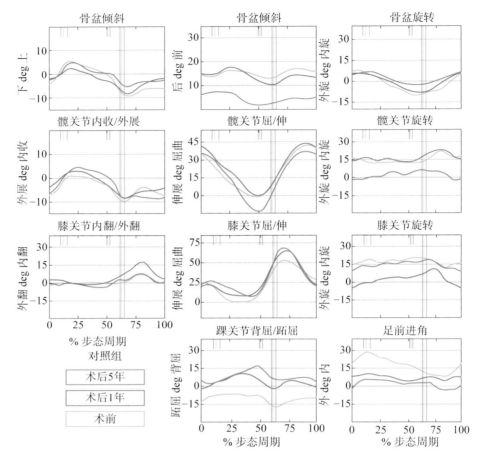

图 5-5-6　运动学分析,左侧。术前数据(浅蓝色)显示与右侧相似,除了踝关节跖屈畸形比右侧轻而足内旋更严重。术后 1 年(深蓝色)和 5 年的数据(红色),除因胫骨内旋导致的轻度足内旋仍持续存在外,其余与右侧相比改善程度相似

足、双侧膝关节屈曲力矩过大(继发于过度的跖屈/伸膝耦联)和支撑相伸髋力矩时相延长(伸髋优势模式)(图 5-5-7、图 5-5-8)。

　　在摆动末期,腘绳肌长度缩短,表明肌肉出现挛缩,但延展率正常,表明肌肉无痉挛(图 5-5-9)。步幅和行走速度减小(约为正常值的 0.75 倍)(表 5-5-2)。Gillette 步态指数(GGI)为 114(Schutte et al. 2000)。FAQ 步行分级为 7 级(在户外社区内行走,除了水平地面,还可以在路边和不平的地面上行走,通常仅需要少量的安全协助或监督)(Novacheck et al. 2000)。他能够完成 22 项较高级别技能中的 18 项。

　　尽管这些运动学和动力学表现中有许多可能是由多关节水平痉挛所致,体检发

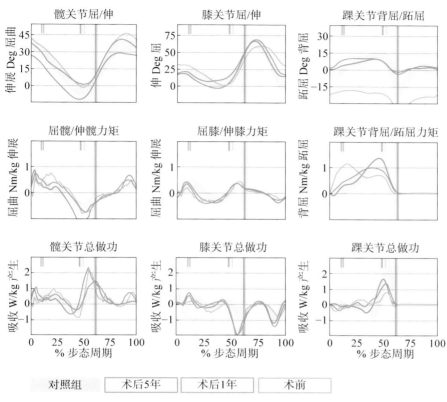

图 5-5-7 右侧矢状面动力学分析。颜色标记规则同前(见图 5-5-5),术前踝关节的双峰力矩在术后 1 年得到纠正,并在最后随访时第 1 滚轴重建。踝关节跖屈推动力改善,足趾离地时屈髋力保留

现的多水平挛缩以及仅轻度升高的氧耗(正常的 1.51 倍,略高于正常范围)说明,痉挛尚未严重到需要考虑进行选择性脊神经后根离断的程度,并且也无法解决肌肉肌腱挛缩。这个患者运动控制和力量都很好,在多平面手术矫正双下肢多处挛缩和骨畸形后,能够配合进行术后的康复训练。左侧存在胫骨内旋,尚不需要手术干预。根据这些信息,手术计划包括:

(1)双侧股骨粗隆间去旋转截骨术。

(2)骨盆环处双侧腰大肌延长。

(3)双侧内侧腘绳肌延长术。

(4)双侧股直肌转位至股薄肌。

(5)双侧 Strayer 腓肠肌松解术。

(6)右侧比目鱼肌筋膜延长。

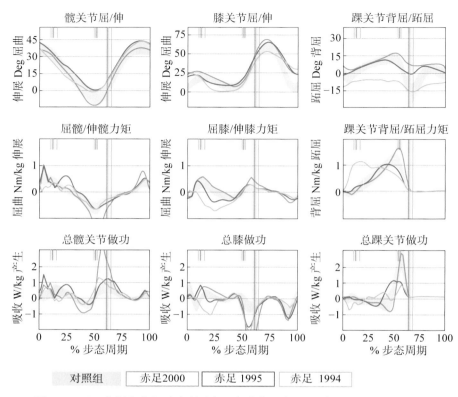

**对照组**　　赤足2000　　赤足 1995　　赤足 1994

图 5-5-8　左侧矢状面动力学分析。颜色标记规则同前(见图 5-5-6),术后改善与右侧类似。术后 5 年,踝关节跖屈推动力恢复正常

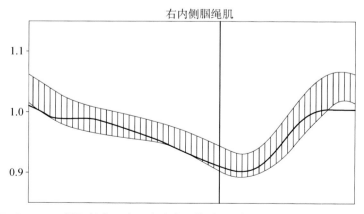

右内侧腘绳肌

图 5-5-9　腘绳肌长度。在一个步态周期内,对应腘绳肌长度(垂直阴影区域)从初始触地时约为静止解剖长度的 103%(范围 ± 1 SD, 101%～106%)至摆动相早期平均约为静止解剖长度的 93%。腘绳肌的延长率在摆动相最大,摆动相晚期达到最大长度(平均为静止解剖长度的 104%)。该患者的数据(仅显示右侧,左侧相似)提示摆动相晚期腘绳肌挛缩(无法达到正常长度),但没有痉挛迹象(摆动相中期延长率正常)

表 5 - 5 - 2　病例研究的线性数据

| | 对照组 | 术前 | | 术后 1 年 | | 术后 5 年 | |
|---|---|---|---|---|---|---|---|
| | | 左 | 右 | 左 | 右 | 左 | 右 |
| 对侧足离地(%) | 9.8 | 10.0 | 11.5 | 12.2 | 10.0 | 15.8 | 12.3 |
| 对侧足触地(%) | 49.6 | 50.0 | 51.9 | 51.0 | 48.0 | 52.6 | 47.4 |
| 足离地(%) | 59.0 | 62.0 | 61.5 | 61.2 | 62.0 | 64.9 | 63.2 |
| 单肢支撑(%) | 39.7 | 40.0 | 40.4 | 38.8 | 38.0 | 36.8 | 35.1 |
| 步长(cm) | 117 | 78 | 84 | 96 | 96 | 121 | 119 |
| 步幅时间(s) | 0.99 | 0.83 | 0.87 | 0.82 | 0.83 | 0.95 | 0.95 |
| 步频(步/min) | 122 | 72 | 69 | 73 | 72 | 63 | 63 |
| 步速(cm/s) | 118 | 94 | 97 | 117 | 114 | 127 | 126 |
| 双支撑相(%) | 19.3 | 22.0 | 21.2 | 22.4 | 24.0 | 28.1 | 28.1 |

注:步速在术后 1 年恢复正常并在以后的随访中维持。步长和步幅时间在最后随访时正常。步频维持在较慢水平。

术后 10 个月进行分析。由于本章的重点在描述矢状面表现。患儿行走模式明显改善(图 5 - 5 - 10,视频 5 - 5 - 8)。矢状面骨盆倾斜的双峰模式和伸髋曲线改善(归因于腰大肌手术)(图 5 - 5 - 5、图 5 - 5 - 6)。初触地前和初触地时,伸膝功能改善(归因于腘绳肌手术)。膝关节过伸得到解决,支撑相中期伸膝正常,未见明显的蹲伏步态(归因于腘绳肌和腓肠肌的肌力平衡得到改善)。由于股直肌转位,摆动相膝关节屈曲的峰值增高。踝关节跖屈挛缩改善(归因于腓肠肌比目鱼肌手术)。

双侧踝关节力矩改善(图 5 - 5 - 7、图 5 - 5 - 8)。由于踝关节活动范围增加,踝关节的动力学得到了改善。左侧支撑相膝关节屈曲力矩正常。伸髋肌优势模式持续存在。

耗氧量现在处于正常范围(正常的 1.22 倍)。速度和步长增加(表 5 - 5 - 2)。术后 Gillette 步态指数(GGI)显著改善,为 35,变化幅度达 70%。他的功能性步行能力提高到 8 级(在户外社区内行走时,很容易地在平地、路边和不平的地面上走动,需要少量的安全协助或监督)。虽然他在能够完成的较高级别技能没有增加,但在能够完成的 18 项技能中,有 16 项有所提高。家人认为他的力量和耐力增强了,能够更好地追赶同龄人。家长报告的其他观察结果包括:能够完成双下肢交替上楼梯,平衡性更好,跌倒次数更少,行走速度提高,步态更自然。股骨植入物已取出。

青春期经历快速生长后,16 岁时(术后 5 年以上)的随访显示步态外观几乎正常(图 5 - 5 - 11,视频 5 - 5 - 8)。未使用肉毒毒素,也没有进行其他手术。在家中进行一些肌肉牵拉运动,但没有正式的物理治疗。娱乐活动包括打高尔夫球。体检发现仍有一定程度腘绳肌挛缩和轻度腓肠肌紧张。

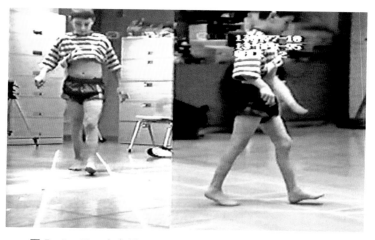

图 5-5-10 痉挛性双下肢瘫男孩,术后 1 年,足跟触地模式保留,初触地时的膝关节伸展改善,膝关节内旋纠正。躯干力线改善(视频 5-5-8)

视频 5-5-8
术后 1 年

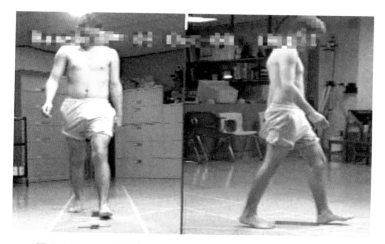

图 5-5-11 痉挛性双下肢瘫男孩,术后 5 年。16 岁时,经历青春期快速生长,步态改善得以维持(视频 5-5-9)

视频 5-5-9
术后 5 年

矢状面运动学参数在正常范围内(图 5-5-5、图 5-5-6)。特别是支撑相末期时伸髋正常、膝关节控制正常、无踝关节跖屈,以及后足初触地正常。髋、膝和踝关节的力矩在正常范围内(图 5-5-7、图 5-5-8)。摆动相前期,足趾离地时屈髋肌和踝关节跖屈的力量增加。这次评估显示,尽管经历了青春期快速生长,并没有出现功能丢失(这是有意义的,因为未经治疗的脑瘫的自然史通常表现为随生长出现功能减退)(Bell et al. 2002;Gough et al. 2004)。步态效率(耗氧量)保持正常。步速和步长正常(表 5-5-2)。

　　Gillette 步态指数（GGI）为 49，仅轻度减少。与术前状态（7 年前）相比，尽管经历青春期的生长，该患者的步态仍有 57% 的改善。而现在，步行功能的评级更高，为 FAQ 10 级，术后较术前增加 1 级，而现在则增加了 2 级。

● 参考文献 ●

［1］ Arnold AS, Liu MQ, Schwartz MH, Ōunpuu S, Delp SL（2006）The role of estimating muscle-tendon lengths and velocities of the hamstrings in the evaluation and treatment of crouch gait. *Gait Posture* **23**:273－81.

［2］ Bell KJ, Ōunpuu S, DeLuca PA, Romness MJ（2002）Natural progression of gait in children with cerebral palsy. *J Pediatr Orthop* **22**:677－82.

［3］ Bleck EE（1971）Postural and gait abnormalities caused by hip-flexion deformity in spastic cerebral palsy. Treatment by iliopsoas recession. *J Bone Joint Surg Am* **53**:1468－88.

［4］ Borton DC, Walker K, Pirpiris M, Nattrass GR, Graham HK（2001）Isolated calf lengthening in cerebral palsy: Outcome analysis of risk factors. *J Bone Joint Surg Br* **83**:364－70.

［5］ Brown CR, Hillman SJ, Richardson AM, Herman JL, Robb JE（2008）Reliability and validity of the Visual Gait Assessment Scale for children with hemiplegic cerebral palsy when used by experienced and inexperienced observers. *Gait Posture* **27**:648－52.

［6］ Chung CY, Novacheck TF, Gage JR（1994）Hip function in cerebral palsy — the kinematic and kinetic effects of psoas surgery. *Gait Posture* **2**:61.

［7］ Delp SL, Statler K, Carroll NC（1995）Preserving plantar flexion strength after surgical treatment for contracture of the triceps surae: a computer simulation study. *J Orthop Res* **13**:96－104.

［8］ Delp SL, Arnold AS, Speers RA, Moore CA（1996）Hamstrings and psoas lengths during normal and crouch gait: implications for muscle-tendon surgery. *J Orthop Res* **14**:144－151.

［9］ DeLuca PA, Ounpuu S, Davis RB, Walsh JH（1998）Effect of hamstring and psoas lengthening on pelvic tilt in patient with spastic diplegia cerebral palsy. *J Pediatr Orthop* **18**:712－18.

［10］ Desloovere K, Molenaers G, Feys H, Huenaerts C, Callewaert B, Van de Walle P（2006）Do dynamic and static clinical measurements correlate with gait analysis parameters in children with cerebral palsy? *Gait Posture* **24**:302－13.

［11］ Dietz FR, Albright JC, Dolan L（2006）Medium term follow-up of achilles tendon lengthening in the treatment of ankle equinus in cerebral palsy. *Iowa Med J* **26**:27－31.

［12］ Eggers GWN（1952）Transplantation of hamstring tendons to femoral condyles in order to improve hip extension and to decrease knee flexion in cerebral spastic paralysis. *J Bone Joint Surg Am* **34**:827－30.

［13］ Filho MC, de Godoy W, Santos, CA（2006）Effects of intramuscular psoas lengthening on pelvic and hip motion in patients with spastic diparetic cerebral palsy. *J Pediatr Orthop* **26**:260－4.

［14］ Filho MC, Kawamura C, Kanaji P, Juliano Y（2008）Relation between triceps surae lengthening and crouch gait in patients with cerebral palsy. *Dev Med Child Neurol* **50**（Suppl. 4）:13.

［15］ Gage JR（1990）Surgical treatment of knee dysfunction in cerebral palsy. *Clin Orthop Relat Res* **253**:45－54.

［16］ Gage JR, Schwartz MH（2004）Pathological gait and lever arm dysfunction. In: Gage JR, editor. *The Treatment of Gait Problems in Cerebral Palsy*. London: Mac Keith Press. p 180－204.

［17］ Gage JR, Perry J, Hicks RR, Koop S, Werntz JR（1987）Rectus femoris transfer to improve knee function of children with cerebral palsy. *Dev Med Child Neurol* **29**:159－66.

［18］ Goldberg SR, Anderson FC, Pandy MG, Delp SL（2004）Muscles that influence knee flexion velocity in double support: implications for stiff-knee gait. *J Biomech* **37**:1189－96.

［19］ Gough M, Eve LC, Robinson RO, Shortland AP（2004）Short-term outcome of multi-level surgical intervention in spastic diplegic cerebral palsy compared with natural history. *Dev Med Child Neurol* **46**:91－7.

［20］ Hoffinger SA, Rab GT, Abou-Ghaida H（1993）Hamstrings in cerebral palsy crouch gait. *J Pediatr Orthop* **13**:722－6.

［21］ Kay RM, Rethlefsen SA, Skaggs D, Leet A（2002）Outcome of medial versus lateral hamstring lengthening surgery in cerebral palsy. *J Pediatr Orthop* **22**:169－72.

［22］ Kimmel SA, Schwartz, MH（2006）A baseline of dynamic muscle function during gait. *Gait Posture* 23:

211 - 21.

[23] Lieber RL, Friden J (2002) Spasticity causes a fundamental rearrangement of muscle-joint interaction. *Muscle Nerve* **25**:265 - 70.

[24] Louis ML, Viehweger E, Launay F, Loundou AD, Pomero V, Jacquemier M, Jouve JL, Bollini G (2008) Informative value of the popliteal angle in walking cerebral palsy children. *Rev Chir Orthop Reparatrice Appar Mot* **94**:443 - 8.

[25] Maathuis KGB, van der Schans CP, van Iperen A, Rietman HS, Geertzen JHB (2005) Gait in children with cerebral palsy: observer reliability of Physician Rating Scale and Edinburgh Visual Gait Analysis Interval Testing Scale. *J Pediatr Orthop* **25**:268 - 72.

[26] Mackey AH, Lobb GL, Walt SE, Stott NS (2003) Reliability and validity of the Observational Gait Scale in children with spastic diplegia. *Dev Med Child Neurol* **45**:4 - 11.

[27] Matsuo T, Hara H, Tada S (1987) Selective lengthening of the psoas and rectus femoris and preservation of the iliacus for flexion deformity of the hip in cerebral palsy patients. *J Pediatr Orthop* **17**:690 - 8.

[28] McMulkin M, Barr KM, Ferguson R, Caskey P, Baird G (2001) Outcomes of extensive rectus femoris release surgeries compared to transfers. *Gait Posture* **13**:251.

[29] Novacheck TF (1996) Surgical intervention in ambulatory cerebral palsy. In: Harris GF, Smith PA, editors. *Human Motion Analysis: Current Applications and Future Directions*. Piscataway, NJ: IEEE Press. p 231 - 54.

[30] Novacheck TF, Stout JL, Tervo R (2000) Reliability and validity of the Gillette Functional Assessment Questionnaire as an outcome measure in children with walking disabilities. *J Pediatr Orthop* **20**:75 - 81.

[31] Novacheck TF, Trost JP, Schwartz MH (2002) Intramuscular psoas lengthening improves dynamic hip function in children with cerebral palsy. *J Pediatr Orthop* **22**:158 - 64.

[32] Õunpuu S, Muik E, Davis III RB, Gage JR, DeLuca PA (1993a) Rectus femoris surgery in children with cerebral palsy. Part I: The effect of rectus femoris transfer location of knee motion. *J Pediatr Orthop* **13**:325 - 30.

[33] Õunpuu S, Muik E, Davis III RB, Gage JR, DeLuca PA (1993b) Rectus femoris surgery in children with cerebral palsy. Part II: A comparison between the effect of transfer and release of the distal rectus femoris on knee motion. *J Pediatr Orthop* **13**:331 - 5.

[34] Perry J (1987) Distal rectus femoris transfer. *Dev Med Child Neurol* **29**:153 - 8.

[35] Reinbolt JA, Fox MD, Arnold AS, Õunpuu S, Delp SL (2008) Importance of preswing rectus femoris activity in stiff-knee gait. *J Biomech* **41**:2362 - 9.

[36] Rodda JM, Graham HK, Nattrass GR, Galea MP, Baker R, Wolfe R (2006) Correction of severe crouch gait in patients with spastic diplegia with use of multilevel orthopaedic surgery. *J Bone Joint Surg Am* **88**:2653 - 64.

[37] Rose SA, DeLuca PA, Davis RB, Õunpuu S, Gage JR (1993) Kinematic and kinetic evaluation of the ankle following lengthening of the gastrocnemius fascia in children with cerebral palsy. *J Pediatr Orthop* **13**:727 - 32.

[38] Saraph V, Zwick EB, Uitz C, Linhart W, Steinwender G (2000) The Baumann procedure for fixed contracture of the gastrosoleus in cerebral palsy. Evaluation of function of the ankle after multilevel surgery. *J Bone Joint Surg Br* **82**:535 - 540.

[39] Schutte LM, Narayanan U, Stout JL, Selber P, Gage JR, Schwartz MH (2000) An index for quantifying deviations from normal gait. *Gait Posture* **11**:25 - 31.

[40] Schwartz MH, Novacheck TF, Trost JP (2000) A tool for quantifying hip flexor function during gait. *Gait Posture* **12**:122 - 7.

[41] Schwartz MH, Viehweger E, Stout J, Novacheck TF, Gage JR (2004) Comprehensive treatment of ambulatory children with cerebral palsy: an outcome assessment. *J Pediatr Orthop* **24**:45 - 53.

[42] Shortland AP, Harris CA, Gough M, Robinson RO (2002) Architecture of the medial gastrocnemius in children with spastic diplegia. *Dev Med Child Neurol* **44**:158 - 63.

[43] Skaggs DL, Kaminsky CK, Eskander-Rickards E, Reynolds RA, Tolo VT, Bassett GS (1997) Psoas over the brim lengthenings. Anatomic investigation and surgical technique. *Clin Orthop Relat Res* **339**:174 - 9.

[44] Stout JL, Gage JR, Schwartz MH, Novacheck TF (2008) Distal femoral extension osteotomy and patellar tendon advancement to treat persistent crouch gait in cerebral palsy. *J Bone Joint Surg Am* **90**:2470 - 84.

[45] Sutherland DH, Davids JR (1993) Common gait abnormalities of the knee in cerebral palsy. *Clin Orthop Relat Res* **288**:139 - 47.

[46] Sutherland DH, Santi M, Abel MF (1990) Treatment of stiff-knee gait in cerebral palsy: a comparison by gait analysis of distal rectus femoris transfer versus proximal rectus release. *J Pediatr Orthop* **10**:433 - 41.

[47] Sutherland DH, Zilberfarb JL, Kaufman KR, Wyatt MP, Chambers HG (1997) Psoas release at the pelvic brim in ambulatory patients with cerebral palsy: operative technique and functional outcome. *J Pediatr Orthop* **17**: 563 - 70.

[48] Thomason P, Baker R, Taylor N, Dodd K, Graham K (2008) Trajectory of change following single event multilevel surgery in children with spastic cerebral palsy in the context of a randomized controlled trial. *Dev Med Child Neurol* **50** (Suppl. 4):12.

[49] Thompson NS, Baker RJ, Cosgrove AP, Saunders JL, Taylor TC (2001) Relevance of the popliteal angle to hamstring length in cerebral palsy crouch gait. *J Pediatr Orthop* **21**:383 - 7.

[50] Trost JP, Schwartz MH, Krach LE, Dunn ME, Novacheck TF (2008) Comprehensive short-term outcome assessment of selective dorsal rhizotomy. *Dev Med Child Neurol* **50**:765 - 71.

[51] Winter DA (1991) *The Biomechanics and Motor Control of Human Gait: Normal, Elderly, and Pathological*, 2nd edn. Waterloo, Ontario: University of Waterloo Press. p 75 - 85.

[52] Wren TA, Do KP, Hara R, Dorey FJ, Kay RM, Otsuka NY (2007) Gillette Gait Index as a gait analysis summary measure: comparison with qualitative visual assessments of overall gait. *J Pediatr Orthop* **27**:765 - 8.

# 第 6 章

# 长骨扭转畸形的骨科治疗

## ORTHOPAEDIC TREATMENT OF LONG BONE TORSIONS

James R. Cage

刘天婧 译·李连永 审校

## 一、 关键点

- 在肌肉运动中,长骨发挥着杠杆的作用。
- 几乎所有脑瘫患儿出生时即存在股骨前倾;胫骨扭转也十分常见,但这是一种继发性畸形,出现时间较晚。
- 当前虽未探明长骨异常扭转的机制及其造成的功能障碍,但若想改善功能则需要进行矫正。

## 二、 相关病理生理学的概述

第 2 篇第 4 章已进行过旋转型力臂功能障碍(torsional lever-arm dysfunction,LAD)的阐述,指出 LAD 从两个方面阻碍正常的关节运动。

(1) 无法产生运动所需的足够力矩,如在站立时保持膝关节伸直。

(2) 出现阻碍运动的继发性力矩。例如,在"恶性力线异常综合征"中,外翻力矩作用于膝关节,而在足部和胫骨存在外旋力矩,随着时间的推移和生长,这些异常的力矩作用于骨骼导致进一步力线异常,以及代偿性的异常步态(图 2 - 4 - 11,图 2 - 4 - 12)。

本书第 1 篇第 3 章和第 2 篇第 4 章阐述了长骨扭转的普遍性,以及其怎样对正常功能产生影响。Somerville 认为出生时股骨前倾是常见的,在生后几年里可迅速重塑恢复正常。正如在第 1 篇第 3 章中所述,当儿童开始站立和直立行走时,身体重力通过髂股(Bigalow 韧带)韧带传递到未骨化的股骨头和股骨颈,使其逐渐塑形(Somerville 1957)。而如果因行走延迟,肌力异常等导致儿童行走时过度屈髋,则股骨前倾不能正常塑形,依旧维持出生时股骨前倾的状态(Fabry et al. 1973;Boboff et al. 1999)。此外,Delp(1999)和 Arnold 等(1997)发现当处于生长期的儿童以屈髋姿态行走时,臀部前方肌肉(臀小肌和阔筋膜张肌)会牵拉股骨使其内旋,在生长期儿童会导致长骨产生进一步旋转畸形(图 5 - 6 - 1)。若同时伴有胫骨后肌无力和腓肠肌挛缩(痉挛性双下肢瘫的共同特征),足底纵弓产生塌陷,进而造成距舟关节半脱位和前足外展,最终出现足相对于胫骨的过度外旋。足的过度外旋会使地反力作用

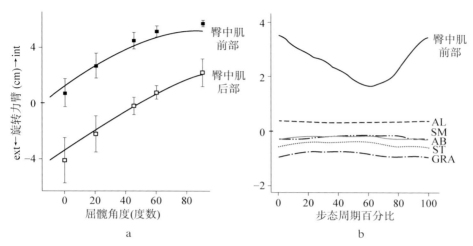

图 5 - 6 - 1　a.臀中肌前部和中部产生的髋关节旋转力臂与屈髋角度和步态周期的关系,说明内旋步态可能与髋关节过度屈曲有关。b.行走时臀内侧肌前间室(臀中肌)产生的内旋力臂。基于脑瘫患儿图像的模型计算,其内旋力矩大约是腘绳肌或内收肌旋转力矩的 4 倍(经允许引自 Delp et al. 1999)

于膝关节外侧,对胫骨产生一个外旋力矩,造成胫骨外旋。与第 1 篇第 3 章和第 2 篇第 4 章提及的对于生长发育中脑瘫儿童会产生胫骨外旋的假设一致(Arkin et al. 1956)。另外,患儿在摆动相常表现为足部的“拖拽”,地反力形成额外的足外旋力矩。上述因素加上原有的胫骨后肌无力共同作用,产生足外翻(后足外翻,中足距舟关节半脱位和前足内翻)。因此,在痉挛性双下肢瘫和四肢瘫中,通常最终会进展为恶性力线异常综合征(Bruce et al. 2004)(图 5 - 6 - 2,视频 5 - 6 - 1),包括股骨前倾、胫骨外旋和足外翻。尽管力线异常综合征主要影响髋关节和踝关节的功能,而事实上,对膝关节的功能影响最大。在摆动相中,膝关节作为旋转中心,由胫骨旋转带动足的廓清。因此,如果膝关节的轴线较正常偏离 20°以上,即无法实现其正常功能,而这种情况在脑瘫儿童中常见。这种由股骨内旋和胫骨外旋共存而形成的步态常常会被误认为“剪刀步态”,而导致患儿接受不必要的内收肌延长术。

　　偏瘫患儿所表现的下肢旋转畸形不同于双下肢瘫或四肢瘫。因为轻度偏瘫(Ⅰ型或Ⅱ型)的患儿的站立或行走只是略有延迟,所以不会存在持续的股骨前倾。另外,他们常见的足部畸形是跖屈内翻,表现为于足部相对于膝关节的内旋。胫骨扭转的表现形式多样。重度偏瘫患儿由于站立和行走的明显延迟,因此,Ⅲ型或Ⅳ型的偏瘫患儿患侧除了胫骨不同程度的异常扭转,还存在持续的股骨前倾。这些患儿在行走时,通常会以骨盆后倾来代偿偏瘫和同侧股骨前倾(Winters et al. 1987;Graham et al. 2005;Dobson et al. 2006;Riad et al. 2007)。随着患儿的生长发育,Ⅲ型和Ⅳ型偏瘫的患儿健侧的胫骨会代偿性外旋。在患侧存在股骨前倾和骨盆后倾的情况

图5-6-2　一个患有"恶性力线异常综合征"的青年人,表现为股骨内旋、胫骨外旋和(或)足外翻。患儿行走时,膝和足与前进方向关系异常,因此正常跖屈/伸膝耦联丧失(视频5-6-1)。如果不首先通过去旋转截骨纠正股骨和胫骨的力线,就无法重建正常的跖屈/伸膝耦联

视频5-6-1
长骨扭转的治
疗——恶性力
线异常

下,代偿性胫骨外旋可使足前进角趋近正常(图5-6-3,视频5-6-2)。在计划矫正Ⅲ型和Ⅳ型重度偏瘫患儿异常的股骨前倾和胫骨外旋时,也要关注是否存在健侧代偿性胫骨外旋,需要同时进行矫正。以我个人经验而言,若是只矫正患侧的股骨前倾和胫骨外旋而不处理健侧的代偿性胫骨外旋,患侧骨盆后倾会在术后持续存在。这是因为患儿行走主要依靠的依旧是健侧下肢。因此,如果不纠正代偿性的足外旋,虽然股骨前倾已得到纠正,但患侧骨盆依旧维持后倾状态,患侧下肢依旧以相对外旋的步态行走。此外,若纠正包括健侧在内的所有

视频5-6-2
长骨扭转的
治疗——Ⅳ型
偏瘫

下肢旋转畸形,患儿行走时骨盆会处于较中立的位置(Aminian et al. 2003)。然而,对于更为严重的偏瘫,患侧的骨盆后倾很有可能持续存在。因此,避免过度纠正患侧的股骨前倾非常关键。其实笔者更倾向于对股骨前倾轻度矫正不足,特别是对于那些接近发育成熟的大龄儿童。

## 三、历史回顾

以史为鉴,可以知兴替。对于脑瘫步态异常的治疗,大多数现代的骨科医生倾向于选择软组织手术,而忽略下肢长骨的扭转畸形,除非患儿同时存在髋关节半脱位。这大概来源于两代人的"主导"。

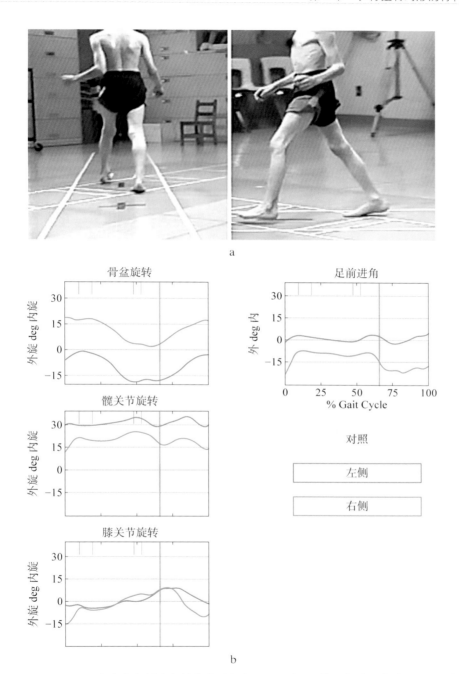

b

图 5-6-3　a.一个患有左侧痉挛性偏瘫的年轻人,Ⅳ型。尽管视频中看起来不明显,但是他行走时需要将左侧骨盆后倾来代偿左侧股骨的过度前倾(视频 5-6-2)。b.横断面运动学图可以很明显地观察到这种代偿。骨盆运动学图提示在整个步态周期中左侧骨盆持续外旋,右侧骨盆内旋,同时左髋内旋。就像这名患者一样,通常伴有健侧的胫骨外旋。患者会主要依靠健侧足来引导行走,因此也需要纠正健侧的胫骨旋转畸形

在第二次世界大战之前,抗生素资源和内固定技术有限,术者非常担心出现感染和内固定失效。同时加上长时间麻醉的危险性,医生会尽量回避骨性手术。此外,双下肢瘫在很大程度上与早产有关,而第二次世界大战前的早产儿存活率低,因此当时脑瘫儿童以四肢瘫为主。由于脑损伤程度及类型的不同,四肢瘫与双下肢瘫患儿相比,平衡和选择性运动控制能力更差。这种情况下,行走基本无法实现。因此,当时主流的治疗方法是使用支具和物理治疗。如果肌肉过度挛缩妨碍了支具的佩戴,则需要进行所需时间较短的手术干预[通常进行屈髋肌和腘绳肌肌腱切断术和(或)跟腱延长]松解过度挛缩的肌肉,以便继续佩戴支具。当时,支具为首选的治疗方法,肌腱的切断和肌肉延长术仅仅在患儿无法穿戴支具时使用,为患儿继续穿戴支具创造条件。一般不采用截骨术,因为术后出现并发症的风险较高。随着医学的发展,目前麻醉的安全性、内固定的稳定性以及抗生素的有效性都得到了大大的提升,同时早产儿存活率升高使双下肢瘫患儿增多,而这些患儿经过治疗是非常有可能实现独立行走,但上述传统治疗方案依旧在继续产生影响。

## 四、患者评估

为了确定步态异常的原因,需要对患者进行全面仔细的评估,包括详细的病史、体格检查和影像学检查。然而,步态是动态的,患儿的畸形是复杂的,因此反复观看矢状面和冠状面的慢动作回放对判断步态异常的原因是很有帮助的。有条件者,可从三维步态分析中获取更多的信息。

只要检查者掌握了力臂功能异常的相关知识及其表现,诊断并不困难。如第 3 篇第 1 章所述,对于体重正常的患者,一般通过查体即可以相对准确地对股骨前倾的程度进行评估(Ruwe et al. 1992;David et al. 2002;Kerr et al. 2003)。胫骨扭转也可以通过查体来评估,但严重的足部畸形和(或)固定的踝关节跖屈都会影响判断的准确性。而先进的成像技术,如 CT 有助于明确诊断,但其价格较昂贵(David et al. 2003)。此外,我们的重点在于判断旋转畸形在多大程度上引起了功能障碍,因此慢动作视频回放和定量步态分析也非常有意义。我们在 Gillette 儿童医院的实验室可确定运动中关节中心的位置,从而大大提高对股骨和胫骨扭转程度测量的准确性(Schwartz and Rozumalski 2005)。但是,需要注意的是,通过步态分析测量得到的股骨旋转不等同于股骨前倾(Aktas et al. 2000;Kerr et al. 2003,O'Sullivan et al. 2006)。步态分析获得的是步行时膝关节相对于骨盆的内旋程度,而股骨前倾反映的是股骨真实的旋转程度。严重的股骨前倾会产生代偿步态,包括股骨内旋和(或)骨盆前倾。因此,运动控制能力良好(GMFCS Ⅰ级或Ⅱ级)但股骨严重前倾的患儿在行走时股骨常可处于相对中立旋转的位置。对于这些患儿,麻醉下评估非常重要。可以经皮沿股骨颈中轴打入一枚斯氏针,这一操作几乎不会产生并发症。如果要判断股骨前倾,只要计算膝关节屈曲 90°时斯氏针与胫骨的成角即可。同样地,要想准确地测量胫骨旋转,需要首先纠正足的畸形和固定的踝关节跖屈。

## 五、 适应证

正如我们在第 2 篇第 4 章中所阐述的,LAD 会破坏正常的关节力矩,改变(减小或干扰)作用于关节的肌肉和(或)地反力的力矩,是引起骨性畸形的重要因素之一。长骨扭转[股骨和(或)胫骨]会带来很多问题,一是减小了正常的力矩,二是对关节产生了额外的外翻和旋转力矩(图 2-4-11、图 2-4-12)。发育中的骨骼极易受到力矩的影响,异常的力矩会改变长骨和足的正常形态和位置关系。因此,短期内,长骨扭转会影响功能。例如,股骨前倾时,大转子会远离作用力平面,导致髋部外展肌功能减弱(Arnold et al. 1997;Gage and Schwartz 2004)。而在长期,除了影响正常功能,还会造成发育异常。因此,长期存在 LAD 可造成十分严重的后果,甚至是无法行走(视频 5-6-3 案例 6 记录了患儿 5、11、16 岁时的情况)。

视频 5-6-3
案例 6

## 六、 治疗目标

治疗的主要目标是争取不仅在短期,更要能在长期提高患儿的舒适度、功能和外观。根据以往经验,只要没有严重的功能障碍,儿童很少会感到不适。换言之,儿童很少有单纯的疼痛,主要是功能异常导致的不适和(或)疼痛。例如,足部畸形最终可导致痛性𧿹囊炎,但通常要到青春期晚期才会出现。因此,我们对儿童的大部分治疗以改善功能为主。

治疗中,必须谨记关节是通过力矩(作用于杠杆上的力)移动的,即使肌肉和地反力正常,力臂畸形也会阻碍正常力矩的产生。在神经肌肉性疾病中,要想纠正异常的肌肉功能十分困难,而纠正异常的杠杆则相对简单。遗憾的是,由于许多骨科医生没有掌握 LAD 的基础力学及其所产生的影响,即使发现了脑瘫儿童的长骨扭转,也未给予足够的重视,通常只把它们当成外观问题,并不了解其远期后果。

对于股骨前倾,治疗的功能目标如下:

(1) 恢复正常的力臂,改善关节力矩,恢复髋关节和膝关节正常的功能。

(2) 消除代偿性的异常步态,改善功能和外观。例如:

- 纠正由髋外展肌力矩不足引起的支撑相躯干代偿性摆动。
- 纠正内旋步态,通常被误认为是剪刀步态。
- 纠正为了代偿前倾的股骨头和股骨颈而出现的骨盆前倾。

矫正胫骨内外旋畸形和(或)足部畸形将会获得以下方面的功能改善:

- 增加伸膝力矩,改善支撑相末期的伸膝功能(Hicks et al. 2007)。
- 恢复足部的稳定性和位置关系,改善负重时负荷的分布[缓解疼痛和(或)减少胼胝形成]。

- 长期而言，降低畸形复发的可能。例如，除非足部外旋得到纠正，否则踇囊炎（踇趾外翻）还会复发，这是由于在行走过程中，作用于外旋足上的推进力，逐步导致踇趾外翻。

## 七、治疗方案

依据前述检查方法，对脑瘫儿童进行仔细评估后，方可做出纠正旋转畸形治疗的最终决策。随着对疾病的认知和临床经验的积累，纠正长骨扭转畸形的重要性逐渐得到认识。

一些轻度的扭转畸形可以自愈。例如，儿童出生时有轻度胫骨内旋，即便是痉挛型双瘫的患儿，也有重塑的潜力。同样，对于年龄较小、总体功能良好的患儿（粗大运动功能分级 GMFCS Ⅰ级或Ⅱ级），特别是经过选择性脊神经后根离断术治疗后痉挛得到缓解的患儿，轻度股骨前倾也可自愈。然而，胫骨外旋大多是病理性的，并会随时间逐渐加重。同样，脑瘫儿童的股骨前倾不会重塑。相反，随着时间的推移，会进一步加重（Fabry et al. 1973；Bobroff et al. 1999）。在章节的开头，序言和治疗哲学中已介绍过 Cary 博士关于儿童神经肌肉疾病的治疗理念，这里不再赘述。但须谨记的是，对于儿童而言，将一个问题推给未来，只会使其更加棘手。

## 八、非手术治疗

塑形良好的矫形支具（UCBL、SMO、AFO）对控制柔韧性足畸形非常有效，特别是小龄患儿。矫形支具可以避免足外翻、足弓塌陷引起的足外旋，从而维持行走时下肢的动态位置关系。支具的使用还可延迟手术干预的时间，等待足部各骨体积增大、发育潜力降低时再行手术，从而避免畸形的复发。对于大龄患儿，由于肌肉失衡在发育过程中持续存在，因此，术后需要穿戴矫形支具一直维持直至生长发育结束，避免畸形复发。

有些支具如丹尼斯-布朗外展矫形器（Dennis Browne bar）和下肢扭转矫正带（twister cables）较少应用于骨性畸形中。可以在术后作为步态训练工具使用（旋转矫正术后，患儿持续步态异常，在行走过程中维持动态对线），但它比较笨重，并且没有证据表明它可以矫正胫骨或股骨的扭转。

## 九、手术治疗（参见视频 5 - 6 - 4）

随着内固定技术的发展，扭转畸形的手术治疗得到了长足发展。在 Gillette，极少有患儿术后需要髋人字石膏固定。例如，双侧股骨和胫骨去旋转截骨矫形的患儿在术后前 3 天内用 Robert - Jones 加压绷带进行固定。术后第 3 天改为双侧短腿石膏固定，并用可拆卸的类似于丹尼斯-布朗支具的连杆固定双下肢，在患儿睡觉及搬动时安上连

视频 5 - 6 - 4
股骨近端去
旋转截骨术

接杆(图5-9-2)。出院前教会家长如何拆装连接杆,以便进行髋关节和膝关节的被动活动训练。从术后第3天开始即可在病房进行该训练。术后3周左右,根据患儿的情况,去除连接杆,开始负重训练。第5篇第9章中详细地叙述了术后的康复训练计划。以我个人经验而言,最好在青春期之前进行矫正扭转畸形手术,这时患儿年纪小护理更为方便。一旦进入青春期,患儿康复时间会延长,并且会产生更多的心理问题。事实上,对于接近成熟的青少年,通常会进行分期手术,首先可矫正畸形程度更重的肢体,让对侧肢体负重。这样可以减少患儿卧床的时间,方便患儿独立进行日常活动。

在 Gillette 更多采用 Root 和 Siegal(1980)所描述的入路,患儿俯卧位,于股骨粗隆间行截骨术。这个入路便于暴露股骨,并可在矫正前后精确评估前倾角(图5-6-4)。在小转子上方进行截骨,使小转子向前旋转的度数等于去旋转的度数。这不仅可以纠正小转子的解剖位置,还可以通过缩短肌肉起止点的距离,从而相对延长腰大肌

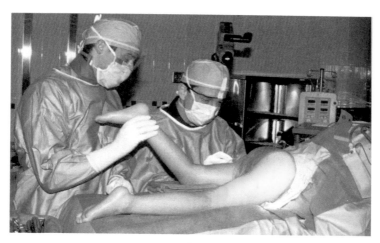

a

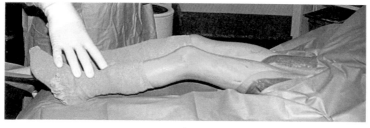

b

图5-6-4　单次多水平手术(SEMLS)术前准备示意图。a.患儿俯卧位,双下肢充分暴露。在近端贴无菌手术膜,从而避免术野污染。所有的足部手术,长骨截骨和下肢后侧肌肉手术都可以在这个体位进行。b.将患儿转至仰卧位,重新消毒铺单,贴上无菌手术膜。可行腰大肌延长术、内收肌腱切断术、直肌转位术、髌腱止点下移术等。股骨远端伸展截骨术时,这两种体位都适用,但通常选择仰卧位进行操作(视频5-6-4)

（Schutte et al. 1997）（图 5 - 6 - 5）。以个人经验而言,这是一种更符合生理的矫正方式。Jenkins 等（2003）提供了进一步的证据表明,股骨前倾发生的位置就是小转子近端。然而,Kay 等对股骨转子间截骨术和更远端截骨术进行了比较,未发现这两种方法之间存在显著差异（Kay et al. 2003；Piris et al. 2003）。

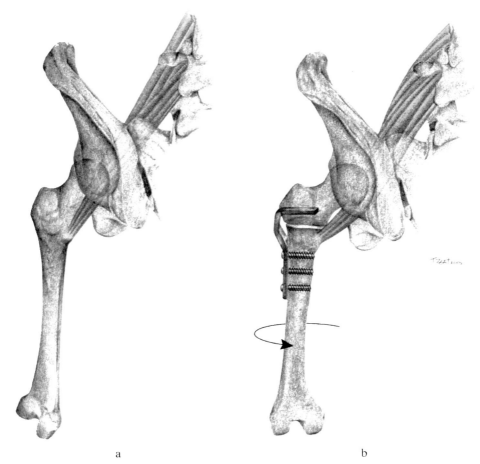

a          b

图 5 - 6 - 5　股骨转子下截骨术与转子间截骨术对比。a. 股骨后面观示股骨前倾角约 50°。研究表明,大部分股骨前倾发生在小转子近端,髂腰肌止点相对于股骨头向后旋转 50°。b. 股骨粗隆间截骨术中,小转子位于截骨平面远端,会与膝关节一同向外旋转。术后患儿膝关节位于前进平面时,转子也处于正确的解剖位置,腰大肌相对延长。另外,如果在转子下进行截骨术,股骨头与小转子之间的位置关系得不到纠正,腰大肌止点相对于股骨头依旧是向后旋转的

对于胫骨畸形,最好在胫骨的远端进行矫正,除非伴有明显的膝内外翻,这是因为远端发生骨筋膜室综合征和（或）腓深神经牵拉性麻痹的风险较小（Davis et al. 1998；Mueller and Farley 2003；Selber et al. 2004；Dilawaiz-Nadeem et al. 2005）。

通常而言,单纯胫骨去旋转截骨足以矫正外旋,但是部分大龄儿童需要同时截断腓骨才能维持胫骨矫正(Ryan et al. 2005)。尽管有许多学者成功地运用了各种不同的内固定物,但在 Gillette 内固定材料依旧以四孔和五孔直钢板为主(Selber et al. 2004;Ryan et al. 2005)。由于干骺端骨骼愈合能力强,因此在避免副损伤的前提下,尽可能靠近胫骨远端骨骺来截骨。手术可在俯卧或仰卧位进行,笔者个人更推荐俯卧位,这个体位更方便评估患儿的轴线。然后,在足部畸形尚未矫正前,很难准确评估胫骨旋转情况。患儿俯卧位,全麻后于患肢近端上无菌止血带。首先纠正足部畸形,足内外翻畸形都可以在这个体位进行矫正。屈膝 130°即可观察到足的背侧。

在足部畸形矫正后,可以处理小腿三头肌(腓肠肌及比目鱼肌)的挛缩。而后可以通过测量股骨胫骨角或第 2 趾试验来准确评估胫骨扭转(参见第 3 篇第 1 章)。患者俯卧并屈膝 130°的情况下,术者可以非常方便地暴露胫骨前方,行胫骨截骨术(图 5 - 6 - 6,视频 5 - 6 - 5)。在术中,虽然可使用截骨部位近远端的两枚钢针来评估旋转角度,但笔者习惯先将钢板固定于胫骨远端,打入最远端 1 枚螺钉,截骨后将钢板向外旋转 90°与胫骨垂直,不妨碍截骨操作。截骨完成后,恢复钢

视频 5 - 6 - 5
胫骨去旋转
截骨术

板正常位置,并旋转足与截骨远端直到轴线充分矫正,恢复足-股骨角和第 2 趾试验至正常。此时术者维持矫正后的轴线,由助手打入近端的螺钉。必要时需进行腓骨截骨术,一般在较高的平面通过另外的切口进行(大致在腓骨中远端 1/3 交界处),

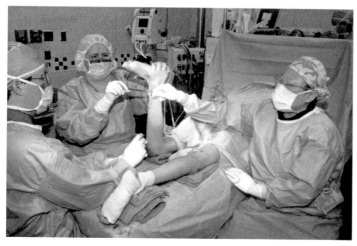
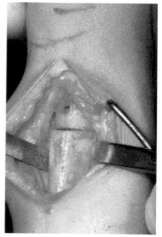

a　　　　　　　　　　　　　　　　　　　b

图 5 - 6 - 6　俯卧位胫骨截骨术。a. 术者取坐位,患儿屈膝 120°,方便暴露胫骨前方,进行截骨。同样有利于对足部进行矫正。b. 俯卧位胫骨截骨术的术中情况。患儿足部位于上方,而膝关节位于下方。先通过一枚螺钉将钢板固定于胫骨远端,再移除,可以看到钉道位于截骨线的远端(视频 5 - 6 - 5)

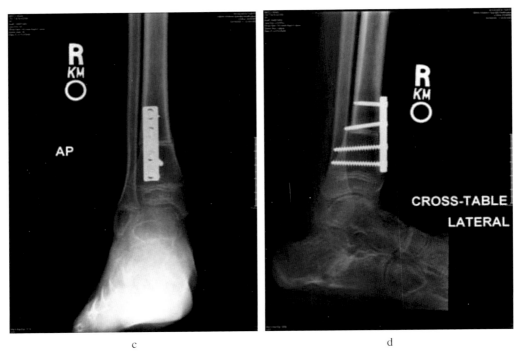

c　　　　　　　　　　　　　　　d

　　图 5-6-6(续)　　c、d.胫骨远端截骨术及跟骨延长术术后 6 周的 X 线。4 孔直钢板靠近胫骨远端骺板。同时可见用于跟骨延长的楔形骨块。通常不需要内固定。在 Gillette,通常选用同种异体骨进行跟骨延长,从而避免从自体髂骨取骨。同种异体骨不会对截骨端的愈合和(或)重塑产生影响

无须内固定。笔者 30 年的从业经历中,只碰到 1 例腓骨截骨术术后骨不连而需要植骨的病例。

### 十、 支持证据

　　生物工程研究提供了矫正力臂功能异常(LAD)的理论依据(参见第 3 篇第 6 章)。在肌肉骨骼模型上已验证了股骨过度前倾带来的影响(Arnold et al. 1997;Delp et al. 1999;Hicks et al. 2007)。Arnold 等(1997)发现股骨前倾和外翻畸形会大大降低臀中肌外展的力矩。而 Delp 等(1999)注意到人在行走时关节的功能位置会显著改变臀部前方肌肉的作用方向。例如,在髋关节过度屈曲时,臀部前方肌肉带动股骨内旋的力量增加。Hicks 等(2007)研究了支撑相胫骨过度扭转对伸膝的影响,认为胫骨扭转可能是造成脑瘫儿童蹲伏步态的一个重要因素。

　　近来才有远期的证据表明矫正异常扭转对患儿有益。Ōunpuu 等在 2002 年报道了 20 名患者在股骨前倾矫正术后第 1 年和第 5 年,患者临床检查和三维步态分析的结果。股骨前倾角术前平均 63°,术后 1 年平均为 26°,术后 5 年平均 31°。Tylkowski

等(1980)对 32 例轻症脑瘫儿童(18 例髋关节脱位或半脱位,14 例严重股骨前倾、内旋步态)进行了术后 3 年的随访,预后良好。Murray Weir 等(2003)报道了 37 例接受手术矫正的患儿在术后 1 年恢复良好。Pirpirus 等(2003)对 28 例可行走的痉挛性双下肢瘫的患儿进行了股骨的近端或远端去旋转截骨术,通过三维步态分析,发现这些患儿术后短期内恢复良好,无论近端还是远端截骨,髋和足的旋转畸形都得到了很好的矫正。而 Kim 等(2005)对 30 名患儿 45 例股骨畸形进行了研究,指出尽管所有患儿术后畸形都得到了矫正,但在术后 5 年,有 15 例畸形复发,且 10 岁前手术的患儿更有可能复发。

Stefko 等(1998)通过三维步态分析研究了胫骨去旋转截骨对 10 例可行走脑瘫儿童的影响,认为它安全可靠,效果明显,有效改善了足部的旋转,并使力矩趋近正常。Ryan 等(2005)对 46 名患儿的 72 侧胫骨进行了远端截骨术,但未同时进行腓骨截骨。共有 8 例患儿出现了围手术期并发症(占 11%),包括 3 例延迟愈合,3 例浅层切口裂开,1 例针道感染和 1 例骨髓炎,无畸形愈合或骨不连。

2004 年,Bruce 和 Stevens 曾报道过,在 14 名非脑瘫儿童中,有 27 例下肢存在股骨前倾、胫骨外旋和髌股区域疼痛。通过股骨去旋转截骨术和胫骨截骨术恢复轴线后,所有患儿都对手术和术后效果非常满意。

因此,我们有理由认为:脑瘫儿童能够耐受下肢扭转异常,通常没有明显的不适和感觉异常。但如果不给予治疗,随着患儿体重逐渐增长,在成年后很难继续耐受,并且会逐渐出现继发性骨关节炎。所以我们建议在患儿幼时尽早解决长骨扭转问题,有助于预防成年时期的关节炎和关节疼痛。

## 十一、 病例报道(视频 5 - 6 - 6)

下面通过一个病例来更好地说明矫正长骨扭转的益处(图 5 - 6 - 7)。

视频 5 - 6 - 6
案例 7

患儿莫莉在 2 岁半时第一次就诊,她是双胞胎中较大的一个,经阴道分娩。由于另一个胎儿体重减小,在预产期前 6.5 周催产出生。她出生后 1 分钟及 5 分钟的 Apgar 评分分别是 7 分和 8 分。随后,患儿状况恶化,需要机械通气。超声检查提示左侧脑室出血。在 NICU 治疗了 2 周半后出院,此后莫莉恢复良好。由于运动发育迟缓,她在 9 月龄时被诊断为轻度痉挛型三肢瘫(右侧偏瘫)。她的认知功能正常,无癫痫以及其他与脑瘫相关的问题。

莫莉在大约 18 月龄时开始独立行走。在她 2 岁半首次就诊的时候,已经会跑了。她的母亲发现其右侧受影响程度比左侧更严重,她使用双侧 UCBL 来纠正足外翻。

体格检查:典型的幼儿步态,较为严重的双侧足外翻。情绪激动或快速移动时会出现踮脚。由于股骨前倾,行走时表现为典型的内旋步态(右侧较左侧严重)。双髋活动范围正常,但存在过度旋转(双侧内旋 80°,外旋 40°)。通过触诊股骨大转子的方法,患儿左侧股骨前倾角为约 45°,右侧约为 70°。双侧膝关节活动不受限,腘绳肌无挛缩。Duncan-Ely(俯卧屈膝)试验阴性。右下肢肌张力升高,踝关节最为明显。站立相双侧后足外翻(右侧较左侧严重)。还伴有全身性(遗传性)韧带松弛。

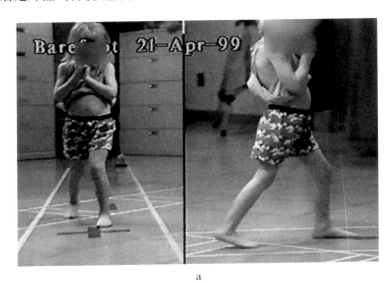

a

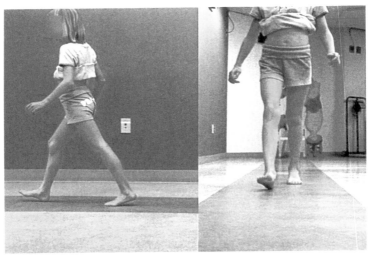

b

图 5-6-7　a.MJK 4 岁半,术前的视频截图。术前存在双侧股骨前倾,右侧胫骨外旋和双侧足外翻。注意双侧足外翻和膝关节内旋是继发于股骨前倾的。左侧胫骨力线正常,但右侧存在胫骨外旋,表现为膝与足前进方向之间呈外旋 35°。此外,在支撑相中期,右侧腓肠肌存在提前收缩(视频 5-6-6)。b.该患儿 10 岁时,即术后 5 年的视频截图。在此期间,患儿未进行其他手术。通过术中 Strayer 横行切断腓肠肌筋膜后,解决了患儿腓肠肌提前收缩的问题。目前患儿双下肢力线已恢复,行走时表现为双侧足跟触地

影像学检查:骨盆前后位平片显示髋关节解剖正常,无半脱位迹象。双足站立正侧位提示双足外翻伴轻度距舟关节半脱位。

诊断与治疗:基于上述检查,莫莉被诊断为右侧偏瘫(GMFCS Ⅰ级)伴遗传性韧带松弛症,股骨前倾和足外翻。

接下来的几年里,患儿一直戴矫形器并进行康复训练。此外,患儿接受过 2 次腓肠肌 A 型肉毒毒素注射,且在每次注射后进行石膏固定。患儿 4 岁半时,由于行走过程中持续存在下肢内旋和足外翻,且伴有脊柱前凸,对患儿进行了步态分析,结合临床体检,得出以下结果:

(1) 右侧痉挛型三肢瘫,选择性运动控制和平衡力良好。

(2) 双侧严重股骨前倾(右侧>左侧),伴有脊柱前凸(腘绳肌长度正常)。

(3) 双侧足外翻(右侧>左侧)。

(4) 双侧腓肠肌在行走时提前收缩伴轻度挛缩。

(5) 继发于胫骨扭转和足外翻的右小腿(从膝盖到足部)外旋畸形。

手术计划:术前评估患儿的行走能力为 GMFCS Ⅱ级(FCS 功能分级为 9 级,满级为 10 级;能完成 22 项功能检查中的 15 项)。然后于 1999 年 9 月对患儿进行了以下手术:

(1) 双侧股骨粗隆间去旋转截骨术(AO 钢板内固定)。

(2) 双侧跟骨延长术(异体骨)。

(3) 右踝上胫骨去旋转截骨术(钢板内固定)。

(4) 右侧 Baker 腓肠肌比目鱼肌延长术。

(5) 比目鱼肌注射 50 U 肉毒毒素。

结果:术后双下肢短腿石膏配合丹尼斯-布朗外展矫形器固定,5 天后出院。前 3 周内避免负重,之后在门诊复查更换石膏,取模制作双侧 UCBL 足托,以及进行康复治疗。在这之后,莫利开始逐渐负重。术后 6 周,拆除下肢石膏穿戴支具,开启了第二阶段的康复治疗。Gillette 的康复师远程指导家庭医生,每周进行 2~3 次的康复治疗,包括部分水疗。

术后 9 个月取出内固定,过程顺利。随即评估患儿的大运动功能为 GMFCS Ⅰ 级(FCS 功能分级为满级 10 级,可完成 22 项功能检查中的 20 项)。患儿能够耐受时即开始恢复行走,但为避免再骨折,术后 4 周内需要用前臂拐杖(Loftstrand 拐杖)。接下来的几年,莫利一直使用 UCBL 足托。她每天坚持在家康复锻炼,每月由康复医师进行调整改进。后续随访的几年里未接受其他任何治疗。末次随访时,莫利已经 12 岁半,一切正常。她还参加了许多体育活动,秋天就要进入七年级,还计划参加学校排球队。整个暑假,莫利一直沉迷于骑马。但母亲说偶尔会发现莫利行走时足尖内旋,因为并没有影响到莫利的正常活动以及造成任何不适,所以她并不担心。莫利能够接受大腿和右踝外侧的手术瘢痕,并且坚持使用 UCBL 足托。她正处于青春期发育的高峰期,两次就诊期间莫利长高了 9.5 cm。体检股骨前倾约 10°,双侧对称。双侧髋、膝和踝关节活动不受限。足弓形态良好,无足部畸形。站立时,下肢负重力线正常。行走时,左足偶尔会轻微内翻。由于莫利在各方面都表现良好,以后只有在出现比较严重的问题或其他困难时才需再次就诊。

## ● 参考文献 ●

[ 1 ] Aktas S, Aiona MD, Orendurff M (2000) Evaluation of rotational gait abnormality in the patients cerebral palsy. *J Pediatr Orthop* **20**:217 - 20.

[ 2 ] Aminian A, Vankoski SJ, Dias L, Novak RA (2003) Spastic hemiplegic cerebral palsy and the femoral derotation osteotomy: effect at the pelvis and hip in the transverse plane during gait. *J Pediatr Orthop* **23**:314 - 20.

[ 3 ] Arkin AM, Katz JF (1956) The effects of pressure on epiphyseal growth. *J Bone Joint Surg Am* **38**:1056 - 76.

[ 4 ] Arnold AS, Komattu AV, Delp SL (1997) Internal rotation gait: a compensatory mechanism to restore abduction capacity decreased by bone deformity. *Dev Med Child Neurol* **39**:40 - 4.

[ 5 ] Bobroff ED, Chambers HG, Sartoris DJ, Wyatt MP, Sutherland DH (1999) Femoral anteversion and neck-shaft angle in children with cerebral palsy. *Clin Orthop Rel Res* **364**:194 - 204.

[ 6 ] Bruce WD, Stevens PM (2004) Surgical correction of miserable malalignment syndrome. *J Pediatr Orthop* **24**:392 - 6.

[ 7 ] Davids JR, Benfanti P, Blackhurst DW, Allen BL (2002) Assessment of femoral anteversion in children with cerebral palsy: accuracy of the trochanteric prominence angle test. *J Pediatr Orthop* **22**:173 - 8.

[ 8 ] Davids JR, Marshall AD, Blocker ER, Frick SL, Blackhurst DW, Skewes E (2003) Femoral anteversion in children with cerebral palsy: assessment with two and three-dimensional computed tomography scans. *J Bone Joint Surg Am* **85**:481 - 8.

[ 9 ] Davis CAMD, Maranji KMD, Frederick NMS, Dorey FPD, Moseley CFMD (1998) Comparison of crossed pins and external fixation for correction of angular deformities about the knee in children. *J Pediatr Orthop* **18**:502 - 7.

[10] Delp SL, Hess WE, Hungerford DS, Jones LC (1999) Variation of rotation moment arms with hip flexion. *J Biomech* **32**:493 - 501.

[11] Dilawaiz Nadeem R, Quick TJ, Eastwood DM (2005) Focal dome osteotomy for the correction of tibial deformity in children. *J Pediatr Orthop* **14**:340 - 6.

[12] Dobson F, Morris ME, Baker R, Wolfe R, Graham H (2006) Clinician agreement on gait pattern ratings in children with spastic hemiplegia. *Dev Med Child Neurol* **48**:429 - 35.

[13] Fabry G, MacEwen GD, Shands AR Jr (1973) Torsion of the femur. A follow-up study in normal and abnormal conditions. *J Bone Joint Surg Am* **55**:1726 - 38.

[14] Gage JR, Schwartz M (2004) Pathological gait and lever-arm dysfunction. In: Gage JR, editor. *The Treatment of Gait Problems in Cerebral Palsy*. London: Mac Keith Press. p 180 - 204.

[15] Graham HK, Baker R, Dobson F, Morris ME (2005) Multilevel orthopaedic surgery in group IV spastic hemiplegia. *J Bone Joint Surg Br* **87**:548 - 55.

[16] Hicks J, Arnold A, Anderson F, Schwartz M, Delp S (2007) The effect of excessive tibial torsion on the capacity of muscles to extend the hip and knee during single-limb stance. *Gait Posture* **26**:546 - 52.

[17] Jenkins SEM, Harrington ME, Zavatsky AB, O'Connor JJ, Theologis TN (2003) Femoral muscle attachment locations in children and adults, and their prediction from clinical measurement. *Gait Posture* **18**:13 - 22.

[18] Kay RM, Rethlefsen SA, Hale JM, Skaggs DL, Tolo VT (2003) Comparison of proximal and distal rotational femoral osteotomy in children with cerebral palsy. *J Pediatr Orthop* **23**:150 - 4.

[19] Kerr AM, Kirtley SJ, Hillman SJ, van der Linden ML, Hazlewood ME, Robb JE (2003) The mid-point of passive hip rotation range is an indicator of hip rotation in gait in cerebral palsy. *Gait Posture* **17**:88 - 91.

[20] Kim H, Aiona M, Sussman M (2005) Recurrence after femoral derotational osteotomy in cerebral palsy. *J Pediatr Orthop* **25**:739 - 43.

[21] Mueller KLMD, Farley FAMD (2003) Superficial and deep posterior compartment syndrome following high

tibial osteotomy for tibia vara in a child. *Orthopedics* **26**:513－14.

[22] Murray-Weir M, Root L, Peterson M, Lenhoff M, Daly L, Wagner C, Marcus P (2003) Proximal femoral varus rotation osteotomy in cerebral palsy: a prospective gait study. *J Pediatr Orthop* **23**:321－9.

[23] O'Sullivan R, Walsh M, Hewart P, Jenkinson A, Ross LA, O'Brien T (2006) Factors associated with internal hip rotation gait in patients with cerebral palsy. *J Pediatr Orthop* **26**:537－41.

[24] Õunpuu S, DeLuca P, Davis R, Romness M (2002) Long-term effects of femoral derotation osteotomies: an evaluation using three-dimensional gait analysis. *J Pediatr Orthop* **22**:139－45.

[25] Pirpiris M, Trivett A, Baker R, Rodda J, Nattrass GR, Graham HK (2003) Femoral derotation osteotomy in spastic diplegia. Proximal or distal? *J Bone Joint Surg Br* **85**:265－72.

[26] Riad J, Haglund-Akerlind Y, Miller F (2007) Classification of spastic hemiplegic cerebral palsy in children. *J Pediatr Orthop* **27**:758－64.

[27] Root L, Siegal T (1980) Osteotomy of the hip in children: posterior approach. *J Bone Joint Surg Am* **62**:571－5.

[28] Ruwe PA, Gage JR, Ozonoff MB, DeLuca PA (1992) Clinical determination of femoral anteversion. A comparison with established techniques. *J Bone Joint Surg Am* **74**:820－30.

[29] Ryan DD, Rethlefsen SA, Skaggs DL, Kay RM (2005) Results of tibial rotational osteotomy without concomitant fibular osteotomy in children with cerebral palsy. *J Pediatr Orthop* **25**:84－8.

[30] Schutte LM, Hayden SW, Gage JR (1997) Lengths of hamstrings and psoas muscles during crouch gait: effects of femoral anteversion. *J Orthop Res* **15**:615－21.

[31] Schwartz MH, Rozumalski A (2005) A new method for estimating joint parameters from motion data. *J Biomech* **38**:107－16.

[32] Selber P, Filho ER, Dallalana R, Pirpiris M, Nattrass GR, Graham HK (2004) Supramalleolar derotation osteotomy of the tibia, with T plate fixation: technique and results in patients with neuromuscular disease. *J Bone Joint Surg Br* **86**:1170－5.

[33] Somerville EW (1957) Persistent foetal alignment of the hip. *J Bone Joint Surg* **39B**:106－13.

[34] Stefko RM, de Swart RJ, Dodgin DA, Wyatt MP, Kaufman KR, Sutherland DH, Chambers HG. (1998) Kinematic and kinetic analysis of distal derotational osteotomy of the leg in children with cerebral palsy. *J Pediatr Orthop* **18**:81－7.

[35] Tylkowski CM, Rosenthal RK, Simon SR (1980) Proximal femoral osteotomy in cerebral palsy. *Clin Orthop* **151**:183－92.

[36] Winters TF Jr, Gage JR, Hicks R (1987) Gait patterns in spastic hemiplegia in children and young adults. *J Bone Joint Surg Am* **69**:437－41.

# 第7章 脑瘫患者髋关节问题的骨科处理

## ORTHOPAEDIC TREATMENT OF HIP PROBLEMS IN CEREBRAL PALSY

Henry G. Chambers

李连永 译·冯 林 审校

## 一、关键点

- 髋关节常因脑瘫肌张力增高而受累。
- 髋关节的问题,从活动受限到发育不良和脱位,均与大运动功能损害的严重程度有关。
- 通过细致体检、放射线和特殊影像学检查,以及运动学分析进行评估,有助于制订最有效的治疗计划。
- 根据继发性神经功能改变所导致的肌肉和骨骼异常制订相应的干预措施。
- 中心性复位及解决肌肉挛缩是获得良好预后的关键。

第1篇第3章讨论了正常婴儿的髋关节,这是我们理解脑瘫髋关节问题的基础。此外,肌张力增高、选择性运动控制丧失以及髋关节周围肌力不平衡是导致脑瘫儿童髋关节问题的病理基础。脑瘫儿童的运动功能改变对髋关节发育有重要影响。肌张力增高导致肌肉延展性降低,髋关节活动受限。失去正常运动刺激的肌肉无法正常生长,长度减小并且丧失了解决婴儿髋关节屈曲挛缩的能力(或实际可能导致挛缩恶化)。这些变化对屈髋肌和内收肌的影响大于伸髋肌和外展肌。

脑瘫儿童髋关节周围肌肉的改变导致股骨头和髋臼承受了不正常和不平衡的应力。婴儿期的股骨近端过度前倾不仅不能随生长而改善,而且可能随着生长而增加。股骨头、股骨颈和股骨干之间的关系变得更加垂直(髋外翻)。过度的前倾和髋外翻改变了大转子的位置,降低了髋外展肌效能。原本应当垂直于髋关节净应力向量的股骨近端骺板,变得更加水平,反映了关节周围肌肉活动的不平衡。随着髋关节持续屈曲、内收和股骨内旋,股骨头内侧和髋臼外侧承受的压应力增加。根据 Heuter-Volkmann 原理(参见第1篇第3章)(Sauser et al. 1986),导致骨生长减少,股骨头变形(内侧面变平)和髋臼外侧缘发育不良(表现为髋臼角度增加)。而髋臼底部或内侧壁承受的压应力减少,呈现过度生长(表现为内侧"泪滴"增宽)。髋臼不再是杯状,丧失了对股骨头的包容。股骨头与髋臼的接触逐渐减少(半脱位),直至完全脱位并沿髂骨外板上移。股骨头脱位加重了屈曲和内收挛缩,并造成下肢不等长。关节软骨的营养供应受到干扰,出现软骨退化。所有这些通常发生在身体受累更严重的一侧。进行性髋关节屈曲和内收挛缩导致骨盆倾斜和风吹样姿势,表现为一侧髋关节屈曲、内收和股骨内旋,而对侧髋关节屈曲、外展和股骨外旋。

髋关节病理进展的风险在不同类型脑瘫儿童各不相同。粗大运动功能分级系统(GMFCS)可作为评估脑瘫儿童肢体受累严重程度的指标(参见第 2 篇第 4 章和第 5 章,第 6 篇第 1 章)。在轻度受累(GMFCS Ⅰ 级)的儿童中,下肢远端跨双关节肌肉功能异常最为明显,主要导致踝足肌肉出现运动控制异常和痉挛。随着脑瘫受累严重程度的增加,更多近端关节也随之受累。这是 Winters 等(1987)在第 2 篇第 5 章中讨论的偏瘫分类的基础。Soo 等(2006)和 Hagglund 等(2007)已经证实,GMFCS Ⅰ级的儿童几乎不会出现髋关节半脱位(图 5 - 7 - 1、图 5 - 7 - 2)。Soo 等(2006)的研究中,GMFCS Ⅴ级的儿童髋关节发育不良的概率为 70%~90%,脑瘫儿童髋关节发育不良的总发生率为 35%。随着 GMFCS 分级的增加,髋关节的病理变化加重,同时行走能力下降。

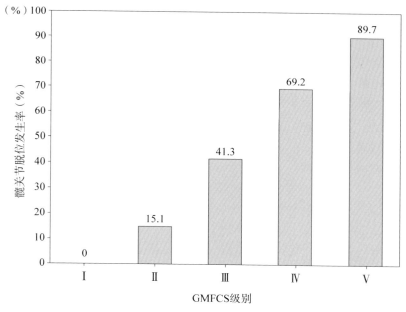

图 5-7-1 脑瘫儿童粗大运动功能分级与髋关节发育不良发生率之间的关系(Soo et al. 2006)

## 二、患者评估

理解影响脑瘫儿童髋关节发育的各种因素至关重要。完整的病史包括之前和现在的行走能力、口服药物以及相关治疗,如康复训练、支具、肉毒毒素、苯酚和手术干

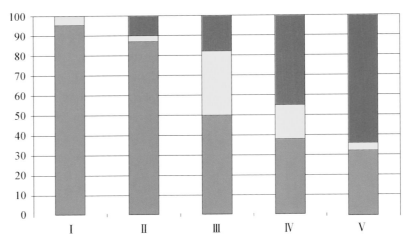

图 5-7-2　脑瘫患者粗大运动功能分级与股骨头外移指数之间的关系 (Hagglund et al. 2007)。y 轴 = 外移百分比

预(骨骼肌肉和神经手术)。一些经过验证的评估工具可以用来判断干预措施是否有效。GMFCS、功能评估问卷(FAQ)和功能运动量表(FMS)是评价可行走患儿功能改变的有效方法(参见第2篇第5章、第3篇第1章和第6篇第1章)。

完整的体格检查包括以下几个部分:肌肉骨骼和神经系统,以及儿童步态分析。这里重点讨论髋关节检查。步态分析在本书的其他章节中有详细介绍(参见第3篇第6章)。

**髋关节检查**

1. 肌肉骨骼检查

第3篇第1章中讨论了常用的骨骼肌肉检查方法。而在髋关节检查中,区分固定的屈髋挛缩与动力性的髋关节活动受限(神经)是非常重要的(但有时难于鉴别)。

屈髋。患儿仰卧位,一侧下肢伸展,屈曲另一侧髋关节。同样方法检查对侧髋关节。

伸髋。在进行 Thomas 试验时,为了消除腰椎前凸对检查的干扰,患儿需要屈曲双侧髋关节至腰椎前凸消失,而后依次伸展髋关节至最大程度,这时大腿与桌面的角度即为伸髋角度。Staheli(1977)发现,由于消除腰椎前凸的一致性差,因此这种方法并不可靠。他提出了一种俯卧位检查髋关节伸展的方法,即患儿俯卧位,髋关节位于检查台边缘,下肢自然下垂,而后依次伸展每个髋关节。当达到最大伸髋时,测量桌子和大腿之间的角度即为伸髋角度(图5-7-3)。但有些患儿对检查体位难以耐受。

髋关节内旋和外旋。这项检查于患儿俯卧位进行。

股骨前倾角的评估。Ruwe 等(1992)描述了一种临床评估股骨前倾角的方法。患儿俯卧位,触诊大转子前方,而后内旋髋关节直至大转子与检查台平行,此时胫骨与

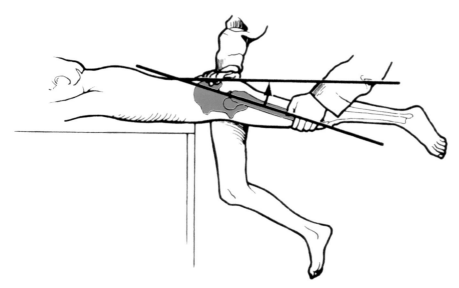

图 5-7-3　Staheli 俯卧伸展试验(Staheli 1977)

检查台形成的角度即为股骨前倾角。他们称之为转子试验(trochanteric prominence angle test，TPAT)。Davids 等(2003)将该试验与 CT 前倾角评估结果进行了比较，发现 TPAT 显著高估了 26% 受试者的前倾角，低估了 50% 以上受试者的股骨前倾角。Bobroff 等(1999)提出了通过术中透视评估股骨前倾角的方法，发现与 CT 评估相关性好。因此，体格检查只能提供股骨前倾的近似评估，但影像学评估更为准确，对于术前计划是必需的(图 5-7-4)。

2. 神经系统检查

脑瘫的一个非常重要的特征是肌肉无力，而这一点经常被忽视。尽管在肌肉挛缩、肌张力增高和选择性运动控制不佳的情况下，很难进行肌力评估，但是所有患者都应进行肌力

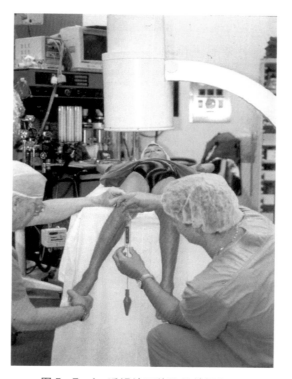

图 5-7-4　透视法评估股骨前倾角

测试。通常内收肌和屈肌的肌力强于伸肌和外展肌。完整的神经系统检查还包括肌张力的评估：痉挛、肌张力障碍、手足徐动症或舞蹈症，以及肌强直（参见第 2 篇第 2 章和第 3 章）。肌张力异常的处理也是肌肉骨骼系统治疗的一部分。

3. 影像学检查

体格检查并不是发现检测轻度髋关节不稳定或对髋关节不稳定进行监测的可靠方法。仰卧位骨盆的前后位 X 线照片（在下肢伸直和旋转中立位时）提供了有关股骨头位置以及股骨和髋臼发育的重要信息。早在 18 月龄时就可以观察到放射学变化，尤其是在神经系统受累程度严重（GMFCS Ⅳ级和Ⅴ级）或髋外展明显受限（＜30°）的儿童。所有患儿都应在 24～30 月龄进行第一次放射学检查。对于 GMFCS Ⅳ级和Ⅴ级的患儿，应每 12 个月重复一次。对于 GMFCS Ⅰ级或Ⅱ级的患儿，应在 6～8 岁或任何下肢手术干预之前进行第二次放射学检查。有多种放射学参数测量，但 Reimers（1980）提出的股骨头外移百分比也就是 Reimer 指数尤其重要。Robin 等提出了一个描述发育不良严重程度的分类系统（Robin et al. 2009）。对严重发育不良的病例，CT 可提供髋臼缺损部位的具体信息（Kim and Wenger 1997）。有关骨骼成像的详细讨论，请参见第 3 篇第 4 章（图 5 - 7 - 5、图 5 - 7 - 6）。

4. 计算机建模

利用尸体模型和步态分析数据进行计算机建模是深入了解复杂生物学问题的重要研究工具。这些模型帮助明确一个特定的手术是否会带来预期的结果。Delp 等在这一领域进行了一些探索（Delp et al. 1999；Arnold et al. 2000；Arnold and Delp 2001）。目前，计算机建模已被用于评估内旋转步态及其治疗、髋关节屈曲对力臂的影响，以及蹲伏步态中膝关节屈曲对伸髋的影响。计算机建模帮助我们更全面地理解髋关节的生物力学，但尚未用于为实际患者制订个性化治疗计划，这也是将来发展的目标。

## 三、 脑瘫患者的特殊髋关节问题

复杂的髋关节问题可以拆解为若干个简单问题，他们之间通过不同的组合方式相互作用。非常重要的一点是，要注意髋关节与身体其他部位之间的相互影响，如踝关节和足、膝关节、骨盆、躯干和上肢。

可行走的脑瘫儿童（GMFCS Ⅰ～Ⅲ级）的治疗目标与不能行走的患儿（GMFCS Ⅳ级或Ⅴ级）不同。对 GMFCS Ⅰ～Ⅲ级，目标是保持以及改善其行走能力，提高效率，减少辅具（手杖、拐杖或助行器）的使用，并降低髋关节半脱位和脱位的风险。对 GMFC Ⅳ级或Ⅴ级，目标是维持髋关节同心且无痛，预防会阴护理困难（髋外展受限）、维持站立（屈曲挛缩）或坐位（风吹样畸形和脊柱侧凸）时骨盆平衡。为了达到这些目标，需要重建肌力平衡、恢复延展性以及矫正骨骼的力线（纠正股骨前倾角和髋外翻、纠正髋关节半脱位和髋臼发育不良）。

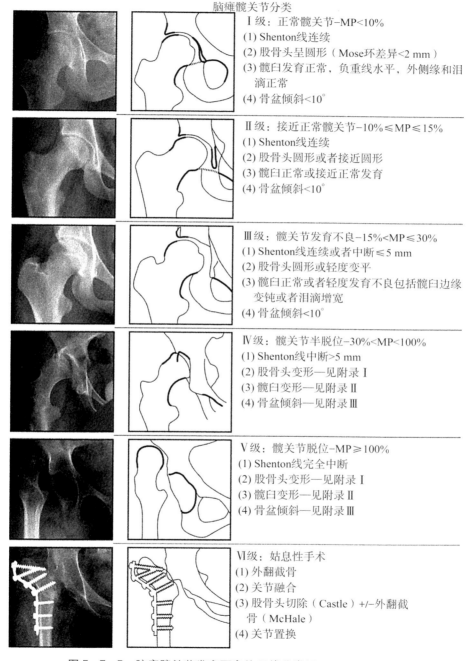

脑瘫髋关节分类

Ⅰ级：正常髋关节–MP<10%
(1) Shenton线连续
(2) 股骨头呈圆形（Mose环差异<2 mm）
(3) 髋臼发育正常，负重线水平，外侧缘和泪
滴正常
(4) 骨盆倾斜<10°

Ⅱ级：接近正常髋关节–10%≤MP≤15%
(1) Shenton线连续
(2) 股骨头圆形或者接近圆形
(3) 髋臼正常或接近正常发育
(4) 骨盆倾斜<10°

Ⅲ级：髋关节发育不良–15%<MP≤30%
(1) Shenton线连续或者中断≤5 mm
(2) 股骨头圆形或轻度变平
(3) 髋臼正常或者轻度发育不良包括髋臼边缘
变钝或者泪滴增宽
(4) 骨盆倾斜<10°

Ⅳ级：髋关节半脱位–30%<MP<100%
(1) Shenton线中断>5 mm
(2) 股骨头变形—见附录Ⅰ
(3) 髋臼变形—见附录Ⅱ
(4) 骨盆倾斜—见附录Ⅲ

Ⅴ级：髋关节脱位–MP≥100%
(1) Shenton线完全中断
(2) 股骨头变形—见附录Ⅰ
(3) 髋臼变形—见附录Ⅱ
(4) 骨盆倾斜—见附录Ⅲ

Ⅵ级：姑息性手术
(1) 外翻截骨
(2) 关节融合
(3) 股骨头切除（Castle）+/-外翻截
骨（McHale）
(4) 关节置换

图 5-7-5　脑瘫髋关节发育不良的 X 线分类(Robin et al. 2008)

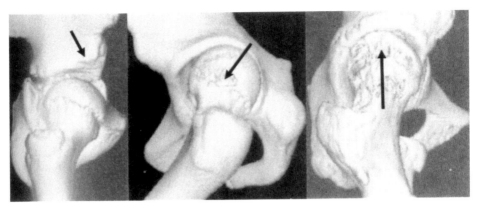

图 5 - 7 - 6　三维 CT 重建显示股骨头半脱位以及髋臼缺损的部位(经允许引自 Kim et al. 1997)

## (一) 髋关节过度内收

### 1. 典型临床表现

GMFCS Ⅰ～Ⅲ级,步态周期中的支撑相中期或者摆动相经常观察到髋关节过度内收。一些患儿是由股骨前倾角增大而导致的内旋和内收,而另一些可能来源于内收肌过度活动,因此,对病因进行区分非常重要。髋关节过度内收会导致步态过程中摆动侧肢体前移困难,容易跌倒。

### 2. 检查

需要明确外展受限是由肌张力增高还是由挛缩所致。重要的是要确定外展减少是由于张力增加还是挛缩。如果出现挛缩,无论屈髋还是伸髋,髋关节外展均减少。而肌张力增高情况下,屈髋屈膝,腘绳肌放松,髋关节外展通常较伸髋伸膝时增加。

### 3. 步态分析

骨盆旋转、骨盆倾斜和髋外展、内收运动学曲线非常重要。在整个步态周期中可以看到髋关节相对内收,若存在张力不对称、挛缩或前倾,还可以观察到骨盆倾斜或旋转(图 5 - 7 - 7)。

### 4. 非手术治疗

康复训练和夜间外展支具固定可以用来预防挛缩。在髋内收肌(包括内侧腘绳肌)注射肉毒杆菌毒素 A,或在闭孔神经前支注射 6% 苯酚,能够减轻痉挛数周或数月,从而减少动态髋内收。但这些药物几乎或根本没有能力阻止髋关节进行性半脱位(Graham et al. 2008)。

### 5. 手术治疗

当肌肉对肉毒杆菌毒素或苯酚不再有反应时,或当 X 线片显示进行性髋关节半脱位时,需行髋内收肌延长。半脱位的软组织松解手术会在具体章节中讨论。对于未出现髋关节半脱位但外展小于 30°(或对非手术治疗无反应的动态内收),可以进行

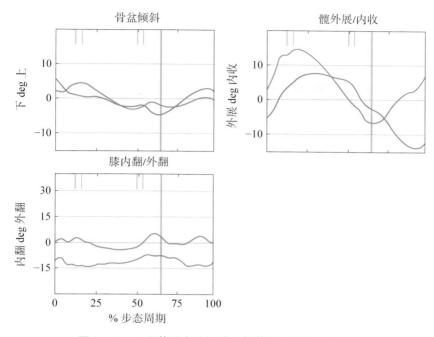

**图 5-7-7**　冠状面上的运动分析数据表明存在髋内收

有限的内收肌松解。在长收肌近端隆起处做一个小的斜切口。纵向切开内收肌筋膜，识别长收肌肌腱和闭孔神经的前支，小心保护神经，电刀切断腱性部分。股薄肌通常也存在挛缩，分离后切断。此时如果外展仍然小于 45°，可以延长短收肌。需要注意的是不要过度延长，对有行走能力的患儿，禁忌行闭孔神经前支切断。

6. 并发症的处理

瘢痕愈合能够导致内收挛缩复发，闭孔神经前支切断会引起严重的髋外展挛缩。在 GMFCS Ⅳ级或 Ⅴ级且有复发的髋内收挛缩，或由于髋关节发育不良计划进行骨性手术的患者，可以考虑闭孔神经前支切断。髋关节固定外展挛缩患者行走以及坐轮椅非常困难，可以通过股骨内翻截骨术治疗，但应强调的是预防重于治疗。

7. 术后常见问题

疼痛和痉挛常见。术后镇痛〔通过骶管阻滞、硬膜外导管、局部麻醉剂注射和（或）静脉麻醉剂〕应辅以控制痉挛的药物（如静脉注射地西泮）。在术前至少 1～2 周进行肉毒杆菌毒素注射，可以减少术后疼痛和痉挛。术后几周，需要使用夹板或支具来维持髋外展。康复训练（牵拉内收肌和强化外展肌肌力）应尽早开始。

8. 结果

痉挛和挛缩复发很常见，尤其是在小年龄（＜4 岁）进行手术时。即使持续牵拉内收肌以及延长术后支具使用时间，二次手术也很常见。

（二）髋关节过度屈曲

1. 典型临床表现

跳跃步态（屈髋、屈膝和踝关节跖屈）或蹲伏步态（屈髋、屈膝和踝关节背屈）的患儿均表现有过度屈髋。跳跃步态是痉挛性双下肢瘫患儿的典型步态，但蹲伏步态通常为医源性，由腓肠肌-比目鱼肌复合体的单纯或者过度延长引起。过度屈髋导致患儿身体前倾，起源于腰椎具有强大屈髋作用的腰大肌引起腰椎前凸增加。GMFCS Ⅳ级和Ⅴ级患者的固定屈髋挛缩多是由长时间坐位所致。

2. 检查

与髋内收一样，过度屈髋原因多样，可能来源于肌肉痉挛或挛缩。Thomas 试验和 Staheli 俯卧伸展试验可用于确定是否存在肌肉挛缩，但是麻醉下的评估更为准确。

3. 步态分析

矢状面运动学曲线显示在整个步态周期中，骨盆前倾与髋关节屈曲增加。Hicks 等（2008）通过步态分析和计算机建模发现，蹲伏步态中，臀中肌后部、比目鱼肌和股肌（股内侧、外侧及股中间肌）对关节的作用力低于正常水平的 50%。这可以解释为什么这种蹲伏步态耗能高，以及随时间推移，这种步态模式逐渐恶化的原因（图 5 - 7 - 8）。

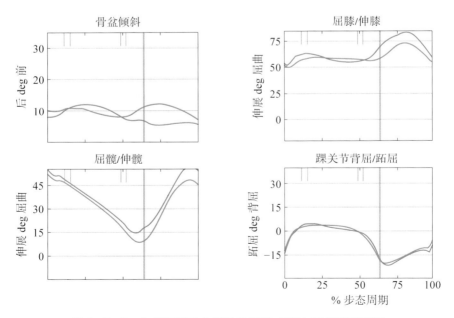

图 5 - 7 - 8　矢状面运动分析显示屈髋、屈膝以及踝关节跖屈

4. 非手术治疗

康复训练或支具几乎没有作用。由于附着于腰椎的腰大肌是主要的髋屈肌之一，无法进行"牵拉"训练。对于痉挛所致的屈髋增加，可在全麻下超声定位药物注射，阻断腰大肌神经支配。

5. 手术治疗

屈髋肌群由腰大肌、髂肌、股直肌、缝匠肌、股薄肌和阔筋膜张肌组成。股直肌作为跨双关节肌肉，起到屈髋和伸膝的作用。因此，人们认为近端股直肌延长可能改善支撑相伸髋和摆动相屈膝。但是研究表明，这种术式对僵膝步态几乎没有作用，髋关节以及骨盆的步态参数也没有变化（DeLuca et al. 1998）。

腰大肌和髂肌是导致脑瘫儿童屈髋畸形的主要原因。它们可以在几个不同的位置进行延长：骨盆环上方、骨盆环或小转子处。Novacheck 等（2002）描述了一种于腹股沟韧带的近端分离并切断腰大肌肌腱（髂肌的骨盆环上方）的术式，效果良好，但是长期随访中髋关节活动范围的改善不明确。Sutherland 等（1997）提出了在腹股沟韧带的远端、骨盆环水平定位并分离腰大肌，保护股神经同时延长腰大肌肌腱。研究发现，10 岁之前进行手术，减少过度屈髋和骨盆前倾最有效。

6. 并发症治疗

髂肌和腰大肌肌腱在接近小转子附着处时合二为一。对可行走的患儿，在转子处髂腰肌肌腱切断可能会导致术后屈髋无力，从而影响患儿爬楼梯的能力。在无行走能力的患儿中，小转子处延长或肌腱切断则有可能导致股骨头缺血性坏死（旋股内侧血管损伤），以及出现腰大肌腱鞘异位骨化（Manjarris and Mubarak 1984）。

7. 术后问题

髂腰肌术后无须制动，尽早开始康复训练以及将患儿置于俯卧位，以维持手术延长效果。

8. 结果

腰大肌延长术仍然是一个有争议的手术。一些研究发现，术后髋关节屈曲几乎没有变化。需要治疗的挛缩程度、手术的最佳年龄以及不同术式的适应证尚不清楚。然而，对于已经出现步态异常、髋关节半脱位或全脱位，以及髋臼发育不良的患儿，作为单次多水平手术的一部分，临床检查屈髋和骨盆前倾增大的应考虑同时进行延长。

## 四、髋关节内旋增加

### （一）典型临床表现

典型的临床表现为内八字步态，由髋关节过度内收所致，容易被误诊为内收肌挛缩。

1. 临床体检

髋关节内旋肌包括臀中肌和臀小肌、内收肌、阔筋膜张肌和半腱肌，然而，生物力学研究表明，这些肌肉并不是导致脑瘫儿童髋关节过度内旋的原因。髋关节内旋增加的最常见原因是持续的股骨前倾，俯卧位大转子试验可以证实。患儿表现为内八字步态，年幼儿童同时伴有的胫骨内旋，导致足前进角进一步内旋。年长儿童可以出现代偿性胫骨外旋，虽然足前进角改善，但是股骨仍处于内旋状态，膝关节产生旋转外翻应力。

2. 步态分析结果

横截面运动图中可以观察到大腿的内旋并进行评估。在解读大腿内旋和足前进角的数据时，需要将行走时骨盆的位置考虑在内。双侧受累不同（如偏瘫）引起骨盆旋转异常，受累严重一侧骨盆较另一侧外旋，而股骨前倾角增大所导致的大腿内旋，可能使足的前进角表现为中立位（图5-7-9）。

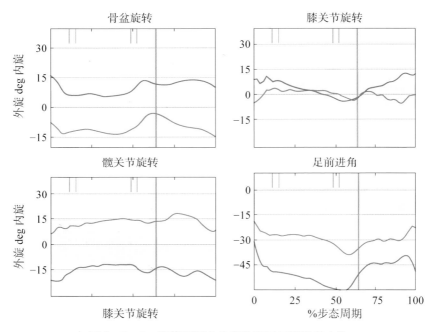

图5-7-9　横截面运动分析数据显示髋关节内旋

3. 非手术治疗

针对髋关节过度内旋没有有效的非手术治疗方法。去扭转线缆和贴扎技术已在幼儿中使用，但长期效果不佳。去神经支配药物或神经阻滞对改善髋关节内旋也没有作用。

4. 手术治疗

髋关节周围肌肉的延长并不能改善髋关节内旋，股骨去旋转截骨术是唯一被证实的有效治疗方法。截骨部位可在转子间、股骨干部或股骨远端干骺端。如果同时需要矫正髋外翻,选择小转子近端截骨,角钢板固定以避免股骨干外移(Beauchesne et al. 1992)。否则,可选择其他截骨部位。股骨近端截骨也可以选择直钢板与加压螺钉进行固定,但是,位于小转子远端截骨点会导致股骨干外移。股骨干部位截骨并用髓内钉固定效果满意(Gordon et al. 2005；Ferride Barros et al. 2006),但进钉点位于大转子附近,因此存在股骨头缺血性坏死或干扰大转子生长的风险。<11岁儿童应避免使用髓内器械。股骨远端截骨建议角钢板替代螺纹针固定,避免术后石膏使用。

5. 并发症治疗

术前准确测量很关键,虽然通过 CT 扫描可以计算前倾角的大小,但是髋外翻的存在会导致测量误差。因此,需要综合体检结果、步态分析以及影像学数据来确定股骨去旋转的角度。股骨截骨延迟愈合或不愈合的风险很小。石膏固定会增加早期康复训练时骨折的风险。经大转子置入的髓内器械与股骨头缺血性坏死相关,对<11岁的儿童应避免使用。截骨部位(股骨近端或远端)与手术效果无明显差异(Kay et al. 2003；Piris et al. 2003)。

6. 术后处理

通常股骨截骨术术后无须外固定。或者可选用膝关节固定支具,术后制动以避免疼痛。短腿石膏配合靴子或者可拆卸杆控制下肢旋转能够在术后方便下肢体位摆放。那些没有牢固内固定的儿童,可以在短时间内应用髋人字石膏,直至 X 线上有骨痂形成。

7. 结果

Õunpuu 等(2002)对 27 名股骨去旋转截骨术患儿进行至少 5 年的随访。通过步态分析,他们发现这一手术远期效果良好。然而,Kim 等(2005)对 30 名儿童 45 肢进行了至少 5 年随访,发现 15 肢出现复发,但手术年龄>10 岁的患儿中无复发。

(二)髋关节半脱位和脱位

1. 典型临床表现

GMFCS Ⅰ级和Ⅱ级的患儿很少出现进行性髋关节发育不良,GMFCS Ⅲ级的可能性增加,而 GMFCS Ⅳ级和Ⅴ级的患儿最常见。疼痛通常在青少年时期出现,在年幼的儿童中少见。

2. 体格检查

大多数半脱位的患儿表现为髋关节外展受限、屈髋及过度内旋。患儿安静放松时,轻度外展其髋关节,有时可触及半脱位或者脱位的股骨头复位感。放射学表现在本章开始已经进行了介绍。

3. 步态分析结果

在能够行走的髋关节半脱位患儿,步态分析表现为髋关节屈曲内收,股骨内旋和骨盆倾斜增大。

**4. 非手术治疗**

与髋关节过度内收相似,长期使用支具、物理治疗、肉毒毒素或苯酚对髋关节半脱位几乎没有任何远期效果。

**5. 手术治疗**

患儿髋关节病理演变的进展程度决定了手术干预的方式。虽然目前尚不清楚局部肌张力控制是否会改善髋关节半脱位(尤其是当 MP>50%),但整体减张可以减少髋关节发育不良的发生,减少术后复发(肌肉挛缩和髋关节半脱位)以及方便进行术后康复。

软组织手术通常包括本章前面描述的内收肌延长和髂腰肌延长(尤其是同时存在屈髋挛缩)。关于闭孔神经前支切断尚缺乏共识,但除了难治性病例,应避免该手术(Matsuo et al. 1986)。

当 MP>50%时,常需要行骨性手术。术者需要确定股骨近端内翻去旋转截骨术结合软组织延长是否能获得髋关节同心复位;否则,需要切开复位、关节囊紧缩以及骨盆截骨术或髋臼扩大术。对于双髋是否需要同时进行手术尚存在争议,但是考虑到双下肢等长和活动范围对称是坐姿平衡的基础,建议双侧同时手术。

股骨近端内翻去旋转截骨术(varus derotational osteotomy,VDRO)与去旋转截骨术操作类似。旋转和内翻的角度由术前检查确定,并可在术中通过透视再次确认。术后股骨前倾角矫正至 15°,颈干角度 110°。几种内固定方法可供选择:钢板螺钉、克氏针、外固定支架、髋关节螺钉和侧方钢板,以及各种角钢板。

有多种可以改善髋关节的覆盖和包容的骨盆截骨术式。如本章前面所述,股骨头移位的方向不同,所伴随的髋臼缺损部位不同,需要根据情况选择手术方法。在可行走患儿(GMFCS Ⅲ级常见),通常向前方半脱位或中外侧半脱位;而在无行走能力患儿(GMFCS Ⅳ级和Ⅴ级),由于经常处于坐位,股骨头向后方脱位。CT 扫描三维重建是确定股骨头脱位方向的最佳方法,对于手术计划非常关键,而体检和骨盆平片则无法提供相关信息。

Salter 和 Pemberton 截骨术增加髋臼前部覆盖,但不适用于髋臼中外侧和后部的缺损。Dega 截骨术可以获得与 Pemberton 类似的前部覆盖,结果满意。而实现脑瘫儿童股骨头覆盖的最佳方法是髋臼周围截骨术,通过在髋臼周围进行截骨,旋转截骨远端获得需要的股骨头覆盖,同时将植骨块放置在适当的位置(来源于髂骨嵴或股骨截骨处截下的楔形骨块)(McNerney et al. 2000)(图 5-7-10)。三角软骨闭合后,可采用 Steel 三联截骨和 Bernese 髋臼周围截骨术(Pope et al. 1994;Dutoit and Zambelli 1999)。严重髋臼缺损患儿可采用槽式髋臼扩大术。当无法通过重建实现同心复位,Chiari 截骨可以作为姑息性手术改善股骨头覆盖(Debnath et al. 2006)(图 5-7-11)。

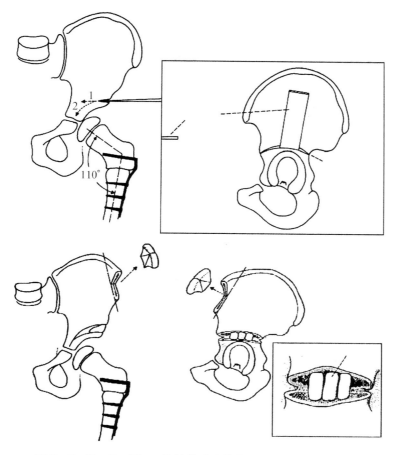

图 5‑7‑10　San Diego 髋关节重建技术(McNerney et al. 2000)

### 6. 并发症治疗

同时接受双侧手术(包括骨盆截骨术)的患儿经常需要输血,而呼吸问题也是术后需在重症监护病房接受治疗的主要原因。Tis 等(2006)发现该人群的主要并发症发生率为 24%(失血、感染和复发)。术中并发症包括神经或血管损伤,以及由血管损伤所导致的股骨头缺血性坏死。而骨折的发生多与术后外固定有关。

### 7. 术后管理

术后镇痛非常重要。硬膜外留置导管辅以静脉地西泮来控制肌肉痉挛以及静脉镇痛(如镇痛泵)都是非常有效的方式(参见第 4 篇第 3 章)。需要强调的是镇痛管理,既要保证患儿术后尽量减少疼痛,又需要防止过度镇静和肺功能损害。

尽管在许多机构术后即开始活动和物理治疗,但术后进行 2～6 周的髋关节石膏固定也很常见。2 周的髋关节石膏固定可以缓解术后疼痛,方便搬动和转运患儿以及有利于早期骨愈合。后片的髋关节石膏还可以用来定制支具,除关节活动练习和

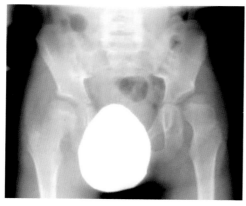
a

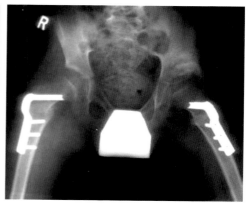
b

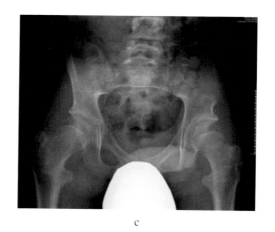
c

图 5-7-11　a. 10 岁女孩双侧髋关节发育不良术前 X 线,左侧更严重。b. 双侧股骨转子间内翻去旋转股骨截骨术和左侧 San Diego 髋臼成形术后 6 个月的 X 线。c. 术后 5.5 年随访,患儿 15.5 岁时行 X 线检查,结果满意

洗澡外,患儿需全天佩戴支具 2 个月,而后夜间使用 6 个月。如果未同时进行骨盆截骨,除非存在骨质疏松(内固定强度可能不足),否则不需要石膏固定。Schaefer 等(2007)发现,早期负重能够使患儿尽早回归正常活动。

8. 结果

髋关节半脱位单纯软组织手术效果不确定。影响手术结果的因素包括:神经系统受累的严重程度、手术年龄、发育不良的程度、选择的术式以及术后管理。MP<50% 且双髋同时手术的患儿,术后效果最好。

挛缩复发与持续或复发性股骨或髋臼发育不良常见。Mazur 等(2004)发现,4 岁之前行 VDRO 有很高的髋外翻复发率。Inan 等(2006 a,b)报道了 219 例患儿中 16% 在髋关节截骨术后出现异位骨化,常见于痉挛性四肢瘫。Schmale 等(2006)研

究发现，由于髋臼重塑不足，77% 接受单纯 VDRO 治疗的患者需要再次手术。Setterri 和 Karol（2000）报道，在平均年龄为 7.7 岁的患儿单纯行 VDRO，术后 5 年随访，84% 的患儿可获得稳定无痛的髋关节。然而，根据他们的标准，影像学检查结果显示有 56% 的患儿为一般或较差，并且远期结果尚不清楚。Mubarak 等（1992）报道了 75 例患儿（104 髋）接受了 VDRO、切开复位和关节囊紧缩，以及髋臼周围截骨术（San Diego 截骨）后 6.9 年随访，95% 的放射学结果显示为优良，无再脱位发生（McNerney et al. 2000），但目前尚无这些患儿长期随访的结果。

术前应当与家长沟通手术的方式和大概的手术时间，以及家长需要了解术后康复可能是一个长期的过程。Stasikelis 等（2003）研究表明，所有患儿在术后 30 个月内可恢复到术前的功能状态。大多数社区和家庭内活动在术后 7 个月可恢复到术前状态，而大多数患儿需要 10 个月。他们还发现，接受常规物理治疗的患儿比未接受者恢复得更快。

（三）慢性髋关节疼痛

1. 典型临床表现

许多研究表明，大约 50% 患有脑瘫髋关节脱位的青少年和年轻人会感到疼痛。由于沟通问题，对这些患者（GMFC Ⅳ 级和 Ⅴ 级）的疼痛评估变得困难，并且可能还有其他导致慢性疼痛原因存在，难以进行鉴别。Noonan 等（2004）对 77 例髋关节半脱位或脱位的成年人进行研究，试图确定髋关节脱位是否是导致疼痛的原因，但是他们没有发现髋关节影像学表现与疼痛严重程度之间的相关性。尽管如此，脑瘫髋关节发育不良的患者确实会经历疼痛并影响其健康的。

2. 体格检查

患者通常有严重的挛缩。许多人表现为风吹髋（一侧髋关节内收内旋，对侧髋关节外展外旋）。髋关节被动活动时疼痛，并且由于姿势异常（坐位或者卧位），骨突（坐骨、尾骨或大转子）处会产生压疮。

3. 非手术治疗

非甾体抗炎药可以缓解疼痛，但可能引起胃痛和消化道反流。关节内类固醇注射也可以在数周或者数月内减轻疼痛，但时间不确定。对患儿的座椅和床进行改造以缓解因姿势异常而导致的骨突受压，并能够改善关节疼痛。经常变换体位也会有所帮助。髋关节周围肌肉（臀中肌、臀大肌、阔筋膜张肌、股四头肌、腘绳肌和内收肌）肉毒杆菌毒素 A 或苯酚注射可降低张力和减轻疼痛（Barwood et al. 2000），但需要每 4～6 个月重复注射。

4. 手术治疗

术式包括 Chiari 骨盆截骨（覆盖脱位的股骨头）、股骨外翻截骨（改善股骨的位置以利坐姿和会阴护理）、髋关节融合、股骨近端切除（Castle 手术）和全髋关节置换术（Castle and Schneider 1978；Buly et al. 1993；Dietz and Knutson 1995）。这些手术都是姑息性手术,并不能够解决脑瘫患者髋关节发育不良的问题。手术本身也存在技术上的难度和并发症可能,随访结果好坏参半,许多患者在术后仍有疼痛。因此,早期的监测和预防显得重要。

## 五、 小结

髋关节问题在脑瘫儿童中很常见。神经功能异常引起肌张力增高、选择性运动控制能力丧失以及髋关节周围肌力不平衡是其原发性病理机制。肌张力增高导致肌肉延展性下降以及关节活动受限,髋关节应力减小,对应力敏感的股骨和骨盆出现生长和发育紊乱,从而导致髋关节发育异常和功能丧失。髋关节问题是一个复杂的问题,但是我们可以将其化繁为简来进行解决,通过有重点的体检、放射线学评估和步态分析进行研究。需谨记:髋关节仅仅是脑瘫导致全身受累的一部分,治疗时需要与其他关节的问题综合考虑后再进行处理,不应单独治疗。

## 参考文献

[ 1 ] Arnold AS, Delp SL (2001) Rotational moment arms of the medial hamstrings and adductors vary with femoral geometry and limb position: implications for the treatment of internally rotated gait. *J Biomech* **34**:437 – 47.

[ 2 ] Arnold AS, Asakawa DJ, Delp SL (2000) Do the hamstrings and adductors contribute to excessive internal rotation of the hip in persons with cerebral palsy? *Gait Posture* **11**:181 – 90.

[ 3 ] Barwood S, Baillieu C, Boyd R, Brereton K, Low J, Nattrass G, Graham HK (2000) Analgesic effects of botulinum toxin A: a randomized, placebo-controlled clinical trial. *Dev Med Child Neurol* **42**:114 – 21.

[ 4 ] Beauchesne R, Miller F, Moseley C (1992) Proximal femoral osteotomy using the AO fixed-angle blade plate. *J Pediatr Orthop* **12**:735 – 40.

[ 5 ] Bobroff ED, Chambers HG, Sartoris DJ, Wyatt MP, Sutherland DH (1999) Femoral anteversion and neck-shaft angle in children with cerebral palsy. *Clin Orthop Rel Res* **364**:194 – 204.

[ 6 ] Buly RL, Huo M, Root L, Binzer T, Wilson Jr PD (1993) Total hip arthroplasty in cerebral palsy. Long-term follow-up results. *Clin Orthop Rel Res* **296**:148 – 53.

[ 7 ] Castle ME, Schneider C (1978) Proximal femoral resection-interposition arthroplasty. *J Bone Joint Surg Am* **60**: 1051 – 4.

[ 8 ] Davids JR, Marshall AD, Blocker ER, Frick SL, Blackhurst DW, Skewes E (2003) Femoral anteversion in children with cerebral palsy. Assessment with two and three-dimensional computed tomography scans. *J Bone Joint Surg Am* **85**:481 – 8.

[ 9 ] Debnath UK, Guha AR, Karlakki S, Varghese J, Evans GA (2006) Combined femoral and Chiari osteotomies for reconstruction of the painful subluxation or dislocation of the hip in cerebral palsy. A long-term outcome study. *J Bone Joint Surg Br* **88**:1373 – 8.

[10] Delp SL, Hess WE, Hungerford DS, Jones LC (1999) Variation of rotation moment arms with hip flexion. *J Biomech* **32**:493 – 501.

[11] Deluca PA, Ōunpuu S, Davis RB, Walsh JH (1998) Effect of hamstring and psoas lengthening on pelvic tilt in patients with spastic diplegic cerebral palsy. *J Pediatr Orthop* **18**:712 – 18.

[12] Dietz FR, Knutson LM (1995) Chiari pelvic osteotomy in cerebral palsy. *J Pediatr Orthop* **15**:372 – 80.

[13] Dutoit M, Zambelli PY (1999) Simplifi ed 3D-evaluation of periacetabular osteotomy. *Acta Orthop Belg* **65**: 288 – 94.

[14] Ferri-de-Barros F, Inan M, Miller F (2006) Intramedullary nail fixation of femoral and tibial percutaneous rotational osteotomy in skeletally mature adolescents with cerebral palsy. *J Pediatr Orthop* **26**:115 – 18.

[15] Gordon JE, Pappademos PC, Schoenecker PL, Dobbs MB, Luhmann SJ (2005) Diaphyseal derotational

osteotomy with intramedullary fixation for correction of excessive femoral anteversion in children. *J Pediatr Orthop* **25**:548 - 53.

[16] Graham HK, Boyd R, Carlin JB, Dobson F, Lowe K, Nattrass G, Thomason P, Wolfe R, Reddihough D (2008) Does botulinum toxin A combined with bracing prevent hip displacement in children with cerebral palsy and 'hips at risk'? A randomized, controlled trial. *J Bone Joint Surg Am* **90**:23 - 33.

[17] Hagglund G, Lauge-Pedersen H, Wagner P (2007) Characteristics of children with hip displacement in cerebral palsy. *BMC Musculoskelet Disord* **8**:101.

[18] Hicks JL, Schwartz MH, Arnold AS, Delp SL (2008) Crouched postures reduce the capacity of muscles to extend the hip and knee during the single-limb stance phase of gait. *J Biomech* **41**:960 - 7.

[19] Inan M, Chan G, Dabney K, Miller F (2006a) Heterotopic ossification following hip osteotomies in cerebral palsy: incidence and risk factors. *J Pediatr Orthop* **26**:551 - 6.

[20] Inan M, Senaran H, Domzalski M, Littleton A, Dabney K, Miller F (2006b) Unilateral versus bilateral peri-ilial pelvic osteotomies combined with proximal femoral osteotomies in children with cerebral palsy: perioperative complications *J Pediatr Orthop* **26**:547 - 50.

[21] Kay RM, Rethlefsen SA, Hale JM, Skaggs DL, Tolo VT (2003) Comparison of proximal and distal rotational femoral osteotomy in children with cerebral palsy. *J Pediatr Orthop* **23**:150 - 4.

[22] Kim HT, Wenger DR (1997) Location of acetabular deficiency and associated hip dislocation in neuromuscular hip dysplasia: three-dimensional computed tomographic analysis. *J Pediatr Orthop* **17**:143 - 51.

[23] Kim H, Aiona M, Sussman M (2005) Recurrence after femoral derotational osteotomy in cerebral palsy. *J Pediatr Orthop* **25**:739 - 43.

[24] Manjarris JF, Mubarak S (1984) Avascular necrosis of the femoral heads following bilateral iliopsoas and adductor releases via the medical approach to the hip. *J Pediatr Orthop* **4**:109 - 10.

[25] Matsuo T, Tada S, Hajime T (1986) Insufficiency of the hip adductor after anterior obturator neurectomy in 42 children with cerebral palsy. *J Pediatr Orthop* **6**:686 - 92.

[26] Mazur JM, Danko AM, Standard SC, Loveless EA, Cummings RJ (2004) Remodeling of the proximal femur after varus osteotomy in children with cerebral palsy. *Dev Med Child Neurol* **46**:412 - 15.

[27] McNerney NP, Mubarak SJ, Wenger DR (2000) One-stage correction of the dysplastic hip in cerebral palsy with the San Diego acetabuloplasty: results and complications in 104 hips. *J Pediatr Orthop* **20**:93 - 103.

[28] Mubarak SJ, Valencia FG, Wenger DR (1992) One-stage correction of the spastic dislocated hip. Use of pericapsular acetabuloplasty to improve coverage. *J Bone Joint Surg Am* **74**:1347 - 57.

[29] Noonan KJ, Jones J, Pierson J, Honkamp NJ, Leverson G (2004) Hip function in adults with severe cerebral palsy. *J Bone Joint Surg Am* **86**:2607 - 13.

[30] Novacheck TF, Trost JP, Schwartz MH (2002) Intramuscular psoas lengthening improves dynamic hip function in children with cerebral palsy. *J Pediatr Orthop* **22**:158 - 64.

[31] Õunpuu S, Deluca P, Davis R, Romness M (2002) Long-term effects of femoral derotation osteotomies: an evaluation using three-dimensional gait analysis. *J Pediatr Orthop* **22**:139 - 45.

[32] Pirpiris M, Trivett A, Baker R, Rodda J, Nattrass GR, Graham HK (2003) Femoral derotation osteotomy in spastic diplegia. Proximal or distal? *J Bone Joint Surg Br* **85**:265 - 72.

[33] Pope DF, Bueff HU, Deluca PA (1994) Pelvic osteotomies for subluxation of the hip in cerebral palsy. *J Pediatr Orthop* **14**:724 - 30.

[34] Reimers J (1980) The stability of the hip in children. A radiological study of the results of muscle surgery in cerebral palsy. *Acta Orthop Scand Suppl* **184**:1 - 100.

[35] Robin J, Graham HK, Baker R, Selber P, Simpson P, Symons S, Thomason P (2009) A classification system for hip disease in cerebral palsy. *Dev Med Child Neurol* **51**:183 - 92.

[36] Ruwe PA, Gage JR, Ozonoff MB, Deluca PA (1992) Clinical determination of femoral anteversion. A comparison with established techniques. *J Bone Joint Surg Am* **74**:820 - 30.

[37] Sauser DD, Hewes RC, Root L (1986) Hip changes in spastic cerebral palsy. *Am J Roentgenol* **146**:1219 - 22.

[38] Schaefer MK, McCarthy JJ, Josephic K (2007) Effects of early weight bearing on the functional recovery of ambulatory children with cerebral palsy after bilateral proximal femoral osteotomy. *J Pediatr Orthop* **27**:668 - 70.

[39] Schmale GA, Eilert RE, Chang F, Seidel K (2006) High reoperation rates after early treatment of the subluxating hip in children with spastic cerebral palsy. *J Pediatr Orthop* **26**:617 - 23.

[40] Settecerri JJ, Karol LA (2000) Effectiveness of femoral varus osteotomy in patients with cerebral palsy. *J*

*Pediatr Orthop* **20**:776 – 80.

[41] Soo B, Howard JJ, Boyd RN, Reid SM, Lanigan A, Wolfe R, Reddihough D, Graham HK (2006) Hip displacement in cerebral palsy. *J Bone Joint Surg Am* **88**:121 – 9.

[42] Staheli LT (1977) The prone hip extension test: a method of measuring hip flexion deformity. *Clin Orthop Rel Res* **123**:12 – 15.

[43] Stasikelis PJ, Davids JR, Johnson BH, Jacobs JM (2003) Rehabilitation after femoral osteotomy in cerebral palsy. *J Pediatr Orthop* **12**:311 – 14.

[44] Sutherland DH, Zilberfarb JL, Kaufman KR, Wyatt MP, Chanmbers HG (1997) Psoas release at the pelvic brim in ambulatory patients with cerebral palsy: operative technique and functional outcome. *J Pediatr Orthop* **17**:563 – 70.

[45] Tis JE, Sharif S, Shannon B, Dabney K, Miller F (2006) Complications associated with multiple, sequential osteotomies for children with cerebral palsy. *J Pediatr Orthop* **15**:408 – 13.

[46] Winters TF, Gage JR, Hicks R (1987) Gait patterns in spastic hemiplegia in children and young adults. *J Bone Joint Surg Am* **69**:437 – 41.

# 第 *8* 章　足部畸形的治疗

ORTHOPAEDIC TREATMENT OF
FOOT DEFORMITIES

Jon R. Davids

刘天婧　译・李连永　审校

## 一、 关键点

- 脑瘫儿童足部畸形是动态肌力不平衡的结果。
- 这些畸形可能会破坏足部的缓冲能力和支撑相的杠杆功能。
- 足是由三个部分和两个柱组成。
- 脑瘫儿童最常见的足部畸形是跖屈、跖屈平足外翻和跖屈高弓内翻。
- 手术矫正足部畸形可以增加足各部分的活动度,优化足的形态,提高缓冲能力,从而改善足的杠杆功能。
- 必要时首选截骨手术来恢复足部骨骼的解剖关系,关节融合不是最佳选择。

## 二、 病理生理学

　　脑瘫儿童的足部畸形通常是由控制足踝序列的小腿肌肉动力不平衡造成的。这种动力性的不平衡可能来源于肌肉痉挛、运动控制异常和(或)平衡功能受损。通常情况下,踝关节跖屈肌过度活动,而踝关节背屈肌力弱,两者在足与踝关节旋前和旋后肌群之间以多种不同形式组合发挥作用,产生足踝畸形,在痉挛性脑瘫儿童中常见的有 3 种(与痉挛性脑瘫相比,不随意运动型脑瘫儿童产生足部畸形的主要原因是运动控制异常和肌力不平衡,而不是痉挛,因此神经功能异常和足部畸形类型之间关系不明确)(Davids et al. 1999,2007)。跖屈主要表现为后足相对于踝关节的跖屈,而中足和前足位置正常。跖屈平足外翻表现为后足跖屈,同时伴有中足和后足的旋前。起始阶段,在功能表现为足外侧柱短于内侧柱,随年龄增长,由功能性短缩转变为结构性短缩。跖屈高弓内翻表现为后足跖屈合并中足旋后,以及前足各种畸形。在功能上外侧柱长于内侧柱。此外,还有一些相对少见的复杂的或单纯的足序列异常。对于年龄小、病情轻的脑瘫儿童,足部畸形往往比较柔软,易于矫正。随着年龄的增长,肌肉出现固定挛缩,骨与关节随之产生适应性结构改变,畸形逐渐变得僵硬,手法无法矫正(Sutherland 1993;Mosca 1998)。在这三种常见的足部畸形中,初触地时足跟无法接触地面,承重相第 1 滚轴消失,无法缓冲(Perry 1992)。跖屈和跖屈高弓内翻由于踝关节背屈受限，支撑相中期第 2 滚轴消失，稳定性降低（Perry 1992）。跖屈平足外翻时，前足和中足之间缺乏"锁定"，降低了支撑相中期的稳定性，导致中足的跖侧和内侧过度负重。在这三种踝关节畸形中，跖屈肌群在第 3 滚轴均无法产生足够的跖屈力矩（Sutherland 1980；Gage 1995）。跖屈和跖屈高弓内翻足中的后足畸形导致跖屈肌肉长度缩短，骨骼肌长度-张力曲线证实，这些肌肉的张力下降（Lieber 1986；Foran et al. 2005）。对于跖屈平足外翻，中足和前足的位置异常使得第 3 滚轴中踝关节跖屈肌的有效力臂缩短。另外，与平足外翻相关的胫骨外旋，导致足前进角增大，进一步减少了支撑相末期跖屈肌的力臂。所有这三种足踝畸形在摆动相表现为踝关节背屈受限，影响摆动相中期的足廓清以及摆动相末期足踝的正常位置。

### 三、　历史回顾

脑瘫儿童的足部畸形的外科治疗原则是从早期小儿脊髓灰质炎的临床治疗经验中发展出来的（Davids 2006）。尽管两种疾病所导致的足部畸形看似相似，但是两者的病理生理学特点、损伤情况和合并症是完全不同的。脊髓灰质炎的畸形是部分肌肉弛缓麻痹和挛缩造成的，而脑瘫儿童的畸形是痉挛导致的动态肌力不平衡和运动控制能力障碍造成的，因此一些适用于脊髓灰质炎的足部畸形治疗方法并不适用于脑瘫（Rang and Wright 1989）。

脑瘫儿童的手术方案是在脊髓灰质炎手术方案的基础上改良而来，包括平衡肌力和稳定骨性结构。肌力的平衡是通过肌腱延长和转位来实现，而骨性结构的稳定是通过前、中、后足之间的关节融合来获得。对于脑瘫儿童，这些软组织手术经常会进一步降低肌力、导致畸形进展。而骨性手术则会使足变得非常异常僵硬，影响缓冲能力，并使融合部位远近端的关节在活动中承受过大应力。

目前的治疗方案倾向于在早期采用药物、神经外科干预以及支具控制痉挛，避免出现肌肉挛缩，形成固定畸形（Gage and Novacheck 2001）。如果出现固定畸形，有选择地进行肌腱延长，减少对肌力的影响（Rose et al. 1993）。截骨手术可以维持足部序列以及关节活动，提高缓冲能力、改善杠杆功能、优于关节融合术（Mosca 1998）。

### 四、　临床评估和治疗决策

脑瘫足部畸形的治疗建立在对患儿的病史、体格检查、X 线片、步态分析、运动/动力学、动态肌电图（EMG），以及动态足底印迹学检查结果综合分析的基础上（Davids et al. 2004）。

与足部畸形有关的常见主诉是行走、穿鞋或者使用支具时足部疼痛，由于摆动相足廓清受限而容易跌倒，以及内外八字步态。体格检查的重点在于评估负重和非负重时前、中、后足之间的位置关系、关节间的活动性、主动和被动活动范围、肌力以及选择性控制的能力。注意患儿足跖侧和内侧是否有胼胝形成，这与异常的负重模式有关，同时观察是否穿鞋或者支具存在困难。

　　脑瘫儿童足部畸形的 X 线评估应包括三个体位：负重标准前后位、侧位以及踝穴位。在 X 线上，将足划分为前、中、后三个部分和内、外侧两个柱，观察每个部分之间的位置关系，测量内外侧柱的长度，从而对足部畸形进行诊断和分类（图 5-8-1）。位置关系的判断可以选用一个统一的参照体系（如地面、跟骨结节），也可以邻近骨的

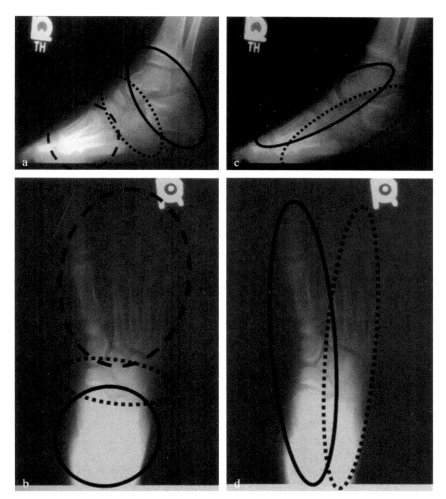

　　图 5-8-1　足的区域划分。a. 足的侧位片。实线圈区域为后足（跟骨和距骨），短虚线圈区域为中足（舟骨和骰骨），长虚线圈区域为前足（楔骨、跖骨和趾骨）。b. 足的正位片。实线圈区域为后足（跟骨和距骨），短虚线圈区域为中足（舟骨和骰骨），长虚线圈区域为前足（楔骨、跖骨和趾骨）。c. 足侧位片，实线圈区域为内侧柱（距骨、舟骨、楔骨、第 1 跖骨和趾骨），虚线圈区域为外侧柱（跟骨、骰骨、第 5 跖骨和趾骨）。d. 足正位片，实线圈区域为内侧柱（距骨、舟骨、楔骨、第一跖骨和趾骨），虚线圈区域为外侧柱（跟骨、骰骨、第 5 跖骨和趾骨）

位置作为参照（以胫骨为参照观察后足、胫跟角），还可以在一个整体内选择参照（距跟角）。在 Inman 等对足模型进行描述性分析的基础上，Davids 等提出了一种可以定量描述足踝位置关系的方法，通过 10 项平片测量数据来判断前、中、后足之间的位置关系以及内外侧柱的长度。在完成观察者内和观察者间一致性评估后，基于 60 个 5～17 岁正常儿童足的测量数据，建立了正常参考值。测量值如果偏离正常值超过一个标准差即视为异常。这个方法可以用来鉴别前、中、后足位置关系异常的类型（表 5-8-1）。

表 5-8-1　放射线测量：量化和分类标准（Davids et al. 2005 改良版）

| | 正常值 | 高于正常 | 低于正常 |
|---|---|---|---|
| | （SD） | （>平均+1SD） | （<平均+1SD） |
| *后足* | | | |
| 　胫距角（°） | 1.1(3.75) | 外移 | 内移 |
| 　跟骨射线角（°） | 17(6.0) | 跟骨背屈 | 跟骨跖屈 |
| 　胫跟角（°） | 69(8.4) | 踝关节跖屈 | 踝关节背屈 |
| 　距跟角（°） | 49(6.9) | 外移 | 内移 |
| *中足* | | | |
| 　舟骨-楔骨覆盖率（%） | 47(13.8) | 旋前 | 旋后 |
| 　距舟覆盖角（°） | 20(9.8) | 外展 | 内收 |
| 　侧位距骨-第 1 跖骨角（°） | 13(7.5) | 旋前 | 旋后 |
| *前足* | | | |
| 　正位距骨-第 1 跖骨角（°） | 10(7.0) | 外展 | 内收 |
| 　跖骨重叠角（°） | 8.2(9.0) | 旋后 | 旋前 |
| *柱* | | | |
| 　内外侧柱比例 | 0.9(0.1) | 外展 | 内收 |

观察性步态分析有助于明确临床查体发现的足部畸形与 X 线表现之间的关系。检查时需要分别从前、后和两侧观察静止站立时足的形态，以及前、中、后足的位置关系。动态观察主要在冠状面和矢状面进行，观察者需要从前方、后方以及侧方对患儿步态进行观察，并从几个方面对行走过程中足的运动功能进行评估：足触地（跟骨触地、全足触地或是足尖触地）、支撑相中期足的形态（冠状面的内外翻、横断面的内外旋、足前进角）、足尖离地时形态（冠状面的内外翻、矢状面的背屈和跖屈）以及摆动相足廓清（Perry 1992）。

通过体表标志与骨骼之间的关系建立足踝模型，来进行运动/动力学评估（Davis

et al. 1991；Gage 1995；Gage et al. 1996）。目前临床常用的标准足踝模型是 20 世纪 80 年代早期建立的（Davis et al. 1991,2007）。这个模型首先计算出膝关节和踝关节的中心（以股骨髁及内外踝的体表标志物为依据），并在两者之间作一向量来确定胫骨的方向。计算出踝关节中心（以内外踝标志物为依据），确定第 2、3 跖骨的间隙（前足标记），作一直线向量经过上述两个位置，即为足的运动方向。在单一模块足模型中，默认从后足到前足的各个部分是相对固定的。根据足轴线相对于胫骨轴线的位置，计算踝关节在矢状面的运动轨迹，而足的跖屈和背屈则体现为前足标志物和内外踝标志物在矢状面上位置关系的变化。此外，在这个单一足模型中，踝关节屈伸活动还会体现为前、中、后足中的任何两个部分之间发生了位置的相对变化（后足相对于中足，中足相对于前足）。当足各部分的位置关系存在异常时（如脑瘫儿童的跖屈平足外翻），这种方法就会出现显著的误差，导致通过临床检查、观察性步态分析、定量步态分析所获得的结果出现很大的差异，使医生做出错误的治疗决策。

随着标记手段、相机配置及计算机技术的进步，空间测量的分辨率得到了很大的提高，可以在肢体上固定更多的标志物，从而追踪到细微的动作。我们可以开发更加精密的多模块足部模型，以便于更精准地模拟出复杂部位的运动模式（Mac Williams et al. 2003）。这些先进的模型多用于成人足部的评估，因为成人足的骨性标志明显，方便准确地放置标志物。而脑瘫儿童往往足发育小（标志物之间距离不够，小于其测量精度），且存在畸形（位置关系的异常可能遮挡体表标志、妨碍精确测量）。如果能有适用于儿童的足部模型，就能为临床决策、支具制定、手术计划和随访评估提供重要的信息。

动态肌电图（dynamic EMG）可以用来评估一些特殊的足部畸形，如跖屈高弓内翻（Sutherland 1993）。通过体表电极和细针电极，能够在步态周期的各个时相对胫骨前肌和胫骨后肌的相对运动进行区分，为临床上进行选择性肌腱延长或转位提供依据。

动态足底印迹学提供了步态周期的支撑相，足底压力的时空参数（Schaff 1993）。除了定量的足部运动功能数据，包括足印的类型、负荷的分布和程度，还包括足底压力的移动轨迹（Jameson 2008）。脑瘫儿童足功能的异常主要包括骨性结构异常导致第 1 滚轴阶段缓冲能力下降，第 2 滚轴稳定性下降以及在第 3 滚轴出现的跖屈肌力臂减小（Gage and Novacheck 2001）。这种生物力学异常称为力臂异常，最好的例子就是身体前进重心相对于足的位置关系。

有研究利用动态足底印迹学记录了 23 名 6～17 岁正常儿童前进时身体重心轨迹（center of pressure progression，COPP）与后足、中足和前足的相对位置关系（Jameson et al. 2008），并以此为基础描述常见的负荷异常情况（图 5-8-2）。COPP相对于足部的内移表现为外翻负荷模式，可能由足的外翻、外展或旋前所致。COPP外移则是内翻负荷模式，可能由足的内翻、内收或旋后所致。COPP 在前足停留时间过长为跖屈负荷模式，在后足停留时间过长则为跟行负荷模式。这些基于正常人数据的描述，有利于对异常的足负荷模式进行定义，从而指导临床决策，便于评估预后。

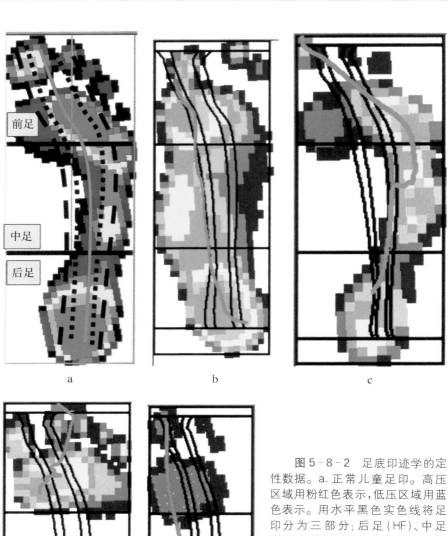

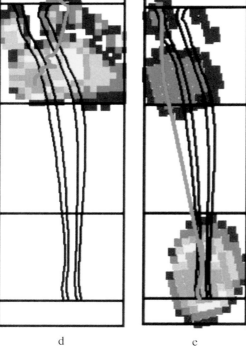

图5-8-2　足底印迹学的定性数据。a.正常儿童足印。高压区域用粉红色表示,低压区域用蓝色表示。用水平黑色实色线将足印分为三部分:后足(HF)、中足(MF)和前足(FF)。红实线表示正常COPP的平均值,黑色短虚线表示其上下一个标准差,黑色长虚线表示其上下两个标准差。b.脑瘫儿童跖屈平足外翻的足印。COPP(红实线)向内侧偏移,为外翻负荷模式。c.脑瘫患儿跖屈内翻高弓的足印。COPP(红实线)向外侧偏移,为内翻负荷模式。d.脑瘫儿童单纯跖屈的足印。COPP(红实线)向远端偏移,为跖屈负荷模式。e.脑瘫儿童跟行足的足印。COPP(红实线)近侧偏移,为跟行负荷模式

## 五、 治疗目标

脑瘫儿童足部手术治疗的主要目的是改善足的形态、重建支撑相中期的稳定性，以及支撑相末期的骨性力臂。但是，许多改善足部外观的手术（如关节融合）会使足变得僵硬，并丧失缓冲能力。

足部重建术后，支撑相足外观（特别是内侧足弓和足趾的对线）与足前进角明显改善。

脑瘫儿童足部常有疼痛，这与长期存在的支撑相前、中、后足排列异常和不稳定有关。跖屈平足外翻在支撑相中足内侧负荷过重，导致疼痛和胼胝的形成，影响支具和鞋子的穿戴（Mosca 1996）。跖屈内翻高弓通常在前、中足的负荷过重，在支撑相中末期关节不稳定，导致频繁的踝关节和后足内翻损伤（Sutherland 1993；Mosca 2001）。理论上来说，手术改善足部形态后，足部负荷和支撑相稳定性可以获得改善，从而减轻疼痛。

脑瘫儿童能够耐受轻度或中度足部畸形，且很少出现足部疼痛和感觉异常，然而，成年后，异常的负荷显著增加（与体重增加有关），累积作用导致足踝关节软骨过早的发生退行性变。理论上来讲，儿童期手术治疗可以改善成年后的足部负荷，并降低成人期关节退行性病变和关节炎的风险。

## 六、 手术治疗

轻度的、柔软的足部畸形，可以通过手法矫正者，首选软组织手术（肌肉或肌腱手术），包括肌肉肌腱松解、延长、部分和完全肌腱转位。对于中重度的足部固定畸形，不能通过手法矫正，最好采用软组织和骨性手术相结合的方法。骨性手术包括截骨术和关节融合术。通过延长或短缩，楔形或旋转截骨来纠正畸形。在矫正中重度畸形时，软组织手术和骨性手术可以分期进行，以便最大限度重建或者或优化前、中、后足的排列。软组织手术后需要制动 2～4 周，然后用踝足支具保护固定 4～6 个月。骨性手术可能需要内固定，术后也需要制动 6 周。

跖屈平足外翻：外侧柱延长是矫正中、重度跖屈平足外翻的首选式式（Mosca 1995；Yoo et al. 2005）。截骨部位位于跟骨颈部，经过跟骰关节或者在骰骨体内进行。在韧带整合的作用下，通过手术可以获得充分的前、中、后足畸形的矫正（Sangeorzan et al. 1993）（图 5-8-3、图 5-8-4）。跖屈平足外翻的矫正可以分四个阶段：

（1）纠正后足软组织挛缩。小腿三头肌群通常存在固定短缩。治疗目标是在伸膝时踝关节背屈可以达到 5°。当需要矫正的范围＜15°时，首选在肌性和腱性结合部进行延长。当需要矫正的幅度＞15°时，需要在肌腱联合处（跟腱）延长（Rose et al. 1993）。如果同时伴有腓骨短肌的挛缩，最好在肌性和腱性结合部（外踝近端）行延长手术。

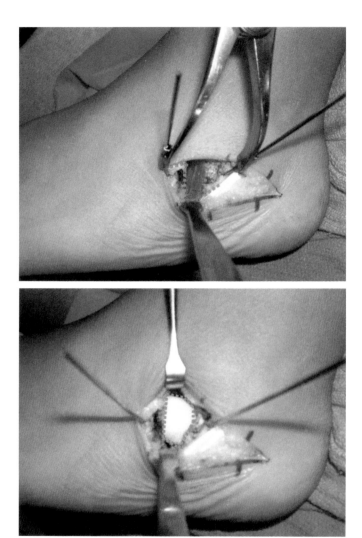

图 5-8-3　脑瘫儿童跖屈平足外翻,左足行跟骨延长术的术中照片。上:左后足侧面观。截骨水平位于跟骨颈。将钢针分别植入远近端,撑开器置于钢针上方,撑开截骨端。跟骨截骨近端和远端边缘用红色虚线表示。在截骨端深层可以看到足底内侧肌。下:左后足侧面观。将同种异体骨修整后(用红色虚线表示)植入分离的跟骨截骨端。通常植入后是稳定的,不需要其他内固定(视频 5-8-1)

视频 5-8-1　跟骨延长术

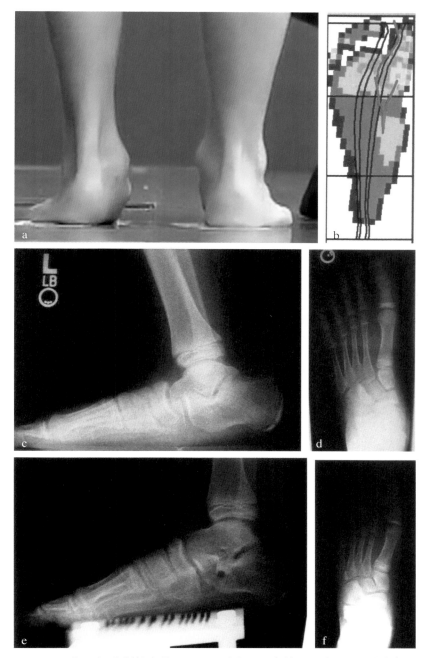

图 5-8-4　10 岁男童,左侧偏瘫伴跖屈平足外翻。a. 术前双足外观。注意左侧后足外翻和内侧中足塌陷。b. 左足足印。COPP 向远端和内侧偏移,提示跖屈外翻负荷模式。c. 术前左足负重侧位片,显示跖屈平足外翻。d. 术前左足正位,注意距舟骨关节覆盖不良。e. 术中左足应力下侧位。腓肠肌筋膜松解和经跟骨颈部的外侧柱延长已经完成。前、中、后足排列明显改善。f. 术中左足应力下正位。距舟关节覆盖改善

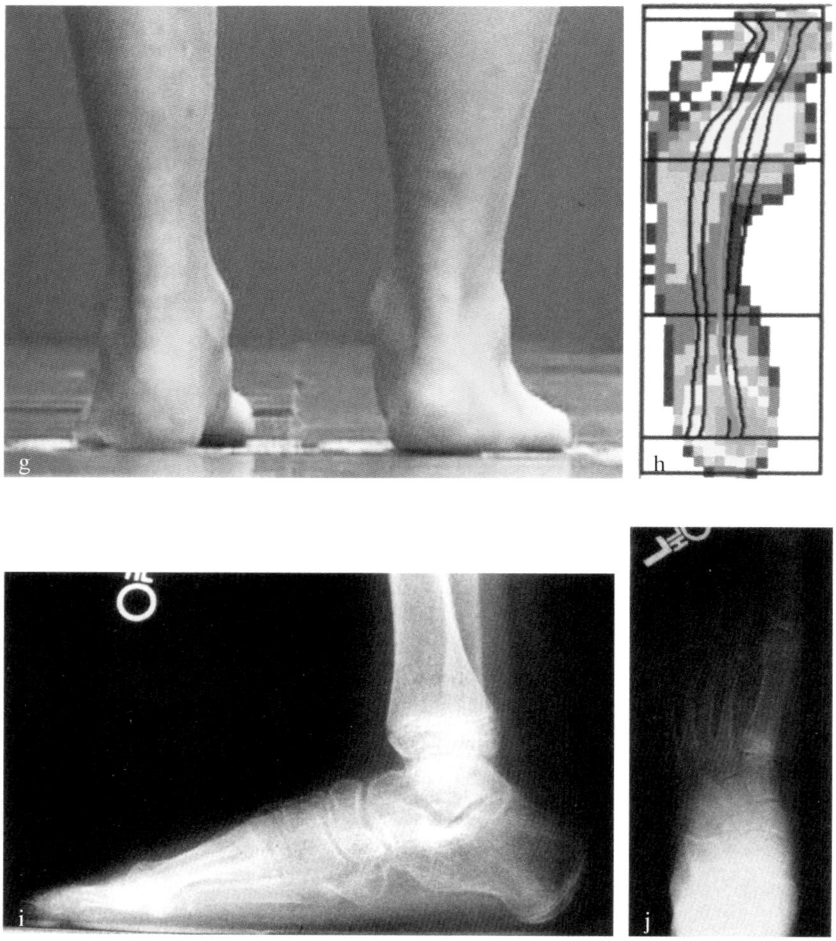

图 5-8-4(续)　g. 术后 1 年外观,注意左侧后足位置改善并且内侧足弓恢复。h. 术后左足足印。COPP 位于足底各部分的中心区域,为正常负荷模式。i. 术后左足侧位。注意前、中、后足的排列明显改善。j. 术后左足正位,距舟关节骨覆盖率显著提高

（2）外侧柱延长。在 10 岁及以下的儿童中,最好行经跟骨颈行外侧柱延长术(附加截骨术)(Mosca 1995)。延长长度一般在 1～2 cm,首选三皮质髂骨或同种异体髂骨植骨。骨植入后通常是稳定的,不需要额外内固定,但是为了预防外侧柱延长后跟骰关节半脱位,可以用纵向钢针固定。

对于 10 岁以上的儿童,也可以通过跟骰关节进行外侧柱延长(附加关节融合术)(Danko et al. 2004)。延长通常在 1.5～2.5 cm,需要较大的异体骨植骨。骨植入后通常是稳定的,但也可使用 1/3 管形钢板固定,以减少移植骨在吸收和融合阶段塌陷的可能性。

（3）评估内侧柱。在某些情况下，外侧柱延长足以矫正所有三个部分足的畸形。如果有残余的前足内翻，或内侧柱（第 1 跖骨）在矢状面过度活动，则需要行基底位于跖面的闭合楔形截骨（跖屈截骨），截骨部位位于中间楔骨或第一跖骨底（近端骺板已闭合的情况下）。如果通过触诊或术中摄片发现有残余的前足外展（持续存在的距舟关节半脱位），则需行距舟关节融合术（图 5 - 8 - 5，视频 5 - 8 - 2）。

视频 5 - 8 - 2
第 1 楔骨截骨术

（4）如果外侧柱的延长不能纠正后足畸形（这并不常见），则需行距下、跟骨骰骨和距舟关节融合术（即三关节融合术）来获得足各部分的最佳排列。对于跖屈平足外翻，三关节融合术最好通过内、外侧切口（前者可充分显露距舟关节）进行。三关节融合术可以联合经跟骰关节的外侧柱延长，避免短缩内侧柱（Horton and Olney 1995）。

跖屈高弓内翻。中重度跖屈高弓内翻足的矫正方法从根本上与前述不同，因为没有一个单一的骨性手术（即类似于外侧柱延长）能同时获得前、中、后足的矫正。因此，需要分步矫正每个部分的畸形，骨性手术和软组织手术相结合（图 5 - 8 - 6）。具体大致分为以下三步：

（1）纠正中足和后足的软组织挛缩（Sutherland 1993；Mosca 2001）。于小腿远端 1/3 内侧做切口，对小腿的三头肌筋膜和胫骨后肌进行分节段延长。通常蹞长屈肌和趾长屈肌不需要延长，但如果需要，可以通过同一个切口进行。在足的内侧缘，第 1 跖骨远端 1/3 处延长蹞外展肌。最后，可以通过足底、内侧或外侧入路依次松解足底筋膜和足内短肌。

胫骨后肌或胫骨前肌的部分转位仅适用于轻度跖屈高弓内翻畸形的治疗，此时足三个部分的排列异常是动态的、可通过手法矫正，尚未出现固定短缩（Hoffer et al. 1985；Scott and Scarborough 2006）。完全性肌腱转位的预后难以预测，因此在治疗脑瘫儿童足畸形时应尽量避免。

（2）对于残余的固定的跖屈高弓内翻畸形，几乎无法通过截骨手术恢复足的正常排列。因此，可通过一系列截骨来重建并纠正足各部分的异常排列，改善足的整体形态和动态负荷（Rathjen and Mubarak 1998）。系列的截骨矫正从近端（后足）到远端（前足）依次进行。残余的后足内翻畸形可以通过跟骨滑动截骨或基底向外的闭合楔形截骨（或两者相结合）来矫正（Koman et al. 1993）。残余的中足旋后畸形可通过经骰骨的外侧柱短缩术（基底向背外侧的楔形截骨术）来矫正。残余的前足外翻畸形可以通过内柱背屈截骨来矫正（以内侧楔骨作基底向背侧的楔形截骨；近端骨骺闭合患儿，也可在第 1 跖骨进行）。

（3）对于极难纠正的跖屈高弓内翻，需行距下关节、跟距关节和距舟关节融合术（即三关节融合术）来获得最理想的足部形态。三关节融合术治疗跖屈高弓内翻最好

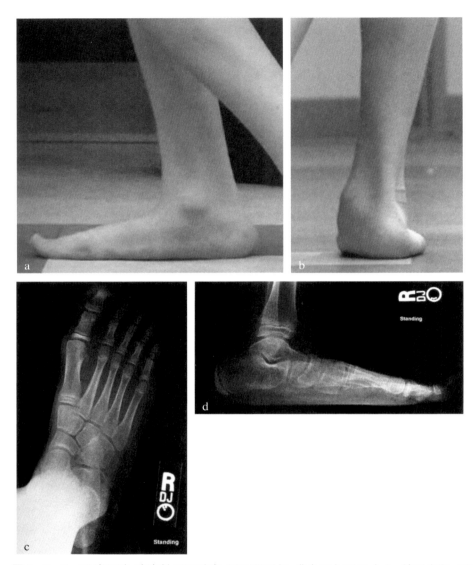

图 5 - 8 - 5　12 岁男孩,痉挛性双下肢瘫,GMFCS Ⅲ级,非负重相后足中立,前足内翻,距下关节中立,中足过度活动。患儿对足踝的运动控制差。负重时足弓塌陷,呈跖屈平足外翻。跟骨延长和腓肠肌筋膜延长术后,仍有残余的前足外翻畸形,因此行距舟关节融合术治疗。a. 术前右足外观,可以看到足弓塌陷。b. 注意后足外翻和前足的外展。c. 术前正位,距舟关节覆盖不良。d. 术前侧位片,跖屈平足外翻表现

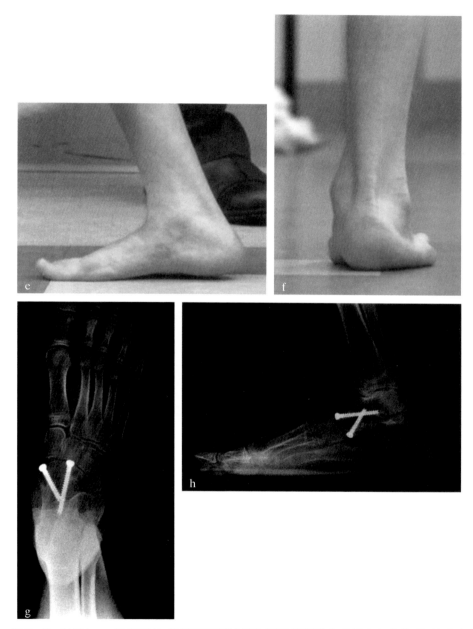

图 5-8-5(续)  e.跟骨延长、腓肠肌筋膜松解和距周关节融合术后 1 年的外观,注意内侧足
弓恢复。f.注意后足位置改善。g.术后正位显示内侧柱序列正常,距舟关节融合。h.术后侧位,
前、中、后足排列明显改善

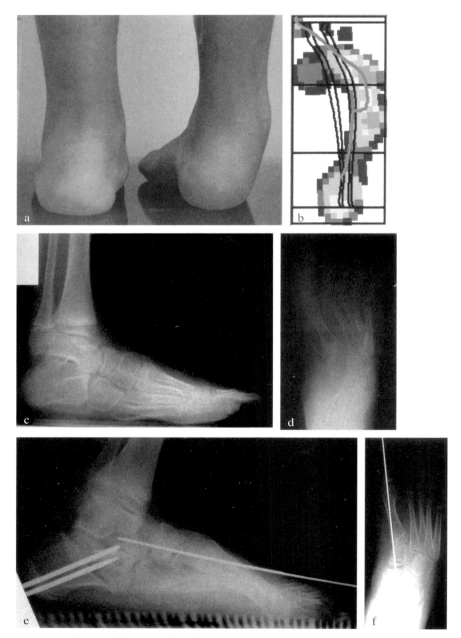

图 5 - 8 - 6　患儿 11 岁男孩，右侧偏瘫，跖屈高弓内翻。a. 双足术前外观。注意右侧后足的内翻和高弓。b. 右足的足印。COPP 向远侧和外侧偏移，提示跖屈内翻负荷模式。c. 术前右足侧位呈跖屈高弓内翻。d. 右足术前正位。注意距骨与跟骨明显的重叠以及舟骨相对于距骨向内侧移位。e. 术中右足应力下侧位。腓肠肌筋膜松解、跖腱膜松解和拇外展肌部分延长已经完成。跟骨滑移截骨使其外翻(2 枚钢针固定)，以及经内侧楔骨的背屈截骨(1 枚钢针固定)。通过截骨术造成的代偿性"畸形"以改善足部的序列。f. 术中右足应力下正位。前、中、后足的排列明显改善

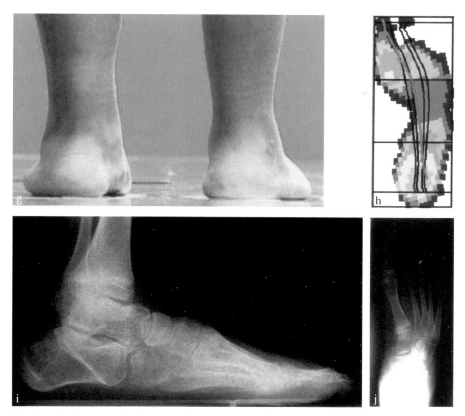

图 5 - 8 - 6(续)　g. 右侧术后 1 年外观。注意后足位置改善。h. 右足术后足印。在足底每个部分 COPP 都位于中心区域,提示负荷模式正常。i. 术后右足侧位。代偿性畸形可以改善足各部分的排列。j. 右足术后正位片。尽管足部整体排列和负重有显著改善,但中足仍存在明显的排列异常

经外侧切口,这通常能充分暴露三个关节。从近端到远端依次恢复关节关系。距下关节固定术矫正后足内翻,然后通过跟骰关节固定术矫正中足旋后畸形,最后,通过距舟关节固定术矫正前足外翻(或内翻)畸形。

## 参考文献

[ 1 ] Danko A, Allen B Jr, Pugh L, Stasikelis P (2004) Early graft failure in lateral column lengthening. *J Pediatr Orthop* **24**:716 - 20.

[ 2 ] Davids JR (2006) Quantitative gait analysis in the treatment of children with cerebral palsy. *J Pediatr Orthop* **26**:557 - 9.

[ 3 ] Davids JR, Foti T, Dabelstein J, Blackhurst DW, Bagley A (1999) Objective assessment of dyskinesia in children with cerebral palsy. *J Pediatr Orthop* **19**:211 - 14.

[ 4 ] Davids JR, Õunpuu S, DeLuca PA, Davis RB 3rd (2004) Optimization of walking ability of children with cerebral palsy. *Instr Course Lect* **53**:511 - 22.

[ 5 ] Davids JR, Gibson TW, Pugh LI (2005) Quantitative segmental analysis of weight-bearing radiographs of the foot and ankle for children: normal alignment. *J Pediatr Orthop* **25**:769 – 76.

[ 6 ] Davids JR, Rowan F, Davis RB (2007) Indications for orthoses to improve gait in children with cerebral palsy. *J Am Acad Orthop Surg* **15**:178 – 88.

[ 7 ] Davis RB Ôunpuu S, Tyburski D, Gage JR (1991) A gait analysis data collection and reduction technique. *Hum Mov Sci* **10**:575 – 87.

[ 8 ] Davis RB, Jameson EG, Davids JR, Christopher LM, Rogozinski BM, Anderson JP (2007) The design, development, and initial evaluation of a multisegment foot model for routine clinical gait analysis. In: Harris GF, Smith P, Marks R, editors. *Foot and Ankle Motion Analysis: Clinical Treatment and Technology*. Boca Raton, FL: CRC Press. p 425 – 44.

[ 9 ] Foran JR, Steinman S, Barash I, Chambers HG, Lieber RL (2005) Structural and mechanical alterations in spastic skeletal muscle. *Dev Med Child Neurol* **47**:713 – 17.

[10] Gage JR (1995) The clinical use of kinetics for evaluation of pathologic gait in cerebral palsy. *Instr Course Lect* **44**:507 – 15.

[11] Gage JR, Novacheck TF (2001) An update on the treatment of gait problems in cerebral palsy. *J Pediatr Orthop B* **10**:265 – 74.

[12] Gage JR, DeLuca PA, Renshaw TS (1996) Gait analysis: principle and applications with emphasis on its use in cerebral palsy. *Instr Course Lect* **45**:491 – 507.

[13] Hoffer MM, Barakat G, Koffman M (1985) 10-year follow-up of split anterior tibial tendon transfer in cerebral palsied patients with spastic equinovarus deformity. *J Pediatr Orthop* **5**:432 – 4.

[14] Horton GA, Olney BW (1995) Triple arthrodesis with lateral column lengthening for treatment of severe planovalgus deformity. *Foot Ankle Int* **16**:395 – 400.

[15] Inman VT, Ralston HJ, Todd F (1981) *Human Walking*. Baltimore, MD: Williams & Wilkins.

[16] Jameson EG, Davids JR, Anderson JP, Davis RB 3rd, Blackhurst DW, Christopher LM (2008) Dynamic pedobarography for children: use of the center of pressure progression. *J Pediatr Orthop* **28**:254 – 8.

[17] Koman LA, Mooney JF 3rd, Goodman A (1993) Management of valgus hindfoot deformity in pediatric cerebral palsy patients by medial displacement osteotomy. *J Pediatr Orthop* **13**:180 – 3.

[18] Lieber RL (1986) Skeletal muscle adaptability. I: Review of basic properties. *Dev Med Child Neurol* **28**:390 – 7.

[19] MacWilliams BA, Cowley M, Nicholson DE (2003) Foot kinematics and kinetics during adolescent gait. *Gait Posture* **17**:214 – 24.

[20] Mosca VS (1995) Calcaneal lengthening for valgus deformity of the hindfoot. Results in children who had severe, symptomatic flatfoot and skewfoot. *J Bone Joint Surg Am* **77**:500 – 12.

[21] Mosca VS (1996) Flexible flatfoot and skewfoot. *Instr Course Lect* **45**:347 – 54.

[22] Mosca VS (1998) The child's foot: Principles of management. *J Pediatr Orthop* **18**:281 – 2.

[23] Mosca VS (2001) The cavus foot. *J Pediatr Orthop* **21**:423 – 4.

[24] Perry J (1992) *Gait Analysis: Normal and Pathologic Function*. Thorofare, NJ: Slack.

[25] Rang M, Wright J (1989) What have 30 years of medical progress done for cerebral palsy? *Clin Orthop Relat Res* **247**:55 – 60.

[26] Rathjen KE, Mubarak SJ (1998) Calcaneal-cuboid-cuneiform osteotomy for the correction of valgus foot deformities in children. *J Pediatr Orthop* **18**:775 – 82.

[27] Rose SA, DeLuca PA, Davis RB 3rd, Ôunpuu S, Gage JR (1993) Kinematic and kinetic evaluation of the ankle after lengthening of the gastrocnemius fascia in children with cerebral palsy. *J Pediatr Orthop* **13**:727 – 32.

[28] Sangeorzan BJ, Mosca V, Hansen ST Jr (1993) Effect of calcaneal lengthening on relationships among the hindfoot, midfoot, and forefoot. *Foot Ankle* **14**:136 – 41.

[29] Schaff PS (1993) An overview of foot pressure measurement systems. *Clin Podiatr Med Surg* **10**:403 – 15.

[30] Scott AC, Scarborough N (2006) The use of dynamic EMG in predicting the outcome of split posterior tibial tendon transfers in spastic hemiplegia. *J Pediatr Orthop* **26**:777 – 80.

[31] Sutherland DH (1993) Varus foot in cerebral palsy: an overview. *Instr Course Lect* **42**:539 – 43.

[32] Sutherland DH, Cooper L, Daniel D (1980) The role of the ankle plantar flexors in normal walking. *J Bone Joint Surg Am* **62**:354 – 63.

[33] Yoo WJ, Chung CY, Choi IH, Cho TJ, Kim DH (2005) Calcaneal lengthening for the planovalgus foot deformity in children with cerebral palsy. *J Pediatr Orthop* **25**:781 – 5.

# 第9章

术后护理和康复
POSTOPERATIVE CARE AND REHABILITATION

Steven E. Koop，Susan Murr
冯　林　唐宜莘　译，冯　林　审校

## 一、关键点

- 术前计划能够帮助家庭和护理团队更好地理解所要进行的手术操作。
- 手术和术后即刻护理需要非常注意细节。
- 要获得最大限度的功能改善，需要辅以高强度的康复训练，而且至少需要 1 年的时间。

## 二、术前计划

当家长、康复师以及主诊医生认为患儿的功能尚有改善余地但已经无法通过其他方法实现时，就会考虑手术治疗。请康复师和家长列举患儿现存的问题和治疗的目标，这对手术计划的制订有重要的指导意义。对于大运动功能分级（GMFCS）Ⅰ～Ⅳ级的患儿，治疗目标主要是改善功能；对于 GMFCS Ⅴ级患儿，治疗目标则是避免并发症的出现（Palisano et al. 1997）。通过细致的体检、影像学检查及步态分析能够发现患儿的问题并制订相应的解决方案。

主诊医生和家庭成员应当对手术效果的预期进行讨论，包括近期和远期效果，并达成一致，这是至关重要的。偏好活动的评估和参与，如儿童活动参与及感受与喜好的自我评估（children's assessment of participation and enjoyment，CAPE）或者儿童活动量表（activities scale for kids，ASK），可能会有帮助（Young et al. 2000；King et al. 2004）。青少年患者应当参与到术前讨论之中，包括如实了解术后康复需要付出的努力及恢复到术前功能水平所需要的时间。观看其他类似情况患儿术前和术后的视频，以及与经历过手术的家庭进行对话，对于即将进行手术的患儿家长非常有帮助。主诊医生应当告知手术的细节（包括风险和并发症）和住院时间，以及获得最好的手术效果所需要的康复内容。家长很难记住谈话的所有细节。他们在家讨论后，又会产生更多的问题。术后一些家庭会说他们当时并没有理解手术所造成的影响，甚至低估了恢复和康复训练的难度和时间。因此，再次与手术医生或者有类似经历的家庭座谈，对他们很有帮助。

术前接受康复治疗师和儿童生活辅导师的评估也是非常重要的。康复治疗师能够评估患儿肌力、功能水平、认知能力及行为,这些都可能影响到术后的护理,并可据此重新确认或调整已有的治疗目标。肌力通常通过手动测试,但是手持测力仪可能会更加准确(Taylor et al. 2004;van der Linden et al. 2004)。类似于大运动功能评估(GMFM)的方法也可以用来判断运动功能,同时也能评估整体功能或者特定区块(Russell et al. 1989)。功能运动量表(FMS)也是一种脑瘫儿童运动能力的评估工具,可以用来判断患儿在家庭、学校或者社区,抑或 5 m、50 m、500 m 距离的运动能力,从而获得患儿运动能力的基准线(Graham et al. 2004)。功能运动量表在临床上衡量脑瘫儿童单次多水平手术后功能的改善是非常有用的(Harvey et al. 2007)。术前还应就运动计划、遵循指令的能力以及是否能够配合康复训练进行讨论,从而制订最合适的术后康复方案。可在术前试用拐杖或助行器,术后康复活动在无痛的情况下也可以进行演练。

与儿童生活辅导师一起参观医院,可以让家长和患儿了解医院的环境,认识术后护理人员。在 Gillette 儿童医院,我们为计划手术的家长准备了一本手册,让家长提前了解到患儿出院后所需要的护理、康复早期家庭需要做的调整,以及对患儿学业的影响。

儿科医生和神经内科医生也是非常重要的。仔细地进行术前检查会发现可能影响到手术的健康问题。术前还须进行营养状态评估,因为营养不良会影响早期切口、骨骼和肌肉的愈合,以及康复的效果。正在服用的药物也可能对手术产生影响。在术后早期,患儿通常会有恶心、腹部不适或食欲不振。巴氯芬,作为口服药物时,需要逐渐减量以避免出现戒断症状。最好的方法是在术前就停止服用以防止这个问题出现。一些抗癫痫药物,尤其丙戊酸盐,与骨科手术后出血量增加有关。术前无法通过实验室检查来明确丙戊酸盐对凝血机制是否已经产生影响,所以在确保控制癫痫的情况下,通常需要在术前几周里将丙戊酸盐替换为其他的药物。

手术医生必须帮助医院进行术前准备,仅仅列出手术计划是远远不够的。手术计划需要将所用器械、人工骨材料、术中是否需要支具取模、术后制动方式、手术时长以及参与人员包括在内,以便手术室工作人员进行充分准备,同时护理人员也能够在术后患儿返回病房后开展高效的护理工作。

## 三、 手术和住院

通常患儿在手术当日入院而不是术前一天,这也意味着在术前的 1～2 个小时非常忙碌。手术室人员需要与患儿及其家庭见面,介绍手术室的环境并与家庭建立联系。麻醉团队需要检查相关记录,讲解麻醉过程以及确定术后的镇痛方式。术者和父母一起再次确定所要进行的手术并在手术部位进行标记,这个步骤能够确保手术部位和项目不会出现差错。

一些患儿可以由家长陪伴进入手术间，并留至麻醉完成。如果需要进行硬膜外镇痛，麻醉师会在患儿全麻后、手术开始前进行置管。在这个时间，术者应当与手术室工作人员一起再次确认所要进行的手术并回答相关问题，可在解剖图上分别标记左侧和右侧所要进行的手术，以及需要配合的体位。同时，团队也可以通过这样的方法追踪手术的进程，是遵循术前计划还是做出适当调整。当两组手术团队同时进行多平面手术时，必须清楚了解手术进行的情况。

术后恢复包括三个阶段。第一个阶段是对液体以及电解质、失血量、肢体肿胀及疼痛进行管理。术后即刻使用 Robert Jones 绷带进行制动，也就是在多层厚的棉毛衬垫外面用石膏加固绷带进行包扎，它能够适应肢体的肿胀。术后不会马上应用管形石膏，可以通过在石膏之间放置 Denis-Browne 杆来控制肢体旋转。术后镇痛应当在手术后即刻开始，方式包括骶管阻滞、硬膜外镇痛、切口处局麻药物浸润、由患者或护士控制的静脉镇痛泵，以及静脉注射镇痛药物如酮咯酸。术前使用肉毒杆菌毒素 A 可以减少术后痉挛，简化术后镇痛（Barwood et al. 2000）。

椎管内镇痛是一种安全有效的术后镇痛方法，适用于大多数同期多平面下肢手术的患儿。导管通常置于下腰椎段，除非患儿局部解剖结构已经发生变化，如接受过选择性脊神经后根离断术或脊柱融合手术。对于这些特殊患儿和年幼患儿，骶管置管更加简单和安全，更方便向近端延伸。罗哌卡因（0.1%～0.25%）与可乐定配合是最常用的方案，通常先给予一个初始剂量，而后则由计算机控制的泵进行持续给药。手术时间较长时，提高给药剂量可以减少其他麻醉药物的使用，方便快速苏醒，以及早期进行肢体神经血管功能评估（图 5 - 9 - 1）。

硬膜外镇痛的安全性一直受到关注，包括置管部位感染、药物毒性，以及可能会掩盖神经血管异常甚至早期骨筋膜室综合征。导管感染非常少见，置管部位通常严格按照手术要求进行消毒和铺巾。置管后以无菌透明敷贴固定导管，从而有利于观察。通常不需要在术后早期计算小便和大便的量。镇痛的目标是在达到无痛的同时保留轻触觉和基本的运动功能。布比卡因作用持久且能够保留运动功能，广泛应用于硬膜外镇痛。但是布比卡因，相对于等剂量的利多卡因有更大的心脏毒性。谨慎置管和控制剂量，能够降低布比卡因中毒的可能性和严重程度。

罗哌卡因是一种新型酰胺类局部麻醉药，心脏毒性比布比卡因小并且也能够保留运动功能。这是我们硬膜外镇痛的常用药物。硬膜外置管持续给药一般用 0.1% 的罗哌卡因或布比卡因，以每小时 0.2～0.3 mL/kg 输注。前些年我们还加入 1～2 μg/mL 的芬太尼，作为硬膜外麻醉局部镇痛的补充，但芬太尼有镇静、呼吸抑制、瘙痒、恶心和呕吐的不良反应，已经停用了。取而代之的是可乐定，它有相似的镇痛效果，而镇静及呼吸抑制作用小。可乐定的不良反应有低血压和心动过缓，一旦出现需要减量或停用。

对于不适合或不接受硬膜外镇痛的患者，可静脉持续给予麻醉性镇痛药。如果

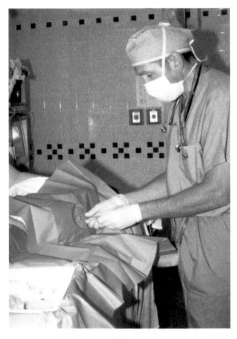
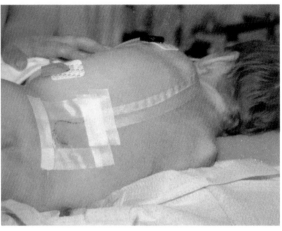

图 5-9-1　a.全麻成功后,麻醉师进行硬膜外置管。b.导管固定到位后拔除导针。我们常规使用连续硬膜外麻醉,可乐定 2 μg/mL 加 0.1% 罗哌卡因溶液,以 0.2~0.3 mL/(kg·h)的速度输入,持续至术后 72 小时

患者是清醒的并且有自己操作按钮的能力,可以使用患者自控镇痛泵(patient-controlled analgesia,PCA)。如果患者不能够自行控制,可以由护士协助给药。适用于 PCA 的麻醉药有酮咯酸(痛力克)。它是一种非甾体抗炎药,可以静脉或肌内注射,能够显著减轻疼痛。成人使用时会担心非甾体抗炎药抑制骨形成,但是我们尚未发现其对儿童和青少年截骨术后愈合有影响。如果术中出血较多或术前患儿凝血功能异常,则不建议使用这种药物。它可能导致胃溃疡,所以酮咯酸术后应用时间不应超过 72 小时。常用的静脉镇痛和抗痉挛药物及剂量参见表 5-9-1。

表 5-9-1　常见的静脉注射疼痛和痉挛控制药物

| 药物 | 儿童剂量范围 |
| --- | --- |
| 酮咯酸 | 每次 0.25~0.5 mg/kg,间隔 6 小时静脉注射(最长 3 天) |
| 美施康定 | 每次 0.1~0.2 mg/kg,间隔 2 小时静脉注射 |
| 地西泮 | 每次 0.04~0.15 mg/kg,间隔 2 小时静脉注射(最大 0.6 mg/kg,每 8 小时) |

椎管内镇痛与静脉抗痉挛药物和镇痛药物同时使用是非常有效的。术后镇痛期

间要密切监测神经血管的功能。为了解镇痛效果是否满意，必须能够清楚地了解患儿的感觉和自主运动情况。椎管内镇痛不应当抑制所有的感觉和自主运动。如果出现这样的情况，应当停止椎管内镇痛，直至患儿运动和感觉功能恢复、可以准确评估神经血管功能。应当建立一套评估方法，贯彻使用于每一个患者。主治医生需要能够随时检查患儿，调整药物，必要时打开绷带检查肢体并减压。这会避免骨筋膜室综合征和神经损伤的发生。

　　恢复的第二阶段开始于术后第 3 天。这个时候，患儿状态逐渐恢复。严重的疼痛和痉挛减轻，可以转为口服药物。手术部位的肿胀减轻，可以去除 Robert Jones 敷料，改为石膏固定。石膏固定的部位尽量少。对于股骨近端截骨和大多数的骨盆截骨术，可以通过双下肢短腿石膏结合可拆卸的 Denis-Browne 杆进行固定。Denis-Browne 杆固定于踝关节前上方，连接双侧短腿石膏，从而控制下肢的旋转。膝关节可以间断使用支具来维持膝关节伸直或方便转运。对于一些患儿，为了降低股骨近端的压力，术后 4 周内下肢限制于屈髋 70°位，可上身后倾坐在轮椅上，双下肢抬高。髋人字石膏仅用在特殊的情况下，通常在术后 3～4 周拆除，开始轻柔的关节活动。股骨远端伸展截骨同时髌腱止点下移的患儿也可以用同样方式处理，并且可以早期开始使用持续性被动运动器（continuous passive motion，CPM）（图 5-9-2）。股骨或胫骨结节的固定相对不够稳定，有时需要长腿石膏固定至早期骨愈合出现。胫骨截骨及足踝手术，需要短腿石膏固定。

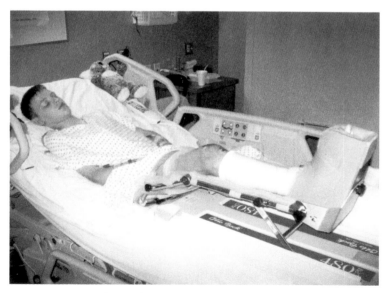

图 5-9-2　术后住院期间采用持续性被动运动器（CPM），协助进行轻柔有限的膝关节被动屈伸活动。不使用 CPM 时，应用支具将膝关节固定于伸直位。鼓励患儿每天至少俯卧位 3 次，以维持伸髋功能

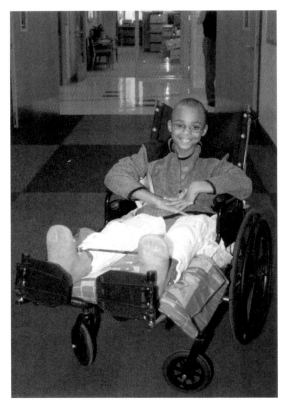

图5-9-3 到出院时,患者通常会使用Dennis-Browne杆来控制旋转及使用膝关节固定器以保持膝关节完全伸展。最大屈髋可以达到70°。如有需要,可以在治疗期内租借轮椅

出院前的最后恢复阶段是早期的康复训练以及帮助患儿的父母做好充分准备来照顾他们。手术的方式决定了在等待骨愈合期间患儿能进行的肢体活动和一般运动,在石膏拆除后可以进行更大强度的康复训练(图5-9-3)。

## 四、 术后康复

骨骼和肌肉愈合后,许多患儿和家庭通过门诊康复即可以达到很好的效果,另一些患儿则需要更高强度的住院康复。在住院康复期间,可以进行支具和辅具的定制和适配,手和上肢力量训练可以帮助患儿完成日常生活活动,心理医生和儿童生活辅导师可以帮助缓解患儿焦虑,并鼓励配合康复训练,同时,可以推荐患儿参与一些娱乐性康复训练,增加耐力和心血管的功能。运动技能学习的原则适用于这类患儿,即通过一段时间的强化训练学习新的运动模式(Damiano 2006)。与家长进行术前讨论时,就应当说明术后的训练方案,给患儿和家长充足的时间做二次入院的准备,以及筹集所需的费用。

长期康复训练同样大体分为三个阶段。第一阶段,大约在术后6周,主要是骨和软组织的愈合;第二阶段,术后12~24周,主要是恢复力量;第三阶段持续直至术后12个月,主要内容是恢复并改善运动功能和步态。

术后康复训练的目标是根据大运动功能分级来分类的,大致分为Ⅰ~Ⅲ级和Ⅳ~Ⅴ级两类。骨性手术后第一阶段需要患儿一段时间避免负重。护理人员需要了解如何进行转运训练和被动功能活动,避免出现关节僵硬及术后强制性体位导致的软组织挛缩。膝关节手术采用持续被动训练可以在患儿相对舒适的情况下维持关节的活动范围。如果患儿能主动配合转运和变换姿势,要给予鼓励,给他更多控制和参与的感觉。通常这类手术以后,患儿会产生完全不能自主的感觉,这是很难接受的。患儿出院后,在安全护理方面可能仍然需要一些帮助。

青少年患者通常推荐进行单侧的手术,这样对侧肢体可以负重和进行主动活动,方便转运;并且在手术侧不负重的情况下,可以站立和行走。这更容易被患者接受,即使他/她了解将来需要做对侧手术。这也会对术后康复产生影响,单侧手术后,患者在家中相对容易护理,并且门诊康复就可以满足需求。

术后 3～4 周拍片观察骨愈合情况,以决定是否能够负重。对于Ⅰ～Ⅲ级的患儿,可以选择适当的辅具协助站立及行走,常用前开式助行器以便训练立直上身,帮助患儿站立及行走时适应新的下肢力线。适应新的步态模式需要大量的身体练习、言语指示及力量提升。在这个重新学习阶段,一些患儿只要减少下肢负重就可以很好地完成动作,对于他们可以采用 Lite-Gait 悬吊行走支具帮助他们部分负重(图 5-9-4)。训练可以在康复室的地

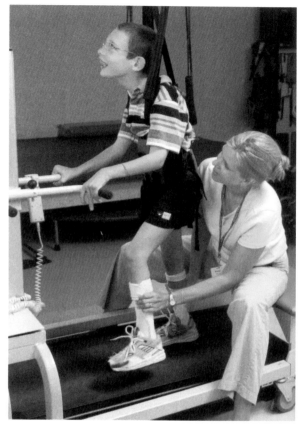

图 5-9-4　使用悬吊行走支具 Lite-Gait(用于部分支持负重)和跑步机可以帮助选择性运动控制较差和害怕摔倒的儿童重建步态模式

面或跑步机上进行(Dodd and Foley 2007)。负重可以逐渐增加,直到患儿完全负重并且习惯新的步态模式。Ⅳ～Ⅴ级患儿通常是从被动站立训练开始,适应重建的下肢力线,疼痛也较前缓解。需要特别注意的是,患儿术后骨密度降低,骨折发生的可能性增高。转运训练时,要特别注意股骨远端骨折的风险。

尽管缺乏深入研究,目前学者公认肌腱延长术后肌力会下降(Seniorou et al. 2007)。在术后 6 个月,患儿下肢所有肌肉的肌力和 GMFS 等级均较前下降。Harvey 等(2007)发现患儿在术后 3 个月和 6 个月,三个功能水平(5 m、50 m 和 500 m)的运动能力都有显著下降。因此,术后 3 周开始,康复训练中加入力量训练和功能性活动。力量可以通过渐进自由重量抗阻训练或器械训练来提升,尤其是 GMFCS Ⅰ～Ⅲ级的患儿。不能选择性控制特定肌肉和关节运动的患儿,如 GMFCS Ⅳ～Ⅴ级的患儿,可利用自身体重和功能性运动活动进行力量训练。

术后 6 周，骨和肌肉愈合后，可去除石膏和其他限制康复训练的因素。在此阶段，门诊康复频率一般是 1 周 3 次，同时在家中需要进行拉伸、加强肌力及功能性活动以提升患儿耐力（图 5-9-5）。这也是住院康复最合适的时间，一般需要 2～4 周。患儿和监护人应当积极参与制订这个阶段的康复目标。加拿大作业活动量表（Canadian occupational performance measure，COPM）或目标达成评分（goal attainment scaling，GAS）有助于评估目标完成的进度（Law et al. 1990；King et al. 1999）。康复师应当能够在不降低患儿和家长远期期望的同时，帮助他们制订现实的目标。患儿功能性活动的改善情况可以通过每 3 个月进行一次功能性活动量表评估来监督。

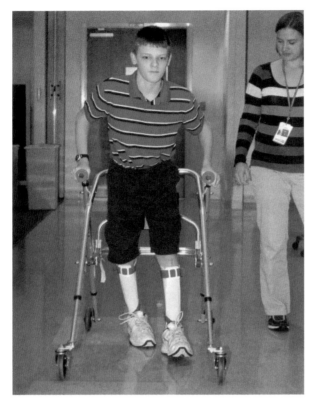

图 5-9-5　在术后 6 周时开始佩戴新矫形器行走，利用前开式助行器被用来帮助维持直立的姿势。根据患者的力量、平衡性和对跌倒的恐惧，逐渐向下肢/前臂支持的拐杖过渡，或直接放弃辅助、开始独立行走

患儿仍然需要佩戴支具方能站立和行走，此时可以开始水中活动，利用水的浮力，利用水下跑步机进行训练（图 5-9-6）。在这个阶段，训练在不同环境下行走仍然是重点，甚至可以上楼梯，从而强化患儿新的步态模式、提升耐力。强调良好的姿态和力线，训练模式应当与患儿选择的/确定的学习模式相匹配。通常，大运动功能Ⅰ～Ⅱ级的患儿可逐渐从前开式助行器过渡到前臂拐杖而后独立行走。鼓励主动和被动地进行下肢所有关节的充分活动，并尽量减轻疼痛。力量训练也要继续，可以给予更大的阻力（Seniorou et al. 2007）。神经肌肉电刺激可以帮助一些患儿进行肌肉的再训练和共同收缩。

对于 GMFS Ⅰ～Ⅲ级患儿，功能性运动应当是本阶段康复训练的重点，同时应关注交界区情况，如 GMFM 的 C 区块（爬行和膝行）及 D 区块（站立）活动。Ⅳ级和Ⅴ级患儿即使完全没有行动能力，也能够从被动的功能性运动中获益。如果他们能够参与护理，就能够与康复师一起引导自己的活动或开展训练。一旦这些患儿适应

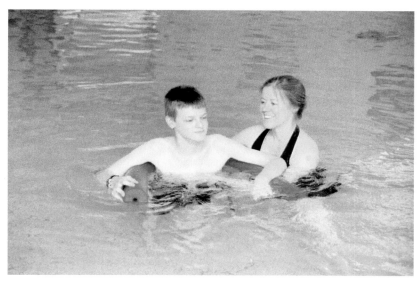

图 5-9-6 在水中训练,强化行走能力。注意足的姿态,以及髋、膝关节是否达到完全伸展

了坐位和站立训练,他们可能并不需要额外的康复,只要坚持在家拉伸,以及夜间使用支具维持肌肉长度即可。

门诊康复的频率和时间受很多因素的影响,最重要的是让患儿回归术前的功能状态。Harvey 等(2007)发现基础功能水平大概要在术后 6 个月才能恢复,术后 9～12 个月方能超越,因此需要在术后前 6 个月配合积极的康复训练。要以术前计划为目标,针对患儿具体情况制订个体化方案。长期康复的效果仍然需要深入研究。手术干预的最大效果有可能在术后 2 年才能达到。

## 参考文献

［1］ Barwood S, Baillieu C, Boyd R, Brereton K, Low J, Nattrass G, Graham HK (2000) Analgesic effects of botulinum toxin A: a randomized, placebo-controlled clinical trial. *Dev Med Child Neurol* **42**:116-21.

［2］ Damiano DL (2006) Activity, activity, activity: rethinking our physical therapy approach to cerebral palsy. *Phys Ther* **86**:1534-40.

［3］ Dodd KJ, Foley S (2007) Partial body-weight-supported treadmill training can improve walking in children with cerebral palsy: a clinical controlled trial. *Dev Med Child Neurol* **49**:101-5.

［4］ Graham HK, Harvey A, Rodda J, Nattrass GR, Pirpiris M (2004) The Functional Mobility Scale (FMS). *J Pediatr Orthop* **24**:514-20.

［5］ Harvey A, Graham HK, Morris ME, Baker R, Wolfe R (2007) The Functional Mobility Scale: ability to detect change following single event multilevel surgery. *Dev Med Child Neurol* **49**:603-7.

［6］ King G, McDougall J, Palisano R, Gritzan J, Tucker MA (1999) Goal attainment scaling: its use in evaluating pediatric therapy programs. *Phys Occup Ther Pediatr* **19**:31-52.

［7］ King G, Law M, King S, Hurley P, Hanna S, Kertoy M, Rosenbaum P, Young N (2004) *Children's Assessment of Participation and Enjoyment (CAPE) and Preferences for Activities of Children (PAC)*. San Antonio, TX:

Harcourt Assessment.

[ 8 ] Law M, Baptiste S, McColl M, Opzoomer A, Pollock N, Polatajko H (1990) The Canadian Occupational Performance Measure: an outcome measurement protocol for occupational therapy. *Can J Occup Ther* **57**:82 - 7.

[ 9 ] Palisano R, Rosenbaum P, Walter S, Russell D, Wood E, Galuppi B (1997) Development and reliability of a system to classify gross motor function in children with cerebral palsy. *Dev Med Child Neurol* **39**:214 - 23.

[10] Russell DJ, Rosenbaum PL, Cadman DT, Gowland C, Hardy S, Jarvis S (1989) The gross motor function measure: a means to evaluate the effects of physical therapy. *Dev Med Child Neurol* **31**:341 - 52.

[11] Seniorou M, Thompson N, Harrington M, Theologis T (2007) Recovery of muscle strength multi-level orthopaedic surgery in diplegic cerebral palsy. *Gait Posture* **26**:475 - 81.

[12] Taylor NF, Dodd KJ, Graham HK (2004) Test-retest reliability of hand-held dynamometric strength testing in young people with cerebral palsy. *Arch Phys Med Rehabil* **85**:77 - 80.

[13] van der Linden ML, Aitchison AM, Hazlewood ME, Hillman SJ, Robb JE (2004) Test-retest repeatability of gluteus maximus strength testing using a fixed digital dynamometer in children with cerebral palsy. *Arch Phys Med Rehabil* **85**:2058 - 63.

[14] Young NL, Williams JI, Yoshida KK, Wright JG (2000) Measurement properties of the Activities Scale for Kids. *J Clin Epidemiol* **53**:125 - 37.

# 第 10 章　生长与畸形复发

GENERAL ISSUES OF RECURRENCE
WITH GROWTH

James R. Gage

冯　林　唐宜莘　译，冯　林　审校

## 一、关键点

- 青春期是一个快速变化的阶段，包括快速发育、激素水平，以及社交和心理变化。
- 如果患者和家长事先有了充分了解，就可以避免许多与复发相关的问题，或者使其影响最小化。所有人都应谨慎对待青春期出现的问题，因为它们会显著影响最终的结果。
- 如果青春期少年或青年患者需要手术，住院期间需要提供充足的活动空间及个人空间，以便于术后康复。

图 5-10-1 是笔者所在机构对于 GMFS Ⅰ～Ⅱ级双下肢痉挛性脑瘫儿童的治疗时间表。一般来说，早期（在 5 岁以下）通常进行保守治疗，强调通过物理治疗来加强功能、维持运动范围和力量。必要时日间会使用支具来加强功能，而夜间使用支具来减少骨性畸形的发生；如果在儿童中期（5～8 岁）出现明显的肌肉痉挛，则会给予外科干预，如选择性脊神经后根离断术；对于混合型肌张力改变，则会选用鞘内留置巴氯芬泵。残余的骨性畸形，如杠杆力臂异常，包括长骨扭转和足踝畸形，通常会在减张术后 1～2 年内处理。最理想的是在患儿青春期之前完成所有的手术治疗。

骨骼具有可塑性，生长过程中可受外力的影响。如果外力大小及方向合适，骨骼就会正常发育。异常的应力会影响到骨的最终形态。骨发育成熟时的畸形程度与以下 3 个因素呈正相关：①致畸力量的大小；②致畸力量作用的时间；③骨骼生长的速度。

尽管治疗能够显著减少总体的功能障碍，但是由神经系统损伤所导致的问题（选择性运动控制缺陷、平衡困难和肌张力异常）始终存在。无论如何改善，患儿的步态终究无法达到正常。因此，要想避免畸形复发，需要坚持矫正直至发育成熟。脑瘫畸形的复发在儿童时期就好像是向一个长轨道中投掷保龄球。尽管在投掷时球位于轨道中心，但是经过一段时间和距离，球会不可避免地落入两侧的球沟。由于肌力不平衡和运动控制异常持续存在，如果不能一直维持，矫正后的足外翻可能会再次复发，

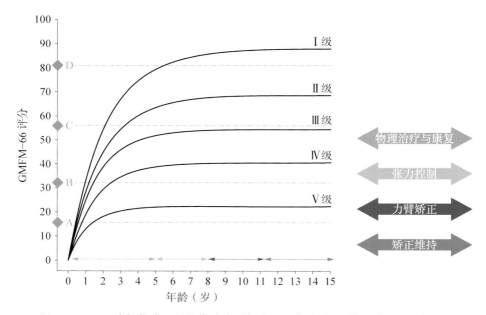

图 5‑10‑1 本机构常用的脑瘫治疗时间表。一般来说,早期治疗(在 5 岁以下)是通过物理治疗和支具;减少痉挛(如有必要)通常在 5～8 岁之间进行;力臂异常的纠正是在 8 岁到青春期开始之间进行的。其后,我们尽量维持矫正效果直至生长发育成熟

甚至变成内翻。因此,适当的支具支持及维持性康复训练,辅以家庭的训练包括拉伸和肌力强化,在所有脑瘫儿童中是必须持之以恒的。

## 二、青春期发生了什么

青春期会带来非常多的问题,但是与生长畸形有关的主要有两个:①生长加速;②体重快速增加,增大了地反力及作用于长骨的扭转应力。由于力量与肌肉横断面面积($\pi r^2$)成正比,而体重与肌肉体积 $r^3$ 成正比,随着青春期快速生长,肌力体重比迅速下降。我们把这种现象称为"数量定律"(J. M. Cary)。因此,对于行走时耗能高的儿童,进入青春期后疲劳感会增加,从而进一步限制其运动能力(图 5‑10‑2)。

由于体重的增加,潜在的肌力不足也会变得明显。例如,一些痉挛性双下肢瘫的儿童接受了跟腱延长手术,但是 Delp 等(1995)证实,每延长 1 cm 跟腱,比目鱼肌的肌力降低 50%。比目鱼肌是踝关节跖屈/伸膝耦联的动力,贡献了保持直立姿态所需总伸展力矩的一半。因此,潜在的比目鱼肌无力与青春期体重的快速增加,导致了蹲伏步态的产生。一些轻微的骨性畸形,在青春期前通常不会进展,但会随着快速生长而明显加重,导致步态异常。

脑瘫儿童的平衡能力也受到不同程度的影响(Burtner et al. 1998,1999;Wolff

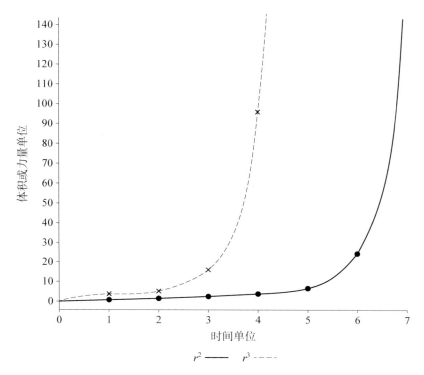

图 5‑10‑2　"数量定律"。肌肉力量的增长与它的横截面积(π$r^2$)成正比,而体重则以立方级($r^3$)的关系增长。很明显,随着生长发育,体重将以比力量以快得多的速度增长

et al. 1998；Rose et al. 2002；Horstmann and Bleck 2007)。随着患儿生长、体重增加,身体重心更加远离地面。所以,在青春期开始时,那些处于行走边缘状态的患儿,如大运动分级(GMFCS)Ⅱ级,可能会降至Ⅲ级,开始需要利用前臂拐杖或助行器保持平衡。

　　所有陪伴孩子走过青春期的父母,都发现青春期会带来很多其他的问题。进入青春期后,孩子开始脱离父母,此时来自同龄人的影响变得越来越重要。在十几岁年纪,他们更希望自己的行为被同龄人接受,而非父母。激素变化对所有青春期少年都会产生行为方面的影响,因为残疾而自我感觉不佳的少年则更为脆弱。如果孩子的肢体残疾影响到他与同龄人一起行动,那么他会选择一些更静态的活动,如电子游戏。但是,肌肉生长需要牵拉刺激,因此在快速生长阶段缺乏体力活动会使肌肉无法受到足够的刺激,加重肌力的下降和肌肉的挛缩(Ziv et al. 1984)。不幸的是,据我个人观察,青春期患儿对强化和拉伸训练的依从性通常较差。再加上快速生长和体重的增加,杠杆力臂功能异常和肌肉挛缩在青春期很容易迅速恶化。因此,在青春期开始前就要向家长和患儿讲明未来可能出现的问题、强调活动和锻炼的重要性。如

果这些问题不能被解决，一定会出现畸形的复发。Gillette Children's Specialty Healthcare 为残障儿童开展了一个自行车的项目，通过志愿者和相关厂家的捐赠，协助患儿配置适合的运动设备。这些患儿通常无法使用标准的自行车，因此卧式三轮自行车对于这些孩子非常实用，让他们能与同龄正常儿童一起骑行（图5-10-3）。

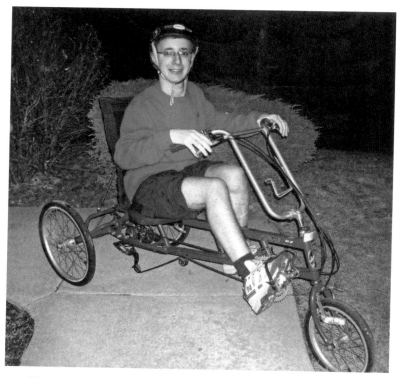

图5-10-3　对于有平衡障碍的儿童或青少年，可选择如图所示的卧式三轮自行车。它提供了一个极好的与朋友们全程互动的参与方式。这种自行车平稳，可变速，速度和普通自行车相当

青春期社会心理方面的变化也是问题的来源之一。Liptak（2008）在关于成年脑瘫患者健康状况的综述中提出，在由儿童向成年阶段转变时，脑瘫患者有很大的可能性出现其他伴随疾病及继发性症状，如疼痛，在功能上也会出现一些退化，包括运动能力。当脑瘫儿童进入成年，与大多数正常人群相比，他们更难找到工作、成家、独立生活及参与社会活动。一项挪威的问卷调研发现，成年脑瘫患者较之正常同龄人群，更容易感到身体疲劳（Jahnsen et al. 2003）。与疲劳有关的最强的预测因素是疼痛、功能退化，以及对生活的满意度降低。他们认为，在脑瘫患者的随访过程中，应当重点关注和解决上述问题。Schenker 等（2005）提出随着运动障碍和神经系统损伤的缓解，社会参与度和运动表现则会提升。

通常认为社会心理学问题可能与患者残疾程度相关,但 Pirpiris 等(2006)指出,对于轻症脑瘫患者,他们表现出的实际问题远大于功能障碍本身可能带来的社会心理学影响。功能评估只能代表功能上的健康水平,并不能反映社会心理健康的水平。

### 三、 对于治疗/干预的反应

在青春期前,减张手术和彻底矫正骨性畸形(力臂功能异常和肌肉挛缩)治疗相结合,能够将青少年时期的复发率降到最低。我的个人经验也印证了这个情况。Wren 等(2005)已经证实发育畸形随时间逐渐加重。另外,一些文献也证实,脊神经后根离断术和(或)骨性手术对于预后也有长远的益处(Ounpuu et al. 2002;O'Brien et al. 2004;Rodda et al. 2006;Harvey et al. 2007;Langerak et al. 2008)。只有 O'Brian 等(2005)的研究针对减张术后畸形的复发情况。确定无法行走的患儿可能更需要骨性手术,早期接受选择性脊神经后根离断术(SDR)会减少对骨性手术的需求。在进行 SDR 时已经能够独立行走的患儿,与需要辅助的患儿相比,骨性手术需求更少,这可能源于他们大运动功能分级(GMFCS)的不同。

以往不主张通过康复锻炼去强化痉挛肌肉的肌力,担心肌肉的痉挛状态会加重。但是,现在的证据表明这种看法是错误的。脑瘫儿童能够从强化肌力的训练中获益(Dodd et al. 2002;Shinohara et al. 2002;Williams and Pountney 2007;Verschuren et al. 2008)。同时,也需要让患儿和家长都认识到,体重的过度增加会导致功能的下降,这一点也非常重要。随生长出现的肌力体重比的下降参见前文。动能等于质量的一半乘以速度的平方,因此体重增加带来的功能下降是指数增长的。一项 2008 年的研究指出,大约 29% 的脑瘫儿童是超重的,能行走患儿的超重比例高于不能行走的患儿。但是,明确的一点是相对静止的生活方式(肌肉无力、挛缩、体重增加、骨质疏松等)会导致患儿功能的螺旋形下降,从而使其行走能力更加恶化。

### 四、 青少年畸形复发的矫正

理想情况下,希望在患儿青春期之前完成手术干预,而后维持直至生长停止。但是,正如前面讨论的那样,这并不是总能实现的。在青春期手术矫正畸形时,以下几点必须要注意。

(1)青春期身高和体重均快速增长,与儿童时期相比,术后康复的速度减慢、难度增加。即使是在青春前期,恢复到术前的功能水平可能需要近 1 年(Harvey et al. 2007;Seniorou et al. 2007)。

(2)术后活动能力减弱、日常生活技能丧失(如自行如厕)会引发极大的社会心理问题,因此术后尽早让患儿下地活动。青春期前儿童可能会选择同时矫正双侧畸形,但对于青春期儿童尽量避免如此。保留一侧肢体用来负重和行动,可以尽量保证患儿的活动度和独立性。我个人认为,这种方式可以大大加快康复的速度、降低难度。

（3）尽量扩大活动范围，从而尽量减少关节的僵硬和肌力的丢失。尽量减少石膏固定的范围或不用石膏固定。如果仅需要固定足或者胫骨，采用短腿石膏即可。尽量避免使用长腿石膏，这样康复师可以在术后尽早开始恢复关节活动范围和肌力。对于股骨截骨和（或）胫骨结节止点下移，现代的内固定方法足以维持截骨术后的位置。术后使用膝关节固定支具在康复间隙固定，患儿舒适度好。

（4）术侧肢体负重训练也需要尽早开始。在术后 3 周，将短腿石膏更换为行走石膏，开始进行负重训练。股骨截骨术后牢固的内固定，可以在不丢失固定和矫正效果的同时进行训练（图 5 - 10 - 4）。全范围的关节活动训练开始之前，应当拆除石膏，如果需要，可以更换为短腿固定支具如 CAM 助行器。

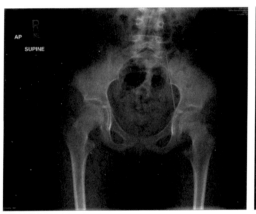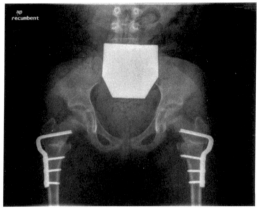

图 5 - 10 - 4　行双侧转子间截骨、AO 钢板固定的儿童术前（左）及 5 周后（右）骨盆正位 X 线片。内固定装置足以维持截骨部位稳定，无须石膏固定，术后 3 周就可开始负重。在我们机构，我们通常在术后 5 天佩戴 Dennis-Browne 杆连接的双侧短腿石膏出院。髋和膝关节的被动活动通常在术后 2～3 天开始。注意，如果截骨是在转子近端并使用坚固的内固定，截骨端愈合时只会出现少量的骨痂

总而言之，最好能够在青春期前结束治疗，并且尽可能避免在青少年快速生长期进行矫形手术。然而，与发育相关的功能问题，如肌肉挛缩和（或）骨性畸形，可能在青春期加重。因此，这些问题一经发现应尽快处理，避免引发显著的功能丢失。

## ● 参考文献 ●

[ 1 ] Burtner PA, Qualls C, Woollacott MH（1998）Muscle activation characteristics of stance balance control in children with spastic cerebral palsy. *Gait Posture* **8**:163 - 74.

[ 2 ] Burtner PA, Woollacott MH, Qualls C（1999）Stance balance control with orthoses in a group of children with spastic cerebral palsy. *Dev Med Child Neurol* **41**:748 - 57.

[ 3 ] Delp SL, Statler K, Carroll NC（1995）Preserving plantar flexion strength after surgical treatment for

contracture of the triceps surae: a computer simulation study. *J Orthop Res* **13**:96 – 104.

[ 4 ] Dodd KJ, Taylor NF, Damiano DL (2002) A systematic review of the effectiveness of strength-training programs for people with cerebral palsy. *Arch Phys Med Rehabil* **83**:1157 – 64.

[ 5 ] Harvey A, Graham HK, Morris ME, Baker R, Wolfe R (2007) The Functional Mobility Scale: ability to detect change following single event multilevel surgery. *Dev Med Child Neurol* **49**:603 – 7.

[ 6 ] Horstmann HM, Bleck EE (2007) *Orthopaedic Management in Cerebral Palsy*, 2nd edn. London: Mac Keith Press. p 26 – 7.

[ 7 ] Hurvitz EA, Green LB, Hornyak JE, Khurana SR, Koch LG (2008) Body mass index measures in children with cerebral palsy related to Gross Motor Function Classification: a clinic-based study. *Am J Phys Med Rehabil* **87**: 395 – 403.

[ 8 ] Jahnsen R, Villien L, Stanghelle JK, Holm I (2003) Fatigue in adults with cerebral palsy in Norway compared with the general population. *Dev Med Child Neurol* **45**:296 – 303.

[ 9 ] Langerak NG, Lamberts RP, Fieggen AG, Peter JC, van der Merwe L, Vaughan CL (2008) A prospective gait analysis study in patients with diplegic cerebral palsy 20 years after selective dorsal rhizotomy. *J Neurosurg Pediatr* **1**:180 – 6.

[10] Liptak GS (2008) Health and well being of adults with cerebral palsy. *Curr Opin Neurol* **21**:136 – 42.

[11] O'Brien DF, Park TS, Puglisi JA, Collins DR, Leuthardt EC (2004) Effect of selective dorsal rhizotomy on need for orthopedic surgery for spastic quadriplegic cerebral palsy: long-term outcome analysis in relation to age. *J Neurosurg* **101**(1 Suppl):59 – 63.

[12] O'Brien DF, Park TS, Puglisi JA, Collins DR, Leuthardt EC (2005) Orthopedic surgery after selective dorsal rhizotomy for spastic diplegia in relation to ambulatory status and age. *J Neurosurg* **103**(1 Suppl):5 – 9.

[13] Õunpuu S, DeLuca P, Davis R, Romness M (2002) Long-term effects of femoral derotation osteotomies: an evaluation using three-dimensional gait analysis. *J Pediatr Orthop* **22**:139 – 45.

[14] Pirpiris M, Gates PE, McCarthy JJ, D'Astous J, Tylkowksi C, Sanders JO, Dorey FJ, Ostendorff S, Robles G, Caron C, Otsuka NY (2006) Function and well-being in ambulatory children with cerebral palsy. *J Pediatr Orthop* **26**:119 – 24.

[15] Rodda JM, Graham HK, Nattrass GR, Galea MP, Baker R, Wolfe R (2006) Correction of severe crouch gait in patients with spastic diplegia with use of multilevel orthopaedic surgery. *J Bone Joint Surg Am* **88**:2653 – 64.

[16] Rose J, Wolff DR, Jones VK, Bloch DA, Oehlert JW, Gamble JG (2002) Postural balance in children with cerebral palsy. *Dev Med Child Neurol* **44**:58 – 63.

[17] Schenker R, Coster WJ, Parush S (2005) Neuroimpairments, activity performance, and participation in children with cerebral palsy mainstreamed in elementary schools. *Dev Med Child Neurol* **47**:808 – 14.

[18] Seniorou M, Thompson N, Harrington M, Theologis T (2007) Recovery of muscle strength following multi-level orthopaedic surgery in diplegic cerebral palsy. *Gait Posture* **26**:475 – 81.

[19] Shinohara TA, Suzuki N, Oba M, Kawasumi M, Kimizuka M, Mita K (2002) Effect of exercise at the AT point for children with cerebral palsy. *Bull Hosp Joint Dis* **61**:63 – 7.

[20] Verschuren OBSPT, Ketelaar M, Takken T, Helders PJMPCS, Gorter JW (2008) Exercise programs for children with cerebral palsy: a systematic review of the literature. *Am J Phys Med Rehabil* **87**:404 – 17.

[21] Williams H, Pountney T (2007) Effects of a static bicycling programme on the functional ability of young people with cerebral palsy who are non-ambulant. *Dev Med Child Neurol* **49**:522 – 7.

[22] Wolff DR, Rose J, Jones VK, Bloch DA, Oehlert JW, Gamble JG (1998) Postural balance measurements for children and adolescents. *J Orthop Res* **16**:271 – 5.

[23] Wren TAL, Rethlefsen S Kay RM (2005) Prevalence of specific gait abnormalities in children with cerebral palsy: influence of cerebral palsy subtype, age, and previous surgery. *J Pediat Orthop* **25**:79 – 83.

[24] Ziv I, Blackburn N, Rang M, Koreska J (1984) Muscle growth in normal and spastic mice. *Dev Med Child Neurol* **26**:94 – 9.

# 第11章　蹲伏步态的治疗

## TREATMENT OF CROUCH GAIT

Jean L. Stout，Tom F. Novacheck，James R Gage，Michael H. Schwartz

冯　林　唐宜莘　译，冯　林　审校

## 一、关键点

- 蹲伏步态是脑瘫儿童最严重、最令人担忧的一组步态类型。
- 蹲伏步态会逐渐加重，不治疗会影响独立行走。
- 蹲伏步态可以是医源性的。
- 轻度至中度蹲伏步态的治疗需要综合考虑前述的治疗原则（扭转、挛缩、痉挛等）。
- 慢性/严重的蹲伏步态可以通过同时解决股四头肌功能不全（髌腱止点下移）和关节挛缩（股骨远端伸展截骨）得到有效的纠正。

## 二、病理生理机制

　　蹲伏步态是指在步态周期的支撑相膝关节屈曲增加的步态类型，是脑瘫儿童和青少年最常见的病理性步态类型（Wren et al. 2005）。如果不进行干预，这种步态模式会逐渐加重，导致疼痛、步态恶化及行走能力的降低（或丢失）（Rosenthal and Levine 1977；Sutherland and Cooper 1978；Lloyd-Roberts et al. 1985；Murphy et al. 1995；Bell et al. 2002）。治疗的方案是复杂的，尽管蹲伏步态多被描述为矢状面畸形，事实上则多为三维畸形，包括横断面和冠状面的杠杆力臂功能异常，以及肌力降低（Gage 2004）。要想更好地理解蹲伏步态复杂的治疗方案，必须首先了解相关的高危因素及发生机制。

　　蹲伏步态由轻到重是逐渐进展的。"蹲伏步态"的定义在文献中不一致，但是绝大多数都包括了触地时膝关节屈曲≥20°（Rozumalski and Schwartz 2008）、初触地时和支撑相中期的表现（Sutherland and Davids 1993；Arnold et al. 2006；Hicks et al. 2008）或踝关节的背屈（Rodda et al. 2004）。从临床角度来说，蹲伏步态的典型特征是持续存在的伸膝力矩，它是导致股四头肌功能不全的机制之一，有时也会被写入定义当中（Gage 2004）。蹲伏步态的渐进过程中体现了所有上述特征（视频 3 - 6 - 8～视频 3 - 6 - 10）。本章所讨论的是原发性蹲伏步态最严重的类型，即 Rozumalski

和 Schwartz(2008)5 型,也是 Rodda 等(2004)定义的"严重的蹲伏步态"。无论定义如何,关键是在蹲伏步态的每个阶段发现并治疗潜在的致病机制,恢复直立的姿势,减轻疼痛,以及维持行走的能力。

正如在第 2 篇第 4 章中所讨论的,脑瘫儿童的跨关节肌肉比单关节肌肉受累更严重。跨关节肌肉(髂腰肌、腘绳肌、股直肌和腓肠肌等)痉挛更严重而且会相对短缩,而单关节肌肉(髂肌、臀大肌、股肌和比目鱼肌等)则相对延长,肌力降低。这个特点与脑瘫严重蹲伏步态的病理改变有相关性。

许多肌肉共同作用于髋部和膝部附近或远处的关节,从而维持髋关节和膝关节的伸展,是步态过程中维持身体直立姿势的一个重要机制(Kimmel and Schwartz 2006;Hicks et al. 2008)。通过臀大肌来实现伸髋和伸膝的动力性耦联就是其中之一。临床医生可能更多关注踝关节跖屈/伸膝(plantarflexion/knee-extension,PF/KE)耦联。在前面章节对于典型步态的描述中,跖屈/伸膝耦联在支撑相中期的起始阶段通过跖屈肌的离心性活动(主要是比目鱼肌),控制地反力(ground reaction force,GRF)在相对静止的足部前移(参见第 1 篇第 3 章)。也就是说,在步态周期的这一时相,地反力所产生的屈曲力矩作用于膝关节后方,而这个耦联使膝关节加速伸展,拮抗了屈曲力矩。比目鱼肌持续离心性收缩,直至地反力移动至膝关节前方,转为伸膝力矩(图 1 - 3 - 4)。降低跖屈/伸膝耦联的效率,会在支撑相中期产生屈膝的作用,可能导致蹲伏步态。对于脑瘫儿童,还可能存在腘绳肌紧张(Sutherland and Cooper 1978;Hoffinger et al. 1993)、肌力降低、平衡缺陷(DeLuca et al. 1998;Gage et al. 2004),以及杠杆力臂功能异常(Schwartz and Lakin 2003;Gage and Schwartz 2004;Hicks et al. 2007)。

如果地反力持续作用于膝关节后方,会产生很强的屈曲力矩,而股四头肌则必须与之对抗。同时,作用在髋关节前方的地反力也会产生屈髋力矩,这一力矩必须通过伸髋肌进行对抗。这些力矩可能引发髋股关节压力增高,引起膝关节疼痛,以及行走过程中耗能增加(图 5 - 11 - 1)。

### (一)高危因素

蹲伏步态主要的高危因素包括:①跖屈肌无力;②力臂功能异常,包括足部畸形;③屈膝挛缩;④腘绳肌挛缩。

在所有高危因素中,比目鱼肌无力影响可能最大。在正常步态过程中,它不仅产生向前的推动力而且诱发加速机制(Anderson and Pandy2001;Kimmel and Schwartz 2006)(视频 3 - 6 - 8~视频 3 - 6 - 10)。在对本中心治疗的大量患者非正式回顾性研究中发现,当跖屈肌肌力小于抵抗重力所需时,出现蹲伏步态的绝对风险值大概有 50%。还有一些导致跖屈肌肌力降低的因素包括:①下运动神经元功能丧失,如脊髓脊膜膨出的患儿;②选择性运动控制丧失;③脑瘫儿童脑损伤所致的肌肉发力障碍。跖屈肌肌力降低也可以是医源性的,继发于脑瘫儿童跟腱延长术后

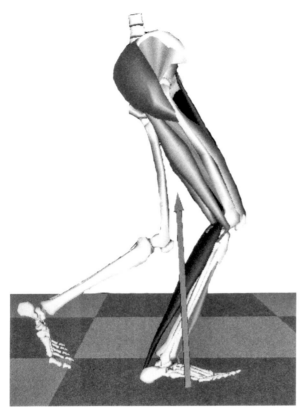

图 5-11-1　蹲伏步态示意图。地反力落在了膝关节的后方及髋关节的前方，由此导致了髋膝两关节的伸肌群必须持续做功来防止这两个关节的倒伏

（Borton et al. 2001；Gage 2004；Wren et al. 2005；Dietz et al. 2006）。出现蹲伏步态的青少年与那些未出现者相比，接受过跟腱延长手术的更多（Morias Filho et al. 2008a）。在最近的一项对于青少年持续蹲伏步态的研究中发现，曾接受过手术治疗的患儿中，超过 87% 的患儿接受过跟腱延长手术（Stout et al. 2008）。

杠杆力臂功能异常，尤其是胫骨外旋，是另一个导致蹲伏步态的危险因素（Schwartz and Lakin 2003；Hicks et al. 2007）。在单肢支撑相，下肢力线异常使伸膝加速减少，控制胫骨前移的内部力矩也随之减少。胫骨扭转使得比目鱼肌伸髋和伸膝的作用降低超过一半，但是并未改变肌肉的力臂（Hicks et al. 2007）（参见第 3 篇第 6 章）。其他类型的力臂功能异常如平足外翻也可能对蹲伏步态产生影响，但是尚无

深入研究证实。我们中心的观察发现，股骨颈前倾增大并未增加蹲伏步态的风险。

固定屈膝挛缩会增加蹲伏步态的绝对风险。屈膝挛缩的患儿（通常定义为固定屈曲≥10°）有极高的产生蹲伏步态的风险。

腘绳肌挛缩对于蹲伏步态的影响尚不清楚。越来越多的证据表明，临床医生过度估计了腘绳肌挛缩-蹲伏步态之间的关系。过去认为，腘绳肌的紧张或者挛缩（肌肉长度缩短）、腘绳肌痉挛（对伸展的抵抗，如肌肉速度降低）及支撑相腘绳肌活动延长都被认为是导致蹲伏步态的原发性因素。传统的腘角也不能准确地评估和预测蹲伏步态的严重程度（Thompson et al. 2001；Louis et al. 2008）。利用骨骼肌肉模型来评价腘绳肌的动态长度，发现并非所有蹲伏步态的患者都有腘绳肌的短缩或者收缩速度下降（Hoffinger et al. 1993；Delp et al. 1996；Arnold et al. 2006）。在一项 152 名蹲伏步态患者的研究中，Arnold 等（2006）报道 34% 的患者腘绳肌的长度和收缩速度未见异常。腘绳肌的活动能力及伸髋作用是非常关键的，但是这些功能会随

着蹲伏步态的加重而减弱(Hicks et al. 2008)。

平衡能力、感知能力、神经运动控制及肌力下降都与蹲伏步态的发生有关,但目前尚未有相关的深入研究。虽然有一些关于脑瘫儿童姿势异常机制的研究(Nashner et al. 1983；Woollacott and Shumway-Cook 2005；Burtner et al. 2007；Chen and Woollacott 2007),仅有一项与蹲伏步态有关(Burtner 1996)。由于脑瘫儿童平衡困难,他们通常采取全足触地步态和(或)膝关节屈曲来维持稳定。但是,由于这种姿势极大地减少了跖屈/伸膝耦联所产生的伸展力矩,随时间发展和患儿生长,这种步态模式本身也会导致逐渐加重的蹲伏步态。

### (二) 进展性蹲伏步态

Sutherland 和 Cooper(1978)首先提出蹲伏步态会逐渐进展。不管最初机制如何,都会有一系列的事件导致其逐渐进展。在蹲伏步态模式下,地反力所产生的屈曲力矩作用于膝关节,由股四头肌做功来对抗(包括股直肌),而屈髋力矩则由伸髋肌群对抗(包括腘绳肌)。这样就增加了上述肌肉的负荷。跨双关节的腘绳肌和股直肌做功增加了膝关节和(或)髋关节屈曲,地反力则会进一步向髋关节前方和膝关节后方移动,从而增加了地反力力臂和屈曲力矩。髋关节和膝关节屈曲力矩进行性增加,伸展力矩越来越不足,形成恶性循环。在 Gage 和 Schwartz(2004)提出来的姿势性力臂功能异常中,这是一个典型的例子。

最近的研究表明,随着腘绳肌屈膝作用的加深,臀肌、腘绳肌和股直肌伸髋和伸膝功能无法发挥,这是导致蹲伏步态逐渐加重的原因(Hicks et al. 2008；Stewart et al. 2008)。严重蹲伏步态中,伸髋和伸膝肌群的力量低于正常的 50%,其中股直肌的伸膝作用完全丧失。Hicks 等(2008)也提出在较严重的蹲伏步态中,伸肌的力量会进行性丢失。

预示蹲伏步态进展的因素尚不明确。由于需要在对抗肌肉痉挛的同时稳定屈曲的膝关节,股四头肌负荷增大,能量消耗增多。髌股关节压力增高会引发膝关节疼痛,甚至最终导致髌骨下极或胫骨结节应力性骨折(Perry et al. 1975；Rosenthal and Levine 1977；Lloyd-Roberts et al. 1985)。如果发生应力骨折,股四头肌功能不全、蹲伏步态的分级,以及膝关节疼痛会进一步加重。伸髋力矩的丢失,使得腘绳肌更多地参与稳定髋关节,腘绳肌过度活动可能导致肌肉挛缩和(或)屈膝挛缩的产生。

过去,很少注意髌骨高位和股四头肌机能不全对于进行性和持续性蹲伏步态的影响(Chandler 1933；Lotman 1976；Lloyd-Roberts et al. 1985)。髌骨高位导致髌腱延长,使得股四头肌在伸膝过程的最后阶段无法完全伸展膝关节。

### 三、历史回顾

在计算机、肌肉模型及步态分析出现之前,脑瘫蹲伏步态的治疗局限于康复训练、支具及软组织手术。由于感染高发、愈合困难及有限的内固定装置,骨性手术只用于非常严重的病例。那时还无法实现肌张力的调控,因此经常需要随着生长发育反复进行肌腱延长。手术一般包括肌肉肌腱延长包括跟腱,但是传统的治疗蹲伏步态的重点在于腘绳肌的延长。治疗通常分为两个阶段。第一阶段包括肌腱切断、延长或者将腘绳肌转位至股骨远端(Eggers 1950)。第二阶段治疗针对长期存在的屈膝畸形,包括腘绳肌延长和髌腱止点下移。后来发现,腘绳肌过度延长会导致膝关节过伸。Chandler(1933)首次提出髌腱转位技术。股直肌近端松解也有报道,但是缺乏深入研究(Cleveland and Bosworth 1936;Chandler 1940;Roberts and Adams 1953;Baker 1956;Keats and Kambin 1962)。在这之后鲜有关于髌骨高位或者股四头肌功能不全的描述(Lotman 1976;Beals 2001)。我们从 1995 年开始用手术治疗髌骨高位和股四头肌功能不全。

## 四、患者评估的内容

蹲伏步态的复杂性要求采集大量的信息,更好地理解其产生机制并制订适合的治疗计划。尽可能地发现特异性指征,同时也要采集患儿的基本情况。

### (一)病史

病史应当包括以下内容。

(1)患儿的年龄和蹲伏步态开始的时间。

(2)完整的康复治疗史、局部解痉治疗史、神经外科及骨科治疗史。

(3)近两年内蹲伏步态的进展速度。

(4)近两年内行走耐力的变化,以及是否能跟上同龄人。

(5)膝关节或者髌股关节痛病史、部位、疼痛程度、持续时间及频率,尤其注意膝关节前方的疼痛。哪些因素会加重疼痛,如长时间行走或者站立、上楼梯或地面不平?是否有其他关节疼痛?

(6)对辅具依赖增加。

(7)功能丢失或者改变。

### (二)体格检查

体格检查的方法在第 3 篇第 1 章中有描述。每一个体征的意义都在章节的插入部分进行了阐述。软组织或者骨性手术的适应证,请分别参考第 5 篇第 5 章和第 6 章。

(1)是否存在膝关节屈曲挛缩(治疗包括牵拉石膏、夜间支具、导向生长及股骨远端伸展截骨)。

(2)是否存在肌腱挛缩(参见第 5 篇第 5 章)。

(3)跖屈肌、臀肌、腘绳肌、股四头肌、腹肌,以及外展肌的肌力和选择性运动控制能力(抗重力能力改变会提示蹲伏步态的原因,力量训练的效果,或者术后力量训练可能带来的改善)。

（4）是否存在屈髋肌、股直肌、内收肌、腘绳肌和腓肠肌痉挛（是否需要局部或者全身治疗）。

（5）是否存在髌骨高位和伸膝功能不全（提示股四头肌机能不全，可能需要地反支具或髌腱止点下移）。

（6）髌骨下极或胫骨结节压痛（需要摄片以确认或排除应力性骨折）。

（7）力臂异常包括股骨颈前倾角增大，胫骨扭转和足部畸形（参见第 5 篇第 6 章和第 8 章）。

（8）站立姿势和平衡：患儿是否能够直立（提示姿势性运动控制机制是否足以在术后维持直立站立/行走）。

### （三）影像学检查

影像学检查能够确认力臂功能异常、髌骨高位、髌骨下极骨折或胫骨结节骨折。

（1）骨盆正位片可以排除髋关节半脱位和（或）严重骨盆前倾。

（2）双足站立正侧位评估足作为有效力臂发挥作用的能力。

（3）仰卧最大伸膝位侧位片评估屈膝挛缩，注意是否存在髌骨高位，以及髌骨/胫骨结节应力性骨折。

### （四）观察性步态分析

如果将持续的屈膝步态定义为蹲伏步态，它可有许多表现形式，从跳跃步态中的真性踝关节跖屈、到假性跖屈乃至严重蹲伏步态中的踝关节过度背屈。膝关节屈曲程度各异，与严重程度相关。同时可能伴有股骨、胫骨或足的旋转畸形。在冠状面，可能会存在承重相躯干向侧方的摆动。如果蹲伏步态出现同时伴有来源于股骨颈前倾角增大所产生的股骨内旋时，常表现为明显的髋内收。而内收肌本身可能并未紧张。

### （五）步态分析的量化

如前所述，力臂功能异常、软组织和关节的固定挛缩在蹲伏步态患儿中很常见。力臂功能异常方面（尤其是股骨颈前倾角，胫骨旋转和足部畸形）请参考第 5 篇第 6 章和第 8 章，软组织或关节挛缩请参考第 5 篇第 5 章。

蹲伏步态的运动学特点是支撑相中期膝关节持续屈曲，同时常有膝关节活动范围减小。踝关节的运动学表现与蹲伏步态的严重程度相关。严重蹲伏步态包括支撑相踝关节或中足的过度背屈（第 2 滚轴）。严重蹲伏步态的力学特点是支撑相持续存在的伸膝力矩（Gage 2004）。支撑相末期伸髋减少在所有蹲伏步态中均可见到。髋关节活动范围通常不受影响，但是髋关节运动曲线整体向屈曲相偏移。屈髋肌和伸髋肌之间复杂的相互作用、平衡能力、姿势和（或）步态情况均对骨盆产生影响，使其前倾或后倾（Rodda et al. 2004；Rozumalski and Schwartz 2008；Stout et al. 2008）。

蹲伏步态患者肌肉起止点的距离，以及运动速度有不同的情况。Arnold 等（2006）发现在他们研究的 152 例患者中，腘绳肌的病理状态多是均匀分布的，短缩和速度减慢共存占 27%，仅有速度减慢占 30%，两者皆无占 34%，仅有 9% 为单纯短缩。

## 五、治疗目标

蹲伏步态最终治疗目标包括减轻或者消除疼痛，最大程度恢复行走功能；也可以是为了打破蹲伏步态加重、行走能力丧失这一恶性循环。具体手段包括康复训练、牵拉石膏、注射药物如肉毒毒素、支具、肌张力调控和骨性手术，根据蹲伏步态的严重程度决定采用的方法和时间点。每种方法在前文均有详细论述（参见第 4 篇第 1 章、第 2 章和第 4 章，第 5 篇第 1 章、第 2 章、第 5～8 章），这些方法都是为了重建伸膝功能和维持直立姿势。

## 六、治疗选择

一般来说，治疗方案根据患儿蹲伏步态的严重程度和持续时间，大致分为三种。治疗方法是多样的，无论严重程度如何，治疗原则是相同的：①痉挛或者肌张力调控；②矫正力臂功能异常；③恢复挛缩肌肉的长度；④调整相对短缩或者过度拉长的肌腱长度；⑤矫正固定关节挛缩。这些原则中的细节在前面的章节中已经进行了讨论。可行走脑瘫患儿的膝关节畸形通常根据其特征进行分类并制定诊疗策略（Sutherland and Davids 1993；Chambers 2001）。单次多水平手术的概念已经广泛接受，并且，综合治疗通常能够产生更好的效果（Kay et al. 2002；Gough et al. 2004；Schwartz et al. 2004；Rodda et al. 2006）。

### （一）轻度蹲伏步态

轻度蹲伏步态多见于年幼儿童，也可以表现为"跳跃步态""明显跖屈"或一些组合形式，同时膝关节呈现一定的屈曲状态（Sutherland and Davids 1993；Rodda et al. 2004；Rozumalski and Schwartz 2008）。在我们机构，初始治疗以保守治疗为主，包括痉挛的控制、如使用肉毒毒素、康复训练及支具。合适的条件下，按照张力调控的基本原则，通过选择性脊神经后根离断术或鞘内巴氯芬泵置入来永久性地控制张力。在这之后，如果还有蹲伏步态，可以通过单次多水平手术矫正力臂功能异常及残余的软组织挛缩。虽然股骨前倾增大并不是蹲伏步态产生的因素，但是矫正前倾角能够重建重要的伸展肌力臂，如臀中肌，并且避免潜在产生代偿性胫骨外旋的出现（Arnold et al. 1997）。

### （二）中度蹲伏步态

中度蹲伏步态多见于青少年时期，通常症状持续了较长时间，已经出现了腘绳肌挛缩。在这种情况下，局部控制痉挛通常效果不佳。患者往往已经经历过手术治疗。根据临床表现和步态类型制订具体的治疗计划。力臂功能异常需要矫正，同时需要考虑其他的软组织手术，包括肌肉延长。跨关节肌肉（如髂腰肌、腘绳肌、股直肌和腓肠肌)相对短缩而单关节肌肉(如髂肌、臀大肌、股肌和比目鱼肌)相对延长且肌力减弱。小腿三头肌是由一个单关节肌肉(比目鱼肌)与一对跨关节肌肉(内外侧腓肠肌)构成。跨关节的腓肠肌往往比单关节的比目鱼肌受累更重(Rose et al. 1993；Delp et al. 1995)。然而常用的跟腱延长(TAL)术,同时延长了腓肠肌和比目鱼肌,这通常给患者带来不良的后果。于骨盆缘做髂腰肌腱性延长(Novacheck et al. 2002)效果良好,而在小转子处松解髂腰肌,将其移至关节囊处会过度削弱屈髋力量(Bleck 1971)。髂腰肌和小腿三头肌在解剖结构上相似(都是由一个单关节肌肉和一个跨关节肌肉共同汇聚成一条肌腱)。小转子处的松解与跟腱延长类似,它同时延长了髂肌,而髂肌肌力原本较弱且并无挛缩,腰大肌才是短缩并且需要被延长的。

并非所有的蹲伏步态都是由腘绳肌的挛缩或者痉挛导致的,因此步态分析对治疗方案有指导意义。Arnold 等(2006)年的研究证实了这一点,超过 1/3 的蹲伏步态患儿并无明确的肌肉长度或速度方面的异常。对于肌肉长度和速度异常的患儿,在腘绳肌术后,绝大多数肌肉长度和速度,以及支撑相膝关节伸展程度得到改善。而那些未明确肌肉-肌腱长度或速度异常的患儿,术后效果欠佳。肌肉的长度(不仅仅是临床上腘股角的测量或者屈膝挛缩)决定了是否需要进行腘绳肌延长手术(Thompson et al. 2001；Arnold et al. 2006；Louis et al. 2008)。

### (三)严重蹲伏步态

严重或持续的蹲伏步态的治疗更加具有挑战性。患儿通常年龄更大,并且多数有手术史。他们可能有固定的屈膝畸形并经常伴有力臂功能异常。大多数患儿有髌骨高位和髌腱延长,一些还伴有髌骨下级或胫骨结节骨折,以及膝关节疼痛,从而导致行走耐力下降(Lloyd-Roberts et al. 1985；Stout et al. 2008)。有手术史的患儿出现蹲伏步态的概率更大(Wren et al. 2005)。小腿三头肌过度延长或力臂功能异常(胫骨外旋或者平足外翻畸形)是最常见的临床表现(Gage 2004；Morris Filho et al. 2008b)。

文献中报道了很多的治疗方法。Rodda 和同事(2006)报道了他们的 10 例严重蹲伏步态患儿在步态分析的指导下,通过单次多水平手术与康复治疗和支具穿戴相结合的综合治疗,获得了成功。改善效果维持到了术后 5 年,社区活动的能力和独立性也得到提高。这个小样本研究中,手术史只有小腿三头肌或跟腱延长手术。如果以前的手术涉及多个部位,那么需要考虑其他的干预方法。Westberry 和同事报道了一种系列石膏方案,针对腘绳肌延长术后难治性或者持续屈膝挛缩畸形(Westberry et al. 2006),获得了良好的效果。

两种最新的治疗方法是通过制造股骨远端的伸展畸形来代偿固定的屈膝畸形。可以通过骑缝钉(Kramer and Stevens 2001)或最近经常使用的 8 字钢板技术(Klatt and Stevens 2008),抑制股骨远端前方骺板的发育,逐渐形成伸展畸形。他们这组共 8 名脑瘫儿童,在术后膝关节屈曲畸形均出现了明显的改善,但是在步态过程中,膝关节功能性屈曲是否受到影响并没有相关报道。

股骨远端伸展截骨是第二种代偿方法。近 13 年来,我们单位采用髌腱止点下移伴或不伴股骨远端伸展截骨治疗严重的蹲伏步态(Stout et al. 2008)。我们的经验提示,在这类脑瘫儿童中,同时矫正屈膝挛缩和髌腱过长对于重建直立的姿势非常重要。无论之前治疗如何,青少年患者都可以接受这种治疗。股骨远端伸展截骨适用于 10°～30°的屈膝畸形。髌腱止点下移的适应证是股四头肌功能不全,临床表现为伸膝丢失≥10°,或者与股骨远端伸展截骨同时进行。

髌骨高位的矫正是一种"过度矫正",不仅重建了股四头肌的功能,也代偿了踝关节的跖屈不足。单纯股骨远端伸展截骨能够改善屈膝挛缩,但是大多数患者在术后仍然表现为蹲伏步态(Morris Filho et al. 2008;Stout et al. 2008)。因此,我们不推荐单独进行股骨远端伸展截骨,而应与髌腱止点下移同时进行。

### (四) 技术(STOUT et al. 2008)

#### 1. 股骨远端伸展截骨(视频 5-11-1)

采用股骨远端侧方入路,经过股外侧肌后方间隙。导针的位置置于股骨远端骺板近端,与股骨干呈 90°,而后于导针近端置入 90°直角钢板配套的骨凿,骨凿的角度导轨与胫骨平行。这样可以避免截骨后出现向内或向外的移位。导轨与股骨干之间的角度与截骨所需的伸展角度相同。远端截骨平面与骨凿平行,近端截骨平面与股骨干垂直。两个截骨平面在后方皮质汇聚,截骨角度应当不超过 25°～30°(图 5-11-2)。移除楔形骨块,伸

视频 5-11-1
股骨远端
伸展截骨术

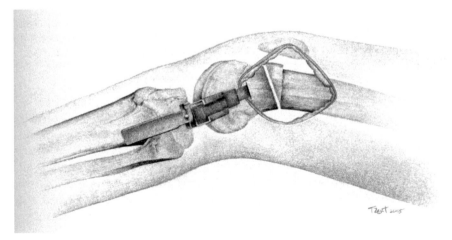

图 5-11-2　股骨远端伸展截骨术的入路、暴露和技术。紧贴股骨远端生长板或骺板上方,垂直骨干置入一枚导针,平行并紧贴导针置入骨刀。骨刀的导轨需与胫骨平行,导轨与股骨干纵轴之间的夹角等于截骨的角度。使用摆锯进行截骨,上下截骨平面在皮质后方相交。移除股骨前方的三角形或楔形骨块,伸展下肢闭合开口。如果需要,可以在截骨的同时行股骨去旋转

展下肢闭合截骨端。如果存在旋转畸形(最大不超过 25°)和冠状面畸形,可以同时矫正。骨凿拔出,置入 AO 90°直角钢板(通常伴随小的位移),螺钉常规固定。去除截骨远端后方的骨性凸起(图 5-11-3)。切口可以放置引流,以防止出现术后血肿,造成神经血管功能异常。

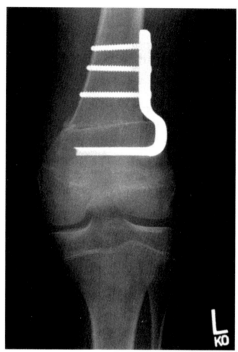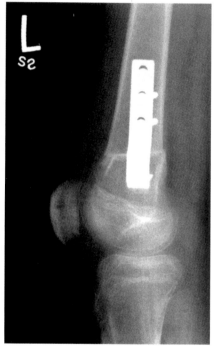

图 5-11-3  股骨远端伸展截骨术后最大伸展时的膝关节正位(左)和侧位(右)X 线片。可见 AO 钢板的位置。手术时(左)使用 C 臂透视使保证钢板边缘平行于股骨干外侧边缘。这样的放置方式有助于避免截骨导致的内翻或外翻移位。清理远端骨块上的骨性凸起(右)。髌腱止点下移后采用高强线作为张力带固定,在 X 线下不可见

2. 髌腱止点下移(视频 5-11-2)

根据患儿骨骼成熟的程度,有两种不同的手术方法。

对于骨骼发育未成熟的患儿,取髌骨下级前方纵行切口,暴露髌腱和胫骨结节骨骺。分离髌腱内侧和外侧支持带,小心分离髌腱和髌后脂肪垫,避免进入关节。自胫骨结节骨骺软骨附着处表面剥离髌腱。于胫骨结节远端,"T"形切开胫骨骨膜,并适当剥离(图 5-11-4)。向远端牵拉离断的髌腱,直至髌骨下级位于关节面水平。而后将髌腱末端埋入 T 形切开的胫骨骨膜下并进行固定。张力带(Arthrex,Naples FL)横形穿过髌骨(通常采用经皮小切口),经皮下到达胫骨远端。胫骨近端横行钻孔,将张

视频 5-11-2
髌腱止点下移

力带穿过后末端打结固定,使下移的髌腱处于略微松弛状态(图5-11-5)。测试膝关节的活动,保证膝关节至少能够屈曲70°。如果屈曲功能受限,需要进一步分离髌腱支持带。

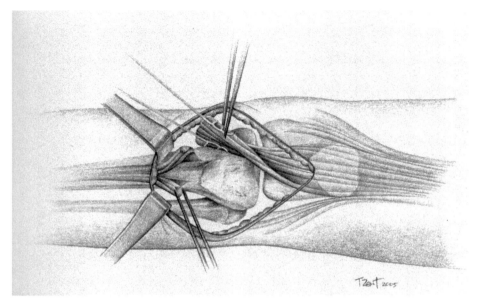

图5-11-4 髌腱前置的切口、暴露和步骤。近端,松解髌骨内侧和外侧支持带以游离髌腱。远端,自胫骨结节骨骺处附着点剥离髌腱。胫骨骨骺远端的骨膜"T"形切开,暴露胫骨

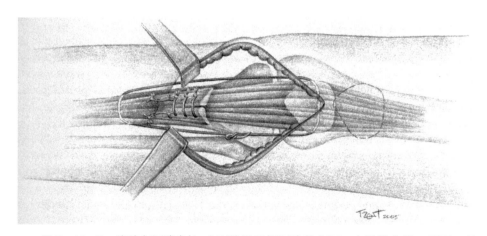

图5-11-5 髌腱向远端牵拉,直到髌骨下极到达关节面。在骨膜皮瓣下用不可吸收缝线进行缝合。然后在髌腱的末端缝合皮瓣、覆盖髌腱。如果肌腱带有骨块,则使用带/不带垫圈的拉力螺钉固定。使用纤维带作为张力带固定保护缝合处

在骨骼发育成熟后,应用摆动锯或骨刀,取下髌腱附着点处大约 1.5 cm×2 cm 骨块(上方附着髌腱)。于胫骨结节远端、髌腱新止点处移除一部分骨质,预备骨块置入。通常将移除的骨置于胫骨结节原位的近端,并将其打压置入。胫骨结节下移(直至髌骨下级位于关节面),采用 AO 4.5 mm 皮质拉力螺钉固定于骨块中部(图 5 - 11 - 6)。张力带置入方法与前面相同。

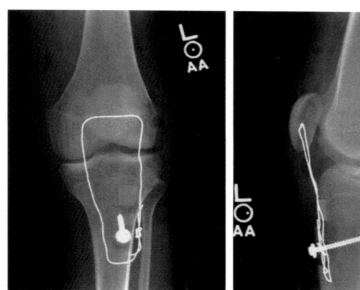
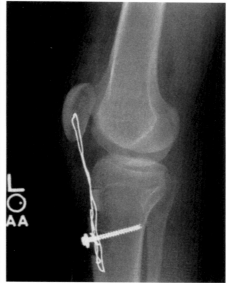

图 5 - 11 - 6  髌腱和胫骨结下移术后膝关节最大伸直位正(左)侧位(右)X 线片。髌腱止点的胫骨结节骨块由皮质拉力螺钉固定。也可以看到胫骨结节新位置处原有的骨块被放置于原胫骨结节处。本病例还加用一个 16 号不锈钢 Luque 张力带缝合

有关髌腱止点下移和股骨远端伸展截骨手术的细节,可以参考本书配套视频。

**(五)常见问题**

(1)股骨远端伸展截骨不应当单独进行,需要与髌腱止点下移同时进行。这两个手术都是矫形计划的一部分,即改变所有导致蹲伏步态的因素,如矫正力臂功能异常、延长挛缩的肌肉及肌张力的调控。

(2)膝关节屈曲挛缩矫正 30°以上将会改变膝关节的负重位置,远期可能存在并发症。

(3)在伸展截骨的同时,很难矫正超过 25°~30°的旋转畸形,必要时可能需要股骨近端和远端截骨。

(4)如果股骨远端伸展截骨水平太靠近近端,或者骨凿置入位置过于靠后,会导致截骨远端过度前移,截骨后方成角畸形可能牵拉坐骨神经。为了达到快速愈合,避免截骨后方成角畸形,以及降低神经血管牵拉的风险,骨凿置入的位置应当尽可能贴

近骺板（或者在骨骼发育成熟患儿,尽量接近骨骺闭合线）。

（5）为暴露清楚,拉钩的过度牵拉可能会导致神经血管束受损。

（6）对于生长期儿童,要避免损伤胫骨近端骨骺。骨骼发育成熟患者可以进行胫骨结节转位,但是髌腱止点下移首选骨骼发育未成熟患儿。

（7）髌腱止点下移不伴张力带固定,失败风险增高。

（8）如果无选择性脊神经后根离断术或股直肌转位手术史,同时进行股直肌转位可以防止术后由髌腱止点下移导致的僵直步态。

（9）轻度屈膝挛缩情况下,单独进行髌腱止点下移手术,髌腱固定失败的风险增高。更建议股骨远端伸展截骨矫正屈膝挛缩。

### （六）术后并发症预防

（1）术后前 3 天,应用 Robert Jones 绷带（石膏托）将膝关节固定于屈曲 20°~30°度,减少血管神经牵拉。

（2）持续椎管内镇痛通常用于术后前 3 天。由于椎管内镇痛会掩盖血管神经异常,如果出现血管神经损伤征象,首先减少或者停止椎管内镇痛,直至感觉恢复正常。

（3）术后第 3 天开始进行持续的被动活动训练（CPM）,持续至少 6 周,或者直至膝关节屈曲达到 90°。早期活动不但让患儿更舒适,也可以更快恢复关节活动。

（4）膝关节固定支具或带铰链的伸膝支具（限制屈曲）可以在术后前 6~8 周休息时使用。

（5）通常在术后 3~4 周开始进行负重。

### （七）并发症

本单位股骨远端伸展截骨（distal femoral extension osteotomy,DFEO）并发症发生率为 19%,而髌腱止点下移为 18%（Stout et al. 2008）。并发症类型和频率在这两种术式是不同的。牵拉麻痹和神经改变在 DFEO 的并发症中占比最高。而膝关节疼痛（持续超过 6 个月）是髌腱止点下移术后最常见的并发症。而在所有并发症之中（从 1994 年第 1 例手术至 2005 年）,固定的丢失则是最常见的。观察并发症的发生率与手术量的相关性,可以发现清晰的学习曲线,在大约进行了 40 例 DFEO 后,并发症相对稳定。髌腱止点下移的学习曲线则更为平缓,在 60 例后逐渐稳定（图 5 - 11 - 7）。固定丢失的比例也在使用了张力带固定后显著降低。在使用张力带的 153 例手术中,6 例出现固定丢失,约占 4%。6 例内固定失败中,3 例是由张力带本身固定丢失所导致。如果不使用张力带固定,失败率为 22%（96 例中 20 例失败）。

## 七、 证据支持

单纯髌腱止点下移或者与股骨远端伸展截骨同时进行能够重建直立姿势。与大多数其他优化步态的手术一样,它们通常需要与其他手术同时进行,从而恢复直立姿

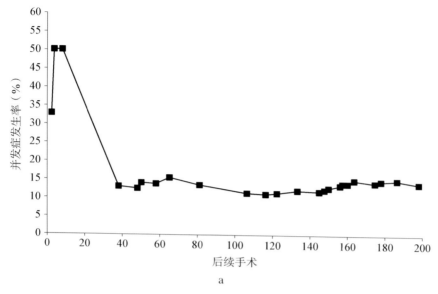

a

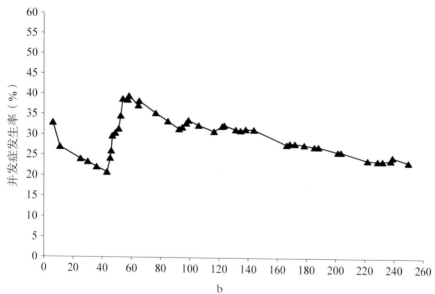

b

**图 5 - 11 - 7** 连续 200 例股骨远端延伸截骨术和连续 250 例髌腱下移术的并发症发生率(学习曲线)。a.显示股骨远端伸展截骨术的累计并发症发生率。在大约 40 例手术后,并发症发生率趋于稳定,约为 14%。b.髌腱推进术的累计并发症发生率。经过大约 60 次手术后,并发症发生率趋于稳定。在 40~60 例,因为一些内固定相关问题,导致并发症的发生率上升

势。功能的改善或维持的标志是疼痛缓解、恢复术前肌力,以及能够完成对膝关节功能要求更高的技能(Stout et al. 2008)。

## 八、病例研究：股骨远端伸展截骨和髌腱止点下移（视频 5‐11‐3）

MK，男，13 岁，痉挛性双下肢瘫，大运动功能分级 Ⅱ 级。2003 年由于持续蹲伏步态转至我院进行步态分析及治疗。他在 1994 年接受了选择性脊神经后根离断术，并分别在 1997 年、2000 年和 2002 年进行了 3 次单次多水平手术。他进入青春期后出现了蹲伏步态，导致行走耐力大大受限（图 5‐11‐8）。MK 在 1997 年第一次骨科手术前做过一次步态分析。随后他在另一家治疗中心接受了以下手术：

视频 5‐11‐3
案例 8

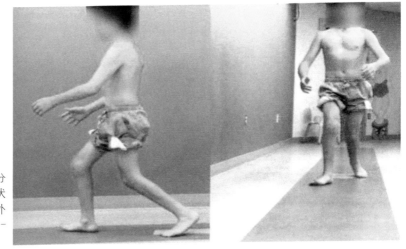

图 5‐11‐8
MK2003 年的步态分析中可见严重的蹲伏步态及伴发的胫骨外旋（参见视频 5‐11‐3）

- 1997：双侧股直肌转位至半腱肌，双侧内侧和外侧腘绳肌延长；双侧腓肠肌筋膜松解（类 Strayer 手术）；双侧跟骨延长。
- 2000：双侧髂腰肌延长；右侧胫骨后肌转位至腓骨短肌。
- 2002：左足软组织手术。

2003 年体检发现：①双侧固定屈膝挛缩（左侧 15°，右侧 20°）；②双侧屈髋挛缩（15°）；③双侧髌骨高位，20° 伸膝迟滞；④双侧腘股角增大（60°）；⑤双侧胫骨外旋（25°～30° 内外踝轴线测量）；⑥双侧股骨前倾角增大（40°～50°）；⑦双侧跖屈肌无力（3－/5 Kendall 测量法）。放射线显示双侧髌骨高位，未见髌骨下级骨折，但是双侧胫骨结节骨骺有应力过大改变。

步态分析提示支撑相屈膝约 50°，同时存在踝关节过度背屈及双侧持续存在的伸膝力矩（图 5‐11‐9）。摆动相末期双侧腘绳肌长度和速度基本正常。标准步速下，其净耗能超过了正常的 2 倍（图 5‐11‐10，图 5‐11‐11）。

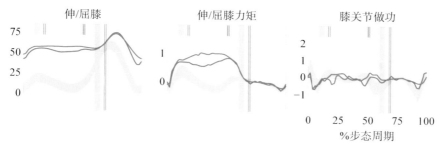

**图 5‐11‐9** 病例 MK 的矢状位右(绿色)和左(红色)膝关节运动学和动力学图(对照‐灰色带)。双侧支撑相中膝关节 50°屈曲及持续伸膝。摆动相中膝关节活动范围受限,但仍然达到了适当的膝关节屈曲峰值

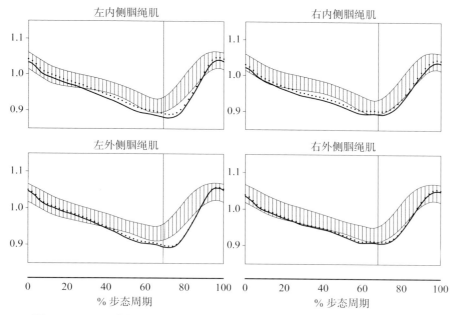

**图 5‐11‐10** 病例 MK 的内外侧腘绳肌的肌肉长度图。图中的阴影面积表示正常肌肉长度的均值 ± 1 标准差的范围。横坐标显示步态周期的百分比,纵坐标为目标肌肉长度相对基准长度的比值。实线表示通用模型计算的肌肉长度,虚线表示表示患者股骨前倾模型(左 45°和右 40°)的肌肉长度。虽然存在蹲伏步态,摆动相末期仍保有合适的肌肉长度和速度,这表明该患者腘绳肌的长度和速度都是适宜的

解读:MK 的数据符合严重蹲伏步态。诱发因素包括力臂功能异常、跖屈肌无力、屈膝挛缩及股四头肌功能不全。

治疗计划:MK 有 SDR 手术史,其整体肌张力有一定程度改善。虽然存在屈膝挛缩,他的肌肉长度数据提示腘绳肌功能正常(长度及速度正常),因此再次腘绳肌延长并不适合。屈膝挛缩符合股骨远端伸展截骨和髌腱止点下移的适应证。MK 骨骼尚未发育成熟,所以无须进行胫骨结节截骨。胫骨外旋的矫正也是纠正力臂功能

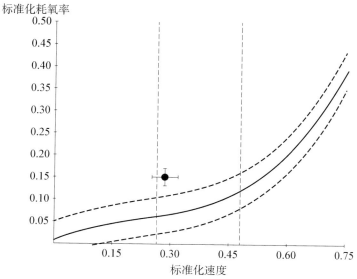

图 5‑11‑11　MK 病例的净能量消耗。横坐标显示非定向标准速度，纵坐标显示非定向标准速度的净耗氧速率。虚线表示正常行走速度的 95% 置信区间。图中的实线表示在特定行走速度下的正常的净耗氧量。虚线表示该速度下净耗氧量的 95% 置信区间。实点显示案例数据和标准误差。数据表明，在典型速度较慢的速度端，净能量消耗比正常速度高 2.3 倍

● 17-Sep-2003(13+0)B-None; B-None $NetO_2$=0.15@0.28(231%)

异常所必需的。而纠正双侧屈髋挛缩的指征尚不明确，可能来源于蹲伏步态的代偿。他之前也有 SDR 和髂腰肌延长手术史。

　　结果：在 2003 年年末，MK 进行了双侧股骨伸展截骨同时远端外旋，髌腱止点下移，双侧胫骨去旋转和双侧内侧腘绳肌肉毒毒素 A 注射。2004 年的步态分析显示蹲伏步态完全矫正（图 5‑11‑12，图 5‑11‑13）。MK 代表了由一系列因素引起的蹲伏步态。遵循正确合理的治疗原则，就可以恢复直立的姿势。

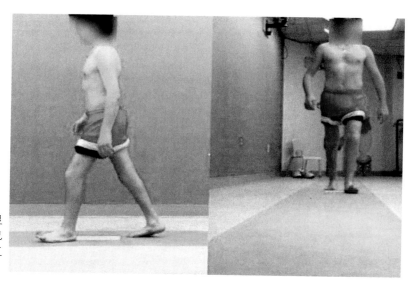

图 5‑11‑12　2004 年的步态图像显示 MK 的蹲伏步态已被纠正，身体恢复直立(视频 5‑11‑3)

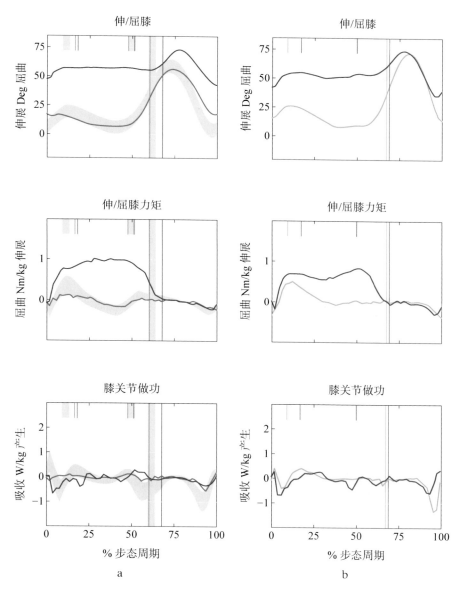

**图 5-11-13** 术前术后矢状面膝关节右侧 a 和左侧 b 膝关节运动学和动力学图。图中术前的数据（2003 年）被标注为蓝色，术后的数据（2004 年）被标注为绿色。a 图为右侧。b 图为左侧。参考数据为灰色区域。双侧膝关节在支撑相中的膝关节屈曲及力矩均恢复到了正常范围

　　蹲伏步态的治疗是复杂的，目前尚不能完全明确其全部的发病机制。对平衡、运动控制、本体感觉，以及肌肉无力的形成深入理解，可以指导有效的治疗。但是，目前医学能够帮助儿童和青年维持他们的运动功能至成年。

# 参考文献

［1］Anderson FC, Pandy MG (2001) Dynamic optimization of human walking. *J Biomech Eng* **123**:381 - 90.

［2］Arnold AS, Komattu AV, Delp SL (1997) Internal rotation gait: a compensatory mechanism to restore abduction capacity decreased by bone deformity. *Dev Med Child Neurol* **39**:40 - 4.

［3］Arnold AS, Liu MQ, Schwartz MH, Õunpuu S, Delp SL (2006) The role of estimating muscle-tendon lengths and velocities of the hamstrings in the evaluation and treatment of crouch gait. *Gait Posture* **23**:273 - 81.

［4］Baker LD (1956) A rational approach to the needs of the cerebral palsy patient. *J Bone Joint Surg Am* **38**:313 - 23.

［5］Beals RK (2001) Treatment of knee contracture in cerebral palsy by hamstring lengthening, posterior capsulotomy, and quadriceps mechanism shortening. *Dev Med Child Neurol* **43**:802 - 5.

［6］Bell KJ, Õunpuu S, DeLuca PA, Romness MJ (2002) Natural progression of gait in children with cerebral palsy. *J Pediatr Orthop* **22**:677 - 82.

［7］Bleck, E (1971) Postural and gait abnormalities caused by hip-flexion deformity in spastic cerebral palsy. Treatment by iliopsoas recession. *J Bone Joint Surg Am* **53**:1468 - 88.

［8］Borton DC, Walker K, Pirpiris M, Nattrass GR, Graham HK (2001) Isolated calf lengthening in cerebral palsy: outcome analysis of risk factors. *J Bone Joint Surg Br* **83**:364 - 70.

［9］Burtner PA (1996) *Mechanical and muscle activation characteristics during crouch stance balance in children with spastic cerebral palsy*. Dissertation, University of Oregon.

［10］Burtner PA, Woollacott MH, Craft GL, Roncesvalles MN (2007) The capacity to adapt to changing balance threats: a comparison of children with cerebral palsy and typically developing children. *Dev Neurorehabil* **10**:249 - 60.

［11］Chambers HG (2001) Treatment of functional limitations at the knee in ambulatory children with cerebral palsy. *Eur J Neurol* **8** (Suppl 5):59 - 74.

［12］Chandler FA (1933) Re-establishment of normal leverage of the patella in knee flexion deformity in spastic paralysis. *Surg Gynecol Obstet* **57**:523 - 7.

［13］Chandler FA (1940) Patellar advancement operation: a revised technique. *J Int Coll Surg* **3**:433 - 7.

［14］Chen J, Woollacott MH (2007) Lower extremity kinetics for balance control in children with cerebral palsy. *J Mot Behav* **39**:306 - 13.

［15］Cleveland M, Bosworth DM (1936) Surgical correction of flexion deformity of knees due to spastic paralysis. *Surg Gynecol Obstet* **63**:659 - 64.

［16］Delp SL, Statler K, Carroll NC (1995) Preserving plantar flexion strength after surgical treatment for contracture of the triceps surae: a computer simulation study. *J Orthop Res* **13**:96 - 104.

［17］Delp SL, Arnold AS, Speers RA, Moore CA (1996) Hamstrings and psoas lengths during normal and crouch gait: implications for muscle-tendon surgery. *J Orthop Res* **14**:144 - 51.

［18］DeLuca PA, Õunpuu S, Davis RB, Walsh JH (1998) Effect of hamstring and psoas lengthening on pelvic tilt in patient with spastic diplegia cerebral palsy. *J Pediatr Orthop* **18**:712 - 8.

［19］Dietz FR, Albright JC, Dolan L (2006) Medium term follow-up of achilles tendon lengthening in the treatment of ankle equinus in cerebral palsy. *Iowa Med J* **26**:27 - 31.

［20］Eggers GW (1950) Surgical division of the patellar retinacula to improve extension of the knee joint in cerebral spastic paralysis. *J Bone Joint Surg Am* **32**:80 - 6.

［21］Gage JR (2004) *The Treatment of Gait Problems in Cerebral Palsy*. London: Mac Keith Press. p 382 - 97.

［22］Gage JR, Schwartz MH (2004) Pathological gait and lever arm dysfunction. In: Gage JR editor. *The Treatment of Gait Problems in Cerebral Palsy*. London: Mac Keith Press. p 180 - 204.

［23］Gough M, Eve LC, Robinson RO, Shortland AP (2004) Short-term outcome of multi-level surgical intervention in spastic diplegic cerebral palsy compared with natural history. *Dev Med Child Neurol* **46**:91 - 7.

［24］Hicks J, Arnold A, Anderson, F, Schwartz M, Delp S (2007) The effect of tibial torsion on the capacity of muscles to extend the hip and knee during single-limb stance. *Gait Posture* **26**:546 - 52.

［25］Hicks JL, Schwartz MH, Arnold AS, Delp SL (2008) Crouch postures reduce the capacity of muscles to extend the hip and knee during single-limb stance phase of gait. *J Biomech* **41**:960 - 7.

［26］Hoffinger SA, Rab GT, Abou-Ghaida H (1993) Hamstrings in cerebral palsy crouch gait. *J Pediatr Orthop* **13**:

722 – 6.

[27] Kay RM, Rethlefsen SA, Skaggs D, Leet A (2002) Outcome of medial versus lateral hamstring lengthening surgery in cerebral palsy. *J Pediatr Orthop* **22**:169 – 72.

[28] Keats S, Kambin P (1962) An evaluation of surgery for the correction of knee-flexion contracture in children with cerebral spastic paralysis. *J Bone Joint Surg Am* **44**:1146 – 54.

[29] Kimmel SA, Schwartz, MH (2006) A baseline of dynamic muscle function during gait. *Gait Posture* **23**: 211 – 21.

[30] Klatt J, Stevens PM (2008) Guided growth for fixed knee flexion deformity. *J Pediatr Orthop* **28**:626 – 31.

[31] Kramer A, Stevens PM (2001) Anterior femoral stapling. *J Pediatr Orthop* **21**:804 – 7.

[32] Lloyd-Roberts GC, Jackson AM, Albert JS (1985) Avulsion of the distal pole of the patella in cerebral palsy: a cause of deteriorating gait. *J Bone Joint Surg Br* **67**:252 – 4.

[33] Lotman DB (1976) Knee flexion deformity and patella alta in spastic cerebral palsy. *Dev Med Child Neurol* **18**: 315 – 19.

[34] Louis ML, Viehweger E, Launay F, Loundou AD, Pomero V, Jacquemier M, Jouve JL, Bollini G (2008) Informative value of the popliteal angle in walking cerebral palsy children. *Rev Chir Orthop Reparatrice Appar Mot* **94**:443 – 8.

[35] Morais Filho MC, Kawamura C, Kanaji P, Juliano Y (2008a) Relation between triceps surae lengthening and crouch gait in patients with cerebral palsy. *Presented at the American Academy for Cerebral Palsy and Developmental Medicine, Atlanta, GA, Sept* 2008.

[36] Morais Filho MC, Neves DL, Abreu FB, Juliano Y, Guimaraes L (2008b) Treatment of fixed knee flexion deformity and crouch gait using distal femoral extension osteotomy in cerebral palsy. *J Child Orthop* **2**:37 – 43.

[37] Murphy KP, Molnar GE, Lankasky K (1995) Medical and functional status of adults with cerebral palsy. *Dev Med Child Neurol* **37**:1075 – 84.

[38] Nashner LM, Shumway-Cook A, Marin O (1983) Stance postural control in select groups of children with cerebral palsy: Deficits in sensory organization and muscular organization. *Exp Brain Res* **49**:393 – 409.

[39] Novacheck T, Trost J, Schwartz M (2002) Intramuscular psoas lengthening improves dynamic hip function in children with cerebral palsy. *J Pediatr Orthop* **22**:158 – 64.

[40] Perry J, Antonelli D, Ford W (1975) Analysis of knee joint forces during flexed knee stance. *J Bone Joint Surg Am* **57**:961 – 7.

[41] Roberts WM, Adams JP (1953) The patellar-advancement operation in cerebral palsy. *J Bone Joint Surg Am* **35**: 958 – 66.

[42] Rodda JM, Graham HK, Carlson L, Galea MP, Wolfe R (2004) Sagittal gait patterns in spastic diplegia. *J Bone Joint Surg Br* **86**:251 – 8.

[43] Rodda JM, Graham HK, Nattrass GR, Galea MP, Baker R, Wolfe R (2006) Correction of severe crouch gait in patients with spastic diplegia with use of multilevel orthopaedic surgery. *J Bone Joint Surg Am* **88**:2653 – 64.

[44] Rose SA, DeLuca PA, Davis RB 3rd, Õunpuu S, Gage JR (1993) Kinematic and kinetic evaluation of the ankle after lengthening of the gastrocnemius fascia in children with cerebral palsy. *J Pediatr Orthop* **13**:727 – 32.

[45] Rosenthal RK, Levine DB (1977) Fragmentation of the distal pole of the patella in spastic cerebral palsy. *J Bone Joint Surg Am* **59**:934 – 9.

[46] Rozumalski A, Schwartz MH (2008) Naturally arising crouch groups reflect clinical differences. *Presented at the European Society of Movement for Adults and Children, Antalya, Turkey, Sept* 2008.

[47] Schwartz MH, Lakin G (2003) The effect of tibial torsion on the dynamic function of the soleus during gait. *Gait Posture* **17**:113 – 18.

[48] Schwartz MH, Viehweger E, Stout J, Novacheck TF, Gage JR (2004) Comprehensive treatment of ambulatory children with cerebral palsy: an outcome assessment. *J Pediatr Orthop* **24**:45 – 53.

[49] Stewart C, Postans N, Schwartz MH, Rozumalski A, Roberts AP (2008) An investigation of the action of the hamstring muscles during standing in crouch using functional electrical stimulation (FES). *Gait Posture* **28**: 372 – 7.

[50] Stout JL, Gage JR, Schwartz, MH, Novacheck TF (2008) Distal femoral extension osteotomy and patellar tendon advancement to treat persistent crouch gait in cerebral palsy. *J Bone Joint Surg Am* **90**:2470 – 84.

[51] Sutherland DH, Cooper L (1978) The pathomechanics of progressive crouch gait in spastic diplegia. *Orthop Clin N Am* **9**:143 – 54.

[52] Sutherland DH, Davids JR (1993). Common gait abnormalities of the knee in cerebral palsy. *Clin Orthop Relat*

*Res* **288**:139 - 47.

[53] Thompson NS, Baker RJ, Cosgrove AP, Saunders JL, Taylor TC (2001) Relevance of the popliteal angle to hamstring length in cerebral palsy crouch gait. *J Pediatr Orthop* **21**:383 - 7.

[54] Westberry DE, Davids JR, Jacobs JM, Pugh LI, Tanner SL (2006) Effectiveness of serial stretch casting for resistant or recurrent knee flexion contractures following hamstring lengthening in children with cerebral palsy. *J Pediatr Orthop* **26**:109 - 14.

[55] Woollacott MH, Shumway-Cook A (2005) Postural dysfunction during standing and walking in children with cerebral palsy: what are the underlying problems and what new therapies might improve balance? *Neural Plast* **12**:211 - 19.

[56] Wren TAL, Rethlefsen S, Kay RM (2005) Prevalence of specific gait abnormalities in children with cerebral palsy. *J Pediatr Orthop* **25**:79 - 83.

# 第 *1* 章　评估工具和方法

## MEASUREMENT TOOLS AND METHODS

Pam Thomason，Adrienne Harvey，H. Kerr Graham
程　慧　译，沈　敏　审校

对脑瘫儿童的功能和所表现的步态模式进行分类有助于对脑瘫（CP）患儿进行全面的了解，特别是在对进行主要干预措施之前进行的评估。同时，尽可能使用有效、可靠和敏感的工具来评估身体结构与功能、活动和参与等各个方面。而不同的分级，有助于描述残疾或损伤的程度，便于专业人员之间清晰沟通，也利于对预后的判断，以及比较这一系列病例和评估个人在不同阶段能力的变化（Rosenbaum et al. 2007）。脑瘫儿童最常用的是粗大运动功能分级系统（GMFCS）（Palisano et al. 1997）。

过去许多研究关注的是损伤，而不是损伤可能导致的功能障碍（Majnemer and Mazer 2004）。世界卫生组织（2001年）提出的《国际功能、残疾和健康分类》（ICF）已经将残疾研究的重点转移，其中包括强调活动和参与。健康状况的评估可分为区分性、预测性和评价措施（Kirshner and Guyatt，1985）。用于测量干预结果的大多数措施都是可评估的，因为它们测量的是随时间变化的幅度。

近年来，在步态功能障碍的评估方面取得了广泛的进展，并开发了越来越多适合的具有不同程度有效性、可靠性和实用性的工具。在敏感性方面仍有许多工作有待完成。在此考虑到脑瘫在自然史上存在显著差异，甚至在通常被描述为"有行走能力"（GMFCS Ⅰ～Ⅲ级）的儿童中也如此。适合 GMFCS Ⅰ级的评估工具，用于 GMFCS Ⅲ级可能不那么合适或敏感，反之亦然。

## 一、脑瘫的评估框架

在过去10年中，对脑瘫儿童包括卫生保健指南进行评估和评估的方法有很多，其中包括由国家医学康复研究中心（National Center for Medical Rehabilitation Research，NCMRR）推广的保健指南框架（1993）和世界卫生组织的《国际疾病分类》（2001）（图 6-1-1）。ICF 是最新的框架，并且正在迅

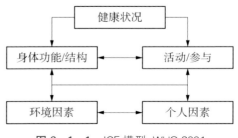

图 6-1-1　ICF 模型，WHO 2001

速成为最受欢迎的框架。

　　在 ICF 中,健康状况从若干方面加以考虑,包括"身体结构和功能""活动限制"和"参与限制"。这些因素会受到环境因素和个人因素的影响,可能会影响一个人的健康状况。尽管 ICF 是目前评估 CP 患儿步态问题的最全面、最灵活、最具包容性的框架,但是目前还没有完全确定哪些现有评估适合哪些领域,哪些领域需要开发新的评估工具。评估身体结构和功能的方法包括影像学诊断、活动度、肌力和痉挛评估。评估活动的方法包括粗大运动功能评估(GMFM)和功能活动量表(FMS)。最近发表了一篇系统综述,分析了评估脑瘫儿童活动限制的可用工具(Harvey et al. 2008)。通常很难把参与和活动分开。专门关注参与性的工具越来越多,并在两篇综述中进行了总结(Morris et al. 2005;Sakzewski et al. 2007)。在最近的一项针对脑瘫儿童步态问题的多平面手术随机临床试验中,我们使用了现有的评估方法,并开发了新的评估方法,并将其定位到 ICF 范围内,如图 6 - 1 - 2 所示。

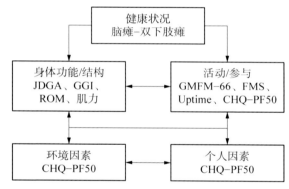

图 6 - 1 - 2　根据 ICF 的结果度量。GGI,Gillette 步态指数;ROM,关节活动度;GMFM,粗大运动功能评估;FMS,功能性移动量表;CHQ - PF50,儿童健康问卷

## 二、　脑瘫粗大运动功能的分类与评估

### 粗大运动功能评估和粗大运动功能分级系统

　　粗大运动功能评估和粗大运动功能分级系统的详细内容将在第 2 篇第 6 章和第 2 篇第 7 章中讨论。针对 6～12 岁儿童和 12～18 岁青少年的评估内容最近进行了扩展和修订。值得注意的是,粗大运动功能曲线(Rosenbaum et al. 2002)包括 15 岁之前的 GMFM 数据。关于 15～20 岁及以上年龄组粗大运动功能变化的信息很少。然而 GMFCS 的描述,在 12～18 岁时出现粗大运动功能的恶化,证据是对辅助装置的需求或使用轮椅的比例增多。

　　描述和附带的说明见图 6 - 1 - 3 和图 6 - 1 - 4。这些描述和图示与大多数外

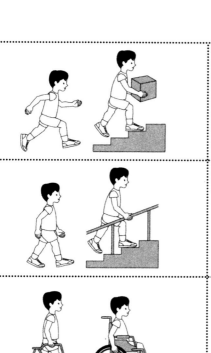

**GMFCS Ⅰ 级**
儿童在家里、学校、户外和社区里独走。他们不用栏杆也能上楼梯。儿童表现出粗大动作技能，如跑步和跳跃，但速度、平衡和协调能力有限

**GMFCS Ⅱ 级**
儿童在大多数环境中行走，爬楼梯时需要抓着栏杆。他们可能在长途行走或在不平坦的地形、斜坡、拥挤的地区或狭窄的空间保持平衡方面有困难。儿童可以借助他人的帮助、助行器或使用轮椅进行长距离行走。只能最小限度地来执行粗大运动技能，如跑和跳

**GMFCS Ⅲ 级**
儿童在大多数室内环境中使用辅助移动设备行走。他们可能在监护或帮助下抓着栏杆爬楼梯。儿童在长距离行走时使用轮椅，短距离行走时可以自行辅助完成

**GMFCS Ⅳ 级**
在大多数情况下，儿童移动都需要他人帮助或使用动力移动设备。当身体姿势正确时，他们可以在家里使用动力移动设备或身体支持助行器进行短距离行走。在学校、户外和社区里，孩子们用手动或电动轮椅出行

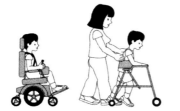

**GMFCS Ⅴ 级**
在各种情况下，儿童均使用轮椅转运。头部和躯干姿势控制，以及腿和手臂运动的能力有限

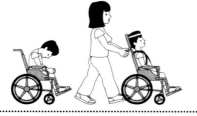

GMFCS descriptors: Palisano et al. (1997) Dev Med Child Neurol 39:214-23
CanChild: www.canchild.ca

Illustrations copyright © Kerr Graham, Bill Reid and Adrienne Harvey,
The Royal Children's Hospital, Melbourne

图 6-1-3 粗大运动功能分级系统扩展和修订,6～12 岁

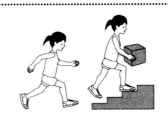

**GMFCS Ⅰ级**
青少年在家里、学校、户外和社区独走。可以在没有他人的帮助或栏杆的情况下走上路边台阶和楼梯。他们表现出粗大的运动技能，如跑步和跳跃，但速度、平衡和协调能力有限

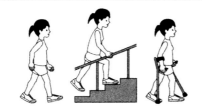

**GMFCS Ⅱ级**
青少年在大多数环境中行走，但环境因素和个人选择影响出行方式。在学校或工作中，他们可能需要手扶设备以确保安全，并抓住栏杆上楼梯。在户外和社区中，可以使用带有轮子的移动设备进行长距离行走

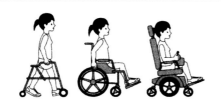

**GMFCS Ⅲ级**
青少年可以使用手扶设备行走。可以在监督或帮助下抓住栏杆上楼梯。在学校里，他们可以自己驱动手动轮椅，或者使用电动轮椅。在户外和社区里，用轮椅或电动设备进行转运

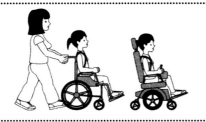

**GMFCS Ⅳ级**
青少年在大多数情况下使用轮椅转运。需要1~2人的帮助。在室内，青少年身体姿势正确时使用轮椅设备或身体支持助行器，可以在他人的帮助下短距离步行。他们可以操作电动轮椅，也可以使用手动轮椅

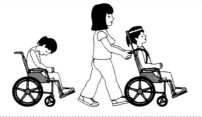

**GMFCS Ⅴ级**
在各种情况下，青少年都是用手动轮椅转运的。头部和躯干姿势控制以及腿和手臂运动的能力有限。即使使用了辅助技术，自我转运能力也受到了严重限制

GMFCS descriptors: Palisano et al. (1997) Dev Med Child Neurol 39:214-23
CanChild: www.canchild.ca

Illustrations copyright © Kerr Graham, Bill Reid and Adrienne Harvey,
The Royal Children's Hospital, Melbourne

图 6-1-4　粗大运动功能分级系统扩展和修订,12~18 岁

科治疗脑瘫步态问题发生的年龄组相关。尽管 GMFCS 水平被认为是稳定的,但随着时间的推移,针对 12～18 岁青少年的描述需要考虑到在青少年快速生长时粗大运动功能恶化,独立行走能力下降,对辅助设备和轮椅的需求增加。在 GMFCS Ⅱ级、Ⅲ级和Ⅳ级水平上尤其如此(McCormick et al. 2007)。

GMFCS 水平的基线和连续记录对于初步评估和对患有 CP 的儿童和青少年进行纵向监测至关重要。预计儿童在其童年、成长和发展过程当中 GMFCS 水平保持不变,或者说他们会沿着一条特定的大运动曲线。然而一些儿童 GMFCS 水平会改变,当这种情况出现时,就应该核查记录的实际水平是否准确。在我们对步态和功能的纵向研究中,儿童更常见的表现是粗大运动功能下降和 GMFCS 水平下降,尤其是在青春期发育高峰时期。我们已经注意到许多患有痉挛性双瘫(GMFCS Ⅱ级)的儿童的例子,他们采用双侧肌腱-跟腱延长(TAL)治疗马蹄步态,后继续发展出现蹲伏步态,前侧膝关节痛和髌骨骨折。在青春期快速成长的时期,GMFCS Ⅱ级水平的孩子失去独立行走能力并依赖拐杖等辅助设备,被重新归类为 GMFCS Ⅲ级的情况并不罕见。对于一个孩子来说,提高 GMFCS 水平是比较困难的,但鉴于分类的性质这点是需要注意的。

### 三、临床病例:OM(视频 6-1-1)

OM 为一男孩,因为早产导致的痉挛双下肢瘫(图 6-1-5)。他在 12 岁时来到我们的步态实验室评估膝关节疼痛、步态和功能恶化。评估结论要点:他需要拐杖在社区行走,分级 GMFCS Ⅲ级。他有中度严重的双侧膝前疼痛和严重的"蹲伏步态"。仪器步态分析证实,他行走时双侧踝关节背屈,双膝在整个步态周期内屈曲约 60°。关节动力学显示在支撑相有一个大的伸膝力矩。X 线片显示双侧髌骨下极骨折。

视频 6-1-1
案例 9

OM 接受了单次多水平骨科手术,包括双侧骨盆缘髂腰肌延长术、双侧腘绳肌延长术、旋转截骨术和足部稳定性手术。患者穿戴地面反作用力踝足矫形器(AFOs),并在手术后 12 个月能够独立行走。他不再需要使用轮椅或拐杖,再次步态分析证实步态模式得到了稳定的纠正。他不再需要地反 AFO 了。在单次多水平手术后的 5 年和 12 年他再次接受随访。当时的评估证实了髌骨骨折愈合,膝盖疼痛完全缓解,能够在不使用辅助设备或矫形器的情况下伸膝伸髋进行行走。根据记录 OM 当时在处于 GMFCS Ⅱ级的功能,在多水平手术前最初被评级为 GMFCS Ⅲ级。然而在长期评估中回顾了另一段步态视频的记录,当时他第一次接受双侧 TAL,并在 3～6 岁开始独立行走。随后出现功能恶化,在 8 岁时进行第二次 TAL 时功能恶化加速。到 10 岁的时候,他已经开始依赖拐杖和轮椅进行长距离转运。OM 是由 Rodda 等(2006)报道的一项关于严重蹲伏步态手术矫正的前瞻性研究的一部分。

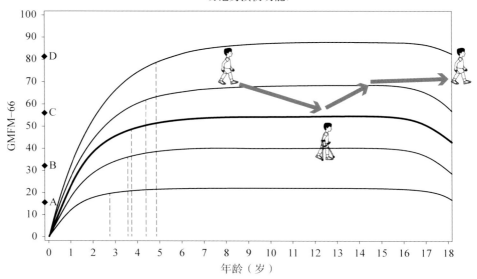

图 6‑1‑5 案例分析 OM。与粗大运动曲线和 GMFCS 相关的运动功能研究进展

## 四、粗大运动功能曲线和 GMFCS 相关性的研究进展

这个例子说明了一些重要的关键点。在特殊情况下,儿童在接受多水平手术等干预后,GMFCS 水平有可能上升。然而这种情况很少发生,通常是恢复以前由于自然史或单独的 TAL 等无益的干预而丧失的功能水平。然而通过最优化的生物力学调整和成功的康复训练,在多水平外科手术干预后实现了矫正,并随之改善了粗大运动功能,在青春期快速生长和成年生活中是可持续的。

GMFCS 的相对稳定意味着这个指标不能用作效果评估,也从来就不是。然而我们认为 GMFCS 是多学科团队中关于脑瘫儿童粗大运动功能交流的基本工具,并指导我们对长期预后的思考和选择合适的治疗策略。例如,GMFCS Ⅰ 级水平的孩子,要么患有痉挛性偏瘫,要么患有轻度痉挛性双瘫。痉挛通常是轻微的,肌肉骨骼畸形也是轻微的。在本级别中,这组儿童最常在早期注射 A 型肉毒杆菌毒素,随后在6～10 岁进行单次多平面手术(SEMLS)。大多数会在整个青少年时期和早期成年后的生活中保持一个良好的长期纠正后的稳定步态模式。相比之下,6～12 岁 GMFCS Ⅳ 级的儿童行走能力非常有限。我们对这些儿童的手术目标是保持髋关节的灵活性,因为他们痉挛性髋脱位的发生率很高。同时还尝试在站立转运和有限的步行时保持髋和膝的伸展。大多数患者需要进行足部稳定性手术,以支撑足部并进行站立转运。然而,长期的功能性步行并不是 GMFCS Ⅳ 级的目标,因此我们不会选择进行诸如股直肌转移这样的手术,这种手术可以改善步态摆动相的问题。我们专注于改善站立,尽可能长时间地保持有限的移动和体位转换能力。尽管我们尽了最大的努力,GMFCS Ⅳ级的大多数青少年都失去了行走能力,仅仅保持站立转运就可能需要付出很大的努力。在 GMFCS Ⅰ级和Ⅳ级中,GMFCS 都为长期预后提供了很好的指导,并直接影响我们的决策,如管理策略的选择。

## 五、 功能性移动量表及功能评估问卷（视频 6-1-2～视频 6-1-4）

视频 6-1-2
案例 10

视频 6-1-3
案例 11

视频 6-1-4
案例 12

　　FMS(功能性移动量表)和功能评估问卷(FAQ)在第 2 篇第 6 章中进行了讨论(Novacheck et al. 2000；Graham et al. 2004)。前者是一个 6 级顺序量表,根据儿童对辅助器具的需求,对儿童在三段距离内的行动能力进行评分。后者是一份包含 10 个阶段的父母描述的步行报告,包括一系列的步行能力。这些都是为了适应变化而设计的用来记录行动能力和功能,以及实施干预后这些技能恶化或改善的情况,或其他生长和发展的变化。FAQ 是家长视角的一个很好的衡量标准,但与 FMS 不同的是,它不考虑行动所需的辅助设备。但无论如何,这是一个很好的指标,可以评估儿童在社区中的功能。

　　使用 GMFCS 对儿童进行分类,使用 FMS 和 FAQ 对功能进行评估,可以非常清楚地了解 CP 儿童的粗大运动功能和移动水平。这三者共同提供了儿童功能性能力的宝贵信息。FMS 和 FAQ 可以由物理治疗师和家长分别在步态实验室期间快速完成,是临床管理和临床研究的有用工具。

　　表 6-1-1 列出了三个儿童在 SEMLS 前及在 SEMLS 后 3 个月、6 个月、9 个月、1 岁和 2 年的 FMS 和 FAQ。数据突出了这些措施的敏感性和实用性。在 DB 和 MP 的病例中,我们可以看到,两种评估方法都显示术后最初的功能活动度恶化,随着时间的推移活动度恢复。

　　HM 的例子很有趣,因为这些评估显示出一些反直觉的结果。HM 最初被分为 GMFCS Ⅲ级使用助行器移动,我们可以看到 FAQ 的结果相当高,表明她在社区中用助行器的功能发挥很好。然而术后随着功能改善,她选择不借助移动辅助设备行走,目前 FMS 评分为 5 分、5 分、5 分,GMFCS 评分为Ⅱ级。我们可以看到,由于她选择了独立行走,所以她在社区步行的 FAQ 评分较低。为了在社区中获得相同的 FAQ 分数,她必须使用平衡辅助工具,这将使她达到 GMFCS Ⅲ级。这强调了虽然评估的是行动能力的相似方面,但并不是评估完全相同的结构,应该结合使用以全面了解儿童的功能性行动能力。可以出现患儿在同一 GMFCS 水平但截然不同的 FMS 分数以及使用某种行走装置的儿童在社区中仍然可以表现出理想的功能,正如常见问题得分所显示的，无需辅助设备就能独立行走的儿童。

表6-1-1 对3名患儿在单次多平面手术前后进行功能移动量表（FMS）和功能评估问卷（FAQ）评分

| 临床病例 | | FMS | | | FAQ |
|---|---|---|---|---|---|
| | | 5 m | 50 m | 500 m | |
| DB（视频病例10） | | | | | |
| GMFCSⅢ | SEMLS 术前 | 4 | 2 | 1 | 6 |
| | 3 个月 | 4 | 1 | 1 | 5 |
| | 6 个月 | 4 | 2 | 1 | 6 |
| | 9 个月 | 4 | 2 | 1 | 6 |
| | 1 岁 | 4 | 2 | 1 | 6 |
| | 2 岁 | 5 | 2 | 1 | 6 |
| HM（视频病例11） | | | | | |
| GMFCSⅡ | SEMLS 术前 | C | 2 | 1 | 8 |
| | 3 个月 | 2 | 2 | 1 | 8 |
| | 6 个月 | 2 | 2 | 1 | 8 |
| | 9 个月 | 5 | 5 | 1 | 6 |
| | 1 岁 | 5 | 5 | 1 | 6 |
| | 2 岁 | 5 | 5 | 5 | 7 |
| MP HM（视频病例12） | | | | | |
| GMFCSⅡ | SEMLS 术前 | 5 | 5 | 5 | 9 |
| | 3 个月 | 4 | 2 | 1 | 6 |
| | 6 个月 | 5 | 5 | 5 | 7 |
| | 9 个月 | 5 | 5 | 5 | 8 |
| | 1 岁 | 5 | 5 | 5 | 9 |
| | 2 岁 | 5 | 5 | 5 | 9 |

## 六、 脑瘫儿童和青少年的功能和健康相关生活质量的自我报告评估

近年来，生活质量的评估已经成为健康管理的一个主要目标。已经制订了一些通用的和特定的文件来处理健康、功能和生活质量方面的问题。儿童健康问卷（child health questionnaire，CHQ）是一种广泛使用的工具，并非针对特定疾病（Waters et al. 2000a，b，2006）。它的优点是脑瘫儿童的得分可以与正常健康或其他已经收集到数据的疾病儿童的得分进行比较。儿科结果数据收集工具（pediatric outcomes data collection instrument，PODCI）（Daltroy et al. 1998）有更多的肌肉骨骼关注点，包括几个与儿童脑瘫和步态问题直接相关的领域。虽然有一些关于在患有脑瘫儿童中使用这两种工具的信息，但对变化的反应性和使用这些工具作为评测预后工具的价值尚未完全确定。同样的情况，两者都不能被认为是一个真正的生活质量的衡量标准。此外，在对健康的影响方面，家庭对慢性身体残疾的看法各不相同。当患有痉挛性双下肢瘫儿童的父母完成身体功能领域的 CHQ 和 PODCI，会得出不一样的结果。

### 七、 临床病例：DB（视频 6 - 1 - 2）

DB 为 8 岁男孩，严重痉挛性双下肢瘫，GMFCS Ⅲ级。患者使用后开式助行器行走，双侧髋关节、膝关节和踝关节/足部出现严重挛缩。他的活动能力非常有限，膝关节和双足有疼痛。他参加了我们中心的一项多水平手术试验，我们使用 CHQ 作为结果评估的一部分。在基线时，他的父母描述其身体功能是 100 分。在一次成功的多平面手术后，他可以独立短距离行走，不再需要后开式助行器而是使用拐杖维持社区内行走。在 12 个月的随访中他的父母描述其身体功能得分为 72 分。

我们在使用这些措施方面的经验是，一些家长和儿童已经成功地适应了身体残疾、粗大运动功能限制和步态异常，他们不再认为这是一个"健康问题"。在使用 CHQ 和 PODCI 等自我报告评估时，他们的反应可能与其他从不同角度看待自己身体残疾的父母和孩子的反应不同。

无论是 CHQ 还是 PODCI，都不是真正的生活质量指标。最近开发和报道的工具包括儿童生活质量问卷（pediatric quality of life inventory，PedsQL）和脑瘫儿童生活质量问卷（cerebral palsy quality of life questionnaire for children，CPQoL - Child）。儿童 CPQoL 是为脑瘫儿童开发的一种特定的生活质量评估方法，在初步测试中显示出了成功的希望。然而它对诸如步态改善手术等物理干预的反应性尚不清楚。

综上所述，我们发现 FMS 和 FAQ 是非常有用和实用的工具，可用于门诊脑瘫儿童的纵向评估。我们在临床管理和临床研究中经常使用这些工具。我们的结果研究使用了诸如 CHQ、PODCI 和 CPQoL - Child（Waters et al. 2006）等问卷。在这一点上，与步态和功能的其他客观指标的敏感性和相关性尚未完全确定。

### 八、 评估组合

通过粗大运动曲线和 GMFCS 建立了粗大运动功能自然史的背景，现在应该考虑如何将这些工具与其他形式的评估结合起来，特别是与诸如步态改善手术等主要干预措施相结合，包括选择性脊神经后根离断术和多平面骨科手术，旨在改善脑瘫儿童的步态和功能。最理想的情况是，在进行了最全面和最客观的评估之后，以最适当的方式实施这些主要干预措施。这应包括仪器步态分析（instrumented gait analysis，IGA)，因为临床评估不能提供足够的客观性、有效性、可靠性或步态分析仪器所能提供的信息。尽管我们相信这是评估的黄金标准，然而并非所有中心的所有儿童都能获得 IGA。此外，一些儿童由于智力残疾、行为障碍或严重的身体损伤等原因无法完成仪器步态分析。在这种情况下，我们认为观察性步态分析（video gait analysis，VGA)是一种替代方式，尽管明显不如仪器步态分析。

　　正如 David 和同事(2003)所描述的，无论 IGA 和 VGA 都不是孤立的，而被认为是"评估组合"的一部分。包括病史、体格检查、影像、IGA 和麻醉下的检查五个部分对脑瘫患儿进行步态矫正术前评估，提供临床决策依据。我们中心增加了常规的 GMFCS、FMS、FAQ 和矢状位步态分类。David 和同事(2003)所描述的每一种模式及 Hugh Williamson 步态实验室所使用的模式，都提供了对步态功能障碍理解的不一样但关键的组成部分。这种类型的综合评估能够生成步态异常的问题列表，提示潜在的致病因素，并指导处理策略制定。在多平面手术后，系统地应用相同的工具，能够客观地描述结果，并有助于效果评估和临床研究。

## 九、 临床病史及标准化物理评估(图 6 - 1 - 6)

　　在第 3 篇第 1 章中详细讨论了仔细、完整的临床病史和全面、标准化体格检查的必要性，同时采用标准和仪器评估力量的方法，这里就不再重复。也简要讨论了父母的期望。然而值得注意的是，尽管大多数接受多平面手术的儿童在步态模式和身体功能评估方面有显著改善，但他们的 GMFCS 水平可能仍将保持原来水平。因此如果 GMFCS Ⅲ级或Ⅳ级的孩子有想成为一个独立行走者的愿望，结果注定是失望和失败的。儿童和家庭的具体期望可以集中在可实现的目标上。

　　总而言之，临床病史是通过仔细审查所有当前和以前的医疗记录，并在对其家庭或儿童护理提供者交谈而获得。相关的医学合并症和对以往干预的反应对步态矫正手术的规划也至关重要。考虑到多平面手术后康复过程的艰辛和漫长，对社会历史和家庭动力学的这些敏感因素调查对成功的手术规划非常关键。与目标和期望有关的交谈，以书面形式记录下来与家庭和责任医护人员分享也是极有价值的。

　　在物理评估之前，系统地观察患者的步态是很重要的。可以作为纯粹的临床步态观察或作为 VGA 的一部分。通过对偏瘫或双下肢瘫患者的步态模式进行观察，可以在纯粹的视觉观察基础上进行分类。如果在物理评估之前进行检查，很可能会使评估更有针对性，也可能更可靠。例如，如果观察到偏瘫儿童为步态Ⅳ级，物理评估的一个关键部分是髋关节周围是否存在畸形，包括股骨颈前倾角不对称。虽然这应该在高质量的例行体检中发现，但了解哪些领域值得关注肯定是有帮助的。

## 十、 粗大运动功能分级系统

　　GMFCS 的重要性已在上面描述，并在这里作为评估组合的一部分。在我们评

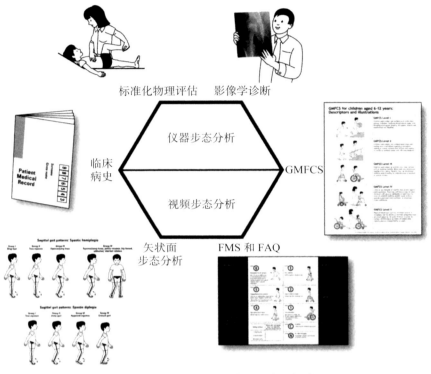

图 6 - 1 - 6　评估组合的标准化组成

估组合的应用中,GMFCS 使用了两次。它既是临床病史的一部分,也经常作为儿童转诊的一部分。在观察到步态和粗大运动功能并完成 VGA 后也会有记录。作为步态实验室转诊的一部分,GMFCS 水平和物理治疗师评估患者时记录的 GMFCS 水平之间通常有很好的一致性。然而情况并非总是如此,也不能想当然。

## 十一、　功能活动量表和功能评估问卷

每次到步态实验室检查时,我们都会记录 FMS 和常见问题,无论患儿术前是否有完整的 IGA,还是干预后每隔一段时间是否有 VGA。FMS 和 FAQ 提供的信息是互补的,对于跟踪儿童康复过程的进展非常有用,特别是在主要干预措施(如选择性脊神经后根离断术、鞘内巴氯芬泵和多平面骨科手术)后的第 1 年。

## 十二、　矢状面步态模式

我们认为,从 VGA 到 IGA(矢状面步态运动学)的信息对矢状面步态模式的分类是非常重要的。来自 IGA 的信息是广泛的,在考虑每个运动学和动力学图的细节

之前,我们认为判断儿童的步态模式属于哪个大类是有帮助的。痉挛性偏瘫矢状面步态模式的分类(Winters et al. 1987)是一个有效和可靠的工具,有助于制订合理的管理策略。由 Rodda 和 Graham(2004)所描述的矢状面步态分型对于制订痉挛性双瘫的干预措施是有用的。两种步态模式分类揭示了常见的肌肉骨骼畸形,并定位可能出现挛缩或需要矫正的肌肉。此外还为矫形器的选择提供信息,如真性跖屈步态使用的后叶弹簧或铰链踝足矫形器(AFO)与蹲伏步态的地面反作用力 AFO。

### 十三、 标准化的 X 线摄片

由于脑瘫儿童的骨骼畸形包括长骨扭转畸形、髋部和足部(特别是距下关节和跗骨中部关节)不稳定的比例很高,因此 X 线摄片在诊断中很重要。髋关节放射学,包括 X 线片,以及股骨扭转和胫骨扭转的计算机断层扫描(CT)评估作为多平面手术前计划的附加信息是非常有用的。负重 X 线片可以提供一系列关键的放射学指标,帮助系统地识别后足、中足和前足的节段性错位,对于评估足部畸形特别重要。节段性足畸形的分析对制订干预计划有很大的帮助。仪器步态分析通常将足假设为一个刚性节段,而不提供足内节段性错位的详细信息。在更好的足部模型使用之前,标准化的负重 X 线片仍是分析足部畸形的基础。许多实验室正在使用的动态足底压力测试可以补充这一信息。足底压力图提供了步态中足跖面受力分布的详细信息。结合 IGA 和负重 X 线片的其他部分,可以丰富足部和踝关节畸形的评估,也为足部和踝关节矫正和重建手术后的疗效提供评价。

### 十四、 视频步态分析

VGA 是 IGA 的一个组成部分,也可以在 IGA 不合适或不可用时使用。因此,VGA 可以被认为是无 IGA 时评估组合的核心客观形式。我们发现 VGA 对于开始 A 型肉毒杆菌治疗的年幼儿童的客观记录特别有用。在这个阶段,由于年幼很难配合 IGA。VGA 对 AFO 的选择和监测也有帮助,对重大手术干预后的儿童,如选择性脊神经后根离断术(SDR)或多平面干预的监测也很有效。

系列 VGA 记录提供了步态和功能的客观评估。它有助于确认 GMFCS 水平,FMS 和 FAQ 所反映的变化,以及矢状面步态模式的确认。利用视频步态分析对矢状面步态模式分类的可靠性进行了测试,可靠性符合要求。然而,可靠性并不如仪器步态分析和矢状面运动学分析那样高。

我们不认为 VGA 可以充分替代 IGA,当需要进行重大干预,如选择性脊神经后根离断术或多平面手术时。VGA 不足以作为步态矫正手术的临床效果评估。

### 十五、 仪器步态分析

本书的其他章节已经介绍了 IGA 评估技术,这里只进行总结。三维运动学、动力学和动态肌电图的捕捉是 IGA 的核心,它提供了关节运动、力矩、做功和肌肉时序的全面描述,所有这些都与脑瘫患儿步态障碍的管理决策高度相关。从 IGA 中获得大量信息也用于理解物理评估和麻醉状态下的物理检查结果。

IGA 的客观性和相对不偏倚性是建立客观结果的一个重要因素。我们强烈支持使用仪器步态分析和步态综合评估,如 Gillette 步态指数(GGI)(Schutte et al. 2000)或新开发的步态偏移指数。在前瞻性队列研究,以及儿童脑瘫多平面手术的疗效研究中,可以作为最方便的方法来描述结果。我们中心的同事开发了运动分析概述(movement analysis profile,MAP,图 6-1-7)和步态轮廓分数(gait profile score,GPS)(Baker et al. 2008)。MAP 用于总结三维步态分析中包含的运动学数据内的许多复杂信息。它以一个柱状图表示,其中每一列代表某一特定受试者的每个临床相关运动学变量之间的均方根(RMS)差值,以及在步态周期内计算的来自正常人群中该变量的平均值。这代表了步态变量差异的一种有临床意义的测量方法,因为它评估了不同程度的差异,可能在临床和术后随访中均有价值。

这些测量方法评估了相对于正常步态的步态质量。然而,他们并没有给我们关于步态模式功能方面的信息。将行走速度和步长等时间空间评估方法与这些结合使用,可能会提供更多关于功能性行走的信息(Baker et al. 2008;Thomason et al. 2008)。

下面的案例研究说明了在综合方法中使用组合来评估儿童的基线和干预后的功能情况。

### 十六、案例研究:MH(视频 6-1-5)

MH,一名患有痉挛性双下肢瘫的男孩,GMFCS Ⅱ级,在 7 岁 8 个月时被转介到步态实验室进行多平面手术前的步态和功能评估。

视频 6-1-5 案例 13

父母担心他的内八步态、腿弯曲以及不能佩戴 AFOs 和功能恶化。出于安全原因,在学校里使用后开式助行器防止摔倒。虽然他 GMFCS Ⅱ级,但 FMS 为 5、2、5,FAQ 为 8。

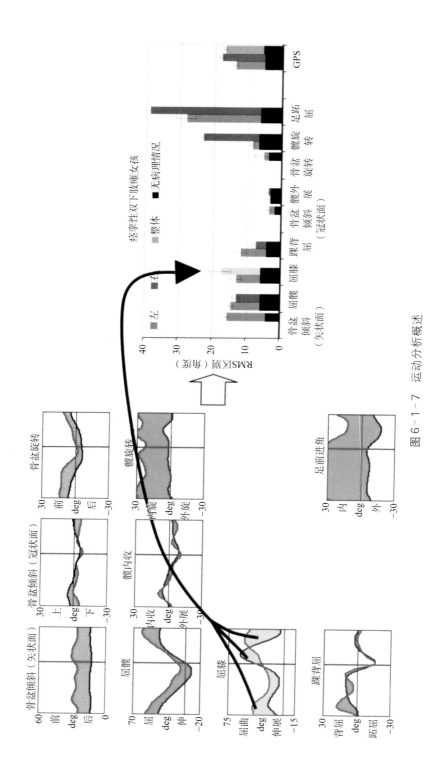

图6-1-7 运动分析概述

物理评估的主要发现如下。

- 双髋内旋增加,外旋减少,左髋比右髋差。
- 双侧股骨颈前倾增加。
- 左髋外展减少。
- 双侧跖屈挛缩,左侧比右侧差,主要影响腓肠肌。
- 双侧腘股角减少和腘绳肌紧张,右边比左边严重。
- 伸髋肌和髋外展肌无力。
- 身高 119.2 cm,体重 20.8 kg。

MH 进行了仪器步态分析,其三维运动学如图 6-1-8 所示。

在与 MH 和他的父母讨论后,建议进行多平面手术,包括:

- 股骨双侧近端内翻去旋转截骨术,左侧需要比右侧矫正更多旋转。
- 骨盆边缘双侧腰大肌延长。
- 双侧内收肌延长。
- 双侧 Strayer 和左侧比目鱼肌筋膜延长。

医生对 MH 的体重表示担忧,在与他的家人讨论后,决定将他转介给儿保科医生和小儿胃肠病学专家,以评估其营养状况,并看看他是否能在手术前增加体重。多平面手术延迟的这段时间进行渐进阻力力量训练。12 个月后,MH 进行了进一步全面的实验室评估。此时,他的父母对 MH 的功能进一步恶化表示担忧,因为大多数时间需要使用后开式助行器,特别是在学校。他的 FMS 分数下降到 5、2、N,但 FAQ 仍然是 8。进一步物理评估发现以下问题:

- 双髋固定屈曲畸形。
- 髋内旋进一步增加,髋外旋减少,左侧大于右侧。
- 髋外展范围进一步缩小。
- 身高 123.4 cm,体重 22.85 kg。

他的步态运动学显示了矢状面数据的进一步恶化,左下肢冠状面和水平面均受累。图 6-1-9 显示术前评估所采用的措施。

X 线片:髋部正位片显示双侧 Shenton's 线中断,左侧比右侧严重。足部负重 X 线片显示左踝关节跖屈内翻,右侧相对正常(图 6-1-10)。

第二次评估后的手术计划如下:

- 双侧股骨近端内翻去旋转截骨术。
- 骨盆边缘双侧腰大肌延长。
- 双侧经皮内收肌延长术。
- 左内侧腘绳肌延长术并将半腱肌转移至内收肌结节。
- 左腓肠肌延长术(Strayer+比目鱼筋膜延长术)联合肌内胫骨后肌延长。
- 右腓肠肌延长。

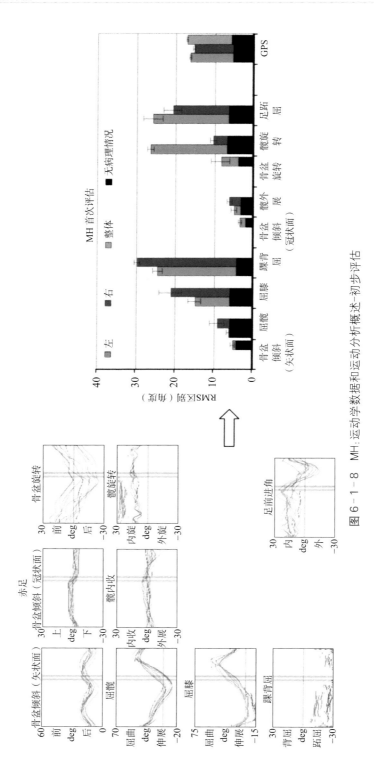

图 6-1-8 MH：运动学数据和运动分析概述 - 初步评估

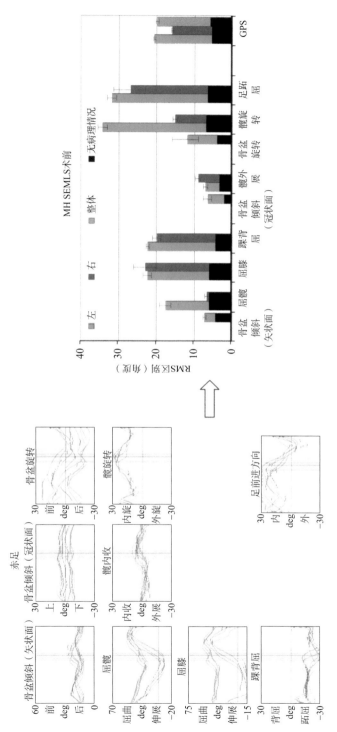

图 6-1-9 MH：单次多平面手术（SEMLS）前。RMS，均方根；GPS，步态轮廓分数

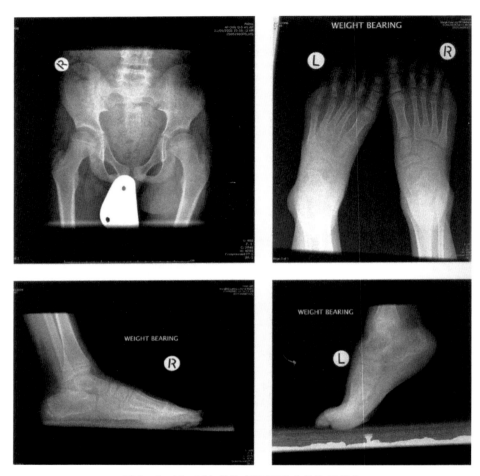

图 6-1-10 MH:单次多平面手术前的 X 线片

　　MH 在多平面手术后住院 5 天,术后初步恢复令人满意。双侧行走石膏固定并配合膝关节固定支具。术后 3 周开始负重,6 周拆除石膏,改用 AFO。他在术后 3 个月、6 个月、9 个月、12 个月和 24 个月进行了步态分析评估。3 个月、6 个月和 9 个月的评估包括 VGA 和评估组合的其他组成部分。术后 12 个月和 24 个月,患者接受 IGA 评估(图 6-1-11、图 6-1-12)。术后每 3 个月进行一次连续评估,对矫形和康复管理具有重要指导意义。多平面手术后 12 个月复查 MH 的步态模式显示明显改善,但右侧发现轻度持续性膝关节屈曲畸形,在移除钢板时延长右侧内侧腘绳肌同时将半腱肌转移到内收肌结节。在多平面手术后 24 个月,步态参数进一步改善。

　　图 6-1-13 显示了身体功能(FMS)、力量(足蹬离地面)、粗大运动功能(GMFM)和自我报告的身体功能(CHQ)的一系列变化。FMS 显示从最初评估到多平面手术之间 12 个月的步态变化。多平面手术后 3 个月、6 个月和 9 个月进一步降

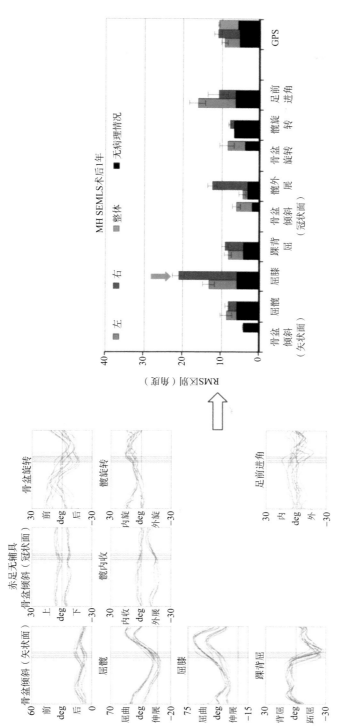

图 6-1-11 MH:单次多平面手术(SEMLS)后 1 年。RMS,均方根;GPS,步态轮廓分数

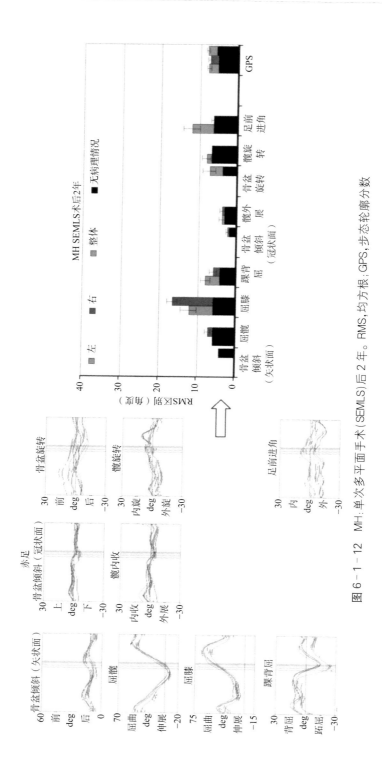

图 6-1-12 MH：单次多平面手术（SEMLS）后 2 年。RMS，均方根；GPS，步态轮廓分数

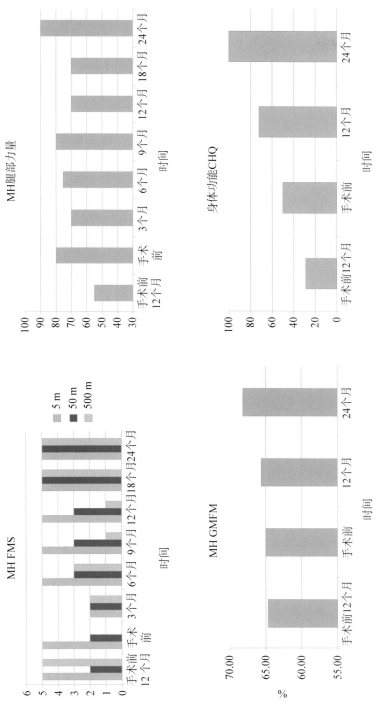

图 6 - 1 - 13　MH：单次多平面手术前后的一系列功能评估。FMS，功能性活动量表；GMFM，大运动功能评估；CHQ，儿童健康问卷

低,12 个月恢复术前状态,18 个月和 24 个月后有显著改善。足部蹬离地面力量结果显示,在多平面手术前一年进行渐进式阻力力量训练时,力量改善,而在手术后降低,术后 9 个月恢复到基线水平。12 个月时进一步降低,而 24 个月时有所好转。GMFM 变化不大,直到术后 24 个月发现增加 6%。使用 CHQ 自我报告的身体功能显示,每隔一段时间都有进步。

## 参考文献

[ 1 ] Baker R, Tirosh O, McGinley J, Graham K (2008) The Movement Analysis Profile (MAP) and the Gait Profile Score (GPS). *Gait Posture* **28** (Suppl 2):S7.

[ 2 ] Daltroy LH, Liang MH, Fossel AH, Goldberg M (1998) The POSNA Pediatric Musculoskeletal Functional Health Questionnaire: report on reliability, validity and sensitivity to change. The Pediatric Outcomes Instrument Development Group. *J Pediatr Orthop* **18**:561 – 71.

[ 3 ] Davids JR, Õunpuu S, DeLuca PA, Davis RB (2003) Optimization of walking ability of children with cerebral palsy. *J Bone Joint Surg Am* **85**:2224 – 34.

[ 4 ] Graham HK, Harvey A, Rodda J, Nattrass GR, Pirpiris M (2004) The Functional Mobility Scale (FMS). *J Pediatr Orthop* **24**:514 – 20.

[ 5 ] Harvey A, Robin J, Morris ME, Graham HK, Baker R (2008) A systematic review of measures of activity limitation for children with cerebral palsy. *Dev Med Child Neurol* **50**:190 – 8.

[ 6 ] Kirshner B, Guyatt G (1985) A methodological framework for assessing health indices. *J Chron Dis* **38**:26 – 7.

[ 7 ] McCormick A, Brien M, Plourde J, Wood E, Rosenbaum P, McLean J (2007) Stability of the Gross Motor Function Classification System in adults with cerebral palsy. *Dev Med Child Neurol* **49**:265 – 9.

[ 8 ] Majnemer A, Mazer B (2004) New directions in the outcome evaluation of children with cerebral palsy. *Semin Pediatr Neurol* **11**:11 – 17.

[ 9 ] Morris C, Kurinczuk JJ, Fitzpatrick R (2005) Child or family assessed measures of activity performance and participation for children with cerebral palsy: a structured review. *Child Care Health Dev* **31**:397 – 407.

[10] NCMRR (1993) *Research Plan for the Center for Medical Rehabilitation*. NIH Publication Nos 93 – 3509, p 23 – 26. US Department of Health and Human Services, Public Health Service, National Institutes of Health, National Institute of Child Health and Human Development.

[11] Novacheck TF, Stout JL, Tervo R (2000) Reliability and validity of the Gillette Functional Assessment Questionnaire as an outcome measure in children with walking disabilities. *J Pediatr Orthop* **20**:75 – 81.

[12] Palisano R, Rosenbaum P, Walter S, Russell D, Wood E, Galuppi B (1997) Development and reliability of a system to classify gross motor function in children with cerebral palsy. *Dev Med Child Neurol* **39**:214 – 23.

[13] Rodda JM, Graham HK, Carson L, Galea MP, Wolfe R (2004). Sagittal gait patterns in spastic diplegia. *J Bone Joint Surg Br* **86**:251 – 8.

[14] Rodda JM, Graham HK, Nattrass GR, Galea MP, Baker R, Wolfe R (2006) Correction of severe crouch gait in patients with spastic diplegia with use of multilevel orthopaedic surgery. *J Bone Joint Surg Am* **88**:2653 – 64.

[15] Rosenbaum PL, Walter SD, Hanna SE, Palisano RJ, Russell DJ, Raina P, Wood E, Bartlett DJ, Galuppi BE (2002) Prognosis for gross motor function in cerebral palsy: Creation of motor development curves. *JAMA* **288**: 1357 – 63.

[16] Rosenbaum PL, Livingston MH, Palisano RJ, Galuppi BE, Russell DJ (2007) Quality of life and health-related quality of life of adolescents with cerebral palsy. *Dev Med Child Neurol* **49**:516 – 21.

[17] Sakzewski L, Boyd R, Ziviani J (2007) Clinimetric properties of participation measures for 5 to 13 year old children with cerebral palsy: a systematic review. *Dev Med Child Neurol* **49**:232 – 40.

[18] Schutte LM, Narayanan U, Stout JL, Selber P, Gage JR, Schwartz MH (2000) An index for quantifying deviations from normal gait. *Gait Posture* **11**:25 – 31.

[19] Thomason P, Yu X, Baker R, Graham HK (2008) Evaluating the outcome of single event multilevel surgery: find the way use the MAP (movement analysis profile). *Gait Posture* **28** (Suppl 2):S86 – 7.

[20] Waters E, Salmon L, Wake M, Hesketh K, Wright M (2000a) The Child Health Questionnaire in Australia:

reliability, validity and population means. *Aust NZ J Publ Health* **24**:207 – 10.

[21] Waters E, Salmon L, Wake M (2000b) The parent-form child health questionnaire in Australia: comparison of reliability, validity, structure, and norms. *J Ped Psychol* **25**:381 – 91.

[22] Waters E, Davis E, Boyd R, Reddihough D, Mackinnon A, Graham HK, Lo SK, Wolfe R, Stevenson R, Bjornson K, Blair E, Ravens-Sieberer U (2006) *Cerebral Palsy Quality of Life Questionnaire for Children (CP QOL-Child) Manual*. Melbourne: Deakin University.

[23] Winters TF, Gage JR, Hicks R (1987) Gait patterns in spastic hemiplegia in children and young adults. *J Bone Joint Surg Am* **69**:437 – 41.

[24] World Health Organization (2001) *International Classification of Functioning, Disability and Health. (Short Version)*. Geneva: World Health Organization p 121 – 60.

Pam Thomason，H. Kerr Graham

程　慧　译．沈　敏　审校

# 第2章　干预的效果

CONSEQUENCES OF INTERVENTIONS

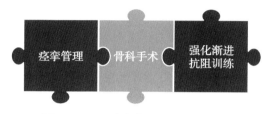

图 6-2-1　脑瘫物理干预的主要领域

脑瘫儿童步态和功能的干预必然会产生计划之内及意料之外的结果。包括术后并发症及不良事件，这些问题在术后备受关注，并且对肌肉骨骼健康及躯体功能方面产生长期的影响。物理干预可考虑三大主要领域：痉挛干预、矫形手术和强化训练（图 6-2-1）。

这些干预措施的疗效产生于不断变化的自然发育前提下。了解自然史是很重要的，因为如果患者个体的基线发生变化，干预结果必须根据变化的发育来理解。自然史也可以在三个主要领域进行有效的思考：生长和发育、粗大运动功能和步态。

## 一、生长和发育

大多数接受外科干预改善步态和功能的脑瘫儿童介于 6～12 岁。标准的术后监测流程是在术后第 3 个月、第 6 个月和第 9 个月进行观察步态评估（VGA）。在单次多平面手术（SEMLS）后的第 12 个月进行三维步态分析（IGA）和完整的生物力学评估。之后在术后第 2 年、第 3 年和第 4 年进行观察步态评估（VGA），第 5 年和第 10 年再次三维步态分析（IGA）。大多数第 5 年评估的儿童都已经经历了青春期的快速成长，在多平面手术后评估的第 1 年和第 5 年间他们的身体比例、身高和体重都发生了巨大变化。了解这些变化及其对步态、肌肉骨骼健康和功能的影响是很重要的。身高和体重的快速增长可能会加重潜在的能力不足。在青春期发育快速的情况下，为矫正下肢不等长、胫骨畸形或膝关节屈曲挛缩畸形的多平面手术干预必须在适当的时间进行。事实上，对于可以接受手术治疗肌肉骨骼挛缩畸形的脑瘫儿童，青春期快速发育是应用生长板手术的"最后机会"。通过多学科研究，我们对身体生长变化的幅度和时间，以及它们与青春期生长加剧和骨骼成熟关系的理解有了进一步提高。Dimeglio（2005）综合了这些资料，以及一些原始材料，来进一步加强对生长发育及其与矫形问题相关性的理解。

在干预前后对脑瘫儿童进行随访时，系统、准确地测量其身高、体重和骨龄是非常重要的。

站立位身高是生长的整体标志，也是步态实验室中最有价值的指标。体重在脑瘫儿童的评估中也很重要。与正常发育的同龄人相比，因早产导致的痉挛性双瘫患儿往往体重不足。异常运动过度可能会导致消耗更多的卡路里，并且脑瘫儿童可能会遵循完全不同的生长轨迹。在手术干预前确定是否有严重的营养不良是非常重要的。增加营养可以改善低体重儿童的情况，促进其术后愈合并恢复功能。然而，在发达国家，脑瘫人群也受到肥胖的影响。对于有严重运动缺陷的患儿，认识到超重及其对步态和功能的影响也非常重要。在步态实验室中，我们会在上述每一个主要时间点定期收集相关数据。

## 二、 脑瘫儿童骨骼发育与青春期加速生长

脑瘫儿童与同龄正常儿童一样，生理年龄的作用有限，一切都取决于骨龄。大约50%运动发育正常儿童的骨龄与他们的实际年龄显著不同。在脑瘫儿童中，此类变化更频繁、更显著，并且可能与粗大运动功能分级系统（GMFCS）有关。此外，脑瘫儿童的骨龄往往是不一致的，即不同部位骨骼（如腕、肘、骨盆）测定的骨龄结果可能不同。鉴于了解儿童青春期快速生长的上升阶段的重要性，Y 型软骨和鹰嘴骨骺的闭合比 Risser 征的进展更有用，后者发生于生长发育的下降阶段（图 6‑2‑2、图 6‑2‑3）。

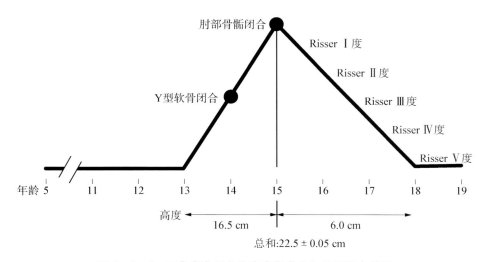

图 6‑2‑2  正常发育男童的青春期发育和骨骺闭合情况

考虑到脑瘫儿童青春期早期及其骨骺闭合之间存在较大的差异，强烈建议专业人员对患儿的身高、体重和骨龄进行系统的测量。

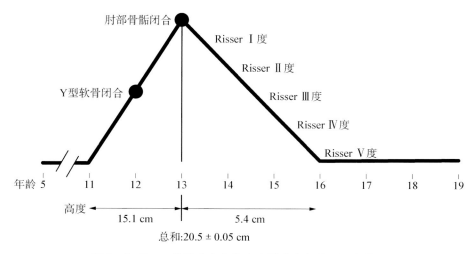

图 6-2-3　正常发育女童的青春期发育和骨骺闭合情况

## 三、自然史：步态

在正常发育的儿童中，12 个月左右可以进行独立行走，但存在较大的个体差异。蹒跚步态通常是不成熟的，大约在 5 岁时才逐渐发展到正常的成人模式。在老年阶段步态发生与年龄相关的变化之前，其会有很长一段时间的相对稳定期。脑瘫儿童的步态发展大相径庭，在儿童早期，粗大运动发育迟缓是脑瘫常见的特征之一，也是诊断脑瘫的主要依据。一般而言，步态发展与脑瘫的类型和粗大运动功能水平有关。偏瘫儿童在独立行走方面的发育迟缓相对轻微，除非他们有严重的智力残疾或不受控制的癫痫。轻度痉挛性双下肢瘫儿童一般在 2～4 岁能够独立行走。这些患儿 GMFCS 分级能够达到 I 级或 II 级。GMFCS III 级的儿童除了仅能短距离行走，不能独立行走，并且他们一生中需要依赖辅助设备（Palisano et al. 1997）。

对于脑瘫儿童步态何时发育成熟目前还知之甚少，但可以肯定的是，步态发育会明显滞后，并且患儿的 GMFCS 分级也存在差异。然而，一旦儿童早期粗大运动功能达到稳定水平时，许多三维步态分析（IGA）的研究发现，在没有干预的情况下，步态参数会有明显的退步（Bell et al. 2002）。目前已关注到的问题包括行走速度下降、双下肢支撑耗时增加、髋膝关节张力增高导致其在矢状面的关节活动范围减少，以及踝关节从跖屈至中立位而后转为跟行足。因此，对于家长、治疗师和外科医生而言，意识到脑瘫儿童已处于功能缓慢下降的趋势是非常重要的。在这样的前提下，保持当前的步态水平被认为是对自然史的改善。与基线相比，步态参数的进步可能是更大的增益。

## 四、 自然史：粗大运动功能

如前所述，Rosenbaum 及其同事（2002）通过大量研究得出，粗大运动功能发育轨迹能够提供重要信息，阐明在年幼的脑瘫儿童中粗大运动功能发育快速进展，随后进入儿童发育的高峰期。关于粗大运动功能在儿童后期、青春期和成年后的变化，目前知道的信息和发表的文章都少之又少。然而重要的是，最新 12～18 岁的 GMFCS 分级提示粗大运动功能有退步，尤其是 GMFCS Ⅱ、Ⅲ 和 Ⅳ 级。如图 6-2-4 所示，粗大运动发育轨迹增加至 18 岁，6～12 岁和 12～18 岁的 GMFCS 分级描述在青春期快速发育后粗大运动退步的轨迹。

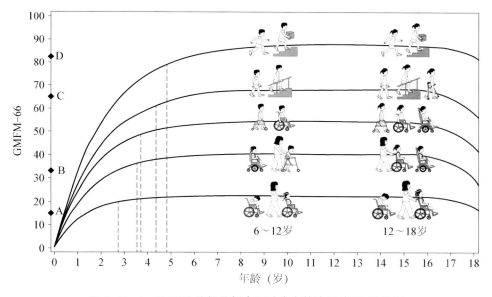

图 6-2-4　GMFCS 分级的粗大运动发育轨迹延伸至 18 周岁

对粗大运动功能发育轨迹的理解能让我们与脑瘫儿童及其家长在沟通、认识运动功能的预后，以及对儿童和青少年的咨询方面产生了潜在的影响。在步态自然史的讨论中再次指出，如果粗大运动功能自然发育呈下降趋势，那么维持在基线水平被认为是改变了自然史。目前，单次多平面手术与自然发育退步的关系尚未得到证实。随着继续收集 5 年和 10 年的随访数据，注意到一种趋势，提示在多平面手术后，生物力学对线良好的儿童在 GMFCS 水平和功能性运动量表水平更趋于稳定。

## 五、 肌肉骨骼手术的效果

肌肉骨骼手术的效果，特别是多平面手术，可沿时间轴从早期、中期和远期进行评估。

（一）多平面手术的早期效果

多平面手术的早期术后管理需要技术成熟的多学科团队，组内明确的沟通和角色划分都是很重要的。

良好的术后管理为伤口的快速愈合、尽早恢复功能、避免焦虑和抑郁，以及长期良好的功能恢复奠定了基础。

术后早期管理失败，包括疼痛管理不足和术后急性并发症的出现，这些可能会导致患儿和直系亲属的高度紧张及焦虑。也可能会影响功能恢复延迟和远期预后不佳。手术期管理的具体内容超出了此处讨论的范围，但主要原则包括良好的疼痛管理（包括常规使用的硬膜外注射）、维持下肢力线和肌肉长度、早期负重，以及恢复功能和独立的个体化训练。

与手术相关的不良事件包括浅表感染和创面深部感染、截骨未愈或畸形愈合、矫形不充分或固定的肌肉骨骼畸形矫正过度。

（二）多平面手术后的第1年

在多平面手术后的第1年进行儿童术后管理，这对长期的康复结果至关重要。这一时期的管理与 GMFCS 分级、手术方案和目标设定有关。如果在干预之前对步态和功能进行全面的评估，并设定明确的目标，那么实施和监测康复计划则更容易。以 GMFCS Ⅲ级的儿童为例，该儿童仅使用后开式助行器行走，由于髋关节半脱位和跖屈畸形使其无法使用踝足矫形器（AFO）。具体目标可设为逐步降低支撑水平、纠正髋关节半脱位并对足踝关节进行重建手术，以此让儿童舒适地佩戴矫形器。儿童和家长可能还会有一个没有表述的目标，即实现独立行走。此内容的讨论应慎重并重新设定一个可实现的目标，即逐渐降低后置式助行器的支撑水平，转换为前臂拐杖或手杖，这将更容易实现，但独立行走这个目标着实难以实现，除非短距离。

儿童、家长和康复团队对在多平面手术后的第1年依赖性的必然增加，以及功能降低有所准备并有相应计划。依赖性的增加和之后恢复到术前功能水平的情况因人而异，但更多取决于 GMFCS 分级。矛盾的是，当 GMFCS 分级处于较高水平时，依赖性的增加和功能的下降却表现得更明显。如果同时进行了多水平骨科干预，退步会更明显。当然这并不是要贬低骨重建手术的有效性。从长期来看，去旋转截骨术可能是单次多平面手术最有效的部分。简而言之，多平面软组织手术可以早期负重和恢复功能。多平面去旋转截骨术需要较长时间缓慢康复才能从非负重恢复到完全负重和独立。本中心之前的研究表明术后支撑水平有所增加并且在 12 个月左右能够缓慢恢复到基线水平。

GMFCS Ⅰ级和Ⅱ级的大龄儿童和青少年具有较好的功能和独立性。但与 GMFCS Ⅲ级水平的患儿相比，多平面手术后，其独立性差且依赖性增加。

GMFCS Ⅲ级的儿童在单次多平面手术后,其功能和移动能力有了更大的改善,在术后 12 个月明显,并且将持续改善至术后 24 个月。GMFCS Ⅱ级的儿童通常需要 24 个月左右的时间才能显示出功能的改善。

相比 GMFCS Ⅰ级和Ⅱ级术前无须辅助行走的儿童和青少年,GMFCS Ⅲ级患儿能够更快地恢复基本功能。辅具的变化最好通过 FMS 进行监测。图 6-2-5 所示的是术后 GMFCS Ⅱ级和Ⅲ级水平的儿童移动能力的变化情况。

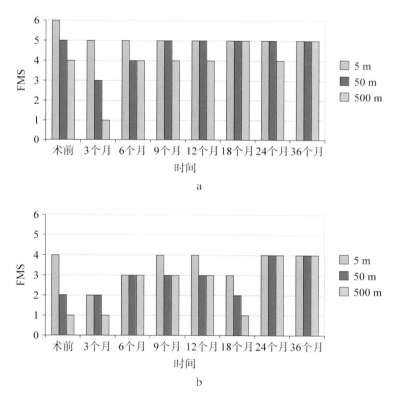

图 6-2-5  GMFCSⅡ级(a)和Ⅲ级(b)水平儿童多平面手术后在功能性运动量表(FMS)中的变化

前期研究已阐明多平面手术后功能下降和依赖性增加的特点,在该研究中,检查了多平面手术后儿童对辅助设备的需求、行走速度和每隔 3 个月行走的能量消耗(Olesch 2003)。总之,我们根据术后 3~9 个月患儿对辅助设备的需求记录发现,其依赖性显著增加,同时伴随着步行速度显著下降和步行消耗能量的显著增加。在大多数儿童中,步行速度和耗氧量遵循"镜像"模式变化。

在这些研究结果的背景下发现,通过步态实验室进行每 3 个月一次的评估,包括标准化体格检查、视频步态评估(VGA)及与康复团队的讨论,对监测多平面手术后的康复极其重要。早期发现偏离预期康复轨迹的情况，可以追查问题并纠正，防止长期未能达到术前目标和预期。

### （三）术后 12 个月评估

在多平面手术后大约 1 年，需要对步态和功能进行更全面的评估，包括 IGA、步行能量消耗和完成 FMS 及功能性评估问卷（FAQ）等。并非所有儿童都能在 12 个月后完全康复，许多儿童在多平面手术后的第 2 年甚至第 3 年都需要继续康复。然而，术后 12 个月的评估是比较术后状态和生长影响之前基线的极好机会，包括青春期身高和体重的主要变化，术前至术后评估的干扰等。此外，术后 12 个月的评估还包括移除植入物时需要的额外评估。目前更倾向于在儿童成长期移除大多数金属固定物，因为这些物品通常是导致患儿不适的主要原因，并且在好动的儿童中有内固定周围骨折的风险。移除植入物的时间为"微调"残余/复发畸形提供了机会。尤其是在股骨远端生长板前部进行螺钉或"8 字"钢板手术可使膝关节屈曲挛缩改善。在多平面手术后的 12～24 个月，是进行功能性问卷和生活质量调查或远程活动监测研究的合适时机。根据本中心儿童健康调查问卷（CHQ）的使用表明，身体功能领域的变化与功能测试中得到的变化相似。其他领域的结果较难解释，因为受其他因素相关改变的影响，如青春期社交和情绪变化可能会影响结果。然而，重要的是不要低估单次多平面手术后强化康复治疗对儿童及其家庭的重大影响。

### （四）多平面手术后的变化轨迹

多平面手术效果的一个重要问题是参数的变化轨迹会直接影响临床试验的设计。如前所述，许多研究已经证实多平面软组织手术后的变化模式与骨及软组织结合的手术变化模式相比有很大不同（Nene et al. 1993；Abel et al. 1999；Saraph et al. 2002；Gough et al. 2004；Kondo et al. 2004；Adolfsen et al. 2007；Graham and Harvey 2007）。

GMFCS 分级的基线水平也可能影响轨迹变化，如患儿年龄。年幼儿童比大龄儿童和青少年恢复更快，其复原能力更强并且恢复基本功能也更快。GMFCS Ⅲ 级的儿童恢复辅助行走的速度比 GMFCS Ⅰ级和Ⅱ级的儿童恢复独立行走的速度快。对 19 位多平面手术的儿童进行随机临床试验的初步分析中，发现通过 Gillette 步态指数（GGI）（Schutte et al. 2000）测量的步态参数在单次多平面手术后的 12 个月得到了显著改善，但粗大运动功能测试（GMFM）和儿童健康问卷（CHQ）可能在多平面术后 2 年甚至 2 年以上才能有明显改善（图 6-2-6）。

这些发现对多平面手术的概念、计划和设计非常重要。招募儿童进行多平面手术试验在伦理上是可以接受的，并且在实践中也是可行的，在该试验中，对照组推迟一年手术。然而，考虑到试验组步态和功能的自然发育都有退步，在伦理和实际操作方面都很难考虑将患者分配至等待超过一年时间的对照组。

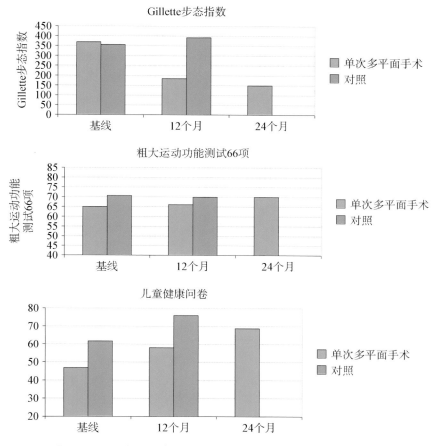

图 6-2-6　对 19 名多平面手术儿童进行随机临床试验的初步分析

## 六、强化：渐进抗阻力量训练（PRST）

第三种主要的物理干预是强化训练，这与脑瘫儿童、青少年和成人均相关。强化训练的作用，尤其是在脑瘫儿童中渐进抗阻力量训练（progressive resistance strength training，PRST）的作用在近期的队列研究、临床试验和综述文章中都有报道（MacPhail and Kramer 1995；Damiano and Abel 1998；Dodd et al. 2002，2003）。越来越多的证据表明，PRST 是安全可行的，并且在改善脑瘫儿童的步态、功能、自尊和生活质量方面有一定的疗效。虽然大多数报道都偏向于 PRST，但也有人提倡其他形式的强化训练，包括治疗性马术训练（Davis et al. 2009）和跑步机训练（Dodd and Foley 2007）等有氧运动。PRST 采用从运动生理学（美国运动医学学院 2002）中提取的特定原则，并将其应用于儿童、青少年和成人的脑瘫患者。这些项目的设计和实施需要创造力及独创性。目前尚不确定是采用短期强化计划还是采用长期持续的计划更有效。PRST 在多平面手术和痉挛干预时机方面的益处也尚未确定，值得进一步研究。例如，现在已经从许多研究中明确证实，多平面手术会导致短期显著的衰弱和不适（Nene et al. 1993；Gage and Novacheck 2001；Gough et al. 2004）。在单次重复最大（1RM）下肢受压测试中所观察到的强度变化证明了此结论（图 6-2-7）。

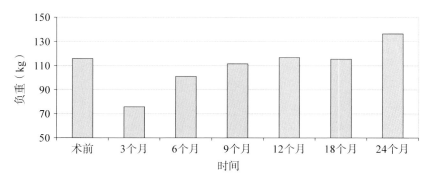

图 6-2-7　19 例多平面手术后的儿童在单次重复最大下肢受压测试中腿部力量的变化

　　PRST 是否应该作为帮助儿童为单次多平面术前准备的内容？ 将 PRST 作为单次多平面手术后康复计划的一部分是否会更好？ 我们的感受是，通过单次多平面手术改善肌肉骨骼的力线后，儿童和青少年对 PRST 的反应更积极。此外，许多儿童和青少年在整个童年时期都因参与常规的物理治疗项目而表现出"倦怠"的迹象。在单次多平面手术后，许多儿童已经做好迎接不同挑战的准备，而个性化 PRST 设计对许多人来说都是有益的。显而易见，在青少年和成年人中，步态和功能与能力不足的关系要比与痉挛的关系更为密切。我们认为，合理的管理顺序是重要的，包括幼儿期的痉挛干预（结合物理治疗和使用矫形器），然后在适当情况下进行单次多平面手术。显然，怎样最有效的组合干预措施需要进一步的研究。对青少年和青年进行为期 5～10 年的单次多平面手术后随访研究，初步研究结果表明，最佳的生物力学调整可使步态和粗大运动功能在成年后得到维持及稳定。另一个益处是可能会延缓骨关节的过早退化，这是许多脑瘫儿童随着年龄增长而会经历的。髋关节、膝关节和踝关节/足部骨骼的畸形和生物力学损伤可能与骨骼的过早老化、疲劳和退行性关节炎的早期症状有关，并且对脑瘫青年的生活质量产生损害。例如，青少年无症状的轻度髋关节脱位可能导致早发性退行性关节炎的加速发展，并需要额外的重建手术，包括关节置换术。膝关节屈曲畸形和高位髌骨与步行中膝关节的持续超负荷有关，因为步态的整个站立阶段需要持续使用股四头肌。如果蹲伏步态没有完全纠正，复发性膝关节前方疼痛、髋股关节炎和膝关节炎可能会影响早期成年阶段的生活。足部畸形包括胫骨外扭转和足外展外翻,这在青少年期常无症状,但在青年期,与距下关节和跗骨中关节的退行性变化,以及跗外翻和前足畸形有关。成人矫正手术通常以解剖学为基础,外科医生在髋关节、膝关节或踝关节/足部进行选择性重建手术。小儿骨科医生是为数不多的全才之一。多平面手术可能是脑瘫儿童获得良好的骨骼生物力学重组的最后机会,此手术能够促进成年后肌肉骨骼的健康,并尽可能推迟重建手术的需求。

## 七、案例介绍:HW(图 6-2-8,视频 6-2-1)

　　HW 是一名 9 岁的痉挛性双下肢瘫男孩,曾到步态实验室进行单次多平面手术术前评估和计划。当时,根据 GMFCS 分级,他被评为 III 级,即在所有环境中可使用前开式助行器行走。根据测评,FMS 为 2、2、2。他患有双侧髋关节发育不良,右侧偏移指数为 40%,左侧为 30%。这些已经随着时间的推移而慢慢得到关注。此前的干预包括有两次小腿肌肉和腘绳肌肉毒素注射,但疗效不佳。

视频 6-2-1　案例 14

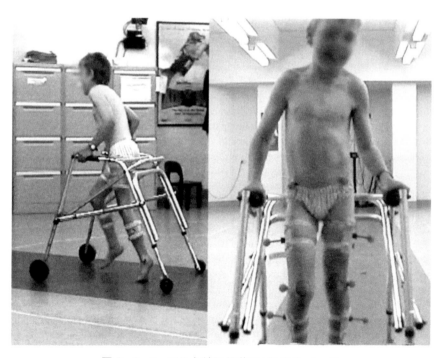

图 6-2-8　HW 术前视频截图(视频 6-2-1)

根据诊断综合评估后,建议进行以下手术:

- 双侧股骨近端内翻去旋转截骨术,以稳定髋关节并改善步态。
- 双侧经皮延长内收长肌。
- 双侧远端腘绳肌延长,将股直肌转移至半腱肌。
- 双侧腓肠肌延长术,Strayer 术(比目鱼肌无需手术)。

术后,患儿使用石膏和可调节膝关节支具固定膝关节,并使用轮椅转运。

术后 5 周,去除石膏并配备固定式踝足矫形器。术后 3 个月,HW 可以使用后开式助行器独立行走。在视频步态评估和体格检查中,其生物力线良好,肌肉长度和旋转角度满意。之后建议他将后开式助行器改为手杖,并且将固定式踝足矫形器调整为铰链式踝足矫形器。单次多平面术后 6 个月,他需要的支撑更少,并使用手杖行走。图 6-2-9 显示了多平面手术后患儿运动能力的变化。

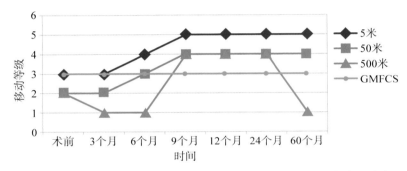

图 6-2-9 HW:根据功能性活动量表,在单次多平面手术前和随访 5 年后运动能力的变化

图 6-2-10 显示了他在单次多平面手术前运动学数据和运动分析概述(MAP)。主要步态偏差用箭头标记在了运动分析概述上。单次多平面术后 1 年,步态有显著改善,步态轮廓分数(GPS)下降(图 6-2-11,图 6-2-12),踝关节跖屈和膝关节屈曲得到良好矫正,髋关节旋转和足部畸形得到纠正。但是,步态轮廓分数显示右侧髋关节旋转矫正过度,左侧髋关节旋转矫正不足(图 6-2-11,图 6-2-12)。

在 5 年随访(图 6-2-13)时进行全面的生物力学评估,发现了新的问题,尤其是左侧,随着足外偏角度的增加,步行中髋、膝关节屈曲增加并且下肢差异的程度也有所增加,目前临床检查和 CT 检查均发现左侧短缩 2cm。双侧踝关节跟骨的背屈增加,这与足部外展外翻畸形增加有关。这些畸形均在临床上得到了关注,并且经过标准的足部负重 X 线检查得以证实。

考虑到生长与骨骼发育后认为纠正其杠杆臂畸形和通过生长调控手术纠正其下肢长度是理想的时间。手术处方包括双侧距下融合和左侧股骨远端经皮钻孔骨骺阻滞。

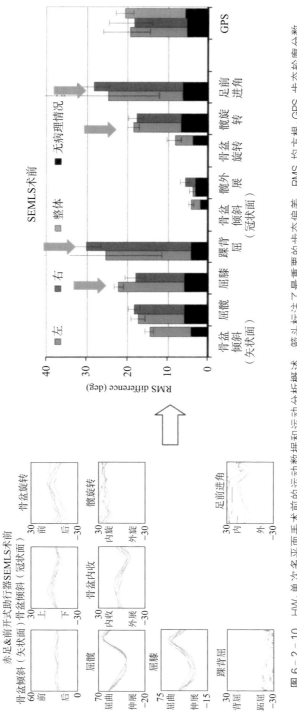

图 6-2-10　HW：单次多平面手术前的运动数据和运动分析概述。箭头标注了最重要的步态偏差。RMS，均方根；GPS，步态轮廓分数

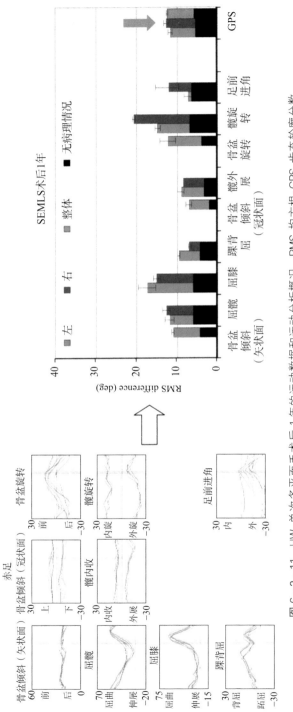

图 6-2-11 HW：单次多平面手术后1年的运动数据和运动分析概况。RMS，均方根；GPS，步态轮廓分数

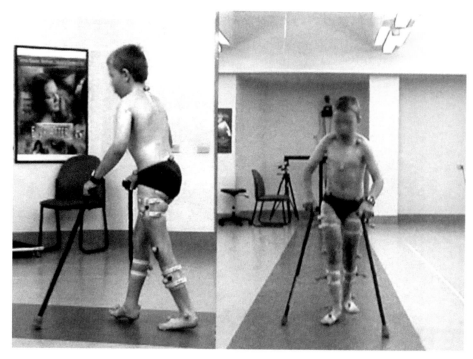

图 6-2-12　HW 在术后 1 年的视频截图(视频 6-2-1)

随访 5 年,骨盆的 X 线片未见改变,但当他进入青春期时,随访发现视频步态评估中单腿站立时躯干旋转增加超过右侧髋部,并且进一步的 X 线片检查证实了复发性进行性右侧髋关节半脱位。进一步评估后,修正右侧股骨近端截骨术,合并内翻去旋转及伸展,以稳定右侧髋关节半脱位(图 6-2-14)。

这个案例的管理经验是有意义的。首先,本中心的群体研究表明,大约 50% GMFCS Ⅲ 级的脑瘫儿童将伴发髋关节半脱位。适当管理这类儿童需要方法,即处理好髋关节移位和步态偏差。一般而言,这通常需要股骨近端内翻去旋转截骨伴内收肌延长手术。如果及早干预,髋臼发育不良就不太可能发生。尽量避免对这类儿童进行骨盆截骨手术是非常重要的,因为髋关节外展肌群已经比正常情况薄弱。大多数骨盆截骨术治疗髋臼发育不良时会干扰到髋外展肌功能,这可能导致进一步的肌肉无力和康复障碍。

不对称髋关节移位通常与神经受累和明显的下肢不等长相关。在适当时机通过生长调控手术(经皮骨骺固定术)明确下肢不等长并予以纠正,这对维持步态对称有很大帮助。最终,尽管他的多平面手术恢复良好,但在青春期快速生长期间,发生了进行性和复发性的杠杆臂畸形,需要进一步矫正预防蹲伏步态进展。这也证实了通过使用上述的评估工具和方法进行系统性随访直至骨骼发育成熟的必要性。

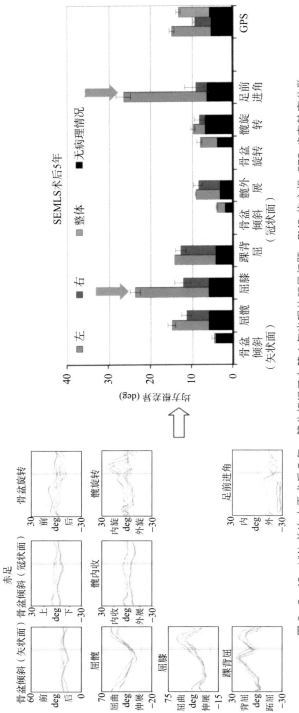

图 6-2-13 HW: 单次水平术后5年。箭头标记了自第1年出现的明显问题。RMS, 均方根; GPS, 步态轮廓分数

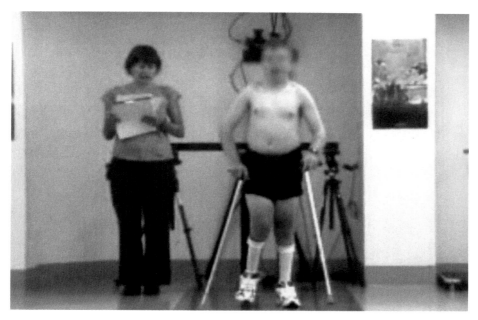

图 6 - 2 - 14　术后 5 年, HW 的视频截图(视频 6 - 2 - 1)

# 参考文献

[ 1 ] Abel MF, Damiano DL, Pannunzio M, Bush J (1999) Muscle-tendon surgery in diplegic cerebral palsy: functional and mechanical changes. *J Pediatr Orthop* **19**:366 - 75.

[ 2 ] Adolfsen SE, Õunpuu S, Bell KJ, DeLuca PA (2007) Kinematic and kinetic outcomes after identical multilevel soft tissue surgery in children with cerebral palsy. *J Pediatr Orthop* **27**:658 - 67.

[ 3 ] American College of Sports Medicine (2002) Progression models in resistance training for healthy adults. *Med Sci Sports Exerc* **34**:364 - 80.

[ 4 ] Bell KJ, Õunpuu S, DeLuca PA, Romness MJ (2002) Natural progression of gait in children with cerebral palsy. *J Pediatr Orthop* **22**:677 - 82.

[ 5 ] Damiano DL, Abel MF (1998) Functional outcomes of strength training in spastic cerebral palsy. *Arch Phys Med Rehabil* **79**:119 - 25.

[ 6 ] Davis E, Davies B, Wolfe R, Raadsveld R, Heine B, Thomason P, Dobson F, Graham HK (2009) A randomised controlled trial of the impact of therapeutic horse riding on the quality of life, health and function of children with cerebral palsy. *Dev Med Child Neurol* **51**:111 - 19.

[ 7 ] Dimeglio A (2005) Growth in pediatric orthopaedics. In: Morrissy T, Weinstein SL, editors. *Lovell and Winter's Paediatric Orthopaedics*, 6th edn, vol.1. Philadelphia, PA: Lippincott William and Wilkins. p 35 - 65.

[ 8 ] Dodd KJ, Taylor NF, Damiano DL (2002) A systematic review of the effectiveness of strength-training programs for people with cerebral palsy. *Arch Phys Med Rehabil* **83**:1157 - 64.

[ 9 ] Dodd KJ, Taylor NF, Graham HK (2003) A randomized clinical trial of strength training in young people with cerebral palsy. *Dev Med Child Neurol* **45**:652 - 7.

[10] Dodd KJ, Foley S (2007) Partial body-weight-supported treadmill training can improve walking in children with cerebral palsy: a clinical controlled trial. *Dev Med Child Neurol* **49**:101 - 5.

[11] Gage JR, Novacheck TF (2001) An update on the treatment of gait problems in cerebral palsy. *J Pediatr Orthop B* **10**:265 - 74.

[12] Gough M, Eve LC, Robinson RO, Shortland AP (2004) Short-term outcome of multilevel surgical intervention in spastic diplegic cerebral palsy compared with the natural history. *Dev Med Child Neurol* **46**:91 - 7.

[13] Graham HK, Harvey A (2007) Assessment of mobility after multi-level surgery for cerebral palsy. *J Bone Joint Surg Br* **89**:993 - 4.

[14] Kondo I, Hosokawa K, Iwata M, Oda A, Nomura T, Ikeda K, Asagai Y, Kohzaki T, Nishimura H (2004) Effectiveness of selective muscle-release surgery for children with cerebral palsy: longitudinal and stratified analysis. *Dev Med Child Neurol* **46**:540 - 7.

[15] MacPhail HE, Kramer JF (1995) Effect of isokinetic strength-training on functional ability and walking efficiency in adolescents with cerebral palsy. *Dev Med Child Neurol* **37**:763 - 75.

[16] Nene AV, Evans GA, Patrick JH (1993) Simultaneous multiple operations for spastic diplegia. Outcome and functional assessment of walking in 18 patients. *J Bone Joint Surg Br* **75**:488 - 94.

[17] Olesch CA (2003) *Single event multilevel surgery: its influence on walking speed and oxygen cost during a 10-minute walk in children with cerebral palsy.* D. Phil. thesis, University of Melbourne.

[18] Palisano R, Rosenbaum P, Walter S, Russell D, Wood E, Galuppi B (1997) Development and reliability of a system to classify gross motor function in children with cerebral palsy. *Dev Med Child Neurol* **39**:214 - 23.

[19] Rosenbaum P, Walter SD, Hanna SE, Palisano RJ, Russell DJ, Raina P, Wood E, Bartlett DJ, Galuppi BE (2002) Prognosis for gross motor function in cerebral palsy: creation of motor development curves. *J Am Med Assoc* **288**:1357 - 63.

[20] Saraph V, Zwick EB, Zwick G, Steinwender C, Steinwender G, Linhart W (2002) Multilevel surgery in spastic diplegia: Evaluation by physical examination and gait analysis in 25 children. *J Pediatr Orthop* **22**:150 - 7.

[21] Schutte LM, Narayanan U, Stout JL, Selber P, Gage JR, Schwartz MH (2000) An index for quantifying deviations from normal gait. *Gait Posture* **11**:25 - 31.

# 后记

James R. Gage
冯　林　译

在本书中，我们讨论了正常的功能和脑瘫患者的病理生理学，回顾了评估和治疗方法的发展，以及目前使用的治疗。在学习完成之后，我们需要将理论应用到实践中——回顾我们所走过的这条路，然后向前看并完成我们的最终使命。

在步态分析实验室出现之前，对于脑瘫的治疗仅仅是一种技术，但科学性不够。医生所采用的方法是从他们的老师那里学到的经验性治疗，而从不问为什么。一般来讲，除了临床检查，对于精确地判断病理方面的异常从未进行尝试；几乎从来没有思考过我们的治疗将会对患儿功能产生的影响，无论是长期还是短期；同时对于干预效果的评估不足。由于对正常步态没有深入理解，因此治疗也并不以重建这些功能为目的。对于肌肉作为动作驱动力和骨骼作为杠杆的重要性了解有限，而且也很少能够明确这些肌肉的问题并重建力臂。因此，医源性损伤反而使脑瘫儿童原本存在的病理问题更加恶化，导致的结果就是干预后的功能反而不如术前。术后长时间的固定也造成患儿肌肉更加无力和关节僵硬。最终，频繁的手术干预把患儿的童年从快乐的玩耍变成了持续不断的康复。我们的康复团队意识到这个问题，并就此与手术团队进行漫长而激烈的争论。

A. Bruce Gill，一位早期的骨科医生，曾经说过："原则不是方法，当你掌握了原则之后，可以设计自己的方法来解决问题（Gill 1928）。"在本书中，我们致力于阐述原则，并根据目前的发展选择最佳的治疗方式。希望当下一版出版时，我们能够有更加先进的治疗方法。但是，我相信，治疗的原则几乎是相同的。

## 治疗的原则是什么？

希波克拉底誓言中说道："Primum non nocere!"——首先，不要伤害！

之后，我们可以继续遵循James Cary医生的原则，在本书第4章中所罗列的，包括：①设定长期目标；②准确地分析患者的问题；③无论治疗与否，预测生长对患者可能产生的影响；④可替代的有效治疗；⑤将儿童作为一个整体来进行治疗，而不仅仅关注运动-骨骼的方面（Cary 1976）。

Niebuhr的祷文中所体现出的原则也值得借鉴：①接受那些不能改变的；②改变

那些能够被改变的（需要清晰的思路、创新精神和勇气）；③具有辨别的能力（知识/洞察力）。

　　最后，我们将谨慎、细致及综合的疗效评估加入原则之中，从以前的错误中吸取经验，并将这些知识应用于将来的治疗。GMFCS 分级系统，在第 2 篇第 6 章、第 7 章和第 6 篇第 1 章中进行了讨论，对于判断脑瘫儿童最终肌肉-骨骼方面的潜能非常有帮助，反过来也可以协助我们设定长期实际的目标。

　　但是，从本质上来说，治疗就像解决数学问题一样。我们需要首先明确问题，然后有条理地去解决它。即使在数学上，通用的方法能够解决一部分问题，但是对于特殊情况的处理需要具体分析。在我们治疗脑瘫儿童的时候，在优化步态这个目标上是一致的。

## 参考文献

[ 1 ] Gill AB (1928) Operation for old or irreducible congenital dislocation of the hip. *J Bone Joint Surg 10*: 696.

[ 2 ] Cary JM (1976) *Principles for Caring for a Handicapped Child*. Resident Lectures. Newington Children's Hospital, Newington, Connecticut, USA.